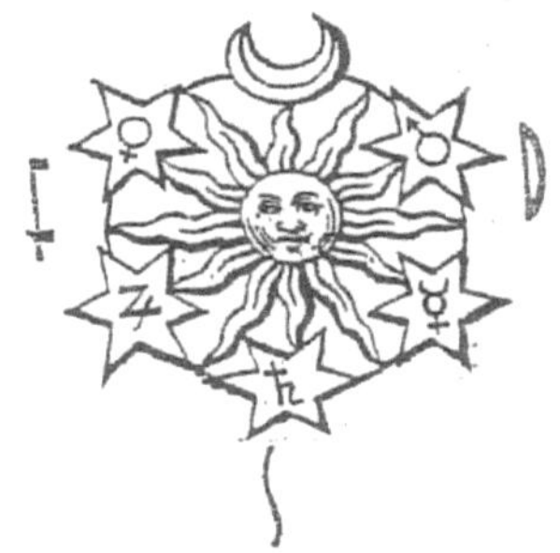

Verlag Frank-Daniel Schulten

Hugo Wegener

† IMPF-FRIEDHOF †

† Eine Dokumentation aus dem Jahr 1912 †

Verlag Frank-Daniel Schulten

Die Originalausgabe erschien 1912 zu Frankgurt am Main und Offenbach im *Verlag Luise Wegener* unter dem Titel: „*Impf-Friedhof. Was das Volk, die Sachverständigen und die Regierungen vom ‚Segen der Impfung' wissen.*" Die Vorlage stammt aus der Sammlung Daniel Hornfisher.

1. Auflage Juni 2023.

www.verlag-schulten.de
www.fulcanelli.de
Druck: BoD GmbH, Norderstedt.
Covergestaltung: Grete C. Söcker, Emden.
Coverbild: © by Adobe Stock/© by Thibaut und © by Yurli Zymovin.

Printed in Germany.
ISBN 10: 3-932961-78-1.
ISBN 13: 978-3932961-78-6.

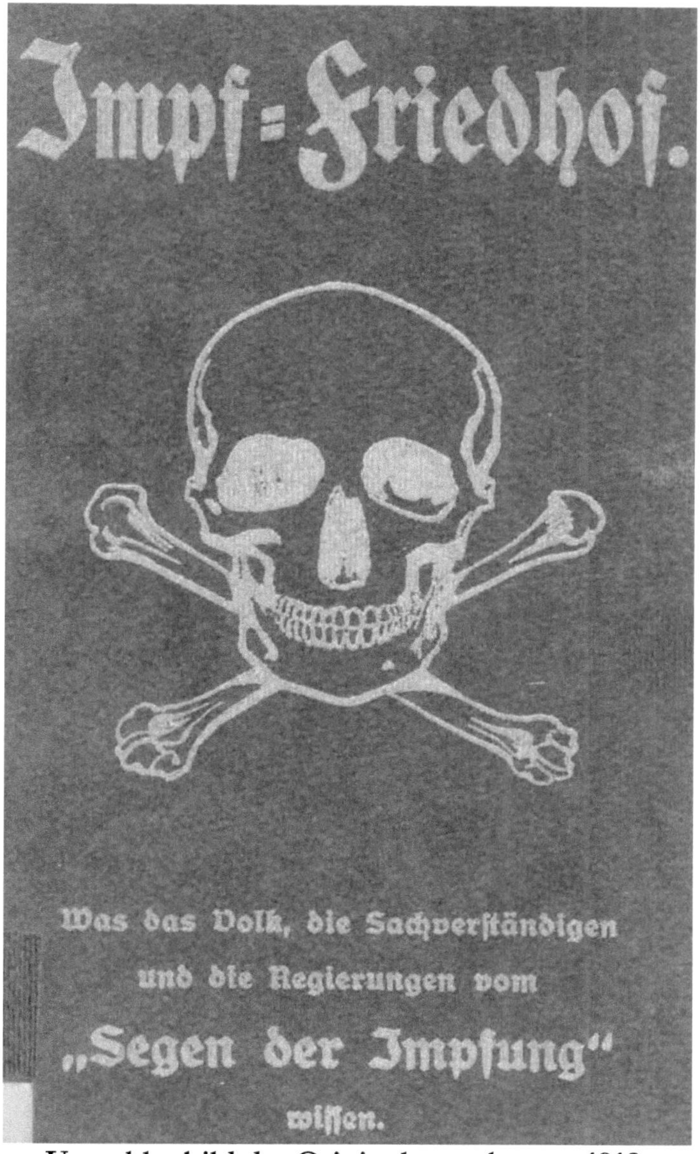

Umschlagbild der Originalausgabe von 1912.

Zu dieser Neuausgabe:

Diese Neuausgabe wurde von der Frakturschrift des Originals in eine moderne Schrifttype übertragen. Abkürzungen wurden weitgehend aufgelöst. Die Orthographie, Interpunktion und Grammatik wurden behutsam überarbeitet und den heutigen Gepflogenheiten angepasst. Wenn es zu einem besseren Verständnis beiträgt, wurden an manchen Stellen antiquierte Ausdrücke und Formulierungen durch heute geläufigere ersetzt, ohne dass dies im Einzelnen kenntlich gemacht wurde. Fehlerhafte Bildzuschreibungen wurden korrigiert. Die verminderte Bildqualität entspricht der des Originals.

Die Erfahrung des Arztes spricht dafür, dass Impfkrankheiten, isoliert und in Gruppen, wesentlich häufiger vorkommen, als man gewöhnlich annimmt.

Es ist auch dem praktischen Arzt keineswegs zu verdenken, wenn er mit der Veröffentlichung solcher Vorkommnisse, die ihm selbst höchst unerwünscht und peinlich sind und die das Publikum unnötig alarmieren würden, sehr sparsam ist.

Das darf uns aber nicht abhalten, festzustellen, dass abnorme und pathologische Erscheinungen häufige Begleiter der Impfung sind.

– Impfarzt Dr. med. Fürst –

Einleitung

Schafft die vielen Tränen der Kinder ab,
Langes Regnen ist den Blüten schädlich.
Jean Paul

„Es ist ein trostloser Gedanke, dass es jetzt in diesem Augenblick noch Männer geben kann, die mit dem Geschick des Volkes spielen. Ihnen wird man einst fluchen, wenn sie ein leichtsinniges Spiel mit den Volksrechten getrieben haben, mit jenen Rechten, die sie, bei ihrer Wahl, zu halten, ihr Versprechen gaben." So sagte Minna Cauer in der Nr. 4 der Zeitschrift *Frauenbewegung* vom 15. 2. 1912. Ein wahrhaft trostloser Gedanke wahrlich ist es, wenn man sieht und zusehen muss, wie die vom Volk, d. h. den Volksvertretern geschaffenen, von der Regierung genehmigten, vom Kaiser und Reichskanzler unterzeichneten Gesetze vollkommen missachtet werden und unbeachtet bleiben, wie eine an Machtdünkel leidende Regierung die Willkür zum Leitstern ihrer Handlungen macht, wie die derzeitigen Volksvertreter dem verwerflichen, schandbefleckten Spiele in Gemütsruhe zusehen, sich und dem Volk alles bieten lassen, und wie die herrschende Dogmenkaste, die Kliniker, oder, wie sie auch wohl genannt werden, die Staats- oder Schul-Mediziner, nicht einmal alte Dogmen und unhaltbare Gesetze nachprüfen lassen mag und alle Mittel für erlaubt hält, das zu hintertreiben.

Dieser Gedanke ist umso trostloser, als es zur Zeit in dieser Frage kein Recht mehr gibt; die Aussicht, solches zu erlangen, ungeheuer gering, wenn nicht gleich null ist, und hier nur noch ein Mittel hilft: die gewaltsame Befreiung des Volkes durch eigene Kraft. So gering diese eine Hoffnung ist, so ist sie es doch, die mich im schweren Kampf ausharren lässt, die mich mitkämpfen lässt, Schulter an Schulter mit den schwerbedrängten Kampfgenossen. Die Hoffnung, der edle Teil der Ärzteschaft, hierbei bleibt die bereits auf unserer Seite stehende, kleine Gruppe außer Anrechnung, würde in diesem Kampf um unsere Volksrechte, um Anerkennung unserer Gesetze, endlich die Führung übernehmen und dem gesamten Stande Ehre und Ruhm erobern, die ihm genau genommen gehörten, die Hoffnung ist längst dahin. Die Ärzteschaft als solche hat in diesem heiligen Kampf um Menschenrecht und Menschenachtung, um Menschenfreiheit und – Kindergesundheit längst verspielt. Verachtung über sie, so lange sie zusieht, und verlangt, dass wehrlose Säuglinge mit Schutzmannsaufgebot den an Ideale glaubenden, Rechtlichkeit und Gesetzlichkeit vermutenden Eltern entrissen werden, um an ihnen eine Vergiftung des Blutes vorzunehmen, die Krankheit im Gefolge haben muss, wenn sie richtig wirken soll, die den Eltern minderwertige, geschädigte, ja sogar aus dem Leben beförderte Geschöpfe zurück lässt, ohne sich dafür verantwortlich zu fühlen. Und das gegen den Willen der Eltern, gegen Gesetz und Verfassung und obgleich alle die, welche sich impfen ließen, nach der Theorie ihrer Lehre bereits vor Pocken geschützt sind, also durch ungeimpfte kleine Kinder niemals in Gefahr geraten könnten – wenn eben diese Theorie Wahrheit wäre. Das aber ist's! Sie ist nicht Wahrheit, sie ist Wahn, sie ist Lug und Trug. Diesem ungeheuerlichen Dogma werden alljährlich Tausende geopfert an fröhlichen Kinderherzen, an lachenden Kinderstimmchen und an jubelnden Mutterfreuden. Gibt es etwas Wahnwitzigeres? Gibt es etwas Verbrecherischeres?

Hieran ist die Ärzteschaft insgesamt mitschuldig, weil sie nicht aufsteht und erklärt: „So lange im Gesetz der Zwang nicht enthalten ist, erklären wir uns gegen die jetzt üblich gewordenen Zwangsimpfungen. Es geschehe nach dem Gesetz von 1874, wonach jeder zur Impfung aufgefordert wird, es auf seine Gefahr hin unterlassen kann und dafür eine einmalige Strafe zahlt. Die Zwangs-Impferei ist eine schmachvolle Handlung für jeden Arzt, für den gesamten Stand." In der preußischen Verfassung heißt es: „Die Wissenschaft und ihre Lehre ist frei." Das brachte vor bald hundert Jahren der hervorragende, berühmt gewordene Leibarzt des Königs von Preußen, Professor für Pathologie und Therapie an der Berliner Universität, Staatsrat und Obermedizinalrat Dr. Hufeland mit den Worten zum Ausdruck: „Freiheit des Denkens – Freiheit der Wissenschaft, dies ist unser höchstes Palladium und muss es bleiben, wenn wir weiter kommen sollen! Keine Art der Despotie, keine Alleinherrschaft, kein Druck von Glaubenszwang. Selbst die Regierung darf in wissenschaftliche Gegenstände nicht eingreifen, weder hemmend, noch eine Meinung ausschließlich begünstigend. Denn beides hat, wie die Erfahrung lehrt, immer nur der Wissenschaft Schaden getan. Nur Prüfung durch Erfahrung, durch Rede und Gegenrede, durch fortgesetztes freimütiges Untersuchen; also nur die Zeit kann und wird sicher das Wahre von dem Falschen, das Brauchbare von dem Unbrauchbaren sondern!" In diesen Worten liegt Edelgesinnung, liegt wahrer Arztesgeist!

Wie heruntergekommen, wie entartet und verroht muss es dagegen heute in den Reihen der Ärzteschaft aussehen, wenn man das Ergebnis der letzten Jahre nur in Bezug auf die Schutzpockenimpfung in Betracht zieht! Heute hat der Großinquisitor das Wort, der dünkel-hafte, aufgeblähte, machtgeschwollene Alles-Alleinwisser und der unfehlbare Alleinherrscher, oder mit einer kurzen, kennzeichnenden, der augenblicklichen Zeit entsprechenden Merke versehen: Das System Kirchner. In dieses System, das nachkommende Jahrhunderte brandmarken und verfluchen werden, rechne ich nicht insgesamt alle Ärzte, wie man mir es gerne schriftlich und mündlich vorzuwerfen sich bemüht, nein, nur die, welche den angeführten Satz

Hufelands nicht zu dem Ihren machen können, wollen oder mögen, ich meine alle schutzmanns-behelmten Zwangsmediziner. Auch ihre Zeit wird kommen, d. h. die Zeit, in der sie ausgespielt haben werden und wo wahre Menschheitsfreunde den Stand wieder zu Ehren bringen. Ein nach Freiheit sehnsüchtiges, nackensteifes Volk wird diese Sklavenfürsten beseitigen. „Gib, Jupiter, dass die Deutschen ihre eigenen Kräfte erkennen; gib, dass sie mit ihrem Eifer höhere Dinge in Angriff nehmen und sie werden nicht Menschen sein, sondern Götter!" So sagte Giordano Bruno, und ich frage, wie Johann Gottlieb Fichte vor etwas mehr als hundert Jahren: „Habt ihr je ein kräftiges: ‚Ich will!', eurer Seele zugerufen und das Resultat desselben trotz aller sinnlichen Reizungen, trotz aller Hindernisse nach jahrelangem Kampf hingestellt und gesagt: ‚Hier ist es?' Fühlt ihr euch fähig, dem Despoten ins Angesicht zu sagen: ‚Töten kannst du mich, aber nicht meinen Entschluss ändern!' Habt ihr? – Könnt ihr das nicht, so weichet von dieser Stätte, sie ist für euch heilig."

„Wir verwerfen das Vorrecht eines einzelnen Standes, Wächter und Schöpfer der Wahrheit sein zu wollen! Wir verwerfen den Gedanken, dass von irgendwelchen Konzilien oder Autoritäten für alle Zeiten gewisse Formulierungen und Dogmen gefunden werden können, an denen nachher nicht wieder gerüttelt werden darf", sagt Friedrich Raumann.

Ja, wenn man, dies wissend, und solche Aussprüche anerkennend, getränkt mit Idealismus für die Menschheit, für das Volk, für sein Volk, allwöchentlich, tagtäglich solche Rohheiten, Gesetzesverbrechen, oder, wie man sich gelinder auszudrücken verpflichtet wäre, solche Gesetzesverdrehungen, solchen Dogmenzwang, solches Aufdrängen von Wahrheiten mit Polizeigewalt erleben muss, wenn man sieht und erlebt, dass das Volk rechtlos und wehrlos der Willkür dieser beamteten, von seinen Steuern, seinen Arbeitsgroschen lebenden „Raubritter" überliefert ist, dann packt einen der ganze Ingrimm und man könnte fast mit Professor Benedikt einer Meinung sein, der die Disputation über den Verbrecherschädel nur deshalb aufgab, weil derselbe so häufig in Ärztekreisen vorkomme! Oder – unter welche Abteilung will man sonst die Aussprüche Kirchners, des augenblicklichen Ministerialdirektors tun, die in Ärztekreisen nicht den geringsten Widerspruch erfuhren:

„Seit Erlass des Impfgesetzes sind in Deutschland nur noch zwei Fälle von Syphilis infolge der Impfung mit zusammen 19 Erkrankungen nachgewiesen worden und selbst wenn im ganzen 100 Fälle mit zusammen 1000 Erkrankungen (nur an Syphilis infolge der Impfung) nachgewiesen worden wären, wäre diese Zahl eine sehr geringe." (Unter solchen Voraussetzungen ist allerdings die Impfung harmlos; besonders dann, wenn das Entstehen der Syphilis infolge der

Impfung sich noch auf die ärmeren, nicht auf die „höheren" Kreise des Volkes beschränkt!)

Es ist zu befürchten, dass mit der Einführung der Entschädigungspflicht die Zahl der Impfschädigungen viel größer wird. Der Versuch, die Impfung auszunutzen, um eine kleine Rente zu erlangen, würde enorm häufig gemacht werden. (Weshalb gilt denn das nicht für die Entschädigung bei Eisenbahnunfällen und bei allen Betriebs- oder sonstigen Unfällen, bei denen nicht einmal der Zwang zu jener Tat vorliegt, im Verfolge deren der Unfall auftrat?) Die Behörden würden enorme Schwierigkeiten haben, um alle einzelnen Fälle zu untersuchen (und abzuleugnen) und manche gewissenlose Eltern würden der Versuchung unterliegen, durch schlechte Behandlung der Impfstellen eine Impfschädigung herbeizuführen, um eine Entschädigung zu erlangen."

Gefühllos, kalt berechnend, roh und – man beziehe folgenden Ausspruch auf das in diesem Buch vereinigte Elend: „Welch verzweifelnde Blicke, welch todesverzerrte Gesichter hab' ich gesehen – welch wilde Klagen und Flüche und flehendes Bitten vernommen! Oft hat mir das zum Aufschreien wehgetan. Und doch weniger weh, als es meiner Mitleidsfähigkeit eigentlich entspräche. Man sollte glauben, wenn man beim Anblick eines vereinzelten Leidens von Mitgefühl ergriffen ist, das; tausendfaches Leid auch tausendmal stärkeres Mitgefühl wecken müsste. Aber das Gegenteil tritt ein: Die Massenhaftigkeit stumpft ab. Man kann den einen nicht so heftig bedauern, wenn man um ihn 999 ebenso Unglückliche sieht. Aber, wenn man auch die Fähigkeit nicht hat, über einen gewissen Grad von Mitschmerz hinaus zu fühlen – man vermag es doch zu denken und zu berechnen, dass die unfassbare Jammerquantität vorhanden ist." (Aus: *Die Waffen nieder,* von Bertha von Suttner.)

Jawohl, wenn man dabei das System Kirchner in Abzug bringt! Dieses System, das in seinen Gehirnzellen, vorausgesetzt, dass es solche besitzt, keine Abteilung hat, mit Hilfe deren es unfassbare Jammermengen und Jammerwerte berechnen und erdenken könnte, ist weit verbreitet, weiter als Viele ahnen. Wie würde sonst der in der Welt herumgekommene Kapitänleutnant Paasche behaupten können, dass „besonders die Ärzte eine internationale Sündergesellschaft seien?" Und mit diesen Ärzten im Bunde der Staat, die Regierungen, die Behörden! Sie sind mitschuldig mit den Ärzten, mitschuldig seit mehr als hundert Jahren an all diesem grauenhaften Elend, an all diesen Verbrechen und Vergewaltigungen. Bertha von Suttner ist zart, viel zu zart und viel zu mitleidsvoll bedauernd, wenn sie sagt: „O, diese Behördenweisheit! – So trocken, so gelehrt, so sachlich, so klugheits-triefend und so – bodenlos dumm."

Nein, es ist Schlimmeres als Dummheit! Der Ausspruch des Oberverwaltungsgerichts: „Eben weil der Zwang nicht im Gesetz besonders verboten ist, deshalb führen wir ihn aus“, er steht auf einer größeren, umfangreicheren Rechnung. Wo sind die Rechtsgelehrten, Richter und Anwälte, die dagegen Stellung nahmen? Ich fand sie nicht. Ich fand bislang nur einen, unseren Dr. jur. Spohr in Gießen. Das sind die Zeichen traurigster Entartung unseres Volkes. Wo bleiben die Reichstagsabgeordneten, die Gesetzesgeber? Sie spielen Theater und höhnen, ohne es vielleicht zu wissen, das Volk, das ihnen Vertrauen schenkte. Sie lassen sich's ruhig gefallen, dass ein oberster Gerichtshof sie so verächtlich behandelt, sich so kalt lächelnd über alle Gesetze hinwegsetzt und nur das tut, was ihm beliebt. Wozu dann die ganze Gesetzesbauerei oder -brauerei? Da wäre es doch wahrlich einfacher und billiger, der oberste Despot verkündete: „Es wird geimpft; das Wie, Wann, Wo bleibt der Polizei überlassen.“ Weshalb erst der Volksaufruhr, weshalb die teuren Wahlen, weshalb das Gezeter der Volksvertreter um jeden Paragraphen des Gesetzes, weshalb die Unterschrift unseres Kaisers und Kanzlers, wenn dünkelhafte Oberste oberster Instanzen, wenn vergewaltigende, willkürlich ihren Willen durchsetzen wollende Behörden, nein, Regierungen, jedes Gesetz durch solch ein Verfahren, wie das des Oberverwaltungsgerichts, schon drei Minuten nach der schweren Geburt zur Null zu machen imstande sind? Das ist Volksverrat! Das ist umso mehr schmählichster Volksverrat, als schon die Grundlage zu diesem jetzt missachteten Gesetz, das Gutachten der wissenschaftlichen Deputation für das Medizinalwesen, „erlogen“ ist, und die vorhandenen, wirklichen, ganz abgesehen von den amtlich zugestandenen, Impfschäden Legion sind. Legion ohne jede Übertreibung. Von „sachverständiger“ Seite wird man über das Wort Legion herfallen, genau wie man es früher tat, als Impfgegner sich gegen die verbrecherische Inokulation auflehnten, als Impfgegner die Übertragung der Syphilis behaupteten und feststellten, dass tausende von Fällen vertuscht, verheimlicht und nicht anerkannt wurden, bis man schließlich in allen diesen Fällen die große, ungeheure Schmach zugeben musste. Ist es denn nicht wahr, dass man hundertmal eher für seinen Geldbeutel lügt, als für seine Ideale? Weshalb sollen wir denen glauben, die dafür bezahlt werden, dass sie uns ihren Glauben mit Staatsgewalt, die wir auch zahlen, aufdrängen? Aber es ist ja nicht das „Bezahltwerden“ allein, was die Mediziner so ungeheuerlich mit der Wahrheit umspringen lässt, was sie zu Inquisitoren und Folterknechten macht, es ist vor allen Dingen die unabsehbare, entsetzliche Schmach, schon weit über 100 Jahre den Völkern einen wahnsinnigen und wahnwitzigen Aberglauben aufgezwängt und damit Ungezählte dem frühen Grab überliefert zu haben, ganz abgesehen von der noch viel größeren Anzahl, die sie mit Hilfe ihrer Messer und Schmieren elend und siech machten. Windet Euch

– Ihr Volksverführer und Volksvergifter, diese ungeheure Schmach hängt Euch an den Rockschößen und bleibt Euch anhangen, so lange man von Euch spricht, sie wird von Tag zu Tag größer; größer, je länger Ihr duldet und verlangt, dass das Volk gezwungen werde, sich diesem kindermordenden Wahnwitz zu fügen und sich glaubenslos, ja willenlos zu unterwerfen. Den Volksführern aber und den Fürsten, denen ich mit diesem Buch zeigen will, wie sie sich despotisch an ihrem Volk vergehen, setze ich Tiedges Gedicht hierher:

Welch ein Anblick! Hierher Volksregierer!
Hier bei dem verwitternden Gebein
Schwöre, Deinem Volk ein sanfter Führer,
Deiner Welt ein Friedensgott zu sein.
Hier schau her, wenn Dich nach Ruhme dürstet.
Zähle diese Schädel, Völkerhirt,
Vor dem Ernste, der Dein Haupt, entfürstet,
In die Stille niederlegen wird.
Lass im Traum das Leben Dich umwimmern,
Das hier unterging in starres Grauen;
Ist es denn so lockend, sich mit Trümmern
In die Weltgeschichte einzubauen?

Das, was ich in diesem ersten Band[1] der Welt und den Völkerführern überliefere, ist noch lange nicht alles, denn als angestrengt arbeitender, verantwortlicher Leiter eines großen Werks entgeht mir manche wichtige Meldung, die für diese Hinterlassenschaft, für diese Sammlung äußerst wichtig wäre. Es fehlt mir die Zeit, in den Staats- und Stadt-Büchereien alle bezüglichen Werke auf den „Segen“ der Impfung zu untersuchen und zu verarbeiten; auch lässt mir der äußerst schwere Kampf gegen unsere von Staatsgewalt geschützten und unterstützten Feinde nicht Kraft genug übrig, lückenlos die Sammlung schon jetzt abzuliefern. So habe ich nur von ganz wenigen Jahrgängen die Mitteilungen des Reichsgesundheitsamtes gebracht, ich habe auch nur die Mitteilungen des bayerischen Beamten aus den letzten zwei Jahren gebracht und will damit nur betonen, dass die, selbst amtlich zugestandenen, Impfschäden viel, viel größer an Zahl sind, als ich sie anzugeben in der Lage war. Dazu kommen nun noch all die, welche entweder absichtlich verheimlicht werden von den Behörden, oder die schon vorweg mit dem „Das ist alles normal“-Stempel des Systems Kirchner versehen wurden, oder die deshalb nicht ans

[1] Es ist nur dieser erste Band erschienen.

Tageslicht kamen, weil die Eltern in Rücksicht auf ihre Stellung, auf Polizei oder den einzigen, im Ort anwesenden oberinquisitorisch wirkenden Arzt nicht wagen, ihre Überzeugung bekannt zu geben. Dass wir, die wir die Verwüstungen durch die Impfung von Jahr zu Jahr neu beobachten, unbeeinflusst, unbezahlt, nur mit dem Idealismus für das Wohlergehen des Volkes und des Einzelnen im Herzen, dass wir noch wenig behaupten, das beweist das Schreiben des offiziellen Sanitätsbeamten der Stadt Turin, Ramello, in der *Rivista d'Igiene e Sanità Pubblica* vom 1. 10. 1902:

„Vor 1890 starben mehr als 60% der Kinder des Spitals verlassener Kinder in Turin nur an Impfrotlauf. Hätte man diese Impfungen zur Zeit des Herodes schon gekannt, so wäre der bethlehemitische Kindermord nicht nötig gewesen. Die Vakzine hätte den gleichen Zweck erfüllt."

Wohlgemerkt, Namello ist ein überzeugter Impffreund! Es kommt mir immer so vor, und das stelle ich zu meinem großen Bedauern recht häufig fest, als ob die Ärzte anderer Staaten ehrlicher und einwandfreier oder gescheuter und unvoreingenommener seien, als unsere. Prof. Karl Ruata, Professor der Hygiene an der Universität Perugia, schreibt in seinem *Appell an die Ärzte Italiens*:

„In dem von unserem Ministerium des Innern herausgegebenen Sanitätsbericht sind aus den 3 Jahren 1906-1908 bei 4.0996.43 öffentlichen Impfungen 4974 Komplikationen verzeichnet. Was sind diese ‚Komplikationen?' Wir Ärzte wissen es. Aber diese Zahl von nahezu 5000 ‚Komplikationen' sind nicht der zehnte Teil, weil sie in den allermeisten Fällen gar nicht zur Anzeige kommen."

Er schreibt an einer anderen Stelle: „In den Veröffentlichungen der englischen Regierung über Todesursachen findet sich auch eine Rubrik *Tod durch Impfung*: ‚Die Zahl der bis 1909 zugestandenen Impftodesfälle betrug 1100.'"

Ich will mit diesen Angaben nur beweisen, dass meine Sammlung trotz der Fülle des Stoffs nicht vollständig ist. Die obigen Zahlen kamen mir zu Gesicht, als ich diesen 1. Band bereits abgeschlossen dem Drucker übergeben und den 2. Band begonnen hatte. An dieser Stelle möchte ich dann, wenn auch nicht ganz zur Sache gehörig, einige andere Bemerkungen des Schreibens Ruatas festnageln:

„In Italien, wo es schwer sein dürfte, jemand zu finden, der nicht geimpft, wieder- und wiedergeimpft ist, herrschten die schrecklichsten Blatternepidemien. 1901 hatte die Provinz Neapel allein 2161 Pockentote. Das italienische Heer hatte in 4 Jahren, 1886-1889, 640 Pockenfälle, obwohl doch alle frisch geimpft waren. In Ginosa, Apulien, beobachtete Dr. Ricciardi Pockenfälle 3, 5, 10, 13, 32, 33, 36, 38, 50, 72, 79, 97 Tage nach der Impfung, von denen nur 1, 2, 5 und 12 davon kamen, alle übrigen starben. In Bologna kamen 1902 zwei Pockenfälle vor. Die Pockenkranken kamen ins Lazarett, wo die 9 mit ihnen in Berührung gekommenen Personen mit Erfolg wiedergeimpft wurden. Von diesen erkrankten 5, eine erst nach 23 Tagen (...) Trotz des Reichsimpfgesetzes von 1874 brachte die Epidemie der Jahre 1880-1882 in Deutschland 2707 Pockentote."

Wenn ich nach dieser kleinen Abschweifung, die eigentlich in den bereits beim Drucker befindlichen Anhang gehört, wieder zum vorhergehenden Teil zurückkehre, so will ich nicht unerwähnt lassen, dass ich im Voraus weiß, dass die geheiligte Priesterschaft der Kliniker mit ihrem Schutzmannssäbel, d. h. mit Staatsgewalt, über mich herfallen und erklären wird: Das alles oder fast alles ist nicht wahr. Ganz abgesehen davon, dass die hier nur leicht gezeichnete Abteilung „Schäden" dieses wahnwitzigen Volksverbrechens in Wirklichkeit noch zehnfach unheimlicher und umfangreicher ist, empfehle ich diesen stets und alles ableugnenden Herren, sich nur an die amtlich verzeichneten und von den Impffreunden gemeldeten, einwandfreien Fälle zu halten. Ihre Zahl ist bereits so hoch und beläuft sich auf so viele Tausende[2], dass damit allein schon der Anklagestoff vorliegt, sofort sämtliche Zwangsimpfer und Inquisitoren, ja sogar jeden Impfer, als gemeingefährlich einzusperren. Nichtwissen ist in diesem Falle nicht mehr entschuldbare Dummheit. Sobald das Volk diese Dummheit mit der Gesundheit seiner Kinder, seines Nachwuchses, seines Eigentums zahlen muss, wird sie zum Verbrechen. Entschuldigungen zum Schutz der mit Staatsgewalt handelnden Ärzteschaft gibt es nicht. Erst macht Euch frei, Ihr Herren Ärzte, von der Euch nicht passenden Uniform, dann erst reden wir, die Vergewaltigten und Geschädigten, ein sachliches, anderes Wort mit Euch. Den einen Trost habe ich, dass laut Ministerialerlass gegen uns Impfgegner, der vom preußischen Minister des Innern losgelassen ist, diese meine Sammlung genügend geprüft werden wird und dass ich dann wieder Gelegenheit genug bekommen werde, diese „Richtigstellungen", das Verfahren kenne ich schon von meinem ganz besonderen Freunde, dem Ministerialdirektor Kirchner, richtig „richtig" zu stellen. Vor allen Dingen weiß ich, dass die Kreise sich einmal mit dieser Abteilung „Impfschäden und Impfverbrechen" befassen müssen, die sie zwar betreiben, sonst aber gern feinfühlig und naserümpfend darum herum gehen. Ein Verbrecher betrachtet nie gern den Ort und das Opfer seiner Schandtaten. Hier muss es auf Befehl geschehen. Viele Leute haben die Gewohnheit, Katzen, die an Reinlichkeit gewöhnt werden sollen, mit der Nase in den Schmutzfleck zu tupfen. Woher diese rohe Erziehungsweise stammt, ist mir nicht erklärlich: Immerhin scheint mir, macht das Ministerium des Innern die

---

[2] Amtlich und daher impffreundlich festgestellt: 1810 Impftodesfälle, außerdem 11755 Impferkrankungen im deutschen Reich. Zudem: 4376 Impftodesfälle und 16157 Impferkrankungen im Ausland. In diesem ersten Band sind also insgesamt 34098 „amtliche", gegenüber 2000 nicht-amtlich zugestandenen Impfschäden verzeichnet.

Sache mit Hilfe des berühmten, inquisitorischen Erlasses gegen uns ebenso. Ich hoffe, dass diesen „Katzen" dann auch ein Licht für Reinlichkeit und Hygiene, ein Widerwillen am Schmutz, aufgeht und wir damit noch viel schneller den Impfzwang beseitigt bekommen, als es so den Anschein hat.

Unserem Tun und Treiben, völlig selbstlos für die Gesundung und Gesunderhaltung unseres Volkes, dem wir unsere Kraft, unsere Gesundheit, die Ruhe unseres Familienlebens und unser Kapital zum Opfer bringen, steht das Regierungstreiben und das Treiben der Kliniker entgegen, das das gerade Gegenteil von Selbstlosigkeit ist und das zu betreiben sie wieder unser Kapital, d. h unsere Steuern verbrauchen. Wir kämpfen frei und unsere Gegner mit den rohesten Gewaltmitteln. Was ist da skrupellos? Ich frage die Regierungen! Ich hoffe sicher, dass mit Hilfe des berühmten Ministerialerlasses endlich eine Antwort auf meine bisherige Anfrage erfolgt. Für wen verweist der Minister des Innern „angesichts der Skrupellosigkeit, mit der neuerdings der Kampf gegen die Impfung geführt wird" auf die §§ 110, 111 und 131 Strafgesetzbuch? Ich glaube, als er uns frei kämpfende Impfgegner nannte, hat er seine gegen Gesetz und Verfassung, mit den rohesten Zwangsmitteln arbeitende Anhängerschaft gemeint. Wird eine Sache durch freie Wahrheitsforschung gefährdet, so ist sie nichts besseres wert; hält sie aber den Kampf nicht aus und muss sie mit der Knute geschützt werden, so ist es schlimm um sie bestellt und um die, welche sich so skrupellos einer Sache annehmen, die die Wahrheit nicht verträgt, also Lüge ist. Die weiteren Folgerungen überlasse ich hiermit dem Herrn Minister. Mit ihrem Schimpfen und Beleidigen kommen die Herren Ärzte und die Herren der Regierungen bei uns nicht weit. Dergleichen stört uns nicht viel; wir sind's bereits gewohnt geworden. Vor allen Dingen aber gilt uns die Sache selbst zu viel. Der Sache wegen, die uns viel zu heilig ist, der zu rettenden Kinderwelt wegen sehen wir über solch nebensächliche Gefühlsäußerungen hinweg. Aber was schlimmer ist: Man hat mir und vielen meiner Kampfgenossen ans Herz gegriffen. Man hat uns den Jugendwahn geraubt, dass alles so herrlich in unserem Vaterland eingerichtet sei; man hat uns den Glauben an die Regierung, an Recht und Gerechtigkeit mit starker Schutzmannsfaust aus der Brust gerissen und ich, den man amtlich zum „Volksaufwiegler schwerster Art" abstempelte, ich rufe hiermit den Impfzwangsregierungen zu: „Ihr ganz allein seid es mit Eurem ungesetzlichen, willkürlichen Tun!"

Als die ersten Kämpfer gegen die mittelalterliche Inquisition auftraten, freilich, da waren auch sie Volksaufwiegler, denn die Macht der Inquisitoren, ihr Besitzstand, war in Gefahr. Und das Volk verlor doch, trotz aller Verfolgungen dieser Volksbefreier, den Glauben an die Zwangspriester. Und als sich das Volk gegen die Raubritter, die das Vaterland schlimmer als jede Seuche plagten, erhob, da waren es die einzelnen Volksaufwiegler gewesen, die für Recht und Gerechtigkeit, für Wahrheit und Menschenfreiheit eintraten. Und als Jahn, Friesen und andere gegen den großen Volkserwürger auftraten, da waren auch sie Volksaufwiegler – bis auch endlich der preußische König unter diese Gruppe ging. Und wenn ich dann noch an die Gesellschaft um Fritz Reuter erinnere, zum Tode verurteilt, lebenslänglich eingekerkert und schließlich als Ruine freigelassen, – auch sie waren Volksaufwiegler, die eine Wahrheit selbstlos verteidigten, eine Wahrheit, die nachher vom Könige von Preußen gutgeheißen wurde, – so ist damit die Zahl der volksrettenden „Volksaufwiegler“ noch nicht am Ende. Auch unsere Wahrheiten schreiten und von Herzen gerne wollen wir Volksaufwiegler sein, handelt es sich doch nicht nur um das bisschen Impfen oder Nicht-impfen, sondern um Staatsbürgerrechte und Menschenfreiheiten. Ich habe die große Hoffnung, dass auch der Minister des Innern, wer es in jenem Augenblick ist, kann ich noch nicht wissen, diesen jetzigen Ministerialerlass verwünschen und uns und unser Tun vollauf aner-kennen wird. Der jetzige Herr aber möge sich in sein Stammbuch schreiben, als Richtschnur zukünftiger Taten: „selbstlos und frei“.

„Totalität des Charakters muss bei dem Volk gefunden werden, welches fähig und würdig sein soll, den Staat der Not mit dem Staat der Freiheit zu vertauschen.“ Dieses, der *„Germanenbibel“* Schwaners entnommene Schillerwort ist viel zu groß für das augenblicklich herrschende System Kirchner (Regierung nebst Klinikern und Verwaltungsrecht), als dass es „da oben“ begriffen werden könnte, aber man könnte einen ganz kleinen Anfang mit dem Begreifen machen und wenigstens das tun, was im Gesetz enthalten ist, d. h. gesetzlich handeln. Ich weiß, es ist schwer für dieses System – aber allein anerkennenswert. Nur dann gibt es Ruhe für uns. Wir haben uns den Satz zur Richtschnur genommen: „Treu leben, todtrotzend kämpfen, lachend sterben!“ In diesem Zeichen siegen wir über alle Gewaltherrschaft und alle kleinen oder großen Gewaltherrscher.

Wegener, Frankfurt a. M.

Anmerkung
Was ist als Impfschaden anzusehen?

Was ist als Impfschaden anzusehen? Dr. Voigt aus Hamburg, und mit ihm alle, welche die Zahl der Impfschäden gering halten wollen, und um den Schild der Impfung nicht zu sehr zu beflecken, gering halten müssen, verstehen unter Impfung das, was mit dem ersten Schnitt beginnt und mit der Einbringung des letzten Atoms Lymphe endet. Hier wird als Impfschaden, dann allerdings folgerichtig, nur das anerkannt, was auf zu große oder geringe Muskelkraft des Impfers, d. h. dessen Ungeschicklichkeit, auf ungenügende Entgiftung (Desinfektion) des Impffeldes oder Instrumentes (Lanzette, Nadel, Bohrer, usw.) oder auf die „Lymphe" selbst zurückzuführen ist. Alles andere gilt ihnen nichts. So sagt Voigt:

„Impfschäden, welche erst später entstehen (nicht innerhalb des nächsten Tages) sind keine Folgen der Impfung, sondern als Mischerkrankung zu deuten, also keine eigentlichen Impfschäden." (In Nr. 355 der *Sammlung klinischer Vorträge*.)

Im Gegensatz hierzu steht die mir richtiger scheinende Auffassung, wohl auch die allein richtige, alles das als Impfschaden zu benennen und zu bezeichnen, was, wenn die Impfwunde und die Einführung des Giftstoffes nicht gemacht wäre, nicht entstanden wäre. Die Staphylokokken oder Streptokokken oder sonstige Bestandteile und Krankheitserreger mussten erst durch die Wunde eindringen (vorausgesetzt, dass sie nicht mit der „Lymphe" eindrangen) und so das Kind krank machen und töten. Die Impfung ist schuldig, denn ohne die Impfung wäre der Schaden niemals entstanden. Ferner: wäre das Kind A. nicht geimpft, so hätte das Kind B. niemals den dem Kind A. allein zugedachten Giftstoff auf die rissige oder wunde Haut bekommen und wäre nicht daran zu Grunde gegangen.

Alle von Voigt in dem genannten Heft angegebenen Mischerkrankungen, 556 an der Zahl, sind reine Impfschäden. Ob die Wissenschaft daraus einen Impfschaden 1., 2. oder 10. Güte machen will, kann uns und dem Volk ganz einerlei sein. Die Eltern stehen vor der Tatsache, dass ihr bis zur Impfung gesundes Kind in den nächsten Tagen nicht krank geworden wäre, wenn die „Schneiderei und Giftschmiererei" unterblieben wäre. (Leider kam mir die Schrift Voigts erst heute zu Gesicht, weshalb die angegebenen „Mischerkrankungen" nicht mit im eigentlichen *Friedhof* untergebracht sind.)

Für die Verständlichkeit des Nachfolgenden und für die mir folgenden Staatsschnüffler erwähne ich, dass alle Ausdrücke oder Sätze, welche in ( ) Klammern gefasst sind, von mir stammen.

Wegener, Frankfurt a. M.

† IMPF-FRIEDHOF †

Um gleich am Anfang zu zeigen, wie Impfärzte, Behörden und Regierungen bestrebt sind, offensichtliche Impfschäden als solche abzuleugnen, abzustreiten und zu vertuschen, und zwar mit einer Dreistigkeit, die alle Grenzen des Erlaubten überschreitet, bringe ich den neuesten Fall aus Bayreuth. Man mag daran ermessen, wie es mit allen anderen Fällen aussieht, von denen „Sachverständige", die hochwohllöbliche Polizei und die Regierungen, behaupten, es seien keine Impfschäden. Ich verweise diesbezüglich auf meine Schrift: *Unerhört! Verteidigung und Angriff eines Staatsbürgers. Gegen Kirchner!* (Verlag von Frau Luise Wegener, Frankfurt a. M.; Preis 40 Pfennig).

1. (†) Bayreuth, 4. 5. 1911. *An die Königliche Regierung von Oberfranken!*

Ein unzweifelhafter Impfschaden mit Todesfolge in hiesiger Stadt gibt mir Veranlassung, an die hohe Königliche Regierung von Oberfranken in meiner Eigenschaft als Vorsitzender der Bayreuther Impfgegner folgendes zu berichten:

Der am 14. 11. 1910 geborene Knabe der Köchin Hofmann, Bayreuth, Erlangerstraße 18, wurde bei dem öffentlichen Impftermine am Samstag, den 29. 4. 1911, geimpft. Das bis dahin vollkommen gesunde, kräftige und lebhafte Kind bekam am Sonntag schon, und steigend bis Montag, Fieber und Unruhe und verstarb am Mittwoch, den 3. 5. 1911. Befund: „Lymphdrüsen-Entzündung und Gehirnhautentzündung."

Dass Lymphdrüsen-Entzündungen sich immer da einzustellen pflegen, wo Gift oder Eiter in der Blutbahn vorhanden ist, brauche ich nicht besonders zu erwähnen; in diesem Falle ist die Infizierung der Impfschnitte mit Kälbereiter, der sogenannten Lymphe, die Ursache, und die nachfolgende Gehirnhautentzündung mit dem Endergebnis, Herzlähmung, reihte sich an. (Siegmund Paul Meyer, Bayreuth, am 7. 5. 11.)

Die Antwort der Königlichen Regierung von Oberfranken am 10. Mai 1911 lautete: „Auf Ihr Schreiben vom 5. des Monats teilen wir Ihnen ergebenst mit, dass laut Gutachten des behandelnden Arztes Dr. (…) das Kind Hofmann an einer sich an vorausgegangener Bronchitis anschließenden Gehirnhautentzündung gestorben ist."

Darauf antwortete Meyer aus Bayreuth der Königlichen Regierung von Oberfranken: „Den Empfang des sehr geehrten Schreibens vom 10. Mai des Jahres Nr. 13505, ganz ergebenst bestätigend und bezugnehmend auf mein Ergebenes vom 20. d. M., erlaube ich mir, einer hohen Königliche Regierung mitzuteilen, dass ich trotz des ärztlichen Gutachtens im Falle Hofmann an meiner Meinung festhalte, dass der Tod dieses Kindes eine unmittelbare Folge der sogenannten Schutzpockenimpfung ist. Ich habe mich an eine Reihe auswärtiger Ärzte unter genauer Schilderung der Tatsachen gewandt und angefragt, ob ein Zusammenhang von Bronchitis und Gehirnhautentzündung angenommen werden oder möglich sein könnte, und ich gestatte mir hier nun deren Antworten höflichst in Abschrift zu überreichen."

Dr. med. A. Rascher, München schreibt: „Gerne will ich Ihnen auf Ihre Anfrage antworten. So wie Sie den Tatbestand mitteilen, scheint wohl ein ursächlicher Zusammenhang zwischen Tod und Impfung zu bestehen, denn wie häufig Lymphadenitis nach der Impfung, d. h. kausal in ihrem Gefolge auftritt, das weiß jeder Arzt, der nur wenige Impfungen beobachtet. Der Zusammenhang einer Meningitis mit einer Lymphadenitis, d. h. der Reaktion einer Lymphdrüse gegen eingedrungenen Infektionsstoff, liegt natürlich unvergleichlich näher, als der Zusammenhang mit einer Bronchitis. Mir ist wenigstens kein Fall nach Bronchitis bekannt und auch im Mering'schen *Lehrbuch der Inneren Medizin* finde ich wohl alle möglichen Infektionskrankheiten angeführt, in deren Folge Meningitis auftritt, nicht aber Bronchitis. Sie werden wohl mit Ihrer Vermutung recht haben."

Dr. med. Katz, Oberstabsarzt a. D., Stuttgart-Hohenwaldau: „Auf Ihre Zuschrift vom 17. dieses Monats ist es außer Zweifel, dass die Lymphadenitis nur die Folge der Impfvergiftung ist und sein kann, und dass die fortschreitende Krankheit zur Meningitis, zu Bronchitis und Herzlähmung geführt hat. Bei dem raschen Verlauf der Krankheit ist wohl anzunehmen, dass der Knabe schon vor der Impfung nicht ganz gesund war, jedenfalls war die Widerstandskraft geschwächt, so dass die Impfvergiftung und Drüsenanschwellung usw. rasch zum Tode führte. Ob noch andere ungünstige Verhältnisse mitgewirkt haben, entzieht sich meiner Erwägung." (Wenn das Kind schon vorher nicht gesund gewesen wäre, durfte es nicht geimpft werden.)

Sanitätsrat Dr. Bilfinger, Bad Schweizermühle: „Nach Ihrer flüchtigen Beschreibung ist für mich kein Zweifel, dass das am 29. April geimpfte, vorher ganz gesunde Kind, welches gleich am Tage nach der Impfung mit Fieber erkrankte, und dann nach der Angabe der Ärzte an Lymphadenitis, Bronchitis und Meningitis am 3. Mai starb, ganz direkt infolge der Impfung erkrankte, wodurch Lymphdrüsen-Entzündung, Bronchitis und Meningitis entstand, ein Fall, wie er schon von da und dort früher berichtet wurde. Infolge von Bronchitis entsteht keine Meningitis, dagegen kann solche leicht die Folge sein von der Intoxikation durch die Impfung."

Dr. med. G. Selß, Baden-Baden: „Wenn bei einem 5 Monate alten, bisher gesunden Kind am Tag nach der Impfung ein sich steigerndes Fieber eintritt, wenn dabei eine Bronchitis, eine Meningitis und eine Lymphadenitis ärztlich festgestellt wird und wenn innerhalb 4 Tagen der Tod durch Herzlähmung eintritt, dann ist das eine so offenkundige Impfschädigung, dass ein geradezu verbrecherischer Mut dazu gehört, diesen ursächlichen Zusammenhang bestreiten zu wollen. Gerade die Lymphdrüsenentzündung zeigt ja, dass die edlen Organe schon mit blutvergiftenden, fiebererzeugenden Toxinen über und über gefüllt waren. Gerade die Lymphdrüsen wollen ja solche Giftstoffe ansaugen und die edleren Organe (Lungen, zarte Hirnhaut) schützen. Ein Übermaß von Giftstoffen, die durch die Impflanzette in den Lymphstrom hier gewaltsam eingebracht waren, machte ihnen im vorliegenden Falle aber die Rettung zur Unmöglichkeit. Die Lymphdrüsen-Entzündung in diesem Fall, obwohl ein charakteristisches Hauptsymptom, übersehen zu wollen, ist ein äußerst gewissenloser Vertuschungs-Versuch, der nicht scharf genug gegeißelt und agitatorisch in dieser Zeit des öffentlichen Meinungsstreites über die Impffrage ausgebeutet werden kann."

Dr. med. Winsch, Berlin-Halensee: „Bei dem Fall des Knaben, von dem Sie mir Mitteilung machen, und der am 29. April dieses Jahres geimpft und am 3. Mai schon gestorben ist, handelt es sich sicher um eine schwere Impfvergiftung. Die Lymphe enthielt offenbar sehr virulente (giftige) Bazillen, die zunächst eine Lymphdrüsenentzündung, dann eine allgemeine Blutvergiftung und dadurch die anderen Krankheitszustände herbeiführten und den Tod veranlassten. Offenbar sind die giftigen Bakterien sehr bald ins Gehirn gedrungen, haben sich dort niedergelassen und eine tödlich verlaufende Gehirnentzündung bewirkt. Die Bronchitis und Herzlähmung sind nur als sekundäre Erscheinungen aufzufassen. Es ist möglich, dass eine Lymphdrüsenentzündung an der Lungenwurzel eintrat (man nennt diese Drüsen Bronchialdrüsen) und dass der Bronchialkatarrh damit in Zusammenhang stand. Auf jeden Fall ist das Kind zu Tode geimpft worden und ich möchte mal den Arzt sehen, der die Stirne hat, das abzuleugnen. Das könnte nur ein ganz unwissender Mensch oder ein frecher Heuchler sein. Indem ich Ihnen dringend rate, diesen Fall nicht ruhen zu lassen, da es ja nur im Interesse der Regierung liegt, nicht durch die Unterstützung des törichten medizinischen Impfaberglaubens fortwährend Missstimmung gegen sich hervorzurufen, grüße ich."

Dr. med. M. Bachem, Frankfurt a. M.: „Wenn ein Kind am Sonnabend geimpft wird und am Mittwoch stirbt, so ist folgendes zu bedenken:

1. Es dürfen nur derartig gesunde Kinder geimpft werden, dass die Impfung keine Gefährdung bedeutet.

2. Es gibt starrköpfige Esel, die niemals einen Impfschaden dem Publikum gegenüber zugeben.

3. Auf diese Weise wird auch bei einem so einleuchtenden Fall wie Tod innerhalb von 5 x 24 Stunden, stets ein ‚zufälliger' Krankheitsausbruch angenommen werden.

4. Ich persönlich glaube allen Grund zu haben, Tod und Impfung in kausalen Zusammenhang zu bringen.

Was den Anschluss einer Meningitis an eine Bronchitis betrifft, so ist dies durchaus nichts Gewöhnliches. Man spricht bei Pneumonie (Lungenentzündung) von meningalen (Meningitis-ähnlichen) Erscheinungen – Meningismus, daher finden sich keine pathologischen Verhältnisse des Gehirns bei der Sektion. Beim Luftröhrenkatarrh (Bronchitis) gibt es das höchstens, wenn die feinsten Bronchien ergriffen sind: dann lautet die Diagnose aber: Bronchitis capillaris oder Broncho-Pneumonie. Als Infektionsweg für Meningitis spricht man nicht sowohl einen Luftröhren- wie einen Nasenkatarrh an.

Die Meningokokken (angeblich Erreger der Meningitis) sollen vom Nasenraum durchs Siebbein ins Gehirn wandern. Dies bezieht sich auf die epidemische Genickstarre. Die tuberkulöse, sogenannte Bazillarmeningitis dauert übrigens meist länger."

2. (†) Bayreuth, 20. 5. 1911. *An die Königliche Regierung von Oberfranken!* Ein neuer Fall einer schweren Impfschädigung mit Todesfolge wurde mir heute bekannt, und ich erlaube mir ganz ergebenst, Eure Hohe Königliche Regierung davon in Kenntnis zu setzen. Es handelt sich um das Kind der Schreiner-Eheleute Büchner, Kreuz Nr. 40.

Die Eltern schildern den Verlauf ungefähr wie folgt: „Das Kind erfreute sich bester Gesundheit und Munterkeit. Ende April wurde es geimpft, bis zur Nachschau war nicht viel zu bemerken, dann erst verschlimmerte sich der Arm sehr, er wurde ganz rot und hart, sodass die Haut spannte; unter der Achsel bildete sich eine sehr große Geschwulst und am ganzen Körper trat ein frieselartiger Ausschlag auf. Die Mutter brachte das Kind zum Impfarzt, der sich nicht äußerte, und am nächsten Tage kam – ohne gerufen zu sein – ein anderer Arzt, um sich das Kind, wie er sagte, auch anzusehen. Da in den letzten Tagen das Kind keine Nahrung mehr bei sich behalten konnte, so verschrieb er einige Pulver. Bei seinem nächsten Besuch war schon der Tod eingetreten. Der Dr. frug bei dieser Gelegenheit die Mutter, ob sie glaube, das Kind sei an den Folgen der Impfung gestorben und auf eine bejahende Antwort fuhr er fort und sagte, das sei nicht so, der Tod sei infolge einer ‚Magen- oder Darm-Erkrankung' erfolgt."

Bei dieser Gelegenheit möchte ich gleich heute auf den scharfen, aber ehrlichen Impffreund, den Impfarzt Sanitätsrat Dr. Fürst hinweisen, der in seiner Schrift *„Die Pathologie der Schutzpockenimpfung"* sagt (Seite 42): „Die Luftröhrenkatarrhe (das trifft auf den vorhergehenden Fall des Kindes Hofmann zu) bedürfen keineswegs immer einer Erkältung des Impflings zu ihrer Erklärung, ebensowenig wie die Magen- und Darm-Katarrhe eines Fehlers in der Ernährung. Es kommen derartige Komplikationen des Impfprozesses auch ohne nachweisbare Ursache zustande, so dass man zu der allerdings hypothetischen Annahme gedrängt wird, dass auch hier das Vakzinationsfieber die ohnehin erhöhte Reizbarkeit und Empfänglichkeit mancher Kinder zu solchen Katarrhen disponiert." Ich behaupte hier fest, dass ohne die ‚segensreiche' Impfung dieses junge Menschenleben nicht vernichtet worden wäre. Der Fall Hofmann und auch der neue Fall Büchner sind so klar und über jeden Zweifel erhaben, dass ich Veranlassung nehme, auch dem Kaiserlichen Gesundheitsamt in Berlin Kenntnis zu geben, damit die Statistik vervollständigt wird." (Siegmund Paul Meher).

3. (†) Bayreuth, 20. 5. 1911. *An die Königliche Regierung von Oberfranken!* Während ich dies schreibe (Nr. 2) werden mir 2 neue Todesfälle infolge der Impfung aus hiesiger Stadt und einer aus Schierling bei Mallersdorf gemeldet. Einen der hiesigen darf ich nicht nennen, wegen der Stellung des Vaters. (Armseliger Vater, noch armseligerer Staat, in dem ein Vater nicht wagen darf, die Impfung als wirkliche Todesursache zu nennen!) Der andere betrifft das Kind des Kutschers Johann Lorenz Himmer, Marktraße 54, geboren am 24. Sept. 1909, geimpft Ende April 1911; Fieber, Krämpfe, Tod am 17. Mai 1911. (Ich vermute Hirnhautentzündung.) Auch in Kulmbach sollen einige tödlich verlaufene Impfschädigungen vorgekommen sein, außerdem wurden mir hier eine große Anzahl Schäden mitgeteilt, die glücklicherweise nicht tödlich verlaufen sind, doch sind die Kinder zum Teil noch jetzt krank und vielleicht auch zum Teil noch nicht außer aller Gefahr. Der Fall in Schierling ist folgender: Das Töchterchen Maria des Ökonomen Wolfang Christl ist 4 Tage nach der Impfung gestorben. Das Kind war vor der Impfung kerngesund. Der Bezirksarzt von Mallersdorf äußerte in seiner ersten Bestürzung: „Ich hab's doch gar nicht tief geimpft".

4. (†) Bayreuth, 29. 5. 1911. *An die Königliche Regierung von Oberfranken!* Soeben wird mir gemeldet: Herr Dotterweich, Bayreuth, Kreuz 17, ließ bei der heurigen Impfung vor etwa 3 Wochen sein ungefähr ½-jähriges Mädchen impfen. Das vor der Impfung vollständig gesunde und kräftig entwickelte Kind bekam nach der Impfung Fieber, welches sich mit der Entwicklung der Pusteln steigerte und zwar derart, dass Gefahr im Verzuge für das Leben des Kindes bestand. Um nun dem schwerkranken Kind eine sorgfältige ärztliche Behandlung angedeihen zu lassen, verbrachte Dotterweich, ob allerdings auf Anraten des Arztes, weiß ich nicht, sein Kind in das Städtische Krankenhaus. Gestern Abend 6 Uhr ist das Mädchen gestorben. Todesursache: „Darmkatarrh“.

5. (†) Bayreuth, 29. 5. 1911. *An die Königliche Regierung von Oberfranken!* Weiter wird mir angezeigt: Der Knabe des Leonhard Schmälzle, Heustraße 21, geboren am 27. 4. 1909, beim Impftermin 1910 zurückgestellt, wurde am 5. Mai 1911 von seiner Mutter zur öffentlichen Impfung getragen. Er litt an Rachitis, hatte schon verschiedene Male Krämpfe, hatte die Masern, Keuchhusten und eine Lungenentzündung durchgemacht und konnte trotz seiner 2 Jahre noch nicht einmal stehen. Frau Schmälzle machte den Impfarzt besonders auf das sieche Kind, das ohnehin schon auffallen musste, aufmerksam, da sie wegen der Impfung ängstlich war, doch achtete er, trotzdem er den Arm des äußerst schwächlichen Knaben befühlte, nicht weiter darauf, sondern sagte nur „nächstes Jahr müsste er doch geimpft werden, er mache nur ganz kleine Schnitte“. Dabei impfte er das Kind. Bis zur Nachschau war weniger Auffallendes an dem Knaben außer großer Unruhe zu bemerken, erst nach der Nachschau stellte sich sehr starkes Fieber ein, der Arm schwoll ungemein an, Rotlauf erstreckte sich bis zur Hand, die Achseldrüsen schwollen dick an, ebenso war der Kopf ganz geschwollen. Durch Wickel wurde der Zustand etwas besser, doch am 18. Mai verschied das Kind plötzlich und unerwartet. Man holte sofort einen benachbarten Arzt, der ebenfalls gleich bei der ersten Untersuchung das Vorhandensein der englischen Krankheit feststellte, an der das Kind von klein auf gelitten hatte. Auf die Äußerung der Mutter, das Impfen sei die Ursache des Todes, gab er keine Antwort, was darauf schließen lässt, dass er der gleichen Überzeugung sei, dass er aber lieber schweigen wollte.

− Ein an Rachitis leidendes Kind, das mit 2 Jahren noch nicht einmal so viel Kraft besitzt, um stehen zu können, musste unbedingt vom Impfen befreit werden, wenn nicht § 17 des Impfgesetzes vom 8. April 1874 in Kraft treten soll! (Wer bei der Ausübung der Impfung fahrlässig handelt, wird mit Geldstrafe bis zu 500 Mark oder mit Gefängnisstrafe bis zu 3 Monaten bestraft, sofern nicht nach dem Strafgesetzbuch eine härtere Strafe eintritt.) Ich bitte ganz ergebenst, den Fall Schmälzle einer besonders genauen Untersuchung auch in dieser Hinsicht zu unterziehen, denn der Impfarzt hat ein offensichtlich krankes Kind, auf das ihn die Mutter eigens aufmerksam gemacht hatte, geimpft. Dass der Arzt sagte, das Kind müsse nächstes Jahr doch geimpft werden, beruht fürs Erste schon auf einer Unkenntnis der Gesetze − einem Amtsarzt dürfte so etwas nicht passieren − denn der § 10 spricht von gänzlichen oder vorläufigen Befreiungen und nicht etwa davon, dass jedes Kind bis zum 3. Lebensjahr geimpft sein muss. Ferner ist die

Äußerung, er mache nur ganz kleine Schnitte, bezeichnend genug. (Siegmund Paul Meyer).

6. Bayreuth 1911, gemeldet von Siegmund Paul Meyer, Bayreuth, 15. April 1911: Elisabethe Ritter, 12 ½ Jahre alt, im Mai 1910 in der Schule geimpft. Vorher ganz gesund. Nach der Impfung starke Schwellung der Achseldrüsen, die auch jetzt noch immer mäßig geschwollen sind. An Hand und Arm zuerst kleine Bläschen, die zusammenschmolzen; zurzeit Zweimarkstückgröße und kleine ekzematöse Geschwüre an Ellbogen, Vorderarm und Hand; 7 Stellen. Es *scheint Vaccina in eccemata* zu sein. Die Geschwüre haben eine rauhe, nach innen kraterartige Form. Der rechte, geimpfte und kranke Arm ist viel schwächer geblieben, als der gesunde linke.

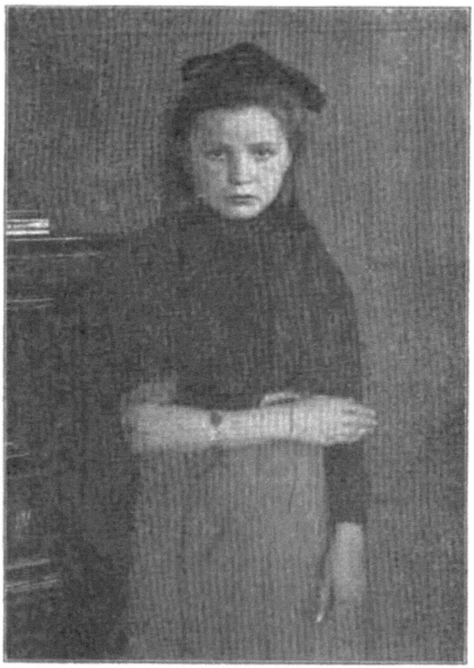

Bild zu Fall 6.

7. Bayreuth.1909. Knabe in Windhof, G. B. von B. (eingesegnet 1910) wurde 1909 geimpft, lag 6 Wochen schwer krank darnieder: Lichtmeß 1910: Ausschlag im Gesicht und Mund, Mundfäule, Zahnbluten, 4 Wochen lang krank. Der Arzt von O. wusste sich nicht zu helfen (und dem Knaben auch nicht!).

8. Bayreuth 1908. Töchterchen Anna des Bauern I. M. in W., jetzt 4 Jahre alt, lag acht Wochen nach der Impfung krank. Es war im September geboren, im Frühjahr geimpft und im Herbst so krank, dass es nicht mehr stehen konnte. Rachitis. Es ist jetzt, 1911, noch krank.

9. (†) Bayreuth. Postbote von M., jetzt in B., vor 6 Jahren in S., wo ihm ein Knabe geboren und geimpft wurde. Die Blattern gingen nicht auf, stattdessen bekam er Beulen unter den Achseln. Durch warme Aufschläge zog sich das Übel aufs Herz und das Kind starb daran.

10. **(†)** Bayreuth. Vor 3 Jahren wurde wieder ein Kind, Hannele, mit ¾ Jahren geimpft, bekam Krämpfe und starb im Alter von 1½ Jahren. Vorher war es völlig gesund.

11. Bayreuth. Philipp Reckriegel, am 27. 9. 1910 46 Jahre alt geworden, ist nach der 2. Impfung schwer krank geworden. Die Krankheit hielt bis zum 21. Jahr an; er wurde deshalb heeresdienstfrei: „man dachte, er fällt bei der Musterung, in Maas, um." Als Folge der Impfung ärztlich bestätigt.

12. Bayreuth. Fr. L., jetzt 29 Jahre alt; vor der Impfung gesund, dann krank; Schulter geschwürig; die Geschwüre zogen sich ins Kniegelenk; der Backenknochen vom Geschwür angegriffen; dadurch Gesicht schief; Arm und Bein sind schwächer geblieben; z. Z. Uhrmacher in B.

13. **(†)** Bayreuth. Bastian Küfner in G., geboren am 27.7.1907, geimpft im Mai 1908; vorher krank, Esslust vergangen. September schwer krank; Beule an der Impfseite des Halses; Rachitis; gestorben am 14. 3. 1910.

14. Bayreuth. Das Kind des Zimmermeisters Sch. in G. ist nach der Impfung augenleidend geworden.

15. Bayreuth. Bäckermeister H. in G. berichtet, dass seine Tochter Anna, am 16. 2. 1906 geboren, ¼ Jahr lang nach dem Impfen krank war; sein Junge Michael, am 31.12.1904 geboren, achz Wochen lang.

16. Bayreuth. P. von G. erzählte am 31. 3. 1910: „Mein Leonhardt, jetzt 2 ¼ Jahre alt, war 6 Wochen lang nach dem Impfen krank. Was hilft's, wenn man was zum Doktor sagt, da wird man nur recht angefahren." (Eine Folge der genossenen Hochschulbildung!)

17. Bayreuth. L. in G. äußerte, als er getadelt wurde wegen Nichtmeldens seines Impfschadens: „Wenn mer an Dienst hot, derf mer nit viel sagen bei so was, da könnt mer um sei Aemtla kumma."

18. Bayreuth. K. W. in N. Ein Knabe, jetzt 8 Jahre alt, verlor unmittelbar nach der Impfung die Stimme und blieb taubstumm. Vor der Impfung hatte das Kind eine kräftige Stimme. Der Arzt, deshalb angegangen, widerlegte mit Grobheit.

19. Bayreuth. Enkelin des Hauptlehrers P., 12 Jahre alt, 1911 in der Schule geimpft, bekam einige Tage nach der Impfung Anschwellungen der Fuß- und Kniegelenke, Appetitlosigkeit und Müdigkeit; die Anschwellungen hielten mehrere Wochen an.

20. Bayreuth.

a) **(†)** Bei Johann G. L., geboren am 20. 6. 1905, bis zur Impfung 1906 gesund, kamen 3 Pusteln; nach Abheilung Furunkulose; eine Beule am Rücken wie 2 Fäuste; zweimal operiert; dabei das Rückenmark verletzt, angeschnitten – Kind vollständig verblödet, starb schließlich nach 5 Jahren am 28. 5. 1911.

b) Sein Bruder Mar L., geboren am 15. 4. 1909, geimpft 1910, bekam gleich nach der Impfung doppelseitige Lungenentzündung.

21. Bayreuth. Mädchen des Herrn P., geboren am 11. 9.1907, geimpft im Mai 1909, war bei der Impfung krank, worauf die Mutter den Arzt aufmerksam machte. Es hatte Mundfäule und war rachitisch. Der Arzt gab nichts darauf (er trägt ja nicht die Verantwortung für sein frevelhaftes Tun!), sondern impfte und sagte dabei: „Da kommt dann gleich alles miteinander heraus." Das Kind bekam nach der Impfung fürchterliche Ausschläge im Gesicht, so dass man fürchtete, die Augen würden zerstört werden. Ist das auch nicht eingetreten, so sind doch noch heute, nach 2 Jahren, das Gesicht und die Arme vollständig verkrustet und mit offenen Stellen dicht besetzt. Ein Arzt gab zu, dass es von der Impfung komme. (Ein Kunststück!)

22. Bayreuth. Das Mädchen des Installateurs L., geboren am 6. 8. 1909, wurde anfangs Mai 1911 geimpft. Auf dem Arm starke Pusteln: stark geschwollene Drüsen; nach Abheilen der Blattern rote Flecken am ganzen Körper, welche in ekzematösen Zustand übergingen; am Körper Wunde an Wunde; nachts ständig Unruhe; Kind abgemagert. Dr. Hölzinger sagt: „Das kommt vom Zahnen."

23. Bayreuth. Kind S., geboren am 3. 10. 1910, geimpft Ende April 1911; 31. 5. noch starke Pusteln, frieselartiger Ausschlag am ganzen Körper; starke Abmagerung.

24. Bayreuth. Das am 21. 8. 1899 geborene Töchterlein des A. Sch. wurde Ende April 1911 geimpft; der Arm schwoll ungeheuer an, die Pusteln sind sehr stark und eitrig, ebenso waren die Achseldrüsen stark geschwollen; Rotlauf bis an den Unterarm; seit 3 Wochen Ekzem an der Hand und stechende Schmerzen vor Ausbruch des Ekzems; lauter nässende Stellen.

25. Bayreuth. Kind des M. N., am 2. 4. 1910 geboren, wurde anfangs Mai mit Erfolg geimpft, obgleich es 8 Tage vor der Impfung etwas kränklich war. Kurz nach der Impfung bekam es Lungenentzündung mit Fieber bis zu 40° C und schwebte in großer Lebensgefahr.

26. Bayreuth. Das Mädchen des Kutschers Horter, in der Erlangerstraße, wurde am 25. 11. 1910 geboren und am 29. 4. 1911 geimpft. Die ersten 3-4 Tage nach der Impfung schrie das Kind fortwährend; es bekam starken Frieselausschlag. Nach der Nachschau schwoll der Arm sehr stark an.

27. Bayreuth. Der am 13. 1. 1910 geborene Knabe des Fabrikarbeiters M. D. wurde am 20. 4. 1911 geimpft; Nachschau am 6. 5. 1911. Die Blattern entwickelten sich unter starker Entzündung des Oberarms, Rotlauf, 2 Tage starkes Fieber; 8 Tage verweigerte das Kind fast jede Nahrung. Krankheitsdauer 14 Tage, noch jetzt sehr reizbar.

28. Bayreuth. Mädchen P., geboren am 20. 1. 1910, geimpft Ende April 1911; Arm sehr starke Pusteln, Rotlauf, starkes Fieber, Ansammlung von Eiter in den Halsdrüsen; Freitag, den 11. 5. 1911 geschnitten, etwa ¼ Liter Eiterentleerung.

29. Bayreuth. Knabe H., geboren 5. 5. 1908, geimpft am 5.5.1911; schon bei der Nachschau stark geschwollener Arm, später noch stärker geschwollen; am 19. 5. noch starke Pusteln von abscheulichem Aussehen, Rotlauf, starkes Fieber.

30. Bayreuth. Bei Knabe T., geboren 19. 6. 1910, geimpft 5. 5. 1911, verlief die Sache wie im vorhergehenden Fall; er hat noch jetzt (am 19. 5. 1911) Fieber und giftig aussehende Pusteln.

31. Bayreuth. Der Sohn des Maurers Rauch in Bayreuth, geboren am 18. 6. 1899, wurde am 26. 4. 1911 geimpft. Obgleich keine Pusteln erschienen, stellte der Arzt das Zeugnis „mit Erfolg“ aus. Dies wird von der Mutter ausdrücklich bestätigt. Seit der Impfung Leib- und Kopfschmerzen; bekam einmal in der Schule und einmal daheim Ohnmachtsanfälle; gestern, am 7. 5. 1911, Halsschmerzen und Luftmangel.

32. Bayreuth. Elly Wally Sch., am 25. 9. 1909 geboren und geimpft am 6. 5. 1910, ist seit dieser Zeit kränklich und mit Ausschlag behaftet, während sie vorher vollkommen gesund und von reiner Haut war.

33. Bayreuth 1909. Der 1¼-jährige Knabe Kirstein in St. Johannis bei Bayreuth verweigerte einige Tage nach der Impfung die Nahrungsaufnahme. Die Impfstellen sind hochgradig entzündet; Ausdehnung der Entzündung über den ganzen Arm. Die Meldung gelangte an den Impfarzt, der aber nicht kam. Am 5. oder 6. Tage trug die Mutter das Kind zu Dr. Höpfl, der 41 Grad Fieber und hochgradige Lungenentzündung feststellte, wobei er zugab, dass das mit dem Arm zusammenhinge. Die Impfpusteln fraßen bis auf die Knochen durch. Der Arm brauchte 6 Wochen zur Heilung, danach schwollen Oberschenkel und Hüfte an. Alles war voll Eiter. Vier Operationen wurden notwendig. Nach 11 Wochen Behandlung blieben tiefe Narben, ebenso Verkürzung des Beines. Der Knabe hinkt. Er war vor dem Impfen sehr kräftig, was selbst der Arzt vor der Operation betonte.

Frau Kirstein hatte 1910 wieder ein impfpflichtiges Kind. Sie schrieb auf einen Zettel, den sie dem Impfarzt schickte, sie lasse nicht impfen, denn einen Krüppel habe sie schon, einen zweiten lasse sie sich nicht machen.

34. (†) Bayreuth 1909. Kunigunde Grässl ließ ihren 21 Wochen alten Knaben impfen. Er war z. Z. der Impfung sehr wund. Dieses Wundsein hörte nach der Impfung plötzlich auf, dagegen zeigten die Impfstellen starke Entzündung, der Arm wurde rot und blau, es stellten sich starkes Fieber, Erbrechen und Krämpfe ein. Die Impfung fand am 5. 5. 1909 statt; das Kind starb an den Folgen am 25. 5. 1909.

35. Bayreuth 1907.

a) Der sehr kräftig entwickelte, 1-jähiger Sohn des Porzellan-Fabrikanten Mener wurde privat geimpft. Die Pustelbildung war gering. 3-4 Wochen später bekam er Ausschlag am Ohr bis über den Kopf, starke nässende Borkenbildung, Drüsenanschwellung, dann Mittelohreiterung, mehrere Abszesse sehr großer Art an Beinen und Brust, dann Krupp.

b) Ein damals 12 jähriges Mädchen desselben wurde gleichzeitig mitgeimpft und bekam eine Reihe von 25 bis 30, sehr schmerzhafter und großer Furunkel und Abszesse.

36. (†) Bayreuth 1898. Webermeister Friedrich brachte im Mai 1898 seinen am 27. 10. 1897 geborenen Knaben zur Impfung. Starke Anschwellung des Armes. Rotlauf. Im Juni tot. Laut Totenschein: Impfrotlauf.

37. (†) Bayreuth 1910. Das am 9. Dezember 1908 geborene Mädchen der Frau Rützel, Bürgerreutherstraße, wurde im Mai 1909 geimpft. Es bekam einen derartig geschwollenen Arm, das; man kein Hemdchen mehr anziehen konnte; verlor alle Farbe und wurde immer hinfälliger. Am Mittelfinger der linken Hand bildete sich ein Geschwulst, das geschnitten wurde. Der Finger heilte nicht mehr zu und roch sehr unangenehm. Nach langem, qualvollem Siechtum trat Ende April 1910 der Tod ein.

38. Bayreuth.

a) Die Tochter des Spinnmeisters Dörfler, Marie, geboren am 27. 1. 1903, wurde, obgleich ein kleiner Schorf am Mund vorhanden war, am 4. 5. 1904 geimpft und bekam zwei Tage darauf furchtbaren Ausschlag im Gesicht und Pusteln über den ganzen Kopf. Die Augen schwollen an und waren zusammengekniffen. Dr. Volkhardt gab zu, dass es vom Impfen komme. Die Augen waren in größter Gefahr. 1½ Jahre währte der furchtbare Ausschlag. Endlich blieben tiefe Narben am Gesicht, an den Händen und Handgelenken. Jetzt 7 Jahre alt, bekommt das Mädchen immer noch Ausschläge und nässende Stellen am Körper und den Armbeugen, mit starkem Juckreiz.

b) Mutter und Großmutter wurden 1904 ebenfalls vom Kind angesteckt.

39. Bayreuth 1910. Das Kind des Hafnermeisters Kolb wurde privat geimpft. Am 18. 5. 1910 sah Herr Meyer das 14 Tage vorher geimpfte Kind. Der Anblick war schrecklich, ähnlich den Bildern in Blochmanns Schrift: *„Ist die Impfung mit allen notwendigen Kautelen umgeben"*. Die Augen verschwollen, zusammengepresst und sehr gefährdet. Meyer meldete den Fall der Polizei zur amtlichen Feststellung. Darauf Gutachten des Landgerichtsarztes in 10 Tagen (also 24 Tage) nach der Impfung. Das Kind hatte außerdem noch doppelseitige Lungenentzündung bekommen und – angeblich – die Masern. Laut Gutachten: 2. Mai geimpft, 7. Mai Ausbruch des Ausschlags, 13. Mai Masern. Schlussfolgerung: kein Impfschaden, denn Ausschlag sei durch Masern zum Ausbruch gekommen; früher habe er schon einmal bestanden.

Ein masernkrankes Kind darf nicht geimpft werden; nur ein gesundes Kind! Das Kind war also gesund. Masern treten ohnedies nach der Theorie der Medizin nur einmal auf. Wie nun ein Ausschlag vom 7. Mai durch Masern vom 13. Mai zum Ausbruch kommen können, wird nur die „Wissenschaft“ der heiligen und unfehlbaren Staatsmedizin erzählen können. Und – der Glaube macht selig! – Das Gutachten des Königliche Landgerichtsarztes, von Dr. med. Bachem, Frankfurt a. M., berichtigt, steht zur Verfügung.

Diesen Fall erwähnt der Königliche Zentralimpfarzt Dr. Stumpf in seinem Jahresbericht 1910: „Es handelt sich um ein privat geimpftes Kind, das früher an Ekzem gelitten hatte. Dieses Ekzem wurde zwar von 2 Ärzten als „Generalisierte Vakzine“ bezeichnet, vom Königlichen Medizinalrat Dr. Weiß jedoch als ein in Verbindung mit einer Maserninfektion entstandener Hautausschlag gedeutet. Das Kind bekam noch eine Masern-Pneumonie, genas aber dann vollständig.“ Auch hier Übertragung auf die Mutter.

40. Bayreuth. Der 12-jährige Sohn des Fabrikhausmeisters Kropf der Spinnerei Bayreuth wurde am 5. 5. 1910 geimpft, kratzte am Arm, kam mit dem Finger in die Nase und bekam dicke Anschwellung des Gesichts mit blauer Färbung. Absonderungen der Nase stark stinkend. Das Geschwür in der Nase bestand am 19. 5. 1910 noch.

41. Bayreuth 1910. Die Fabrikarbeiterin Elsa Näther ließ ihr ¾ Jahr altes Kind am 6. Mai impfen. Es bekam 8 Tage danach rote Flecken am ganzen Körper, die noch am 26. 5. vorhanden waren, hauptsächlich im Gesicht. Eitrige Bläschen. Sehr geringe Nahrungs-Aufnahme. Das Kind war vorher vollständig gesund.

42. Bayreuth 1910. Das 12-jährige Töchterchen des Wirtes Gubitz wurde anfangs Mai geimpft; es entwickelten sich 3 Pusteln, der Arm schwoll an, ebenso die Achseldrüsen und die Ohrspeicheldrüsen. An den Halsseiten bis zum Genick hinauf entstanden Auftreibungen, welche wieder verschwanden, um an anderer Stelle wieder zu kommen. Der behaarte Teil des Kopfes war mit flechtenartigem Ausschlag bedeckt. Die Auftreibungen vergingen, doch hat das Mädchen noch heftige Schmerzen bei Berührung an diesen Stellen. Hinter den Ohren sind, noch am 24. 5. 1910, kirschgroße, harte Knoten vorhanden.

43. Bayreuth. Das Kind der Gastwirtsleute Hühnlein wurde im Mai 1910 geimpft, bekam Furunkeln und wurde viermal am Hals, in den Achselhöhlen und am Hinterkopf geschnitten. Bis 27. Mai 8 Abszesse; Nahrungs-Aufnahme sehr gering, das Kind sehr schwach. Am 10. 6. wurden 11 Abszesse miteinander geschnitten und am 14. 6. schon wieder fünf. Jetzt sind wieder einige im Entstehen begriffen. Der Arzt äußerte sich nicht – er schweigt sich aus. – Der Ausschlag bestand noch im Oktober.

44. Bayreuth. (†) Das Kind des Arbeiters Schauer wurde am 10. 5. 1910 geimpft; nach 4-5 Tagen Konvulsionen, am 9. Tag starke Pusteln, starker Gesichtsausschlag, hochgradige Augenentzündung und doppelseitige Lungenentzündung. Tod am 28. 5. 1910.

45. Bayreuth. Brauereiarbeiter Johann Ott ließ sein 6 Monate altes Kind am 2. 5. 1910 bei der allgemeinen öffentlichen Impfung impfen. Das Kind, das vorher lebhaft war, und von Gesundheit strotzte, war sofort verändert, unruhig und „zuwider". Bei der Nachschau erst geringe Pustelbildung, erst dann kamen die Blattern sehr stark. Der Arm war rot und blau und sehr schmerzhaft. Bläschen im Gesicht und Nacken; Gesichtsrose. Seit 2-3 Tagen (14. 7. 1910) geht es etwas besser. Behandelnder Arzt ist Dr. Steinberger.

46. Bayreuth. Johann Wölfel, Arbeiter, ließ sein am 5. 6. 1909 geborenes Mädchen Anfang Mai 1910 impfen. Erst nach der Nachschau entwickelten sich starke Pusteln. 14 Tage nach der Impfung war ein Auge stark entzündet und völlig geschwollen; 3 Tage später auch das andere; es floss Blut heraus. Jetzt, am 14. 6. 1910, sind die Augen wieder rein, aber ringsherum voll Bläschen. Im Genick eitrige Pusteln und starke Rötung. 3 Wochen nach der Impfung auch Masern. Als die Mutter dem Arzt Dr. Holeinger gegenüber äußerte, die Krankheiten rührten vom Impfen her, zuckte er die Achseln und sagte: „Das kann sein."

47. Bayreuth. 1910. Das 12-jährige Mädchen der Hausbesitzerin Frau Götschel, Kreuz 56, wurde im Mai wiedergeimpft. Seitdem ist es krank und kann die Schule nicht mehr besuchen. Vorher war es gesund, jetzt soll das Kind es auf der Lunge haben. Behandelnder Arzt ist Dr. Weiß.

48. Bayreuth 1910. Fabrikant G. Privat-Impfung. Der Arzt machte 5 Einschnitte. Als er dann die Lymphe nehmen wollte, entdeckte er, dass sie eingetrocknet war. Er machte deshalb nach drei Tagen nochmals 5 Einschnitte. Das Ergebnis waren 10 Pusteln und eine hochgradige Entzündung des Armes. Als die Eltern Überschläge zur Linderung machten, wurde der Arzt ungeheuer grob.

49. Bayreuth 1910. Fabrikbesitzer H. berichtet, dass im Kinderspital in Wörishöfen ein 2-jähriges Kind sei, das bis zur Impfung völlig gesund war, nach der Impfung im Wachstum stockte und jetzt nicht größer ist, als 1½-jährige Kinder. Außerdem ist es blöd geworden.

50. (†) Bayreuth. Werkführer O. schreibt: Tochter, 10½ Monate alt, gesund, am 18. 5. 1910 geimpft; 5 Pusteln. Am 21. 5. verschleimter Husten, weinerlich und matt; am 22. 5. stärkerer Husten, Fieber trat ein; mit geschlossenen Augen im Bett liegend. 23. Mai Krämpfe und tot.

51. Bayreuth. Frau N. Sch. schreibt wörtlich: „Unterzeichnete bestätigt hiermit, dass ihre 3 Kinder W., E. und A. nach der Impfung von einem Ausschlag an Kopf und Gesicht befallen wurden, der lange Zeit dauerte und ärztliche Hilfe erforderte."

52. Bayreuth. Fabrikant G. M., Erstimpfling; wurde am 2. 5. 1910 geimpft. Nach 4 Tagen Arm stark rot, heftiges Fieber, keine Nahrungs-Aufnahme, 2 Tage ohne jeden Schlaf, viel Schmerzen, fortwährendes Schreien. Impfpusteln brechen auf, eitrig, brauchen 6-7 Wochen zur Heilung.

53. (†) Bayreuth. 1910. Metzgermeister Z. meldet: Erst-Impfling; im Mai geimpft. Auftreten von schwarzblauen, harten Flecken am ganzen Körper. Am 3. Tag nach der Impfung Krämpfe und Tod.

54. Bayreuth. Das Kind des Tagelöhners D. in Th., 11 Wochen alt, wurde am 9. 6. 1910 geimpft. Bei der Nachschau war wenig bemerkbar. Nach der Nachschau wurde der Arm sehr schlimm und blau; sehr starke Pusteln, 6 Wochen lang stinkiger Eiterausfluss, erst nach 10 Wachen Heilungs-Anfang. Fressende Wunden an den Beinen; noch am 27. 7. sind ganze Löcher an den Waden sichtbar.

55. (†) Bayreuth. Sohn Hans des Obsthändlers Sch., am 29. 5. 1909 geboren, gesund, wurde am 3. 5. 1910 geimpft. Nach der Impfung kränkelte er. Es entwickelten sich 5 Impfpusteln, deren Heilung in 14 Tagen erfolgte. Die missmutige Stimmung hielt an. Am 30. 5. Lungenentzündung; deren Dauer 14 Tage. Darauf Masern, anschließend Diphtheritis; Serum-Einspritzung. Wieder Lungenentzündung. Am 5. 7. Tod durch „Herzlähmung".

56. Aus der *„Deutschen medizinischen Wochenschrift"* Nr. 34 vom 20. 8. I908, S. 1474: „*Aus der dermatologischen Abteilung der städtischen Krankenanstalten in Elberfeld. Ein neuer Fall von Vakzine-Infektion, von Sanitätsrat Dr. P. I. Eichhoff, Chefarzt:* Nachdem ich erst im Herbst vorigen Jahres über zwei Fälle von Vakzine-Infektion berichtet hatte (*Medizinische Klinik,* 1907, Nr. 49) muss ich heute einen weiteren Fall mitteilen, nicht sowohl wegen des Falles selbst, sondern aus prinzipiellen Gründen, weil ich dafür halte, dass alle verkommenden Fälle registriert werden sollen, um Mittel und Wege zu finden, diese leidigen Infektionen zu verhüten und zu verhindern. Das Kind Albert Stefes aus Heiligenhaus, geboren am 22. August 1906, Sohn des Pressers Friedrich Stefes, bisher noch nicht geimpft, weil es seit langem an Ekzem leidet, wird am 12. Juni 1908 auf meine Abteilung aufgenommen.

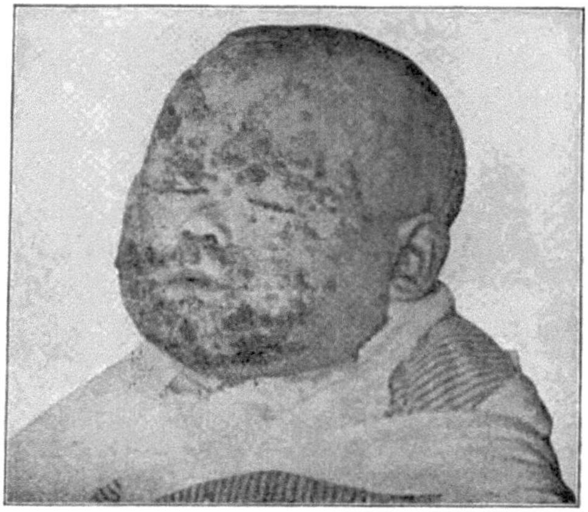

Links: **Bild 1 zu Fall 56.**

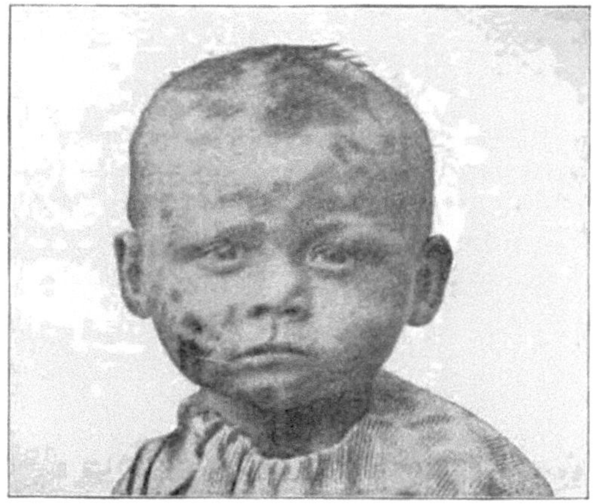

Rechts: Bild 2 zu Fall 56.

Das Gesicht des kräftig entwickelten Kindes ist stark geschwollen und zeigt in der Umgebung der Augen, des Mundes und am Kinn ausgedehnte eitrige und mit dicken Krusten bedeckte Flächen. Auf den freien Hautpartien zwischen diesen erkennt man charakteristische Impfpusteln. Die Lider sind geschwollen und mit entstehenden Pusteln gesäumt, die Bindehäute sind frei. Auch auf dem behaarten Kopf, sowie in den Ellenbeugen, den Kniekehlen und am Präputium sieht man eine Menge Impfpusteln, etwa 20 auch am Hoden, sowie zwei einzelne am rechten Arm und eine am linken Zeigefinger. Die betreffenden Lymphdrüsen sind stark geschwollen und schmerzhaft. Temperatur 40° C. Die Anamnese ergab, dass das stark ekzematöse Kind in derselben Badewanne und – wegen Wassermangels – in demselben Badewasser gebadet wurde, in welchem sein jüngerer Bruder Ernst, der vor einigen Wochen mit Erfolg geimpft war und noch eitrige Pusteln hatte, gebadet worden war."

57. (†) Aus der *Berliner klinischen Wochenschrift*; Nr. 4 vom 24. 1. 1910 von Dr. A. Géromne, Wiesbaden. (Die genaue, sehr ausführliche, erschreckliche Beschreibung ist in der genannten Zeitschrift nachzulesen.) Ansteckung und Todesfall durch Lymphe-Übertragung. 2-jähriges Kind, am 13. Oktober 1909 ins Krankenhaus eingeliefert. „Befund: hochfiebernd, Bläschen über den ganzen Körper, Augenlider ganz verschwollen. Die Bösartigkeit ist vergleichbar mit schwerer

Pockenerkrankung. Das Kind bietet, vom starken Juckreiz gequält, einen ganz scheußlichen bejammernswürdigen Anblick. Im Bild ist der Zustand am 6. Tag dargestellt. Am 9. Tag bilden beide Unterarme eine einzige Wundfläche, deren schmieriger Belag einen abscheulichen Gestank verbreitet. Am 12. Tag einige Besserung. Am 14. Tage Verschlimmerung, Juckanfälle, welche sich alle 5-15 Minuten wiederholen. Am 16. Tag trat der Tod ein. (...) Jeder Impfling ist ein Infektionsträger und kann leicht die Quelle schweren Unheils werden. Es ist Sache der Ärzte, derartige Lymph-Übertragungen zu verhüten, da sie geeignet sind, das Vertrauen zu erschüttern, das man heutzutage in unserem Volk mehr und mehr dem Impfzwang entgegenbringt."

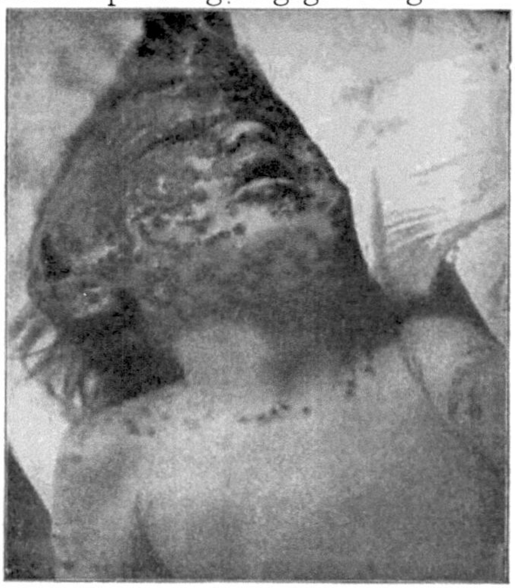

Bild zu Fall 57.

58. (11 †) Der *Ärztliche Zentral-Anzeiger* aus dem Jahr 1909 bringt in der Nr. 23 den nachfolgenden Bericht: „Impfschäden kommen ziemlich häufig vor. Von 11 Todesfällen bei Erstimpflingen konnten nur 5 in Zusammenhang mit der Impfung gebracht werden (die übrigen 6 haben nach dem Muster Bayreuth, Fall 1, nichts mit der Impfung zu tun!), waren jedoch nach Ansicht der publizierenden Behörde weder fehlerhafter Technik noch fehlerhaftem Impfstoff zur Last zu legen. Es waren dies Fälle von Erysipel, bzw. Gangrän, welche erwiesenermaßen oder vermutlich durch Kratzen der Kinder entstanden waren. Andere Impfschäden waren häufiger: sechsmal Drüsenvereiterung, fünfzehnmal brandige Beschaffenheit der Pusteln und einmal brandiger Zerfall des Unterhautzellgewebes, siebenundzwanzigmal Erysipel, einige Male (was heißt das?) Prurigo, Ekzem, Vaccine generalisata und einige Male ein allgemeiner masern- bzw. frieselartiger Hautausschlag, 2einmal wurden die Impfpusteln auf andere Körperstellen übertragen, zweimal auf andere Menschen."

59. (7 †) Generalbericht über das Medizinal- und Sanitätswesen der Stadt Berlin von 1881: Von Komplikationen infolge der Impfung, die leider auch in 7 Fällen den Tod der Impflinge zur Folge hatten. (7 Todesfälle allein in Berlin gemeldet und amtlich anerkannt!)

60. Der amtliche Sanitäts- und Medizinalbericht für Berlin und Charlottenburg für 1892 bis 1894 spricht von nicht weniger als 2424 mehr oder weniger schweren Impfschädigungen.

61. (141 †) Aus den *Mitteilungen des Kaiserlichen Gesundheitsamtes*:
53 Todesfälle nach der Impfung in den Jahren 1886-1887.
72 Todesfälle nach der Impfung in den Jahren 1892-1894.
16 Todesfälle nach der Impfung in den Jahren für das Jahr 1902.

62. (390 †) Die offizielle allgemeine Statistik von England und Wales gibt von 1859-1880 (also in 20 Jahren) 390 Todesfälle nur an Rose nach der Impfung an und zwar ansteigend von 2 bis 5 Fällen in den ersten, bis zu 39 in den letzten Jahren.

63. (146 †) Dr. med. Rauchfuß vom Findelhaus in Petersburg berichtet, dass die im Jahr 1864 unter den Findelkindern durchgeführte Impfung 321 Erkrankungen zeitigte und dass von diesen 321 durch die Impfung erkrankten Findelkindern 146 starben.

64. (103 †) Dr. med. Albu vom *Lazarus-Krankenhaus* in Berlin berichtet in der *Berliner klinischen Wochenschrift* vom Jahr 1871, Nr. 48, dass er über 500 Kinder gefunden habe, die er bei der Impfung als dem Anschein nach gesund notierte und von denen nur 86 die Impfung ohne sichtbare Nachteile überstanden, während alle übrigen 414 bis zur Zeit des Abfallens der Pocken erkrankten. 122 Erkrankungen schienen in keinem unmittelbaren Zusammenhang mit der Impfung zu stehen (Darmkatarrh, Lungenentzündung, Pocken!); die übrigen 292 Erkrankungen waren meist skrofulöser und tuberkulöser Art. Innerhalb eines Jahres starben 103 Kinder, von denen bei 53 die Erkrankung sich unmittelbar an die Impfung anschloss.

65. (†) Hannover, 1908. Bericht von Adolf Rehse, Hannover, Karmarschstraße 17: „Tag und Nacht muss ich daran denken. Erst kam die Mutter zu mir; es war an einem Montag, am 19. Oktober. Sie war in Trauerkleidung, ihr Herz war zerrissen; denn am Tag zuvor war ihr 1 ¾-jähriges Söhnchen sanft entschlafen. Sanft? So lauten alle Todesanzeigen! Kann man das sanft nennen, wenn eine blühende, glückliche Kinderseele sich gewaltsam von ihrem Körper trennen muss? ‚Mama, Mama, hilf mir doch!', hatte der Knabe immer gerufen. Er war beim öffentlichen Termin am 21. September 1908 geimpft worden und hatte dabei entsetzlich ‚Au' geschrien. Dann kamen die Folgen: zuerst Fieber, dann Rotlauf, dann Anschwellung von Arm und Brust, darauf Eiterung. Am 7. Oktober rissen sich die Eltern von ihrem Liebling los; er kam ins Krankenhaus. Neun Tage jammerte er dort nach seiner Mutter, die aber bei ihren Besuchen nur durch einen Türschalter guckte, damit der Kleine kein ‚Heimweh' bekommen sollte. Was die Mutterliebe doch alles fertig bringt! Am zehnten Tage erkannte er die Mutter nicht mehr, da saß sie an seinem Bettchen und flößte ihm durch den ganz schwarz gewordenen Mund Milch ein. Nachts um 0 Uhr 30 hauchte dies junge Wesen sein Leben aus. Die Ärzte nennen die Krankheit ‚Phlegmone', d. h. durch Bazillen verursachte, fortschreitende Vereiterung des Zellgewebes. Kreisarzt, Staatsanwalt und Polizei haben den Fall untersucht. Ein eisiger Ostwind wehte, als ein Freund und ich die kleine Leiche in der Halle betrachteten. Der pechschwarze Mund, zwei tiefe Löcher auf dem geimpften Arm und eine 6 cm lange Schnittwunde neben der Achselhöhle deuteten auf den vorhergegangenen Kampf zwischen Tod und Leben hin. Tag und Nacht steht mir das Bild vor Augen, es lässt mir keine Ruhe!

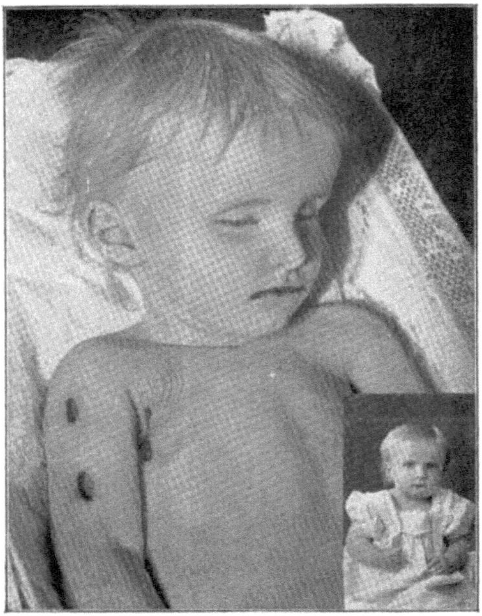

Bild zu Fall 65.

Wenn man das Bild dieses herzigen Knäbleins im gesunden Zustand besieht und dann als Leiche nebenan betrachtet, möchte man sich wahrlich nicht wundern, wenn besonders die Mutter dieses Kindleins zur Verbrecherin würde – oder dem Wahnsinn verfiele." (*Zeitschrift für Erziehung und Unterricht*, Dezember 1908.)

(†) „Und bald kamen weitere Meldungen von Impferkrankungen, darunter noch eine mit tödlichem Ausgang nach 14 Tagen. Innerhalb 3 Wochen waren 28 Fälle gemeldet; welch eine Menge von Eiter und Ausschlag habe ich bei der Besichtigung zu sehen bekommen! Kein Wunder, das; auch nachts im Traum die Bilder erscheinen und mir keine Ruhe lassen. Eine Mutter äußerte: ‚Wenn mir mein Kind stirbt, werde ich zur Verbrecherin!'"

66. Hannover, 1909. Louis Bäsecke, Hannover, Johannishof 4, ein Jahr alt, geimpft am 2. Juni 1909. Bei der Nachschau war der Arm geschwollen; der Arzt empfahl zu kühlen; dann Fieber und Rotlauf, 3 Impfstellen eiterten. Ende Juni kam ein großer Ausschlag zum Vorschein, der auf die Mutter und alle drei Geschwister übertragen wurde. Nach Aussage der Mutter hat das Kind nie Ausschlag vor dem Impfen gehabt. Photo vom 17. Juni 1909.

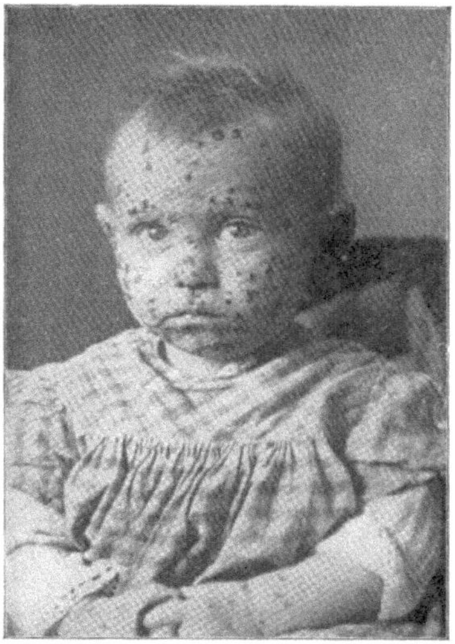

Bild zu Fall 66.

67. Hannover, 1910. Karl Kohlrusch, Wiesenstraße 42, bekam außer 4 eiternden Impfstellen, Rotlauf und eine starke Anschwellung des Armes bis in die Finger.

68. Hannover, 1910. Heinrich Radke, Glockseestraße 18a, hatte am 4. Tag nach dem Impfen Fieber, am folgenden Tag fiel er im Zimmer um. Er bekam einen dicken, roten Arm, sowie einen Klumpen unter demselben und konnte 8 Tage lang die Schule nicht besuchen. In der Woche nach der Nachschau wurde er noch mehrere Male ohnmächtig. Als die Impfstellen eintrockneten, zeigte sich der Ausschlag an verschiedenen Körperteilen.

69. Hannover, 1910. Marie Bahlmann, Glockseestraße 18a, bekam am Tag nach dem Impfen starke Schwindelanfälle und konnte längere Zeit die Schule nicht besuchen. 14 Tage später stellte sich ein pockenartiger Ausschlag am Kinn, Handgelenk, Schulter und Hacken ein, der bis heute nicht zur Heilung zu bringen war. Alle 3 Kinder (Fall 67-69) sind zwölfjährig und am 7. Juni 1910 in der Bürgerschule an der Meterstraße geimpft. Die Berichte sind dem *Hannoverschen Anzeiger* vom 19. Juli 1910 entnommen.

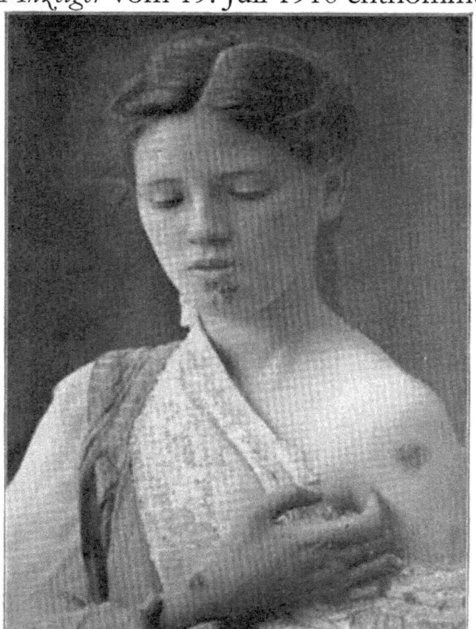

Bild zu Fall 69.

70. Hannover, 1908. Margret Heitkamm, Linden bei Hannover, Struckmeyerstraße 2, geboren am 5. 5. 1907, geimpft am 10. Oktober 1908 vom Kreisarzt Dr. Dohrn. 3 Tage nach der Impfung Fieber, Appetitlosigkeit, Verfall. 4 Impfstellen eitern in 50-Pfennig- und 1-Markstückgröße, sind hochrandig und übelriechend. Das Photo stammt vom 28. Oktober 1908.

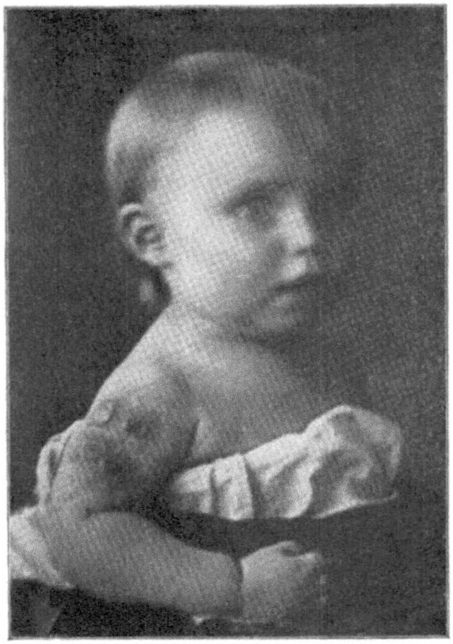

Bild zu Fall 70.

71. Hannover, 1910. Bernhard Vogel, Gartenstraße 4a, 12-jährig, erkrankte fünf Tage nach dem Impfen an hohem Fieber, Blutauslauf aus Mund und Nase, Erbrechen, Anschwellung unter dem geimpften Arm.

72. Hannover, 1910. Grete Wöhler, Seifeldstr. 5, 2½-jährig, geimpft am 4. 5. 1910, bekam vier Tage nach der Nachschau einen langwierigen Ausschlag, Mittelohrentzündung und Augenleiden und musste viele Wochen lang 3 Ärzte in Anspruch nehmen.

73. Hannover, 1910. Richard Kretschmann, Großkopfstr. 10, 2-jährig; der am Tag nach der Nachschau aufgetretene Ausschlag bestand trotz ärztlicher Hilfe noch 3 Wochen fort. (Die Fälle 71-73 sind dem *Hannoverschen Anzeiger* vom 19. Juli 1910 entnommen.)

74. Hannover, 1908. Gustav Vogelsang, Angerstr. 7, 2 ½ Jahre alt, geimpft am öffentlichen Termin am 7. 10. 1908. In der folgenden Nacht Fieber, nach drei Tagen masernartiger Ausschlag, der 10 Tage anhielt. Der Arzt hat bei der Nachschau das Kind gar nicht gesehen, sondern ohne weiteres einen Schein „mit Erfolg geimpft" ausgestellt. Tag und Nacht Fieber, vier große Eiterlöcher. Photo vom 28. 10. 1908.

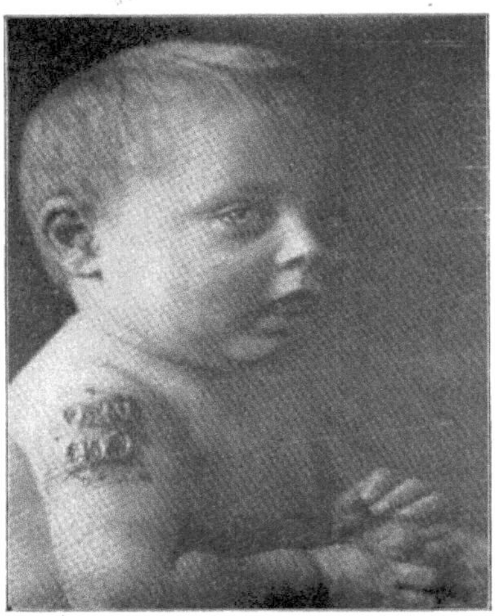

Bild zu Fall 74.

75. Hannover, 1909. Prinzenstraße 19, vom 1. 12. 1909. „*Ärztliches Attest:* Unterzeichneter bescheinigt hiermit, dass das Söhnchen des Herrn Oberingenieurs C. Geißler, nach der im Monat Oktober vorgenommenen Vakzination an einem Blatternausschlag erkrankte, der sich über den ganzen Körper ausbreitete und auch die Schleimhäute des Mundes und der

Rachenhöhle ergriffen hatte. Das Kind hat bei dieser Krankheit in höchster Lebensgefahr geschwebt und ist erst nach längerer Rekonvaleszenz genesen. Im Interesse der Gesundheit des Kindes erachtet Unterzeichneter eine Wiederimpfung desselben nicht nur nicht für geraten, sondern sogar für gefährlich.
gez.: Dr. med. von Herff."

76. Hannover, 1910. Willy Stein, 1 ½ Jahre, geimpft am 5. November 1910 (Privatimpfung), ohne Erfolg, mit 2 Schwestern. Nach 3 Wochen hochgradige Augenentzündung durch Übertragung von Pockenstoff aus den Impfpusteln der geimpften Schwester. Aufnahme vom 3. Dezember 1910. Amtlich geprüft und richtig befunden.

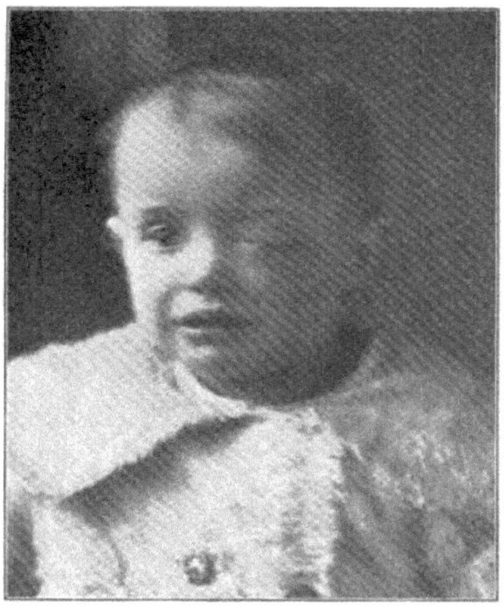

Links: Bild zu Fall 76.

77. Hannover, 1910. Max Schindler, 10 Jahre alt; Eiterflechte durch Übertragung von der geimpften Schwester im September 1910. Amtlicher Bericht: nach Angabe der Ärzte kein Zusammenhang mit der Impfung. Die Aufnahme stammt vom 21. November 1910.

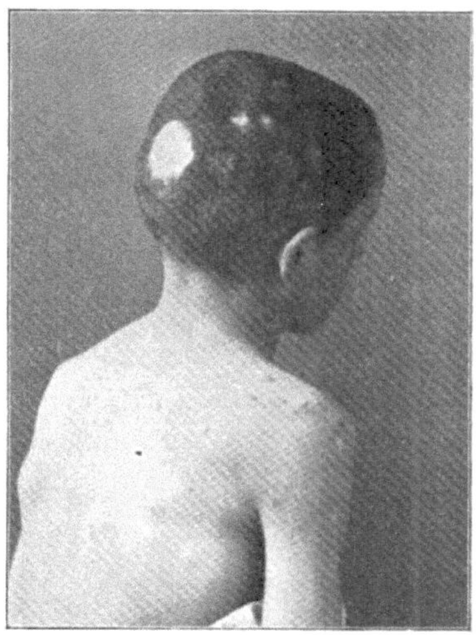

Rechts: Bild zu Fall 77.

78. Hannover, 1910. Marta Schindler, 12 Jahre alt, am 26. Mai 1910 geimpft; nach 14 Tagen Bläschen – Ausschlag am Kopf; daraus Eiterflechte; lange Zeit im Krankenhaus. Im September Übertragung auf 2 Brüder. Amtlicher Bericht: Nach Angabe der Ärzte kein Zusammenhang mit der Impfung.

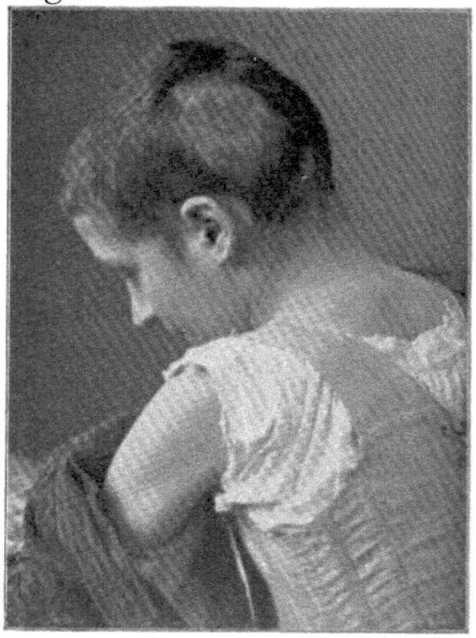

Links: Bild zu Fall 78.

79. Hannover, 1910. Anna Herwig, 1 Jahr alt, geimpft am 2. September 1910. Nach 2 Tagen rote Punkte; später 62 Geschwüre wie Impfpusteln. Vaccine generalisata. Aufnahme vom 9. November 1910.

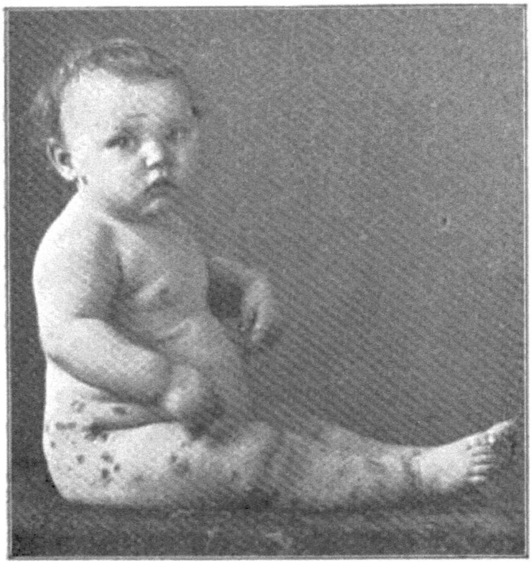

Rechts: Bild zu Fall 79.

80. Hannover. 1908. Frieda Detlefzen, Thorstr. 16, geboren am 6. Oktober 1907, geimpft am 6. Oktober 1908; danach Rotlauf über Arm und Brust, dann tiefe Eiterlöcher, Ausschlag. Bei der Nachschau wurde trotz der starken Röte über Arm und Brust, was niemand bemerkte, ohne Untersuchung des Kindes der Schein verabfolgt: „mit Erfolg geimpft“. 2 Tage später flossen je 2 Impfstellen zu einem Zweimarkstück-großen Eiterloch zusammen. Hohes Fieber, blaue Lippen, Blasenausschlag bis zum Kopf. Aufnahme vom 25. Oktober 1908.

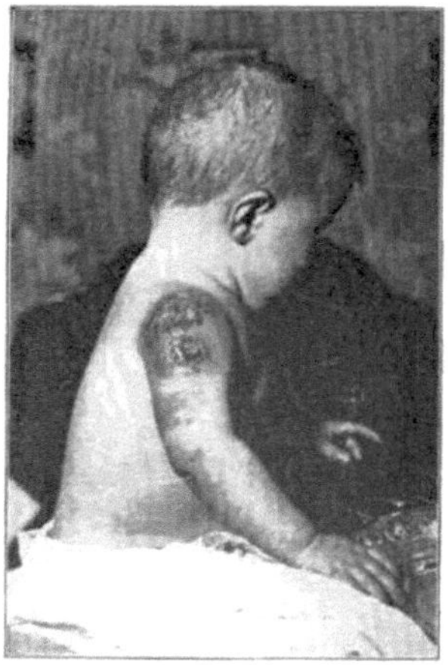

Zu Fall 80.

81. Hannover. Karl Giesemann, Haltenhofstr. 15a, geboren am 4. 6. 1910, geimpft am 4. 5. 1911, bekam am 14. 5. 1911 Stippen im Gesicht und Fieber, am 15. 5. Ausschlag über Gesicht, Beine und Hände; abends musste das Kind gegen 10 Mark Vorschuss der Heilanstalt übergeben werden.

82. **(†)** Hannover. Am 17. 10. 1911 starb das einjährige Kind des Schneidermeisters Zinn, Rundestr. 6, an Blutvergiftung. Der Knabe war am 30. 8. 1911 beim öffentlichen Termin geimpft worden, bekam einige Tage nach der Nachschau hohes Fieber und darauf einen Klumpen unter dem geimpften Arm, der am 7.10. vom Arzt tief geschnitten wurde. Das Kind wurde darauf ganz steif, Hände und Füße schwollen an und am folgenden Tage auch die linke Kopfseite. Am 13. 10. konnte es weder sehen, noch Nahrung aufnehmen. Es wurde in die Kinder-Heilanstalt gebracht, wo der Tod nach schwerem Leiden, unter Fieber von 40,2° und Eisbehandlung, am vierten Tag eintrat.

83. Hannover. Anna Thies, geboren am 3.4.1907, geimpft 21. 9. 1908, bekam am 9. Tag Rotlauf und Geschwürbildung, eine Woche später eine harte Schwellung der linken Backe, die wochenlang anhielt. Aufnahme vom 23.10.1908.

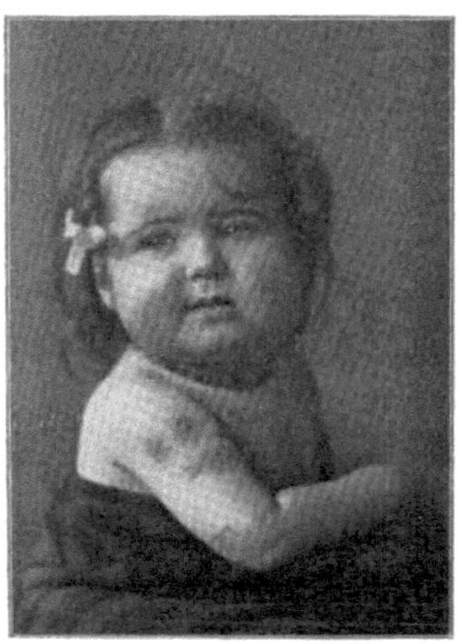

Bild zu Fall 83.

84. Hannover-Linden. Bertha Röttger, geboren am 13. Januar 1909, geimpft im Sommer 1909, im Sommer 1910 und am 19. 9. 1910. Nach 9 Tagen hohes Fieber und Krämpfe. Nach 14 Tagen Ausschlag (amtlicher Bericht: Krätze). Behandlung mit Salbe. Ausschlag verschwand nach einer Woche. Dann Klumpen unter dem geimpften Arm. Geschnitten am 1. 12. 1910. Aufnahme vom 5. 12. 1910.

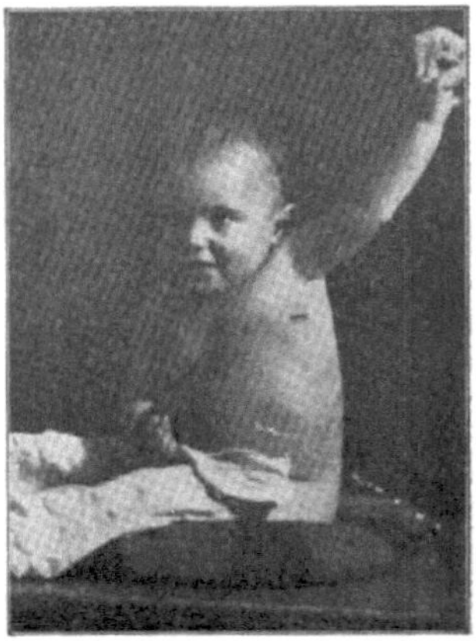

Bild zu Fall 84.

85. (†) Hannover. Georg Waßmann, Hannover-Linden, Bethlehemstraße 6, geboren 28. 10. 1909; 1910 ohne Erfolg geimpft und dann am 27. 5. 1911 mit Erfolg geimpft. Am 9. Tage darauf entstanden auf dem linken Auge etwa 10 Pusteln, ähnlich wie Impfpusteln, die bald Eiter absonderten. Am 6. 6. schwoll das Auge fest zu. Ein Spezialarzt öffnete das Auge mit Gewalt und sagte, die Erkrankung hinge wohl „mit dem Impfen" zusammen. Am 10. 6. nahm der Kreisarzt ein Protokoll auf und sagte, das Auge sei nicht zu öffnen, es könne auch „anders als mit dem Impfen" zusammenhängen. (Natürlich staats-medizinisch!!) Später bekam das Kind auch auf dem anderen Auge Ausschlag. Am 12. 6. wurde das 1. Bild aufgenommen. Am 26. 6. musste der Knabe der Kinderheilanstalt übergeben werden, weil der Augapfel mit einer grauen Haut überzogen war. In der Anstalt bekam das Kind Ende Juli die Masern, deshalb wurde es nunmehr am 1. 8. dem *Städtischen Krankenhaus 1* überwiesen. Nach den Masern ging die Entzündung des erblindeten Auges zurück, der Knabe bekam aber Mitte August in der Kinderheilanstalt Brechdurchfall, wodurch er so geschwächt wurde, hat der Vater die Unkosten zu zahlen, nicht der Staat, der ihn zu solchem Unfug zwang.

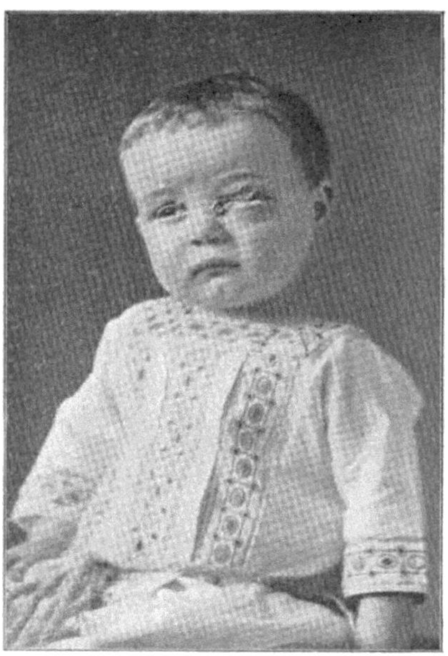

Bild 1 und 2 zu Fall 85.

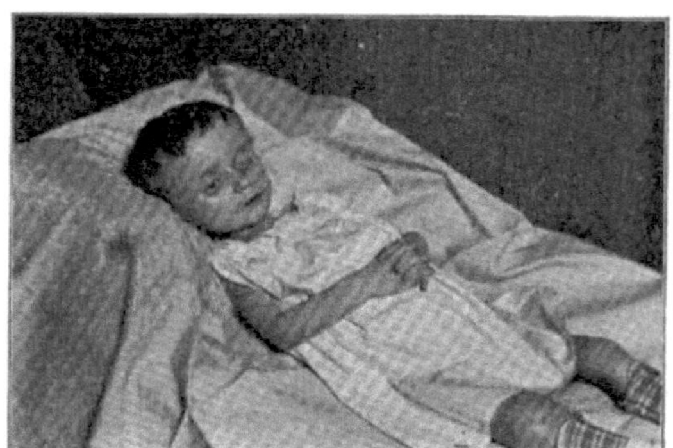

86. Hannover. Adolf Gauster, Schaufelderstraße 19, geboren am 23. 2. 1897, wurde im 12. Jahr ohne Erfolg geimpft, im 13. Jahr abermals ohne Erfolg. Nach der Nachschau kam ein Ausschlag zum Vorschein, der viele Wochen nicht zur Heilung zu bringen war. Im Herbst 1911 soll der Knabe zum dritten Mal geimpft werden, weil er wegen seiner Kleinheit immer noch zur Schule geht.

87. Hannover. Lischen Kracht, Oelzenstraße 18, geboren am 20. 6. 1910, geimpft anfangs Mai 1911; ohne Erfolg. Anfangs August desselben Jahres kam ein Ausschlag zum Vorschein, der anfangs September noch stark eiterte und entsetzlich aussah.

88. Hannover. Amalie Hensel, Linden, Marienwerderstr. 1, geboren am 25. 7. 1910, wurde am 24. 4. 1911 geimpft. Am 8. Mai bildete sich eine große Eiterstelle mit hohen Rändern unterhalb der drei Impfpusteln. Am 17. Mai dicker Klumpen unter dem Arm, der bis zum Handgelenk geschwollen war. Am 22. 5. stellte der Kreisarzt fest, dass die Größe des Eiterlochs 1 ½ cm betrug.

89. Hannover. Johanna Günther, Knochenhauerstraße 13, geboren 18. 11. 1910, geimpft 3. 5. 1911, bekam am 11. 5. Rotlauf am Arm und einen rotfleckigen Ausschlag über Gesicht, Rücken, Hände und Beine.

90. Hannover. Marie Heitmann, Grotefendstraße 1, geboren 24. 3. 1909, geimpft 20. 12. 1910, hatte nach der Nachschau hohes Fieber, Ausschlag am Kopf, Rücken, Gesicht, starke Eiterung der Impfstellen, Halsdrüsen-Anschwellung. Das Kind war am 11. 1. 1911 noch sehr elend.

91. (†) Hannover. Der Sohn des Schmiedes August Lucas, Linden bei Hannover, Konradstraße 11, geboren am 21. 3. 1908, starb 14 Tage nach dem Impfen am 22. 10. 1908. Vor der Impfung, die am 7. 10. stattfand, war das Kind völlig gesund. Nach vorangegangenem Fieber zeigten sich am 17. 10. rote Flecken. Drei Tage später Ausschlag und tiefe Eiterlöcher auf dem geimpften Arm. Der Ausschlag wurde schließlich braun-rot. 2 Ärzte bemühten sich ver-gebens. Am 23. 10. nahm der Kreisarzt ausführlich Protokoll auf. (Der 4. Fall von Impfschädigung in Hannover im Verlauf einer Woche.)

92. Hannover. Fritz M., Engelbostelerdamm 129, 12 ½ Jahre alt, geimpft im September 1908, vorher kerngesund. Am 5. Tage schwoll der Arm bis zum Handgelenk an; trotz ärztlicher Behandlung bald tiefe Röte und hohes Fieber. 14 Tage konnte er die Schule nicht besuchen. Nach 4 Wochen trat Abheilung ein.

93. Hannover. Martha Stange, Derflingerstraße 7, geimpft am 17. 9. 1908. Einige Tage nach der Nachschau am ganzen Körper Stippenausschlag, nach einer Woche Schorfausschlag, der auch auf einen 8-jährigen Bruder überging und über einen Monat anhielt.

94. Hannover. Otto Nolle, Gartenstraße 12, geboren am 21. 4. 1907, geimpft am 13. Mai 1908, am 3. Tage fieberhaft, am 6. musste nachts ein Arzt gesucht werden. Hochschwellung, Rotlauf, am Tage nach der Nachschau Fieber bis 41 Grad. Der Arzt sagte, einen halben Tag später wäre das Kind nicht mehr zu retten gewesen, das Impfgift wäre zu tief in den Körper gedrungen. Vier Stellen eiterten, später walnussgroße Drüsen. Vor der Impfung konnte der Knabe im Zimmer umher gehen, ein halbes Jahr nach der Impfung noch nicht allein laufen. (Derartiges nennen die Herren der unfehlbaren Staats-Medizin-Kirche, System Kirchner, dann – harmlos!)

95. Hannover. Marie Willain, Listerstraße 4, 1 ½ Jahre alt, geimpft am 3. 10. 1908. Nach der Nachschau tiefe Eiterlöcher auf dem geimpften Arm mit vielen Nebenstellen am Körper, später eine größere, scharfe Wunde an der anderen Schulter. Viele schlaflose Nächte. Das Kind hatte vorher rote Backen, nachher war es blass und matt.

96. Hannover. Hans Kreye, Bäckerstraße 27, 1 Jahr alt, geimpft am 7. 10. 1908, wurde von der dritten Nacht an unruhig; bei der Nachschau war der Arm hochrot geschwollen, dann bildeten sich über den ganzen Körper kleine Pöckchen mit spitzen Köpfen, die nicht abheilen wollten. Ein zu Rate gezogener Arzt verweigerte die Behandlung und verlangte, dass die Mutter die Sache erst beim Impfarzt melden sollte.

97. Hannover. Hans Kirchner, Im Moore 4, zwei Jahre alt, geimpft am 7. 10. 1908, bekam am 2. Tage nach der Impfung am ganzen Körper Wasserpocken; auch entstand am linken Schienbein ein Geschwür, das mit starker Röte einsetzte. Als die Wasserpocken verschwanden, bildeten sich am Bein etwa 20 Geschwüre von 5-Pfennigstück-Größe. Am 30. 10. hörten plötzlich die 5 Impfstellen zu eitern auf, dafür entstand starker Rotlauf an der ganzen linken Wade, verbunden mit so hohem Fieber, dass das phantasierende Kind der Kinderheilanstalt übergeben werden musste.

98. Hannover. Der ¾-jährige Sohn des Sattlers A. Buddat zu Linden, Wesselstraße 13, wurde am 14. 10. 1908 geimpft; von Tag zu Tag unruhiger, Geschwulst über Arm und Brust. Am 9. Tage entstand robiger Ausschlag, der am 11. Tage den ganzen Körper bedeckte. Hohes Fieber, Erstickungsnot, innerliche Krämpfe. Nach mehreren Tagen verlor sich die Hitze und die Abheilung begann.

99. Hannover. Therese Kücker, Linden, Ricklingerstraße 35, geboren am 21. 2. 1907, geimpft am 14. 10. 1908. Am Tage nach der Nachschau starkes Fieber, Rotlauf bis zum Ellenbogen, vier große Eiterlöcher.

100. Hannover. Karl Hochheim, Linden, Konkordiastraße 2, ein Jahr alt, geimpft am 10. 10. 1908, bekam drei Tage vor der Nachschau hohes Fieber, schlaflose Nächte, Rotlauf bis zum Ellenbogen; Stelle eiterte in Größe eines Zweimarkstücks. Am 29. 10. ließ das Fieber nach.

101. Hannover. Walter Göbel, Dornbergstr. 21, 1 ½ Jahre alt, geimpft am 21. September 1908, bekam am Tage nach der Nach-schau hohes Fieber, sodass die Eltern 3 Wochen lang Tag und Nacht keine Ruhe hatten. Der geimpfte Arm war bis an die Hand feuerrot und dick.

102. Hannover. Der jetzt 2-jährige Sohn des Fr. Holtz, Sandstraße 10, wurde nach der im April 1907 erfolgten Impfung schwach und mager bei periodischem Fieber. Einige Wochen später stellten sich dunkelrote Stippen mit roter Umgebung ein, die plötzlich verschwanden und wiederkamen. Dieser Ausschlag ist noch immer nicht zur Heilung gebracht worden (1 ½ Jahre nach dem Impfen). Am 31. 10. 1908 Ivar der ganze Körper voll solcher Stippen.

103. Hannover. Frida Hellmann, Dragonerstr. 20, 13 Monate alt, geimpft am 5. 9. 1908, bekam 2 Tage nach der Nachschau starke Anschwellung des Armes; 4 Stellen eiterten bei hohem Fieber, dann Blasenausschlag über beide Arme. Das Kind schrie 6 Tage und Nächte lang.

104. Hannover. Paula Härmand, Dammstraße 12, geboren am 5. 8. 1907, geimpft am 23. 9. 1908, war am 20. 9. wegen eines Gewächses am Kehlkopf operiert worden und wurde trotzdem geimpft. Der Arm wurde sehr dick; aus 5 Eiterlöchern sickerte Eiter heraus, der so stark roch, dass die Leute glaubten, der Arm würde abfaulen. Ein Ausschlag verbreitete sich über andere Körperteile, ging auch auf die Mutter und die Geschwister über. Anfang Dezember 1908 wurde das Kind vom Stadtphysikus untersucht. Der Arm war zu dieser Zeit, 10 Wochen nach der Impfung, noch nicht wieder besser.

105. Hannover. Marie Spillner, Linden, Elisenstraße 29, 1 Jahr alt, geimpft am 14. 10. 1908. Am 5. Tage nach der Nach-schau wurde der geimpfte Arm hart und rot. Einige Tage später starke Geschwulst an der Brust neben dem geimpften Arm. Der behandelnde Arzt hielt die Impfung für die Ursache, ebenso ein zugezogener Kinderarzt. Der Kreisarzt erschien am 30. 10. und meinte, dass die Anschwellung mit Scharlach zusammenhinge. Der Vater des Kindes äußerte wiederholt: „Und wenn ich noch 12 Kinder kriegen sollte, ich lasse keines wieder impfen!"

106. Hannover. Ernst Engelbrecht, Seestraße 27, geboren am 14. 8. 1906, geimpft am 26. 4. 1907; etwa 14 Tage nach dem Impfen Bläschenausschlag, der ein ¾ Jahr anhielt. Darauf einige Wachen kleine Geschwüre, dann wieder der vorherige Ausschlag in verminderter Form. Infolge des furchtbaren Juckens haben die Eltern unzählige schlaflose Nächte bei dem Kind verbracht; der arme Junge rief immer: „Stipple juck, juck!" Lange ärztliche Behandlung ohne Erfolg, viele Apothekerkosten.

107. Hannover. Willy Kraszik, Schützenstraße 2a, 1 ½ Jahr alt, geimpft am 31. 8. 1908, nach 8 Tagen Rötung, Schwellung, starkes Fieber; dann Eiterung. Nach 10 Wochen noch vier große Eiterlöcher von je 2 cm Durchmesser. – Ärztlich festgestellt!

108. Hannover. Die 1 ¼-jährige Tochter des Herrn H. Huck, Warstraße 12 a, geimpft am 4. 5. 1908, bekam einige Tage danach rote Stippen über den ganzen Körper, die Impfstellen wurden immer größer, der ganze Arm und die Hand schwollen an. Die Impfstellen heilten erst Ende August 1908.

109. Hannover. Frau Gustavus, Kollenrodstraße 10, meldete am 29. 10. 1908 brieflich, dass ihre 2 ¼-jährige Tochter am 9. Tage nach der Impfung einen dunkelroten, zum Teil blasenartigen Ausschlag bekam und 5 Tage jammerte.

110. Hannover. Thea Marten, Volgersweg 32, 13 Jahre alt, geimpft im Juni 1907. Vier Impfstellen eiterten lange, zwei davon sind jetzt vernarbt, während die zwei anderen rot und hochgetrieben hervorstehen.

111. Hannover. August Appel, Linden, an der Martinskirche 13, 2 Jahre alt, geimpft am 3. 10. 1908. Drei Tage nach der Nachschau rote Stippen, nach einigen Tagen Schorfausschlag, Anschwellung des Armes, Fieber, 8 schlaflose Nächte, dann starke Geschwulst unter dem Arm mit übel riechender Absonderung. Nach fünf Wochen begann die Abheilung. Dieses Kind ist im Jahre 1907 zweimal ohne Erfolg geimpft worden; die Eltern bekamen in zwei Jahren vier Aufforderungen.

112. Hannover. Adolf Emmermann, Scheidestraße 31, geboren am 9. 1. 1907, geimpft 9. 10. 1908. Einige Tage nach der Nachschau wurde der Arm steinhart, dick und rot, auch die Brust. Starkes Fieber, Schwellung der rechten Gesichtsseite mit Eiterung des Ohres. Unter dem geimpften Arm entstand eine Geschwulst, die am 19. 11. noch die Größe eines mäßigen Hühnereis hatte. Das Kind wimmerte Tag und Nacht.

113. Hannover. Richard Degenhardt, Rückertstraße 13, geimpft 1907, bekam einen stark geschwollenen Arm und war 14 Tage lang krank nach der Impfung.

114. Hannover, 1908. 2-jähriger Knabe Feldkamp, an Drüsen leidend. Trotzdem am 30. September 1908 geimpft, danach 20 Löcher am Körper. Aufnahme vom 10. November 1908.

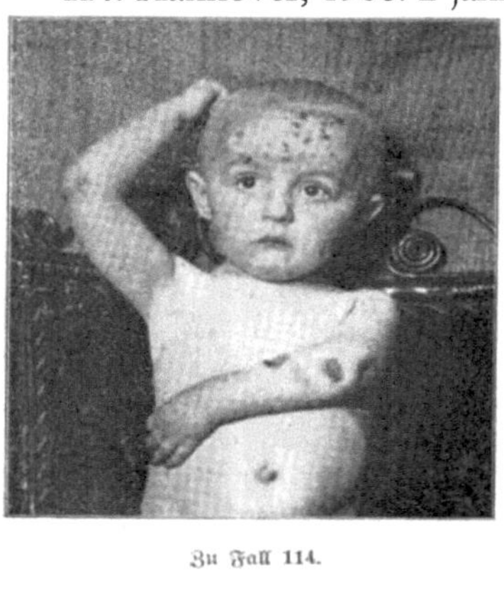

Zu Fall 114.

115. Hannover, 1910. Wilma Voigt, 2 Jahre alt, geimpft am 15. September 1910; danach Rotlauf, vier Impfstellen eiterten in Markstückgröße. Aufnahme vom 30. September 1910.

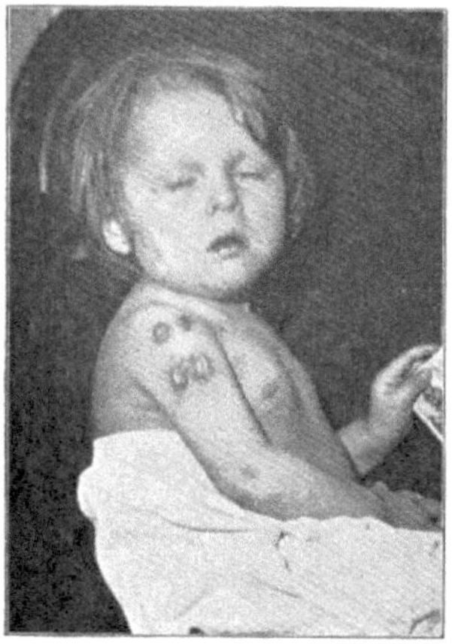

Bild zu Fall 115.

116. Hannover, 1911. Elfriede Kupke, Hannover-Linden, Tonstraße 10, geboren am 7. Juni 1910, geimpft am 22. April 1911. Am 1. Mai rote Stippen vom geimpften Arm über die Schulter und den Körper; sie waren wie Impfpusteln und liefen später zu großen Eiterlöchern zusammen. Auf der Brust waren zwei in Fünfmarkstückgröße; auf dem geimpften Arm Schorf in 50-Pfennigstück-Größe. Aufnahme vom 18. Mai 1911.

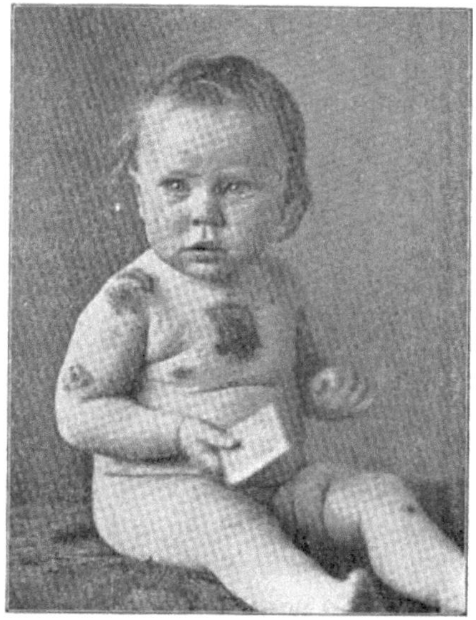

Bild zu Fall 116.

117. Hannover, 1908. Klara Seibt, Seydlitzstraße 15, geboren am 1. November 1907, geimpft am 14. September 1908, war bis zur Impfung völlig gesund. 1 Woche nach der Nachschau Lähmung mit hohem Fieber, Vereiterung der Impfstellen, Geschwür am linken Fuß, dann Geschwulst an linker Schulter, Überführung in eine Kinderheilanstalt, woselbst das Kind im November, Dezember und Januar siebenmal operiert wurde.

118. Hannover, 1909. Irma Voß, Barenwalderstraße 66c, geboren 20. Mai 1908; geimpft 24. April 1909. Eiterung der Impfstellen bis 7. Mai 1909, dann hohes Fieber und furchtbare blaue Anschwellung der Hände und Füße.

119. Hannover, 1909. Johanna Grünig, alte Döhrener-Straße 13a, geboren am 29. 10. 1908, geimpft am 18. Mai 1909. Bei der Nachschau hohes Fieber, dann Anschwellung von Gesicht und Händen; am vierten Tag Überführung in die Kinderheilanstalt; Operation wegen Blutvergiftung, später Geschwüre am Kopf, Brandrose; nach 39 Tagen entlassen.

120. Hannover-Linden. Frau Einrauch, geborene Mügge, Wittekindstraße 22; wurde, völlig gesund, im 3. Jahre vom Privatarzt geimpft und konnte am 3. Tag weder gehen noch sehen. Das Augenlicht wurde nach und nach durch homöopathische Behandlung wiederhergestellt. Verschiedene Klumpen am Körper mussten operiert werden, weil die Knochen angegangen waren. Im 12. Jahre waren noch Löcher im Arm offen, weshalb die 2. Impfung unterbleiben musste.

121. Hannover, 1909. Max Hamann, Paulstraße 6, wurde am 1. September 1909 als 12 jähriger Knabe geimpft; er bekam zwei Tage nach der Nachschau Schüttelfrost und hohes Fieber, darauf Lungenleiden (nach zwei Diagnosen) oder Rippenfellentzündung (nach einer Diagnose).

122. Hannover, 1909. Minna Döring, Deisterstr. 24a, lief mit 10 Monaten und wurde als einjähriges Kind am 8. 9. 1909 geimpft. Vier Tage nach der Nachschau bekam sie hohes Fieber, dann große kraterförmige Impfgeschwüre, Ausschlag am Oberarm, Rücken und Hinterkopf.

123. Hannover, 1909. Wilhelmine Stichrot, Nikolaistr. 18aI, im September 1909 geimpft, bekam starkes Fieber, hochgradige Schwellung und Rotlauf.

124. Hannover, 1909. Willi Seibentry, Hagenstraße 18, wurde als einjähriges Kind im September 1909 geimpft. Danach entstand ein juckender Stippenausschlag, der nach einigen Tagen Bläschen mit gelblicher Flüssigkeit bildete. Ehe sie zum Platzen kamen, juckten sie stark. Trotz ärztlicher Behandlung war dieser Ausschlag 12 Monate nicht zum Verschwinden zu bringen. Er bedeckte den ganzen Körper, auch unter den Füßen ist er zu finden.

125. Hannover, 1909. Der 1 ½-jährige Sohn des Kaufmanns E. Richter, Allerweg 13, wurde im September 1909 privat geimpft: Rotlauf und Anschwellung waren die Folgen. Der Arzt stellte eine Woche nach dem Impfen Röteln fest. Als einige Wochen später die Armerscheinungen verschwanden, trat Mundfäule ein.

126. Hannover, 1909. Bei der 1 ½-jährigen Tochter des Schlossers in Leinhausen haben sich 7 Wochen nach dem Impfen die Juckblattern eingestellt.

127. Hannover, 1909. Hans Geißler, Stolzestraße 4, am 25. März 1908 geboren, wurde am 29. Oktober 1909 beim Privatarzt geimpft. Zwei Tage nach der

Nachschau große Unruhe, dann Mandelentzündung, verschwollenen Mund, rote Pickeln im Gesicht, die bald den ganzen Körper bedeckten und nachmittags überall, auch im Mund, zu Wasserblasen wurden. Von dem geimpften rechten Arm lief ein Ausschlag über die rechte Körperseite. Nachts große Unruhe. Nach einer Woche Abheilung mit dunklem Schorf.

128. Hannover, 1909. Lina Wente, Bäckerstraße 18, geboren am 27. 11. 1908, wurde am 8. September 1909 geimpft. Nach der Nachschau starke Anschwellung, Rotlauf, große Unruhe, dann Eiterung der Stellen in 50 Pfennigstück-Größe, außerdem Klumpen unter dem Arm. Als die Stellen 7 Wochen nach dem Impfen zuheilten, verschwand der Klumpen unter dem Arm, aber zwei Tage später entstand eine starke Geschwulst an der rechten (geimpften) Seite des Halses. Das Kind konnte kaum Luft holen; die genossene Milch kam aus der Nase wieder heraus. Am 2. November musste das Kind zwecks Operation der Heilanstalt Bethanien übergeben werden. Dort entstand zwei Wochen nach der Operation ein weiterer harter Klumpen am Kopf.

Bei der amtlichen Untersuchung vieler dieser Fälle in Hannover ist die Staatsanwaltschaft wie auch die Polizei in Tätigkeit getreten. Der Regierungs-Präsident teilte unter dem 13. 11. 1908 dem Vorstand des Impfzwanggegner-Vereins zu Hannover mit, dass sämtliche Erkrankungen und auch die beiden Todesfälle weder auf die Verwendung einer mangelhaften Lymphe, noch auf ein bei der Impfung begangenes Versehen der Impfärzte zurückzuführenseien. Die Erkrankungen seien teilweise durch fremde Leiden (es dürfen doch nur gesunde Kinder geimpft werden!) – Masern, Flechte usw. – veranlasst, teilweise dadurch hervorgerufen, dass wahrscheinlich durch eine seitens der Angehörigen vorgenommene unsachgemäße Behandlung der Impfstellen fremde Krankheitserreger (noch fremder als die Impfjauche? in die Impfwunden gelangt seien. (Immer die alten „Weisheiten", die eine Polizei-Größe von der anderen abzuschreiben scheint.)

129. (†) Stuttgart, 1879. Wilhelmine Sophie Hudelmeyer in Berg, geboren am 3. Oktober 1878; geimpft vom Zentralimpfarzt Dr. Widemann, am Sonnabend, den 14. Juni 1879, erkrankte den 16. Juni, an welchem Tag der eine Arm anschwoll; abends gegen 6 Uhr bekam die Geschwulst eine dunkelblaue Farbe, Krämpfe brachen aus und um 8 Uhr war das Kind eine Leiche. Im Auftrag der Staatsanwaltschaft geprüft und richtig befunden.

130. Stuttgart, 1879. Emma Giesing in Berg, geboren am 26. August 1878, geimpft vom Zentralimpfarzt Dr. Widemann am 14. Juni 1879, hatte schon Sonntag früh, einen Tag nach der Impfung, rotgeschwollenen Arm; Erbrechen trat ein und heftiges Fieber. Besserung trat ein auf gereichte homöopathische Arznei

(Quecksilber und Azonit). Das Kind war anfangs Juli noch krank. Im Auftrag der Staatsanwaltschaft geprüft und richtig befunden.

131. (†) Stuttgart, 1879. Bertha Elisabeth Müller in Berg, geboren am 22. September 1878, geimpft den 14. Juni 1879. Vom sechsten Tage an trat Erbrechen ein, Krämpfe kamen hinzu und am 28. Juni war das Kind eine Leiche. Wundarzt Geißler sagte, es sei am Krampfhusten gestorben. Die Eltern hatten wohl einen leichten Katarrh, aber nichts von einem Krampfhusten bemerkt. Im Auftrag der Staatsanwaltschaft geprüft und richtig befunden.

132. Stuttgart, 1879. Pauline Lenz in Berg, geboren am 30. Dezember 1877, wurde am 7. Juni 1879 vom Zentralimpfarzt Dr. Widemann geimpft. Seit dem Impfen kann es nicht mehr stehen; die Impfwunden eiterten noch am 3. Juli 1879. Im Auftrag der Staatsanwaltschaft geprüft und richtig befunden.

133. Stuttgart, 1879. Sophie Marie Lenz in Berg, am 23. Mai 1878 geboren und am 14. Juni 1879 geimpft, ist seit der Impfung krank; ebenso

134. Paul Hugo Klingler in Berg, der am 22. November 1878 geboren und mit obigem geimpft wurde; ebenso.

135. Luise Hofen in Berg, 1 Jahr alt. Ihr Arm war schon am zweiten Tag nach der Impfung, am Sonntagabend, dick geschwollen und schwarzrot. Im Auftrag der Staatsanwaltschaft geprüft und richtig befunden.

136. (†) Stuttgart, 1879. Marie Pauline Burk in Hessigheim, geboren am 11. Dezember 1878, wurde am 4. Juni 1879 vom Oberamtsarzt Dr. Lang erstmals geimpft. Daraus erfolgte ein leichter Ausschlag, den der Oberamtsarzt für „Hitzblätterchen" erklärte und trotzdem am 11. Juni Impfstoff davon entnahm. Schon am Abend des 11. Juni trat Erbrechen ein; heftiges Fieber und Krämpfe waren die Vorboten des am 29. Juni erfolgten Todes.
Die Mutter hatte dem Kind einige Tage nach der Impfung noch ein Glassplitterchen von dem Impfröhrchen aus der Wunde gezogen! Im Auftrag der Staatsanwaltschaft geprüft und richtig befunden.

137. (†) Stuttgart, 1879. Wilhelmine Pauline Burk in Hessigheim, geboren am 25. August 1878, am 4. Juni 1879 vom Oberamtsarzt Dr. Lang erstmals geimpft, dann zweitmalig am 11. Juni 1879 geimpft, erkrankte darauf und starb ebenfalls am 29. Juni 1879. Im Auftrag der Staatsanwaltschaft geprüft und richtig befunden.

138. (†) Stuttgart, 1879. Maria Hürtle in Murr, geboren am 11. Oktober 1867, geimpft vom Oberamtsarzt Dr. Schwandner in Marbach am 3. Juni 1879, erkrankte vier Tage nach dem Impfen mit heftigen Leibschmerzen, namentlich in der rechten Seite; der ganze Bauch war hart anzufühlen. Trotz sofortiger ärztlicher Behandlung (Blutegel usw.) starb das vorher kerngesunde Kind am Mittwoch den 11. Juni 1879. Im Auftrag der Staatsanwaltschaft geprüft und richtig befunden.

139. Stuttgart, 1879. Pauline Zimmermann in Murr, ebenfalls 12 Jahre alt, mit voriger geimpft, erkrankte am Tage nach der Impfung.

140. Stuttgart, 1879. Friedrich Rühl in Murr, 12 Jahre alt, geimpft am 3. Juni 1879, bekam am 4. Tage nach der Impfung morgens eine Ohnmacht, worauf ein Ausbruch von starkem Schweiß; erfolgte. Am 7. Tage nach der Impfung Ohnmacht und Erbrechen, graugelbe Gesichtsfarbe. Er war noch am 6. Juli krank und klagte namentlich über heftige Leibschmerzen.

141. (†) Stuttgart, 1879. Pauline Wagner in Murr, am 13. Dezember 1878 geboren, wurde am 3. Juni 1879 „mit Erfolg" geimpft, erkrankte drei Tage nach dem Impfen und starb am 26. Juni 1879 – „an Krämpfen", wie auf dem Leichenschein steht. Im Auftrag der Staatsanwaltschaft geprüft und richtig befunden.

142. Stuttgart, 1879. Friederike Schlachter in Murr, 12 Jahre alt, geimpft am 3. Juni 1879, bekam bald darauf Schwindel zum Umfallen, Erbrechen, Fieber mit starkem Schweißausbruch und war noch am 6. Juli 1879 krank.

143. Ebenso erkrankte Friedrich Seitz in Murr, im gleichen Alter wie die vorhergehende und am gleichen Tage geimpft, gleich nach dem Impfen sehr bedenklich.

144. (†) Stuttgart, 1879. Friedrich Härle in Murr, am 4. Dezember 1878 geboren, wurde am 3. Juni 1879 „mit Erfolg" geimpft, erkrankte nach vier Tagen mit heftigem Erbrechen und starb am 26. Juni 1879. Auch dieser Fall ist, wie jeder der vorhergehenden Fälle, von der Staatsanwaltschaft geprüft und richtig befunden.

145. Stuttgart, 1879. Christiane Wagner in Murr, Schwester der unter 141 genannten Pauline Wagner, geboren am 9. August 1877, am 3. Juni 1879 ebenfalls „mit Erfolg" geimpft, ist seit der Impfung krank.

146. (†) Stuttgart, 1879. Marie Pauline Schlegel in Stuttgart, geboren am 3. November 1878, wurde vom Zentralimpfarzt Dr. Widemann erstmals am 9. Juni 1879 geimpft und zweitmalig am 16. Juni 1879. Vom ersten Impfen an war das Kind „krittelig", wie die Eltern sich ausdrückten, sah übel aus, wurde aber erst nach dem zweiten Impfen recht krank. Vorher hatte das Kind so auffallend gesund ausgesehen, dass der Hausarzt, Dr. Mainhardt, die Muter gefragt hatte, was sie ihrem Kind zu essen gäbe. Am 1. Juli 1879 war das Kind eine Leiche. Der Körper war vom Kopf bis zu den Füßen mit Ausschlag überzogen. Die Sektion ergab Lungen- und Nieren-Entzündung.
Im Auftrag der Staatsanwaltschaft geprüft und richtig befunden.

147. Stuttgart, 1879. Bei einem mit den in Berg krank gewordenen Kindern geimpften Kind stellte der Zentralimpfarzt Dr. Widemann einen Schein aus, worauf „mit Erfolg geimpft" stand, obwohl dieses Kind weder eine Pustel, noch einen Ausschlag, noch sonst ein Zeichen des Impfens davon getragen hat. Der Zentralimpfarzt hatte es nach vollzogener Impfung weder selbst mehr gesehen, noch durch sonst jemand besichtigen lassen. Im Auftrag der Staatsanwaltschaft geprüft und richtig befunden.

Die Fälle 129-147 stammen aus: „*Die Missgriffe der Impfärzte, Denkschrift an die hohe Ständekammer*", Stuttgart, von A. Zöppritz, Sekretär der „*Hahnemania*".

148. (†) Opfer einer Wiederimpfung in Gemünd; verstorben in einer Kaltwasserheilanstalt. Gemeldet und zugestellt durch A. Zöppritz in Stuttgart.

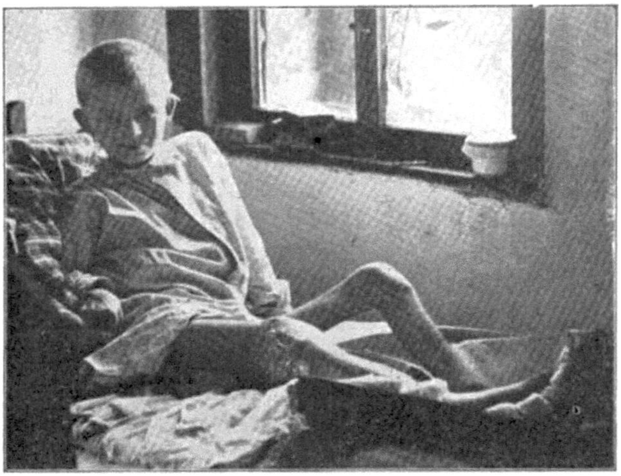

Erstes Bild zu Fall 148.

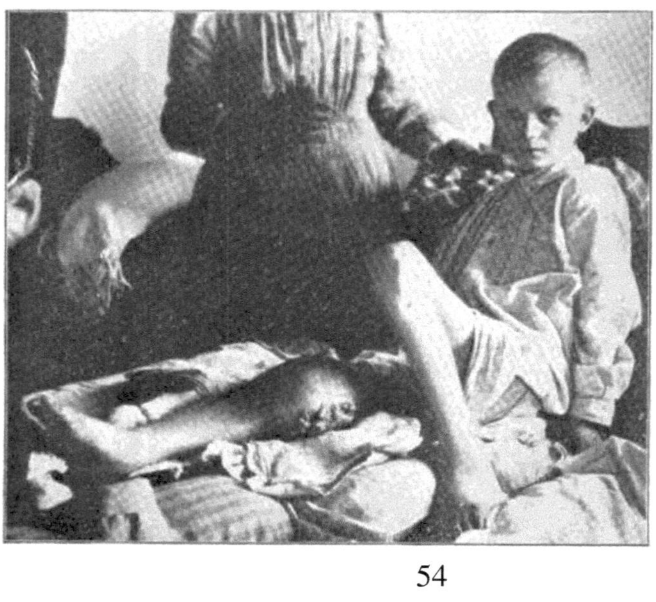

Zweites Bild zu Fall 148.

149. Stuttgart, 1895. Aus *Eine ernste Volksgefahr* von Sanitätsrat Dr. Bilfinger. Am 7. Juni 1895 wurde ich vom Schlossgarde-Feldwebel Rübmann, Urbanstraße 80a, zu seinem erkrankten Kind gerufen. Die Mutter, welche 7 blühende und gesunde Kinder hat, erzählte mir, dass ihr am 10. August 1893 geborenes und voriges Jahr von einem Oberstabsarzt ohne Erfolg geimpftes Kind dieses Jahr am 1. Juni noch einmal vom selben Arzt geimpft worden sei. Das Kind sei vorher ganz gesund gewesen, es sei aber diesmal so stark geimpft worden, dass die großen Schnitte bluteten und schon am anderen Tage eine Entzündung an der Schnittwunde sichtbar ge-worden sei. Am dritten Tage habe sich starkes Fieber eingestellt; die 6 Impfpusteln erstreckten sich über die ganze Breite des Oberärmchens und flossen zusammen, das ganze Oberärmchen war geschwollen und rot entzündet. Eine rotlaufartige Röte zeigte sich fast über den ganzen Oberkörper und ein ebensolcher fleckenartiger Ausschlag war auch an dem Bauch, dem Rücken und den unteren Extremitäten sichtbar. Das Kind war an primärem Impfrotlauf zweifellos schwer erkrankt.

Dazu schreibt die Königliche Stadtdirektion, bei welcher der Fall als Impfschaden gemeldet wurde: „Sowohl der Stadtdirektionsarzt als der Zentralimpfarzt bekunden, dass der bei dem genannten Kind örtliche, den Masern ähnliche Ausschlag häufig bei Kindern dieses Alters mit zarter Haut nach dem Impfen vorkomme, dass derartige Erscheinungen von vorübergehender Natur und mit Gefahr für die betreffenden Kinder nicht verbunden seien, wie denn auch das Kind schon am 9. d. M. vollkommen gesund und munter angetroffen wurde."

Dazu schreibt Sanitätsrat Dr. Bilfinger, der behandelnde Arzt:

„1. war der Ausschlag nicht örtlich, sondern fast über den ganzen Körper verbreitet;

2. das Kind bekam noch fast ½ Jahr lang immer wieder einen giftigen Impfausschlag, war also nicht völlig gesund. So werden offenkundige Impfschäden von unbeflissener Seite in unglaublichster Weise beschönigt (Bayreuth, Fall 1)."

150. Stuttgart, 1895. Ebenfalls aus obigem Werk des Sanitätsrats Dr. Bilfinger: Am 13. September 1895 wurde das am 14. Oktober 1894 geborene Töchterchen des Inspektors Bartholomäi aus Stuttgart-Berg, Kanalstraße 10, öffentlich geimpft. Dabei äußerte der betreffende Impfarzt seine Freude, dass das Kind so fein und schön weiß sei. Bei der Nachschau zeigte sich nur eine größere Pustel; das Kind wurde deshalb trotz des energischen Protestes der Mutter mit Gewalt noch einmal geimpft; eine Nachschau wurde dann nicht mehr vorgenommen.

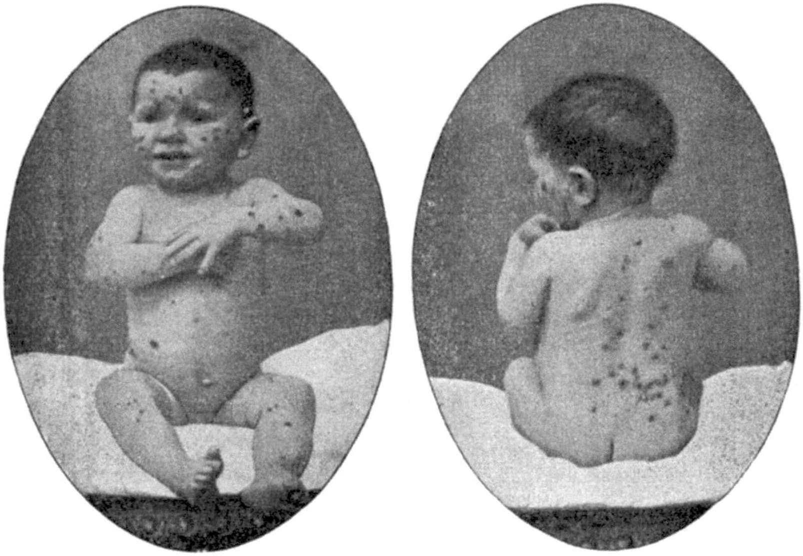

Bild zu Fall 150.

Der traurige Verlauf dieser zweiten, gegen den ausdrücklichen Willen der Eltern und deshalb nach meiner Meinung ungesetzlichen Impfung, gestaltete sich folgendermaßen: Einige Tage nach dieser zweiten Impfung entstand eine leichte Rötung, ohne dass sich eine weitere Impfpustel bildete. Stattdessen bekam aber das Kind in den nächsten Tagen unter Fiebererscheinungen einen eitrig giftig pustulösen Ausschlag, zuerst am Ärmchen, danach am Leib, zuletzt am ganzen Körper, besonders aber im Gesicht und auf dem Kopf. Natürlich war das Kind dadurch nachts sehr unruhig, indem der Ausschlag ein starkes Jucken verursachte; die Eltern hatten so eine unglaubliche Mühe und eine Menge schlafloser Nächte. Ich sah das Kind zum ersten Mal am 15. Oktober, etwa 4 Wochen nach der Impfung. Ich veranlasste die Mutter, ihr Kind sofort dem betreffenden Impfarzt zur Besichtigung zu bringen. Wie mir die Mutter nachher erzählte, meinte derselbe aber: „Dieser Ausschlag ist nichts Arges, das ist bald vorüber; es ist eine dumme Meinung von Ihnen, dass der Ausschlag von der Impfung herkomme; davon verstehen Sie nichts!"

Auffallenderweise besuchte derselbe Stuttgarter Impfarzt aber das Kind ungerufen am darauffolgenden Tage in Berg, ja sogar noch einmal am 2l. Oktober. Auch der amtliche Arzt besuchte das Kind einige Male, wie er sagte, „vom Medizinal-Kollegium geschickt". Bei seinem letzten Besuch meinte er, wie die

Mutter mir erzählte: „Nun, es macht sich; ist anscheinend überhaupt nicht arg gewesen!" Als ihm jedoch daraufhin die Mutter die Photographie zeigte, musste er selbst zugeben: „Ja, das ist freilich arg!" Der Sicherheit wegen führten die Eltern über den ganzen Verlauf der Krankheit und über alles darauf Bezügliche genauestens Buch.

Der Ausschlag übertrug sich auch auf die vier anderen Geschwister, die ebenfalls etwa acht Tage lang an Fieber und eitrig giftigen Pusteln erkrankten.

Ich selbst sah das geimpfte Kind zuletzt am 4. Dezember; es sah noch sehr angegriffen aus. Der Ausschlag im Gesicht war größtenteils abgetrocknet; aber der Hinterkopf war noch voll von eiternden Krusten; es waren am Nacken noch deutlich mehrere größere und kleinere geschwollene Lymphdrüsen sichtbar. Das Kind war vor der Impfung kräftig gewesen und hatte schon Schritte gemacht; aber seither will es nicht mehr stehen.

Es handelt sich, trotz der amtlich gepriesenen „unschädlichen" tierischen Impflymphe, um eine scheußliche Impfvergiftung (Impetigo contagiosa) die, nach meiner Meinung wenigstens, der Impfarzt mit seiner zweiten, gewaltsam erzwungenen Impfung zum größten Teil ganz direkt verschuldet hat.

151. (†) Stuttgart. Dr. A. Rueff, Direktor der *Königlichen Tierarzneischule*, hatte sich erkundigt, welche Kinder mit scheinbarer Kuhpockenlymphe (in Wirklichkeit Aphthenseuchenlymphe) geimpft worden sind. In 3 Fällen stellte er schwere Erkrankungen fest, von denen eine mit dem Tod des geimpften Kindes endete.
Seiner Stellung wegen glaubte Rueff darüber schweigen zu sollen.

152. Stuttgart. Luise, Tochter des Tagelöhners F. H., geboren 25. 7. 1882, nach Verlauf eines Jahres vom Stadtimpfarzt Dr. Widmann geimpft, bekam 14 Tage nach der Impfung den ganzen Körper voller Bläschen, besonders stark an den Füßen und unter dem Arm; sie brachen schließlich als große Löcher auf. Mehr als 7 Jahre hat diese Krankheit gedauert.

153. Stuttgart. Das Kind des Bäckermeisters S. bekam gleich nach dem Auftreten der Pusteln eine bedeutende Schwellung und Rötung der Brust, die sich von den Armen her der Brust zu gezogen hatte. Tag und Nacht fieberte das Kind unter fortwährenden Schmerzensäußerungen; dabei war es in wenigen Tagen so kollabiert, dass die Eltern fast außer sich kamen. Unter Anwendung von Kataplasmen und den entsprechenden inneren Mittel kam es nach einigen Tagen zur Eiterbildung und zum Durchbruch. Mehrere Tage ergoss sich reichlicher Eiter. Nun ließ das Fieber nach, der Appetit kehrte wieder, das inokulierte Gift war ausgeschieden und das Kind gerettet.

154. Stuttgart. Ähnlich wie oben war es mit der Erkrankung des Kindes eines Schreiners S., nur dass sich hier nicht ein großer Eiterherd gebildet hatte, sondern mehrere. Am zehnten Tag nach dem Impfen etwa waren am ganzen Körper, namentlich an den Gliedmaßen und im Gesicht, beinahe markstückgroße, erhabene, dunkelrote Flecken aufgetreten, die sich unter starkem Fieber und bedeutender Allgemeinerkrankung in Eiterpusteln verwandelten, welche sich entleerten, wodurch das Kind gerettet wurde.

155. Stuttgart. Auch Fälle, bei denen der Impfstoff durch den Darmkanal ausgeschieden wurde, kamen in meine Behandlung. Es traten hier profuse, sehr übel riechende Durchfälle auf, ebenfalls von heftigem Fieber begleitet, mit trockener, lederartiger Zunge, Erscheinungen, wie man sie sonst bei Blutvergiftungen vorfindet. Namentlich das eine der Kinder, das des Arbeiters E., ist durch diese Durchfälle und Fieber so herunter gekommen, dass es jetzt noch in Lebensgefahr schwebt.

156. (†) Stuttgart. Das betrübendste Ergebnis des heurigen Impfens ist der Tod eines blühenden, gesunden Kindes. Dieses, dem Herrn Büxenstein gehörig, war ebenfalls zu Beginn des letzten Monats geimpft worden. Aber gleich wenige Tage danach trat starkes Fieber auf und schon zur Zeit der zweiten Vorstellung war, wie die Angehörigen versicherten, der Arm hochrot geschwollen und das Kind sehr krank. Herr Metzinger hatte das Kind für ganz gesund und munter befunden, wie er in seinem Bericht an das Oberamt schrieb. Nach wenigen Tagen entstanden in der Nähe der Impfstelle Blasen, die bis zur Walnussgröße zusammenflossen, platzten und zu dunkelroten, teilweise schwarzen Geschwüren wurden. Sie traten zuerst am Hals, an den Händen und Füßen, auf den Schultern, dann aber namentlich im Gesicht auf. Natürlich fieberte das Kind fortwährend, die Temperatur blieb fast immer auf 40 und 41 Grad, nur ganz kleine Remissionen traten auf, Intermissionen gar nicht. Auch Diarrhöen mit aashaft-penetrantem Geruch stellten sich ein, die Zunge war schwarz, lederhart und konnte nicht mehr über die brennenden, mit Geschwüren bedeckten Lippen heraus gebracht werden. Es war ein schauderhaftes Bild; das ganze Gesichtchen bildete schließlich nunmehr ein großes Geschwür. Am dritten Tage der Behandlung hatte ich durch fortgesetzt warme Wicklungen am Körperchen einen dunkelroten Ausschlag heraus getrieben und dadurch schien eine Besserung zu kommen, indem das Fieber und die Delirien etwas nachließen und das Kind wieder Nahrung zu sich nahm. Aber schon in der folgenden Nacht traten neue Nachschübe der Blasen auf, das Fieber kehrte wieder und schließlich starb das Kind unter den Erscheinungen einer akuten Blutvergiftung.

(†) Stuttgart. Dr. med. Donner in Cannstatt schrieb in Nr. 7 der *Homöopathischen Monatsblätter*: „Das Kind des Herrn Büxenstein aus Cannstatt, starb infolge Impfvergiftung. Seine Pflicht, als vom Staat besoldeter Impfarzt, wäre gewesen, den Fall sofort zu untersuchen, eventuell durch eine Sektion eine andere Todesursache festzustellen, jedenfalls unverzüglich das Medizinalkollegium davon in Kenntnis zu setzen. Statt dessen begnügte er sich damit, als ihm der Vater des Kindes, auf meine Veranlassung hin, das Impfen als Ursache des Todes angab, mich durch die burleske Drohung einschüchtern zu wollen, ich solle mir nicht einfallen lassen, die Behauptung aufzustellen, das Kind sei infolge des Impfens gestorben. Obgleich der Vater ihn aufforderte, das Kind anzusehen, und ihm seine Adresse genau angab, ging er nicht hin, sondern schob hintendrein, horribile dictu, mir die Schuld zu, dass der Fall nicht der Behörde mitgeteilt worden sei. Erst, ‚als die Fama sich mit der Sache beschäftigte', wie er selbst in seinem Bericht an das Oberamt hervorhob, fühlte er sich berufen, indem er an das hiesige Oberamt die höchst seltsame Ansinnen stellte, mich in seiner Gegenwart zu vernehmen, welch lächerlichen Zumutungen selbstredend nicht entsprochen werden konnte."

157. (5 †) So schreibt Dr. med. Donner, Cannstatt, von dem die Nummern 153-157 stammen, zusammengestellt in *„Impfvergiftung"*, Sonderabdruck aus Nr. 7 der *Homöopathischen Monatsblätter*, „dass im Jahre 1887 im Kreis Schlaw und an mehreren anderen Orten verschiedene mit Tierlymphe geimpfte Kinder infolge des Impfens gestorben sind, wie selbst das Regierungsblatt zugibt, das doch gewiss den Impfgegnern nicht unnötig Stoff in die Hände gibt."

158. (†) Stuttgart. Am 26. 6. schreibt Dr. Donner, dass ein weiteres Kind gestorben sei, das nach der Impfung erkrankt war. Die Sektion ergab große und kleine Geschwüre (bzw. Bläschen, die zum Teil geplatzt waren) im Dickdarm.

159. (†) Stuttgart. Auch in diesem Jahr wurden ihm zahlreiche Impfschädigungen gemeldet; z. B. im Haus 111 der Waiblingerstraße in Cannstatt wurden 3 Impflinge krank, davon ein Kind (Sch.) leicht, eines (W.) schwer, eines (R. B.) bekam nach Aussage der Mutter zuerst rote Blattern über den ganzen Leib mit starkem Fieber; trotz ärztlicher Behandlung starb das 32 Wochen alte Kind, nachdem es noch bei Lebzeiten am ganzen Leib dunkelgelb geworden war. Diese dunkelgelbe Farbe blieb auch nach dem Tod. Die Mutter gibt an, schon 2 Kinder infolge der Impfung verloren zu haben.

160. (†) Stuttgart. Das Kind M. in der Gartenstraße 49, Cannstatt, bekam nach der Impfung starkes Fieber, konnte sich trotz ärztlicher Hilfe nicht erholen und starb. (Angeblich an Lungenentzündung).

161. Stuttgart. Das Kind des Kesselschmiedes K. in Gaisburg bekam nach der Impfung zuerst zwei Blasen am Skrotum, dann wurde der ganze Hinterteil wund; das Kind lag mit starkem Fieber schwer krank, erholte sich jedoch nach und nach unter homöopathischer Behandlung.

162. Stuttgart. Frau Dora Kolb, Cannstatt, schreibt am 2. 4. 1911: „Teile Ihnen mit, dass ich durch traurige Erfahrungen, die ich sogar ärztlich beweisen kann, eine große Impfgegnerin geworden bin."

163. (3 †) Dem Oberarzt Dr. med. S. Faller in Waldshut, später in Freiburg i. Br., starben infolge der Impfung 3 Kinder an Lungenschwindsucht; das 4. kränkelte in hohem Grade und nur 1 Sohn, der der Wiederimpfung entging, blieb von Krankheit und Tod verschont.

164. In der *Zeitschrift des Königlich-Preußischen Bureaus*, Jahrgang 1890, 1. Halbjahr, Seite 24 usw. erschien der amtliche Bericht des Professors Dr. Albert Guttstadt:

a) **(3 †)** Aus dem Jahr 1888 wurden gemeldet: aus Berlin 3 Fälle. Außerdem berichtet Dr. med. H. aus dem 58. Polizeirevier über 20 Erkrankungen bei Schulkindern, von denen jedoch der Polizei-Präsident (ein schöner Sachverständiger!!!) mit Sicherheit glaubt annehmen zu können, dass hier eine irrtümliche Auffassung (seitens des Arztes!) der gewöhnlichen erythematösen Rötung in der Umgebung der Impfpusteln vorliege.

b) Nebenbei enthält der Bericht eine Reihe recht hässlicher Impfschäden. Es ist die Rede von einer großen Zahl von Erkrankungen an ansteckender, nässender Flechte und zwar in den Jahren 1885 bis 1887 und in verschiedenen Gegenden des preußischen Staats. Sie veranlassten das Reichskanzleramt am 5. September 1888 zu einer Bekanntmachung an die außerpreußischen Regierungen.

c) **(16 †)** 16 Todesfälle kurz nach der Impfung; bei 13 wird der Zusammenhang mit der Impfung geleugnet – aber doch damit erwähnt.

d) Die Impfung mittels tierischen Impfstoffs wirkt noch mehr begünstigend auf die Entstehung der Entzündungen als die mit Menschenlymphe.

e) Es ist die Rede von starker Entzündung der Haut in der Umgebung der Impfwunde, zuweilen bretthartе Anschwellungen und Entzündung der benachbarten Lymphdrüsen. Erysipel, Geschwürbildung und brandige Beschaffenheit der Impfpusteln, kolossale Geschwürbildung (ein taubeneigroßes Stück Zellgewebe wurde brandig abgestoßen) Blutvergiftung, chronische Hautausschläge, Rasierflechte, Schwindflechte, akute Hautausschläge, alles ist vertreten.

165. (†) Eine tadellose Beleuchtung zu dem berüchtigten und verrufenen Vertuschungsverfahren der impffreundlichen Ärzte gibt Dr. med. Taylor in seiner Rede im englischen Parlament am 11. Juni 1880. Er erzählte: „Ein Kind in Leeds starb unlängst an den Folgen der Impfung, wie der behandelnde Arzt ausdrücklich bezeugt. Der Gerichtsarzt lehnte die Angabe ab, dass das Kind an der Impfung gestorben sei, denn das Gesetz kenne eine solche Todesursache nicht, und so lautete die amtliche Bezeichnung: ‚Gestorben durch die Heimsuchung Gottes'."

166. **(11 †)** Amtlich werden für die Jahre 1861-71 aus Bayern 96 Impfrotlauffälle und 10 Todesfälle gemeldet; Württemberg ist für das Jahr 1870 mit 9 Rotlauffällen und mit 1 Todesfalle verzeichnet.

167. Der Geheime Medizinalrat Dr. L. Pfeiffer, Vorstand des Großherzoglich-Sächsischen Impfinstituts in Weimar schreibt in seinem *Handbuch für Kinderkrankheiten*, Band 1, Abt. 2, 1882, S. 403:

(50 †) Seit dem Erlass des Impfgesetzes sind in Preußen in 5 Jahren mindestens 200 Fälle (nur!) an Rotlauf mit 50 Todesfällen festgestellt worden; zahlreiche Fälle sind nicht zur Kenntnis gekommen.

(9 †) In Preußen sind 1880 an Impfrotlauf 9 gestorben, davon im Regierungsbezirk Königsberg 3, Posen 2, Bromberg 1, Breslau 1, Merseburg 2.

(13 †) In Preußen sind vor Erlass des Impfgesetzes in den letzten 30 Jahren 63 Fälle mit 13 Todesfällen festgestellt worden.

168. **(2 †)** Dr. med. Löwenhardt, Kreisphysikus in Krossen a. d. O., beobachtete im September 1879 in zwei Dörfern des Königsberger Kreises Bralitz und Wutzow 31, bzw. 28 (zusammen 59) Impfrosenfälle, von denen in Bralitz 2 tödlich verliefen.

169. Dr. med. B. Koch stellte aus den *Arbeiten des Reichsgesundheitsamtes*, Band 1-2 und 5-7 und aus den *Medizinisch-statistischen Mitteilungen*, Band 1-3 nachfolgende Zahlenreihe für Preußen zusammen, wobei er besonders vermerkt, dass der erste Anfang einer Statistik erst 1882 gemacht wurde:

	1882	1883	1884	1885	1886
Starke Randentzündung	12	151	40	264	—
Anschwellung und Entzündung der Lymphdrüsen	6	115	10	28	10
Vereiterung der Lymphdrüsen . .	—	2	—	6	—
Entzündung und Vereiterung des Unterhautzellgewebes . . .	14	42	28	20	18
Rotlauf	104	238	292*	223	184
Verschwärung u. Brand der Pusteln	27	59	61	94*	41
Blutvergiftung	—	2	2	—	—
Chronische Hautausschläge . . .	17	96	147	439	49
Todesfälle (43 †)	11	10	7	9	6

*) Darunter 3 Impfärzte.

170. **(35 †)** Dr. med. M. Voigt aus Frankfurt a. M. stellte fest, dass die Zahl der nach dem Urteile des Impfarztes, bzw. der Medizinalbehörde mit Sicherheit oder höchster Wahrscheinlichkeit als lediglich infolge der Impfung festgestellten

Impfschäden im Königreich Sachsen von 1882-92 sich zusammensetzt aus 35 Todesfällen und 1400 Erkrankungen, und zwar:

Ausschlagskrankheiten	148
Blutvergiftung	5
Verschwärung und Brand der Impfstelle	68
Rotlauf	566
Entzündung und Vereiterung des Unterhautzellgewebes	106
Vereiterung der anliegenden Drüsen	27
Entzündung der anliegenden Drüsen	292
Starke Randentzündung	202

(Zusammengetragen aus den *Medizinisch-statistischen Berichten* des Medizinal-Rats Dr. Geißler im *Korrespondenzblatt der ärztlichen Kreis- und Bezirks-Vereine für das Königreich Sachsen*, Band 33-59.)

171. (4 †) Außerdem sind berücksichtigt für die Zeit vor 1882: Dr. med. Fickert in der *Deutschen medizinischen Wochenschrift*, 1876, Nr. 40, S. 481; Dr. med. Meinert in der *Deutschen medizinischen Wochenschrift*, 1876, Nr. 35; Dr. Sumhold, *Jahrbuch für Kinderheilkunde*, 1876, Seite 383; 4 Todesfälle an Rose im Königreich Sachsen.

172. (†) Bis zum Jahr 1882 sind im preußischen Heer angeblich nur 78 Fälle an Rotlauf, Verschwärung und Brand usw. und 1 Todesfall an Blutvergiftung gesehen worden. Das ist nicht unwahrscheinlich, da in den Listen des Land- und Wasserheeres weder Pocken- noch Impfschäden als solche geführt werden, diese Krankheiten meistens unter der Abteilung „Hautkrankheiten" geführt werden und somit aus der Impfstatistik verschwinden. Genaueres hierüber ist in den Schriften des Oberst Spohr und in *„Unerhört"* zu finden.

173. (15 †) Dr. med. B. Koch stellt in seiner Sammlung, im Anschluss an Nr. 77, für das Jahr 1878 58 Fälle an Blutvergiftung mit 15 Todesfällen in Grabnick, Kreis Lyk, fest.

174. (3 †) Die Prof. Hennoch, Strohmeyer und Pott beobachteten, nach der *Berliner klinischen Wochenschrift* des Jahres 1879, 3 Todesfälle an Verblutung nach der Impfung.

175. (†) Prof. Dr. med. Soltmann veröffentlicht im *Jahrbuch für Kinderheilkunde*, 1874, 1 Todesfall durch Knochenmarksentzündung nach der Impfung.

176. Dr. med. Fränkel (Berlin, Langestr. 43) spricht in den *Verhandlungen der Berliner medizinischen Gesellschaft* 1872/73 von 14 Erkrankungen an Impetigo, Lichen, Furunkel, Ekzem und Drüsenschwellung.

177. (†) Dr. med. Letzerich beschreibt im *Virchow-Archiv*, Band 63, 1 Todesfall durch Diphtherie der Impfwunde.

178. Dr. med. Pfeiffer sind im Jahre 1883 in Duisburg bei 200 Kindern Eiterflechten vorgekommen. (Nachzulesen in *„Die Schutzpockenimpfung"* von Dr. med. Pfeiffer, 1888, S. 25 und in der *Deutschen medizinischen Wochenschrift*, 1885, Nr. 44.)

179. *Gelbsucht nach Impfung:* Dr. med. Jahn, Direktor der Provinz-Irrenanstalt in Merzig an der Saar, beobachtete 1883 150 Fälle von Gelbsucht nach Wiederimpfung. (*Deutsche medizinische Wochenschrift*, 1885, Nr. 20/21, S. 339 und 354.)

- Nach Massenimpfung trat im Neunkirchener Steinkohlenrevier eine kleine Gelbsuchtseuche auf.
- Nach der Impfung unter Schulkindern wurden in Andernach 18 Gelbsuchtsfälle beobachtet.
- 191 Gelbsuchtsfälle in Bremen nach Wiederimpfung unter den Arbeitern der *Aktiengesellschaft Weser* bringt der behandelnde Arzt Dr. med. Lürmann als mit der Impfung in ursächlichem Zusammenhang stehend. Er erwähnt diese Fälle in der *Berliner klinischen Wochenschrift*, 1885, Nr. 2, Seite 20.
- Wichtig ist dabei, dass der Gesundheitsamts-Statistiker alle diese Fälle einfach totschweigt!

180. Prof. Dr. Blochmann, Zoologe in Tübingen, stellt in seiner Schrift: *„Ist die Schutzpockenimpfung mit allen notwendigen Kautelen umgeben"* 129 schwere Impfschäden fest, durch Übertragung auf die Umgebung des Impflings, darunter die Erblindung seines eigenen Sohnes.

181. Der Arzt Dr. H. in R. impfte, nach den *Medizinisch-statistischen Mitteilungen des kaiserlichen Gesundheits-Amtes,* 1905, S. 109, am 7. März 1904 sein am 12. April 1903 geborenes Kind W. Es erschien vollkommen gesund und kräftig. Die Impfung geschah peinlich aseptisch; das Serum wurde mit sterilem Instrument direkt der Tube entnommen. Am 14. März schossen 12 linsengroße Impfpusteln auf, am 20. fing die ganze Impfstelle stark zu eitern an; es bildeten sich tiefe Löcher, welche noch am 29. März eiterten. Das Kind war sehr heruntergekommen.

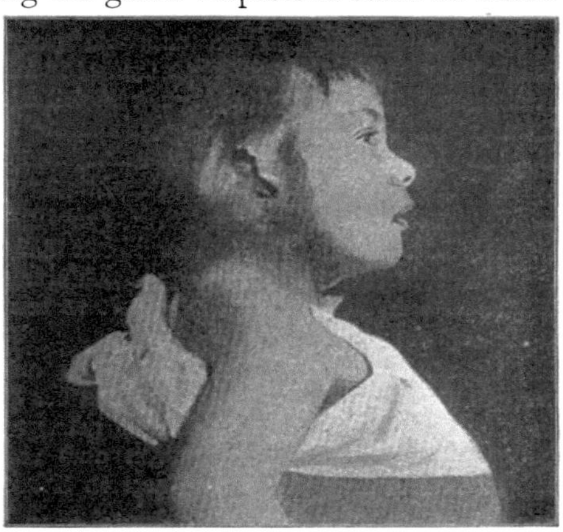

Bild zu Fall 182.

182. Der Impfarzt Dr. med. Norbert Swoboda in Wien beschreibt nachfolgenden Fall in der *Wiener medizinischen Wochenschrift*, 1903, Nr. 17-19: „Um die Gefährlichkeit der Generalisierten Vakzine (Impferkrankung) zu zeigen, teile ich zunächst einen von mir beobachteten Fall mit, der insofern ein Unikum ist, als der Verlust beider Ohren als Folge einer Impfkomplikation noch nicht beschrieben wurde. Im Verein mit jenen bekannten Fällen, in denen es zu einer anderen entsetzlichen, lebenslänglichen Entstellung, z. B. durch Verlust des Auges, oder gar zum tödlichen Ausgang gekommen ist, ist eine solche Mitteilung wohl geeignet, abschreckend zu wirken." Dr. Swoboda sagt dann zum Schluss: „Wenn es wirklich möglich ist, dass ein vorher vollständig gesundes Kind dadurch, dass es ganz korrekt mit tadellosem Impfstoff geimpft wurde, eine so scheußliche und gefährliche Krankheit bekommen kann, so kann der gewissenhafte Arzt dem Publikum gegenüber nicht mehr die vollständige Harmlosigkeit der Impfung beteuern." Nun, die preußische Gewissenhaftigkeit sieht immerhin anders aus als die wirkliche.

183. Im *Reformed Presbyterian Standard*, Philadelphia, findet sich ein Bericht des Dr. I. C. Mc. Candlets, wonach vom Generalarzt der nordamerikanischen Armee an den Kriegsminister für ein einziges Etatjahr nicht weniger als 10976 Impfschäden zur Anzeige gebracht wurden.

184. Dr. med. F. Steinhaus, Stadtassistenzarzt und unbedingter Anhänger der Impfung, schreibt in der *Zeitschrift für Medizinalbeamte*, Nr. 9 vom Jahr 1906: „9 Kollegen haben im Ganzen siebenundzwanzigmal Impfschäden beobachtet und zwar: zweimal Auto-Inokulation (Selbstimpfung, die der geimpfte Körper an anderen Körperstellen hervorbringt) am Auge mit Keratitis (Hornhautentzündung), einmal auch die ganze Haut durch Kratzen, fünfmal Vereiterung der Pusteln, davon einmal mit Blutvergiftungserscheinungen, zweimal Vereiterung von Achseldrüsen, siebenmal ausgedehntere Wundrosen, davon einmal mit ‚schwerem' Krankheitsbild, viermal Vakzineexanthem, dreimal Generalisierte Vakzine, einmal Vakzineübertragung an die Augen der Mutter eines Impflings.

Nach der von mir geführten Impfschädenliste kamen in den Jahren 1903-1905 zwölfmal Generalisierte Vakzine, neunmal postvakzinöse Exantheme verschiedener Art, zweimal Verschlimmerung eines bestehenden Ekzems und vierundzwanzigmal sekundäre Erysipele in den Nachschauterminen zur Beobachtung. Dass damit nicht alle Impfschäden aufgezählt sind, liegt auf der Hand, denn einmal hat nur ein Teil der hiesigen Ärzte Material zu dieser Statistik geliefert; sodann gelangt bei weitem nicht jede Impfschädigung zur Anzeige, wenn auch eine Bestimmung besteht, dass von Erkrankungen der Impfarzt in Kenntnis zu setzen ist. (…) **Viele Ärzte haben eine erstaunlich geringe Erkenntnis von den vermeidbaren und unvermeidbaren Impfschädigungen!"**

185. Hof und Gesellschaft: Der *Frankfurter Generalanzeiger* meldet in Nr. 107 vom 10. Mai 1910: „Die Meldung von der Erkrankung der Prinzessin Juliana, der holländischen Thronerbin, wird jetzt dahin richtig gestellt, dass es sich um leichte Fiebererscheinungen handelt, welche auf die etwa vor 8 Tagen erfolgte Impfung zurückgeführt werden."

186. Über die Gefährlichkeit der Lymphe sagt Dr. med. Weyrauch in der *Berliner klinischen Wochenschrift*, Nr. 9, 1909: „Dass sich an einem geimpften Kind 3 Personen infizierten: die Mutter mit einer Pustel am Kinn, eine Schwester mit 2 Pusteln am Munde, der Vater in etwas schwererer Weise mit 7 Pusteln in der Umgebung des linken Auges!"

187. Aus dem Bericht über die Ergebnisse der Schutzpockenimpfung im Königreich Bayern 1909 erstattet vom Königlichen Zentralimpfarzt, Medizinalrat Dr. L. Stumpf. (Beilage Nr. 45 der *Münchner medizinischen Wochenschrift.*)

a) Mehrmals konfluierten diese Pusteln im weiteren Verlaufe zu Plaques von erheblicher Ausdehnung. Die Abstoßung derselben hatte meist einen größeren Substanz-Verlust zur Folge, welcher durch Granulation ohne Störung des Befindens (natürlich beim Zentral-Impfarzt!) ausheilte.

b) Fällen von Generalisierter Vakzine, d. h. auf hämatogenem Weg infolge der Impfung, entstandenen Hautausschlägen, welche mal als zusammenhängendes, über den ganzen Körper verbreitetes Erythem, mal als papulöses, masernähnliches und vesikulöses Exanthem auftraten, wurden vielfach beobachtet. Es wird wohl keinen Impfarzt geben, dem nicht die eine oder andere dieser verschiedenartigen, individuellen Reaktionen der Haut auf die Impfung schon zu Gesicht gekommen ist. Die Fälle, in denen der Impfarzt der Landeshauptstadt wegen Krankheitserscheinung zu Impflingen gerufen wird, gehören der überwiegenden Mehrzahl nach solchen postvakzinalen Exanthemen an, welche von den Angehörigen der Impflinge meistens für Masern gehalten zu werden pflegen.

- c) Im Amtsbezirk Aschaffenburg verlief bei einem Erstimpfling die Impfung erfolglos, dagegen zeigte das Kind einen über den ganzen Körper verbreiteten varizellenartigen Blatternausschlag, welcher unter Fieber und Störung des Allgemeinbefindens am 5. Tag nach der Impfung sich einstellte.
- Im Amtsbezirk Brückenau entwickelten sich, abgesehen von 3 reizlosen Impfpusteln, am ganzen Körper zahlreiche kleine Bläschen ohne Randröte. Das Kind, welches sich wohl befand, (das ist doch selbstverständlich!) soll schon bei der Impfung einen vom Impfarzt nicht beobachteten allgemeinen Bläschenausschlag gehabt haben. (Der muss ja, dem Gesetz und seinen Vorschriften gemäß, recht gründlich untersucht haben!)

- In den Amtsbezirken Bad Aibling, Vilshofen, Bergzabern, Kempten und Memmingen wurden neben den Impfpusteln Fälle von typischen Varizellen beobachtet.
- Bei einem Impfling des Amtsbezirks Lauf traten am Tag nach der Impfung am ganzen Körper Varizellen auf, während sich an der Impfstelle weder Pusteln noch Knötchen entwickelten.
- Im Amtsbezirk Vilshofen erkrankten 3 Kinder, bei welchen die Impfung erfolglos blieb, an Masern, während bei einem anderen Impfling sich neben den Masern 4 Impfpusteln entwickelten.
- Im Amtsbezirk Cadolzburg trat in einem Falle am 10. Tage nach der Impfung eine Lungenentzündung auf, wodurch die Impfpusteln rasch vertrockneten. Als die Pneumonie abgelaufen war, füllten sich dieselben wieder und nahmen einen völlig normalen Verlauf.

d) Nicht selten wurden wieder Fälle von Autoinfektion der Impflinge mit Vakzine-Serum beobachtet:

So brachte sich ein Erstimpfling des Amtsbezirks Freising am rechten Oberschenkel und an den großen Schamlippen Pusteln bei. Bei einem Wiederimpfling des Amtsbezirks Neumarkt entwickelte sich am Unterschenkel eine typische Impfpustel. Auf demselben Weg entstanden in Bergzabern aus der rechten Wange eines Impflings drei wohlgebildete Pusteln. In Wolfstein wurde bei einem 2 Jahre alten Kind eine Pustel auf der Schleimhaut der Wange beobachtet. In gleicher Weise entstand bei einem Erstimpfling der Stadt München eine Gruppe von Pusteln an der Zungenspitze. Der Amtsarzt von Zweibrücken berichtet von einem Kind, das sich wohl auch durch Autoinfektion eine Affektion der Cornea zugezogen hatte. Das Geschwür heilte, ohne einen bleibenden Nachteil zu hinterlassen. Im Amtsbezirk Wörth erkrankte ein Wiederimpfling 2 Tage nach der Nachschau an doppelseitiger Keratitio, welche ebenfalls den Verdacht auf Selbstinfektion aufkommen ließ. Der Vater war geneigt, die Impfung hierfür verantwortlich zu machen. (Sonderbarer Vater! Wie kann er nur!) Der zur Behandlung des Kindes zugezogene Spezialarzt konnte jedoch den ursächlichen Zusammenhang der Impfung mit der Erkrankung nicht bestätigen. (Und das Gegenteil nicht beweisen!!) Bei einem Erstimpfling des Amtsbezirks Bamberg entwickelte sich eine größere Anzahl von Blattern, die über den ganzen Körper zerstreut waren. In gleicher Weise zeigte ein Erstimpfling des Landbezirks (Bamberg) ebenfalls infolge von Selbstinfektion auf dem rechten Oberarm, am Oberschenkel und am Unterleib eine Anzahl von typischen Impfpusteln. Die Heilung vollzog sich in beiden Fällen in normaler Zeit. Im Amtsbezirk Dinkelsbühl kam es durch Aufkratzen der Impfpusteln in 3 Fällen zur Selbstinfektion, welche sich durch die Entwicklung einer Reihe von Pusteln in der Umgegend der Impfstelle zeigte. Vom Amtsarzt der Stadt Nürnberg wurden 9 Fälle von Selbstinfektion beobachtet. Auf diesem Wege entstanden Pusteln am Vorder- und Oberarm, am Ellbogengelenk, an der Wange, am Augenlid und einmal 5 typische Impfpusteln auf dem Rücken. Der Verlauf war durchwegs normal.

Zu dieser Reihe von Beobachtungen dürfte wohl auch ein aus dem Amtsbezirk Kelheim berichteter Fall gehören. Ein am 28. 8. 1908 geborenes Mädchen wurde am 18. 5. geimpft. Bei der Nachschau am 25. 5. zeigte sich nichts Abnormes. Am 26. 5. erkrankte es mit Fieber und Husten und unter dem Auftreten von kleinen roten Bläschen, die sich zuerst am Gesäß, später aber in kleinerer Zahl auch am übrigen Körper zeigten; sie vergrößerten sich allmählich, hatten anfangs einen serösen, später einen eitrigen Inhalt und einen geröteten Hof. Beim Besuch des Impfarztes am 11. 6. fanden sich am Gesäß 32 meist rundliche, mit einander konfluierende Pusteln von 3-8 mm Durchmesser. Die größeren, besser ausgebildeten derselben zeigten einen erhabenen Rand von 1 mm Breite und blasser Färbung, sowie eine zentrale Depression von bräunlicher Färbung. – Am übrigen Körper fanden sich noch einzelne versprengte Pusteln. – Das Kind genas in normaler Zeit. (Und wer erstattete den Eltern für diesen Schaden die Entschädigungssumme?)

e) Außer den Impflingen zogen sich auch andere Personen infolge von Infektion Impfpusteln zu. In der Stadt Rothenburg zeigte die Pflegemutter eines Impflings auf dem linken Arm eine große Blatter, und die ganze behaarte Schamgegend war mit unzähligen kleinen Impfbläschen besetzt. Die Frau gab zu, sich öfters am linken Oberarm und in der Schamgegend gekratzt zu haben. Der geimpfte Knabe schlief öfters links von ihr im Bett. In Amberg wurde einmal eine Pustel auf der Oberlippe der Mutter eines Erstimpflings beobachtet, vielleicht eine Folge des Aussaugens der Impfschnitte seitens derselben. Im Amtsbezirk Kaufbeuren wurde von einem Erstimpfling auf den Daumen der Mutter eine große, typische Impfpustel übertragen, welche eine Lymphangitis mit Drüsenschwellung zur Folge hatte.

Im Landbezirk Ingolstadt verletzte sich der Impfarzt mit der Lanzette am linken Handgelenk. Nach einigen Tagen entwickelte sich an dieser Stelle eine typische Impfpustel, die sogar einen hämorrhagischen Charakter annahm und leichte Lymphgefäß- und Achseldrüsen-Entzündung zur Folge hatte und 14 Tage lang erhebliche Beschwerden machte.

Der Impfarzt von Mühldorf verletzte sich mit der Impfnadel unter dem Nagel des linken Zeigefingers. In der Nacht vom 6. auf den 7. Tag traten unter Temperatursteigerung starke Schmerzen auf, da sich auch hier eine Lymphgefäß-Entzündung bis zur Achselhöhle entwickelte.

f) Erhebliche Reaktionen wurden in denjenigen Fällen beobachtet, bei welchen Impfpusteln auf ekzematöse Hautstellen übertragen wurden. So entwickelten sich bei einem Impfling des Amtsbezirks Rottenburg auf einem unbedeutenden Intertrigo in der hinteren Achselfalte 3 Impfpusteln.

Der Impfarzt von Landau sah bei einem Erstimpfling an verschiedenen Stellen des Körpers, auf den Wangen, an den Augenlidern, am Hals, in der Schenkelbeuge kleine 2-3 mm im Durchmesser haltende, eiternde Bläschen sich entwickeln. Den Ausgangspunkt dieser Autoinfektion bildete eine Intertrigostelle hinter dem rechten Ohr, welches sich ebenfalls mit Bläschen besetzte. Die Bläschen bildeten sich allmählich zu wohl charakteristischen Impfpusteln aus, die am Ohr konfluierten und schließlich, ohne Narben zu hinterlassen, abheilten.

Auch bei einem Erstimpfling des Amtsbezirks Höchstädt entwickelte sich eine Impfpustel auf einem Intertrigo der Ellenbeuge. Bei Kindern von ekzematischer Konstitution können durch die Impfung ebenso wie auf thermische und chemische Hautreize Anfälle von solchem zyklischen Ekzem wieder hervorgerufen werden; wenn auch zur Zeit der Impfung die Hautbedeckung vollkommen frei von Ekzem gewesen war. Solche Fälle wurden beobachtet von den Amtsärzten von Haag, Hengersberg, Passau, Wolfstein, Nürnberg, Aub und Brückenau.

Zum Schluss dieser Reihe von Beobachtungen möge noch erwähnt werden, dass sich bei einem Kind des Amtsbezirks Stadtsteinach auf einem Ekzem scabiosum durch Autoinfektion zahlreiche, über den ganzen Körper zerstreute, Vakzinepusteln entwickelten.

g) Bei der im Amtsbezirke Babenhausen nach der Impfung eines Schulmädchens aufgetretenen Furunkulose wird wohl, wenn es sich nicht um eine zufällig zeitliche Aufeinanderfolge von Impfung und Furunkulose gehandelt haben sollte, als Ursache der Furunkel eine sekundäre Infektion der Impfschnitte angenommen werden müssen.

h) Von bedeutungslosen Vorkommnissen wäre noch zu erwähnen, dass bei Wiederimpflingen manchmal im Umkreis der Impfpusteln zirkuläre Sugillationen beobachtet wurden, welche auf traumatische Ursachen zurückzuführen wären.

Bei einem Wiederimpfling der Stadt Nürnberg traten unmittelbar nach der Impfung an den Impfstellen 4 große Quaddeln auf.

In der Stadt Nürnberg erklärte eine Mutter, den Sohn nicht wieder impfen lassen zu wollen, da er nach der ersten Impfung eine Lähmung des geimpften Armes bekommen habe. Die nähere Untersuchung des Falles durch den Amtsarzt ergab, dass der Knabe ¼ Jahr nach der Impfung an Masern erkrankte, als deren Folge dann die Lähmung des Armes eintrat. (Wie in Bayreuth und anderen Fällen!)

i) Am 1. 6. 1909 erhielt der Amtsarzt von Wegscheid von dem Schreinermeister M. D. in U. die schriftliche Nachricht, dass sein Kind seit der am 3. 5. erfolgten Impfung an einer so bedeutenden Schwäche des rechten Armes leide, dass es denselben nicht selbst erheben oder bewegen könne. Der Impfarzt besuchte das Kind noch am gleichen Tag und stellte eine schlaffe Lähmung des rechten Armes fest. Der passiv erhobene Arm fiel schlaff herab. Das Kind war nur imstande, die Hand zu strecken und zu beugen und die in Beugestellung befindlichen Finger etwa bis zur Hälfte zu strecken. Muskelatrophie bestand nicht. Die Impfstelle bot ein völlig normales Aussehen. Die Krusten der Impfblattern waren fast gänzlich abgefallen. Das Kind war von gutem Ernährungs-Zustand, jedoch rachitisch. (Und doch geimpft!) Die Mutter gab an, schon am ersten Tag nach der Impfung bemerkt zu haben, dass das Kind den Arm nicht mehr heben könne. Trotzdem wurde vier volle Wochen gewartet, bis Meldung von dem Zustand des Kindes erstattet wurde. Es musste (so?) sich die Ansicht bilden (Ansichten sind keine Beweise!), dass die Lähmung auf eine traumatische Ursache zurückzuführen sei, – wahrscheinlich durch einen Fall auf den Arm entstanden. (Es musste sich die Ansicht bilden, dass man mal wieder eifrigst nach dem Normalstempel des Reichsgesundheitsamtes suchte: „Das hat mit der Impfung gar nichts zu tun!“ Leider ließen sich in diesem Fall die nachher auftretenden Masern nicht als Urheber finden. (Auf den geimpften Arm gefallen, so dass er lahm und schlaff wurde und dann keine Beschädigung, sondern normale Abheilung der Pocken!) In der Tat bildete sich die Lähmung des Armes im Verlauf von mehreren Wochen wieder zurück.

k) Dagegen sprechen sich mehrere Amtsärzte dahin aus, dass Verdauungsstörungen, sowie akute Magen- und Darmkatarrhe bis zum typischen Brechdurchfall bei Erstimpflingen in den unmittelbar auf die Impfung folgenden Tagen keine seltenen Erlebnisse seien. Diese Erkrankungen seien jedoch keine Folge der Impfung, sondern vielmehr eine solche der haarsträubenden Diätfehler, denen die Erstimpflinge häufig bei der Impfung ausgesetzt werden, besonders wenn das Impflokal sich in einem Wirtshaus befindet. (Alle Schäden dieser Art fallen letzten Endes doch der Impfung zur Last, denn sie ist die Ursache der „haarsträubenden Diätfehler“.)

l) Reaktive Entzündungen der Haut wurden besonders bei Wiederimpflingen beobachtet. Zum Teil steigerte sich die Impfreaktion durch die mangelhafte Schonung der Arme seitens der bereits berufstätigen Schüler, teils waren direkte traumatische Insulte der Impfstellen die Ursache der über die Norm gesteigerten pseudoerhipelatösen Hautreizung, die sich durchweg in normaler Zeit zurückzubilden pflegte. Stärkere, über das Ellenbogengelenk hinabreichende Entzündungen der Haut des geimpften Armes mit Beteiligung der Achseldrüsen wurden beobachtet in den Amtsbezirken München-Stadt, Waldmünchen, Bamberg, Nürnberg-Stadt, Kipfenberg, Dettelbach, Lohr, Kempten, Augsburg und Babenhausen. Auch bei diesen höheren Graden reaktiver Entzündung stellten die Wiederimpflinge das größte Kontingent.

m) Typische Erysipele wurden in 3 Fällen beobachtet: Ein etwas schwächlicher Erstimpfling des Amtsbezirks Moosburg erkrankte an einem über den ganzen Körper wanderenden Erysipel. Ausgang in Genesung. (Die Kosten für Arzt und Giftbude usw. trug – der Arzt? Oder der Staat?) In gleicher Weise verlief ein Spälernsipel bei einem Erstimpfling des Amtsbezirks Weidenberg. – Im Amtsbezirk Rehau erkrankte ein im Geburtsjahr geimpftes Kind ebenfalls an Erysipolas migrans, mit welchem sich eine Bronchitis und ein Darmkatarrh komplizierte. Nach dreiwöchentlicher Krankheit ist das Kind genesen.

n) **(39 †)** Im Berichtsjahr sind von 166.958 Erstimpflingen 39 in der Zeit zwischen Impfung und Nachschau, sowie in den der Nachschau unmittelbar folgenden Wochen gestorben und zwar:

München: bei 2 Impftoten in keinem (!) Zusammenhang mit der Impfung.

Aichach: bei 2 Impftoten in keinem Zusammenhang mit der Impfung; ebenso in Tumfeld bei 1 Impftoten.

13 Impflinge starben in der 1. bis 3. Woche nach der Impfung an entzündlichen Erkrankungen der Respirations-Organe. Darunter 2 Broncho-Pneumonien, im Gefolge von Masern, sowie einmal tuberkulöse Meningitis.

Waldmünchen: einmal infolge einer Pneumonie; tot am 21. Tag nach der Impfung.

Bogen, Hengersberg, Rottenburg, Viechtach, Wegscheid, Neunburg, Ochsenfurt, Augsburg und Donauwörth: 11 an schweren Verdauungsstörungen, akuter Brechdurchfall; 6 davon zwischen Impfung und Nachschau; 1 am Tag der Nachschau, und es ist wohl mehr als wahrscheinlich, dass die schwere akute Erkrankung der Impflinge eine Folge des Genusses ungeeigneter Nahrungsmittel am Tage der Impfung gewesen sein wird.

2 weitere in Bergzabern und Neunkirchen, davon das eine am 1. 5. geimpft, am 2. 5. erkrankt und nach 3 Tagen gestorben, das andere 22 Stunden nach der Impfung unter den Erscheinungen der Eklampsie (infolge Biertrinkens?).

3 in Pegnitz, Neu-Ulm und Eggenfelden an Eklampsie zwischen Impfung und Nachschau. Die Impfstellen zeigten teils noch unentwickelte, teils völlig reaktionslose Blattern.

1 Impfling in Weidenberg ohne ärztliche Behandlung nach der Nachschau an fieberhaftem, fleckigem Hautausschlag.

1 Kind in Volkach 3 Monate nach der Impfung unter septischen Erscheinungen, wahrscheinlich (o, wie genau!) im Gefolge des Scharlach, von welchem sich in der Gemeinde noch mehrere Fälle ereigneten.

3 in Neumarkt a. N. und Prien zwischen Impfung und Nachschau; ohne Angabe der Todesursache von den Müttern.

188. Jahresbericht des Königlichen Zeutralimpfarztes Medizinalrat Dr. Stumpf über die Ergebnisse der Schutzpockenimpfung im Königreich Bayern, 1910. Aus der *Münchener medizinischen Wochenschrift* vom 19. 12. 1911:

a) ein vom Amtsarzt in Cadolsburg berichteter Fall: Eine Erstimpfung zeigte am Nachschautag ganz normale Pusteln. Einige Tage später erkrankte das Kind an Lungenentzündung. (Wie im Fall 1, Bayreuth?) Die Pusteln gingen in abortiver Weise zurück, erschienen jedoch wieder, sobald das Kind genesen war, um dann in normaler Weise abzuheilen.

b) Fälle von Generalisierter Vakzine, d. h. von allgemeinen, über den ganzen Körper verbreiteten Ausschlagsformen wurden vielfach beobachtet.

Von solchen Exanthemen ist seitens der Impfärzte von München, Freising, Prien, Rosenheim, Vilshofen, Dürkheim, Kaiserslautern, Bamberg, Burghausen, Laus, Ingolstadt, Wolfstein, Augsburg und Nürnberg Erwähnung getan.

In der Stadt Nürnberg hatte dieser Vakzine-Ausschlag bei 4 Impflingen den Charakter von Herpes.

Nicht selten wird in solchen Fällen die Hilfe des Impfarztes angerufen, weil die Angehörigen der Impflinge, besonders bei den makulösen und papulösen Formen Masern oder Scharlach vor sich zu haben glauben, welche jedoch vom Arzt wegen des Fehlens der übrigen typischen Masern- und Scharlach-Symptome auf den ersten Blick auszuscheiden sind.

c) Akute Exantheme können jedoch zufällig neben der Impfung verlaufen. So erkrankten 2 Impflinge des Amtsbezirks Vilshofen an den Masern, während in den Bezirken Rosenheim, Pirmasens und Nürnberg während der Entwickelung der Schutzpocken einzelne Erkrankungen der Impflinge an Varizellen beobachtet wurden.

d) In der Umgebung der Impfblattern entwickelten sich manchmal kleine, mit Serum gefüllte Nebenpusteln von verschiedener Zahl und Größe, welche bei fortschreitender Entwicklung konfluieren. Von einem solchen Fall berichten die Impfärzte von Ottobeuren, Frankenthal und Würzburg-Land. Ein ähnliches Bild scheint (sehr genau!) ein Erstimpfling des Amtsbezirks Pirmasens geboten zu haben.

e) Der Impfarzt zu Schwabach sah bei 2 Erstimpfungen aus demselben Haushalt in der Umgegend der Impfpusteln die Epidermis in großen, mit Serum gefüllten Blasen abgehoben, nach deren Eröffnung ein geeigneter Salbenverband schnelle Heilung brachte.

f) Von harmlosen Ekzemen, welche sich in der Umgebung der Impfpusteln bildeten, berichten die Amtsärzte von Rosenheim, Kelheim und Hilpoltstein. In allen diesen Fällen, welche 3 Erst- und 4 Wiederimpflinge betrafen, wurde durch sachgemäße Behandlung (auf Kosten der Staatskasse?) völlig Heilung erzielt.

g) Die geschwürige Entartung einer oder mehrerer Impfpusteln ist eine jedem Arzt wohlbekannte Abnormität des Verlaufs der Impfung. Durch Aufkratzen der Blattern mit beschmutzten Fingernägeln sowie durch Ankleben offener Pusteln an unsaubere Bettüberzüge und Wäschestücke können selbstverständlich Infektionskeime durch die offene Pforte auf den Pustelboden gelangen (nur nicht die der Impfjauche!), diese zu ulzeröser Entartung bringen, Eiterung zur Folge haben und in weiterem Fortschreiten die regionären Lymphdrüsen der Achselhöhle in mehr oder minder bedeutende Reizzustände versetzen

Im Bezirk der Stadt München wurden im Berichtsjahr unter 15.500 Impflingen 6 Erst- und 3 Wiederimpflinge gezählt, welche diesen abnormen Impfverlauf aufwiesen. Zur Abszessbildung in der Achselhöhle kam es bei 1 Erstimpfling und bei 2 Schulkindern.

Von solchen Einzelfällen berichten die Impfärzte von Prien, Ingolstadt, Schongau, Geisenfeld, Bogen, Neunburg a. W., Mittenau, Rehau, Stadtsteinach, Wunsiedel, Neustadt a. A. und Augsburg-Stadt.

Der im Amtsbezirk Rehau beobachtete derartige Erkrankungsfall eines Erstimpflings scheint der schwerste gewesen zu sein.

Da die Erkrankung der Achseldrüsen sich in die weitere Umgebung ausgebreitet hatte, so wird daraus geschlossen werden dürfen, dass ärztliche Hilfe erst spät in Anspruch genommen worden ist. (Tatsächlich?! Was ist das wieder für eine Kirchner'sche Amtlichkeit! „geschlossen werden dürfen!" Entweder ist etwas, oder es ist etwas nicht! Was es ist, lässt sich genau feststellen, erst recht für einen Amtsarzt, dessen Pflicht es ist. Ja, wenn die Staatsmedizin so genau sein müsste, wie wir Impfgegner, dann hätte sie längst ihr Leben ausgehaucht oder wäre achtenswerter!)

h) Solche Beobachtungen von Übertragungen einzelner und auch mehrerer Impfpusteln auf die verschiedensten Körperregionen des Impflings finden sich in dem Bericht der Amtsärzte von München, Mallersdorf, Kaiserslautern, Wunsiedel, Nürnberg, Neustadt a. A., Hammelburg, Würzburg-Land und Rain.

i) Der Impfarzt vom Hammelburg selbst wurde durch ein unruhiges Kind auf die Impflanzette gestoßen. Nach 6 Tagen zeigte sich eine große Pustel an der Radialseite des linken Zeigefingers mit den heftigsten Entzündungserscheinungen des Fingers und der Hand. Die Drüsen der Achselhöhle waren schmerzhaft geschwellt und das Allgemeinbefinden durch Fieber gestört. Da die Schwellung immer mehr zunahm, ließ sich der Arzt eine Inzision machen und den oberen Teil der Pustel entfernen. Eiter war nicht vorhanden. (Endlich ein echter Impfschaden! Ob es auch einer wäre, wenn es sich um einen Erstimpfling gehandelt hätte? Außerdem wurde hier der Beweis geliefert, dass der Arzt nicht mehr immun, d. h. pockengeschützt war, sonst hätte die Pustel nicht angehen dürfen.)

k) Auf ähnliche Weise brachte sich im Amtsbezirk Burgebrach ein Erstimpfling, welcher mit der linken Hand blitzschnell in die Spitze der mit Lymphe armierten Lanzette griff, eine kleine Verletzung am Daumen bei, aus der sich eine Impfpustel entwickelte, obwohl der kleine Schnitt unmittelbar darauf mit Lysol desinfiziert worden war.

Im Amtsbezirk München-Stadt wurde am 11. Tag nach der Impfung ein im Geburtsjahr geimpftes Kind vorgestellt, welches sich mit ausgedehnter Impetigo contagiosa behaftet zeigte. Das Kind war tagsüber in der Krippe untergebracht, in welcher sich nach der bestimmten Aussage der Mutter ein an derselben Ausschlagsform erkranktes Kind befunden haben soll.

l) Nicht selten (es ist auffallend, mit welcher Sicherheit um bestimmte Angaben, Zahlen, herumgetanzt wird!) erstreckt sich in solchen Fällen das entzündliche Erythem über den ganzen Oberarm, ja sogar über diese hinweg auf den Vorderarm unter mehr oder minder großer Anteilnahme der regionären Achseldrüsen. Solche ausgedehnten Erytheme werden von den Impfärzten häufig bereits mit dem Namen „Pseudo-Erysipel" bezeichnet. In diese Kategorie sind alle jene „Erysipele" zu stellen, welche von den Amtsärzten von Freising, Altötting, Ebersberg, Mitterfeld, Vilshofen, Neustadt a. W. N., Heidenheim, Stadtprozelten, Augburg-Land, Burgau und Oettingen beobachtet worden sind.

Im Amtsbezirk Lohr wurde ein Wiederimpfling von einem anderen Knaben mit einem Stock über die Impfstelle geschlagen. Das ganze Zellgewebe des Armes war infolge dieses hart infiltriert und die Haut hochgradig gereizt und gerötet. Alle diese entzündlichen Reizzustände sind nach den Berichten der Amtsärzte in kurzer Zeit glatt geheilt. (Natürlich! Es fehlt nur noch der Amtsstempel der heiligen Staatsmedizin: Das hat mit der Impfung gar nichts zu tun!)

Von den Amtsärzten Prien, Weilheim, Kaiserslautern, Pirmasens, Nabburg und Thurnau wurden 8 Fälle von wirklichem Erysipel gemeldet und beschrieben:

Aus unbekannter Ursache entstand bei einem Erstimpfling des Amtsbezirks Prien von der Impfstelle ausgehend (und dann noch unbekannte Ursache!!) ein echtes Erysipel, welches über die Bauchdecken, den Hals und den linken Arm wanderte und, weil erst spät dem Impfarzt gemeldet, erst nach dreiwöchigem Bestand ohne Folgen abheilte.

Im Amtsbezirk Weilheim entwickelte sich 3 Wochen nach der Impfung ein Erysipel des rechten Armes, welches von einer Eiterretention an einer Pustel unter der Vertrocknungskruste ausgegangen war. Unter sachgemäßer Behandlung trat glatte Heilung ein.

Im Amtsbezirk Pirmasens trat in der Heilungs-Periode der Impfblattern infolge einer sekundären Infektion ein über den ganzen Oberkörper und die beiden Arme wanderndes Erysipel auf, welches in normaler Zeit ohne jeden Nachteil abheilte (ohne Impfung aber niemals aufgetreten wäre!) Im Bezirk Thurnau zog sich ein Erstimpfling durch Aufkratzen der Impfblattern in der zweiten Woche ein Erysipel zu, das über den rechten Arm sowie fast über den ganzen Rumpf wanderte. Nach zehntägiger Behandlung trat Genesung ein.

(†) Von den 3 Fällen von Rotlauf, welche von dem Amtsarzt von Nabburg behandelt wurden, verliefen zwei ebenfalls günstig. Bei dem 3. Fall handelte es sich um ein Erysipelas migrans, das vom rechten Arm ausgehend, allmählig über den Brustkorb und den ganzen Körper sich ausdehnte. Die ärztliche Behandlung begann 12 Tage nach der Impfung. Nachdem eine so wesentliche Besserung eingetreten war, dass das Kind schon aus der Behandlung entlassen werden konnte, trat etwa 3 Tage später ohne ersichtliche Ursache neuerdings Rotlauf mit Fieber auf. Nach weiterer langwieriger Behandlung gelang es nochmals, eine scheinbare Heilung bzw. Besserung herbeizuführen, sodass das Kind wieder aus der Behandlung entlassen werden konnte. 3 Tage später wurde das Kind als gestorben gemeldet. Es war noch anderweitige ärztliche Hilfe beansprucht worden. „Über die direkte Ursache des Todes liegt keine weitere Äußerung vor.“ (Köstlich!! Echt staatsmedizinisch!)

(†) Im Amtsbezirk Kaiserslautern erkrankte ein Kind 6 Tage nach der Nachschau an Erysipel, dem es nach 4 Tagen erlag. Außer den 4 in voller Heilung begriffenen Impfblattern ergab sich hinten und nach abwärts an der Impfstelle eine halbbohnengroße, schmutzig-grauweiß-belegte, von einem schmalen, intensiv roten Saum begrenzte Kratzwunde der Haut, von welcher das Erysipel seinen Ausgang genommen zu haben scheint. (Trotz allem ohne Impfung unmöglich!)

m) Autorevakzination ist im Berichtsjahr nur vom Impfarzt von Erlangen, und zwar an 5 Kindern, vollzogen worden.

n) **(38 †)** Im Berichtsjahr starben in der Zeit zwischen Impfung und Nachschau, sowie in den unmittelbar der Nachschau folgenden 2-3 Wochen 38 Erstimpflinge. Wie im Vorjahr ergaben nach den Berichten der Amtsärzte die Erkrankungen der Atmungsorgane, also die kruppöse Pneumonie und Kappillarbronchitis, die höchste Sterbeziffer unter den Erstimpflingen. (Alle waren vorher tadellos gesund! Der Verlauf dieser Sorte Krankheiten ergibt sich aus Fall 1, Bayreuth.) Dieser Erkrankungsgruppe erlagen 17 Kinder der Amtsbezirke Ingolstadt, Weilheim, Hengersberg, Eggenfelden, Mallersdorf, Winnweiler, Kemnath, Nabburg, Waldmünchen, Bamberg, Thurnau, Weißmain, Nürnberg, Altdorf, Augsburg-Land und Burgau. In mehreren Fällen zeigten sich die Schutzblattern noch nicht völlig entwickelt. Bei keinem nach der Nachschau verstorbenen Impfling wurde an der Impfstelle ein abnormer Befund festgestellt. Demgemäß wurde auch in keinem Fall von den Familienangehörigen die Impfung als Ursache der Todeskrankheit beschuldigt, (das ist doch ganz selbstverständlich! Weshalb wird denn überhaupt im Bericht darüber verhandelt?) mit Ausnahme des im Amtsbezirk Waldmünchen verstorbenen Kindes, welches am 14. Mai geimpft und bei der Nachschau als gesund befunden wurde. Der Tod des Kindes erfolgte am 18. Juni, also 4 Wochen nach der Impfkontrolle. Wahrscheinlich war die Bevölkerung durch einen impfgegnerischen Bericht des *„Waldmünchner Grenzboten"* beunruhigt worden, der kurz vor der Abhaltung des öffentlichen Impftermins erschienen war.

In 6 Fällen war Eklampsie die Ursache des Todes von Impflingen. Davon berichten die Amtsärzte von Moosburg, Rottenburg, Dilshofen, Tirschenreuth, Waldmünchen und Roth a. S. Der Tod dieser Kinder erfolgte je einmal am 4. bzw. 5. Tag nach der Impfung und viermal nach der Nachschau, davon einmal anfangs der zweiten Woche nach derselben. Die Impfstelle bot in keinem einzigen Fall einen abnormen Befund. Die Schutzblattern waren in den beiden ersten Fällen naturgemäß noch unentwickelt.

Bei dem in Rottenburg verstorbenen Kind, welches am 5. Tage nach der Impfung einem eklamptischen Anfall erlag, dürfte dieser wohl kaum mit der Dentition, sondern vielmehr mit dem gleichzeitig bestehenden akuten Brechdurchfall in ursächlichen Zusammenhang zu bringen sein (– und mit der Impfung nichts zu tun haben!!)

In 4 Fällen ergab sich Diphtherie (einmal) und Scharlach (dreimal) als Todesursache von Impflingen. In dem erstgenannten Fall war dem Tod die Tracheotomie vorausgegangen. Diese Todesfälle ereigneten sich in Wolfstein, Ludwigshafen, Erlangen und Rehau.

o) **(9 †)** In 9 Fällen blieb die Todesursache unermittelt. (Für die Staatsmedizin.) Diese Sterbefälle ereigneten sich in den Amtsbezirken Neumarkt a. N., Roding, Thurnau, Scheßlitz, Nürnberg und Karlstadt. Die Impfstelle bot nach der Aussage des betreffenden Leichenschauers in keinem dieser Fälle einen abnormen Befund; ebenso wenig wurde von den Angehörigen die vorausgegangene Impfung mit dem Tod in Zusammenhang gebracht. (Die werden sich vorsehen! Die Zeiten, in denen man Folterknechten gegenüber seine wirkliche Meinung vertrat, sind vorbei.)

p) **(2 †)** Schließlich erlagen noch 2 Kinder in den Amtsbezirken Garmisch und Ludwigshafen einem in akutester Form aufgetretenen Brechdurchfall, und zwar beide am Tag nach der Impfung. Es dürfte anzunehmen sein, dass die herkömmlichen Schmausereien bei der Impfung den beiden Menschenleben ein vorzeitiges Ende bereitet haben. (Trotz unserer Bemängelung vom Vorjahr, die Impftermine nicht in den Kneipen abzuhalten, scheint man diesen Unsinn weiter so zu handhaben. Würden die Impfung und die Nachschau nicht in Gaststätten abgehalten, so gäbe es keine Gelegenheit, die Kinder während der Wartezeit mit Alkohol, d. h. mit kaltem Bier zu bearbeiten. Sie wären dann nicht an Brechdurchfall gestorben und fielen nicht der Impfung und dem berichtenden Impfarzt zur Last.)

189. Dr. med. Richard Nagel bringt in seinem im Selbstverlag in Barmen 1872 erschienenen Buch *„Vier Fragen an die Impfärzte“* eine Abhandlung über „Syphilitische Impfvergiftungen“, die er zum Großteil aus dem Buch *„Übertragung der Syphilis durch die Impfung“*, von Dr. med. Hayd, Stuttgart 1867, entnimmt:

Förmlich seuchenartig verbreitete sich die Syphilis 1814 unter den geimpften Kindern in Udine in Italien. Ähnliches ereignete sich an anderen Orten Italiens 1814 und 1821.

(19 †) Von einem gesunden Kind (scheinbar gesund) wurden 46 Kinder abgeimpft und 40 syphilitisch; es zeigten sich bei ihnen Geschwüre an den Geschlechtsteilen und im Mund, Hautausschläge, Augenentzündungen, Drüsen- und Knochenerkrankungen. Auch Mütter und Ammen wurden angesteckt. 19 Kinder starben, und die anderen genasen sehr langsam.

(7 †) Ein ähnlicher Fall von syphilitischer Impfseuche kam 1856 in Lupara vor, und sechs Jahre später auch in Rivalta in Italien. In letzterem Ort stieg die Zahl der syphilitischen Erkrankungen (zusammen bei den Kindern und den von diesen angesteckten Erwachsenen) auf 80, von denen 7 starben und viele nur mit siechem Körper davonkamen. Der Impfarzt in Lupara hat volle sechs Jahre über diesen ersten Fall geschwiegen, bis die Wiederholung des Unglücks in Rivalta sein Gewissen aufstachelte und ihn zur öffentlichen Mitteilung dieser schauderhaften

Ereignisse bewogen hat. (Er hatte aber doch ein Gewissen, was bei den meisten der heutigen Impfärzte kaum noch mit dem Mikroskop zu finden ist.)

1855 wurde in Zsomad in Ungarn Pockeneiter von einem scheinbar ganz gesunden Kind entnommen. Die damit geimpften Kinder wurden syphilitisch und übertrugen die Krankheit auch mehrfach auf die Mütter und diese auf die Männer, sodass zuletzt von 650 Einwohnern des Dorfes 72 mit Syphilis behaftet waren.

(†) 1849 herrschte in Koblenz eine Pockenepidemie. Es wurden deshalb viele Nachimpfungen vorgenommen, darunter von Wundarzt B. an 26 Personen aus 10 Familien, und zwar von einem Kind, das stark und scheinbar ganz gesund war. Dieses Kind erkrankte 8 Tage nach der Abimpfung von ihm und starb bald darauf an entzündlicher Gehirn-Wassersucht. Fast alle, welche von diesem Kind geimpft worden waren, erkrankten an syphilitischen Krankheitserscheinungen, wie Geschwüren, Hautausschlägen, Halsbeschwerden usw. Der Fall kam zur gerichtlichen Untersuchung; der Wundarzt wurde zu einer Gefängnis- und Geldstrafe verurteilt.

(†) Der *„Berliner Publizist“* vom 25. Mai 1853 berichtet von einer Gerichtsverhandlung ans Bamberg: „Im Juni 1852 entnimmt der Landgerichtsarzt Dr. H. im Dorf Freienfeld bei Bamberg von dem kränklichen Kind einer in üblem Ruf stehenden Magd den Impfstoff und impft damit 8 Kinder. Bei diesen entwickeln sich keine eigentlichen Pocken, stattdessen aber im Laufe der folgenden Monate deutlicher und deutlicher die Zeichen allgemeiner Syphilis. Das Abimpfungskind wird immer kränker und stirbt, wie man im Dorf schon allgemein vermutete, infolge der Syphilis, wie Dr. H. aber auf den Totenschein schreibt, infolge von – Abzehrung! – Die 8 kranken Kinder übertrugen ihre Leiden später noch auf neun andere Personen. Erst im Frühjahr des nächsten Jahres kommt ein anderer Arzt ins Dorf, der die Krankheit für das erklärt, was sie ist. Endlich wird eine Anzeige gemacht. Die Sache kommt vors Gericht und Dr. H. wird zu einer bedeutenden Gefängnis- und Geldstrafe verurteilt.“

(† † †) Die *„Berliner allgemeine medizinische Zentral-Zeitung“* schreibt am 18. Januar 1854: „Köln, im Dezember 1853. Ein hiesiger Wundarzt, der früher städtischer Impfarzt war, wurde im Jahr 1848 beschuldigt, durch Anwendung vergifteter Lymphe eine gewisse (?) Zahl Impflinge mit syphilitischen Krankheiten angesteckt zu haben. Die vorliegenden Fälle waren nicht streng zu beweisen, jedenfalls aber mochte der Mann sich Ungehörigkeiten haben zuschulden kommen lassen, denn er wurde zu 2 Monaten Gefängnis verurteilt und seiner impfärztlichen Tätigkeit enthoben. Derselbe Wundarzt denunzierte in neuerer Zeit mehrere hiesige Ärzte wegen des nämlichen Vergehens, das ihm zur Last gelegt worden war. Da sich indes keine Beweise ergaben, wurde er wegen falscher Denunziation zu 6 Monaten

Gefängnis verurteilt. In dieser leidigen Sache wurden viele Zeugen vernommen, darunter auch der Stadt-Physikus Dr. Canetta, der die Ansicht äußerte, dass eine Übertragung syphilitischer Krankheiten durch Lymphe, wenn rechtzeitig entnommen, nicht erfolgen könne, während andere Ärzte diese Frage als eine offene zu betrachten schienen. Übrigens wurde durch ärztliche und nichtärztliche Zeugnisse festgestellt, dass eine nicht geringe Zahl von Kindern aus sehr achtbaren Familien, gerade wie es 1848 der Fall gewesen war, nach der Impfung von verdächtigen Geschwüren befallen wurden, welche die Ärzte mit denselben Mitteln bekämpften, die gegen die Syphilis in Anwendung kommen. Mehrere dieser armen Säuglinge starben; auch fehlte es nicht an Müttern, die angesteckt wurden."

Aus der *Populären homöopathischen Zeitung* von Dr. Bolle in Aachen, Jahrgang 1871, No. 8: „Prünn, im September. Seit längerer Zeit ging hierorts das Gerücht, dass nach den in diesem Frühjahr stattgefundenen Nachimpfungen viele Personen an sekundärer Syphilis erkrankt seien. Sicherem Vernehmen nach ist leider nunmehr die Tatsache amtlich festgestellt, und es sind bereits über 20 Erkrankte ermittelt. Das Ergebnis der schwebenden Untersuchung wird es klarstellen, ob dieses schwere Unglück zu vermeiden gewesen wäre. War oder ist letzteres überhaupt unmöglich, dann ist dies ein Beispiel, dass die Gegner der Impfung nicht immer im Unrecht sind."

Dazu bemerkt Dr. Bolle: „Kein Arzt der Welt ist imstande, dafür einzustehen, dass ein zur Weiterimpfung zu benutzendes Kind frei ist von dieser entsetzlichen, das ganze Leben vergiftenden Seuche. Auch bei der sorgfältigsten Untersuchung des Impflings ist dies rein unmöglich! – Wenn der Impfling noch so wohlgenährt und ein Bild der blühendsten Gesundheit ist, so kann dennoch dieses oder noch manches andere Krankheitsgift in ihm verborgen sein. Denn diese und manche andere Seuche schlummern nach ihrer Überimpfung sehr oft ja vielleicht in den allermeisten Fällen – längere Zeit, ehe sie sich durch sinnliche Merkmale dem Auge des Arztes zu erkennen geben. Das ist eine Tatsache, welche auch von den eifrigsten Anhängern der Impfung nicht mehr in Abrede gestellt werden kann. Aufgrund vielfacher ähnlicher Unglücksfälle müssen sie einräumen, dass die Übertragung der Syphilis durch Impfung schon in zahlreichen Fällen zweifellos nachgewiesen worden ist.

Die Zahl solcher nachgewiesenen Impfvergiftungen würden sich unendlich vermehren, wenn einem solchen Nachweis nicht so große Schwierigkeiten im Wege stünden!"

In dem *Englischen Blaubuch*, welches im Auftrag der englischen Regierung für das Parlament zusammengestellt worden ist und 539 Gutachten über die Impfung enthält, erklären mehr als 40 Ärzte, dass die Syphilis sowie auch andere Säftekrankheiten durch die Impfung weiter verpflanzt werden können.

Prof. Dr. Ricord in Paris, Direktor eines Krankenhauses für Syphilis, richtete 1862 an seine Schüler folgende Ansprache: „Sollten die tatsächlichen Beweise sich in das Unleugbare vermehren, sollte sogar nur ein unwidersprechlicher Fall von Überimpfung der Syphilis oder irgend einer anderen Krankheit klar bewiesen werden, so muss die Impfung aufhören."

Am 19. Mai 1863 gab Prof. Dr. Ricord vor der medizinischen Akademie von Paris folgende Erklärung ab: „Früher habe ich den Gedanken verworfen, dass die Syphilis durch Impfung übertragen werden könne, doch häufen sich die Tatsachen immer mehr. So sehr ich mich sträube, ich muss die Möglichkeit der Verbreitung der Syphilis durch die Impfung zugeben. Ich zögere jetzt nicht mehr, die Möglichkeit dieser Tatsache anzuerkennen." Die *Medizinische Akademie* in Paris hatte auch 1830 in der amtlichen Impfinstruktion erklärt, dass, selbst wenn der Impfstoff von Menschen, die mit ansteckenden Krankheiten, z. B. Syphilis, behaftet seien, entnommen werde, damit doch kein ansteckender Giftstoff, sondern nur Pockenstoff übertragen werde. Jedoch schon im Jahre 1866 legte Prof. Dr. DePaul in der *Gazette medicine*, Nr. 46, derselben gelehrten Körperschaft in Paris einen neuen, sehr bedeutenden Fall vor von 30 Kindern, denen die Syphilis eingeimpft worden war. Der Bericht wurde ohne Widerspruch einstimmig angenommen.

190. Prof. Köbner beschreibt im *Archiv für Dermatologie und Syphilis*, 1871, S. 139, zwei Impfsyphilisfälle, davon betraf einer einen Militärarzt, und folglich kam er zur Kenntnis der Militärbehörde. (Trotzdem kann er aber unter „Hautkrankheiten" gebucht sein!)

In der Ausgabe 1850, S. 69, kommen 19 Syphilisfälle durch Impfung in Koblenz zur Sprache.

Professor Langenbeck meldet aus dem Jahr 1872 in den *Verhandlungen der Berliner medizinischen Gesellschaft* zwei Fälle von Impfsyphilis in Rostleben.

191. Der Geheime Ober-Medizinalrat R. Eulenberg berichtet auf der *Naturforscher-Versammlung* 1872 zu Leipzig, laut Protokoll, Seite 194: Er habe amtlich von 1 Fall von Impfsyphilis in der Rheinprovinz Kenntnis erhalten. Ein 3 Monate altes, scheinbar ganz gesundes Kind wird von einem Arzt zur Abimpfung genommen. Von 140 mit der Lymphe dieses Kindes Revakzinierten wurden 50 syphilitisch unter den verschiedensten Formen.

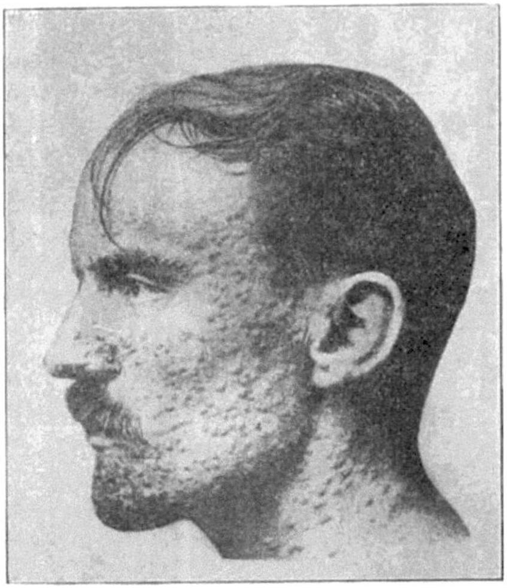

Bild zu Fall 192.

192. Dieses Bild eines an Impfsyphilis leidenden Mannes ist dem Werk *Vaccination a crime, with Comments on other Sanitary Superstitions*, by Felix Oswald A. M. M. D., New York, *Physical Culture Publishing Company*, 1901 entnommen.

193. **(2 †)** Prof. Dr. med. Kirchner, Königlich-Preußischer Geheimer Obermedizinalrat, vortragender Rat im Ministerium des Innern usw., schreibt auf Seite 115 seines Buches *„Schutzpockenimpfung und Impfgesetz“*: „Seit Erlass des Impfgesetzes sind in Deutschland nur noch 2 Todesfälle von Impf-Syphilis mit zusammen 19 Erkrankungen nachgewiesen worden und selbst, wenn 100 Todesfälle mit zusammen 1000 Erkrankungen nachgewiesen worden wären, wäre diese Zahl eine sehr geringe.“ (Man lese hierzu meine Auslassungen in *„Unerhört“*, S. 77.)

194. Sanitätsrat Dr. Bilfinger sagt in der *„Rheinisch-West-fälischen Zeitung“* vom 20. 10. 1910: „Ich habe mehrere Fälle von zweifelloser Übertragung sowohl von Syphilis als von Impetigo contagiosa durch die Impfung mittelst tierischer Lymphe beobachtet und veröffentlicht.“

195. Dr. med. Waltz (Frankfurt a. O.) stellte im Jahr 1885 auf Wittow (Insel Rügen) unter Zuziehung des dortigen Kreisphysikus 428 durch die Impfung syphilitisch Erkrankte fest. Die Erkrankungen aber waren verursacht durch die letzte Hoffnung der Impffreunde, die Kälberlymphe, bezogen aus dem *Königlichen Zentralimpfinstitut* in Stettin.

196. Der Geheime Obermedizinal-Rat Dr. Pfeiffer in Weimar schreibt in den *Verhandlungen der 9. Versammlung der Gesellschaft für Kinderheilkunde*, 1891/92, 118: „Über die Zahl der Syphilisübertragungen bei Gelegenheit der Schutzpockenimpfung besitzen wir eine Zusammenstellung von Freund in Breslau, welche derselbe dem 7. deutschen Ärztetag vorgelegt hat; er berichtet bis zum Jahr 1879 über 42 Übertragungen mit etwa 500 Einzelfällen.“

Lotz zählte bis 1880 ca. 50 bis 750 Einzelfällen. In den letzten 10 Jahren sind noch weitere derartige Vorkommnisse in der Literatur beschrieben.

Auch Layet fügt in seinem Buch über tierische Vakzination noch 2 Übertragungen aus Frankreich hinzu, so dass heute gegen 60 Beobachtungen mit 600-700 Einzelinfektionen genauer bekannt sein dürften.

197. Prof. Dr. Fournier in *Leçons sur la syph. vaccinale*, 1889, S. 53: „Es gibt sicherlich viel mehr Fälle von Impfsyphilis in den Büchern oder in der Erinnerung von Ärzten als in den Spalten von Zeitschriften. Was mich anbetrifft, so hatte ich bis jetzt einen einzigen der zahlreichen Fälle veröffentlicht, welche ich entweder in meiner Privat-Praxis oder im Krankenhaus beobachtet habe. Doch wie viele meiner Kollegen konnten ebenso viel sagen? Es gibt mehr. Ich hatte Kenntnis von 2 tatsächlichen Epidemien von Impfsyphilis, welche geheim gehalten worden sind, und über welche ich in der Lage gewesen bin, nur unvollständige Kenntnis zu erlangen, da die Sache vertuscht worden ist."

198. Staatsrat Dr. med. Walz, Frankfurt a. O., stellte amtlich fest, dass in Lebus 14 Schulmädchen durch die Zweitimpfung syphilitisch wurden.

199. Prof. Dr. Eulenburg, Bonn, berichtet, dass in einer Stadt am Rhein nach amtlicher Erhebung 50 Kinder durch die Impfung syphilitisch schwer erkrankten.

200. (†) In der *Therapeutischen Monatsschrift*, 1909, S. 190, berichtet Dr. med. Mayer über 2 Impfvergiftungen, von denen die eine tätlich verlief. Der Impfstoff war von Arm zu Arm übertragen worden.

201. (2 †) Der Geheime Obermedizinalrat Dr. Eulenberg auf der *Naturforscher-Versammlung 1872* zu Leipzig, laut Protokoll Seite 194:

a) Von 13 geimpften Matrosen starben 2 an Impfrotlauf.

b) In seiner *Vierteljahrsschrift für gerichtliche Medizin und öffentliches Sanitätswesen*, 1872, Band 17:

1840 im Kreis Neustettin erkrankten von 40 Impflingen 20 an Hautrose, davon starben fünf. **(5 †).**

1863 im Regierungsbezirk Marienwerder in mehreren Ortschaften des Conitzer, Flotower und Schlochauer Bezirks: Hautrose, die sich vom Arm ausgehend über die Schultern bis zu den Geschlechtsteilen ausdehnte und in „mehreren" Fällen den Tod zur Folge hatte (also mindestens:) **(3 †).**

Dr. Joseph in Conitz schreibt in der Februar-Nummer 1864 der *Berliner klinischen Wochenschrift*: „von 86 Impflingen 8 von Wanderrose befallen, davon **(2 †)**."

Im Kreis Schlochau erlitten von 50 Kindern 20 Wanderrose, davon **(2 †)**.

1871 im Neustädter Kreis des Danziger Regierungsbezirks von 34 Geimpften „ungefähr" die Hälfte an Rose krank, davon mehrere (also mindestens) **(3 †)**.

1872 im Regierungsbezirk Frankfurt a. O. im Februar, März und April „mehrere" Fälle von Rose und bei einem Impftermin von 47 Kindern 28 krank, davon **(3†)**.

In anderen Fällen komplizierten sich diese Abortiv-Pusteln (schnell abheilende) mit Ekzem (Ausschlag), Erythem (Hautentzündung), wahrem und phlegmonösem Erysipelas (entzündliche Rose), Entzündung der Lymphgefäße und Achseldrüsen, sinuösen Geschwüren, Furunkulosis und mit der Eruption von Vakzine-Pusteln über die Impfstelle hinaus.

202. (15 †) Dr. med. B. Koch stellte bei seiner Durchsuchung der preußischen Impf-Statistik für das Jahr 1878 nicht weniger als 58 Fälle von Blutvergiftung mit 15 Todesfällen in Grabnick, Kreis Lyck, fest.

203. Dr. med. Stock aus Köln am Rhein bespricht in der Nummer vom 29. Mai 1907 der medizinischen Wochenrundschau *„Medico"* einen Fall von Selbstinfektion des Impfarztes: „Dass sich der Impfende bei der Ausführung der Impfung mit dem eigenen Impfinstrument, sei es nun Lanzette oder Feder, einmal selbst verletzen kann und dann an der Stelle der Verletzung, die sich der Natur der Sache nach fast immer an den Fingern oder wenigstens den Händen befindet, die Entwicklung einer Impfpustel erwarten muss, diese Beobachtung wird wohl häufig gemacht und bietet nichts Auffälliges dar. Es wird aber bisher kaum vorgekommen sein, dass die Lymphe durch die unverwundete Haut eindringt und die Erscheinung der Kuhpocken hervorruft. Mir selbst ist das unlängst geschehen." Nun folgt ein langer Bericht über Schwellung und Spannung der Achseldrüsen, Operation, Entstehung einer typischen Impfpustel auf dem Daumen, erst nach 3 Wochen ist alles wieder normal. (Und das alles hat mit der Impfung – zu tun? Weshalb hier auf einmal?) Dazu schreibt Ressel im *Impfgegner*: „Der vorstehende Aufsatz des Dr. Stock beweist schlagend das Eine, wie gefährlich die Kleine-Kinder-Impfung ist. Solch giftige und gefährliche Schweinerei, deren Gebrauch in den Händen des Impfarztes, wie Stock sagt, ‚Beachtung und Vorsicht' für diesen selbst ‚erheischt', sollte unseren einjährigen Kindern, unseren 12-jährigen Söhnen und Töchtern und unseren Soldaten zur Wohltat dienen und zum Segen gereichen?"

204. Dr. med. Tertsch aus Wien berichtet in der *Wiener klinischen Wochenschrift*, 1908, Nr. 2 von Impferkrankungen des Auges, die in 19 Fällen zum Glück verhältnismäßig günstig verliefen. In einem Fall blieb eine geringe Hornhauttrübung bestehen, in einem zweiten trat das Absterben der Lidhaut und Lidränder mit Verkürzung der Lidränder auf.

205. (11 †) Amtlich festgestellte Impfschädigungen in Preußen 1907. Aus dem *Ministerialblatt* 1909:

Unter den Erstimpfungen wurden im Ganzen 11 Todesfälle kurze Zeit nach der Impfung beobachtet; unter den Wiederimpflingen keiner. 6 von diesen Todesfällen standen nach den eingehenden Ermittlungen nicht in ursächlicher Beziehung zu der Impfung, (das kennen wir schon, wundern uns nur, dass sie trotzdem aufgeführt werden!) Die anderen 5 standen zwar in mittelbarem Zusammenhang mit der Impfung, waren jedoch weder schlechter Beschaffenheit der Lymphe noch fehlerhafter Impftechnik zur Last zu legen.

a) Im Kreis Grünberg, Regierungsbezirk Liegnitz, starb ein Kind infolge brandiger Zerstörung des Hautgewebes um die Impfpusteln herum, 10 Tage nach der Impfung.

b) Im Regierungsbezirk Oppeln wurden 2 Todesfälle ebenfalls durch Ausfaulung (Gangrän) der Impfstellen hervorgerufen. In beiden Fällen trat der Tod erst mehrere Wochen nach der Impfung ein. Bei der Nachschau sollen die Pocken bei diesen Fällen gut entwickelt gewesen sein; es wird angenommen, dass die Krankheiten durch nachträgliches Aufkratzen der Impfstellen entstanden sind.

c) In Bitterfeld, Regierungsbezirk Merseburg, erkrankte ein privat am 24. Mai geimpftes Kind nach 7 oder 8 Tagen, nachdem bereits am 30. Mai eine Pustel sich durch Reiben oder dergleichen entzündet hatte, an echter Wundrose und starb am 27. 6.

d) Im Regierungsbezirk Hildesheim starb ein 9 Monate altes Kind längere Zeit nach der Impfung, nachdem es 2 Tage nach der Nachschau erkrankt war. Bei der Nachschau am 22. 5. hatte es 3 stark entwickelte Impfpusteln und lebhafte Rötung der Haut am Oberarm, sonst aber völliges Wohlbefinden gezeigt. 7 Tage nach der Nachschau stellten sich Krämpfe der rechten Körperhälfte und Bewusstlosigkeit ein, so dass ein Arzt Gehirnhautenzündung feststellte. Gleichzeitig trat aber ein Erysipel (Rose) zutage, das von der untersten Impfpustel nach der Hand zu und dann fast über den ganzen Körper wanderte. Nach Besserung des Erysipels trat Ende Juni eine Lungenentzündung auf, die jedoch gleichfalls wieder zurückging. Anfang Juli trat aber wiederum hohes Fieber auf, und unter Bewusstlosigkeit und Krämpfen starb das Kind am 7. 7. Der Tod des Kindes ist daher wohl nicht auf eine mittelbare Impffolge, das Erysipel, sondern mit Wahrscheinlichkeit auf eine tuberkulöse Hirnhautentzündung – es war tuberkulös belastet – zurückzuführen. (Angenommen, es wäre letzteres der Fall, so gehörte der Impfarzt wegen Impfverbrechens bestraft!)

e) Im Kreis Halle, Regierungsbezirk Minden, war bei einem Kind die Wirkung der Lymphe mit hohen Fiebererscheinungen verbunden, so dass es mehrere Tage als ernstlich erkrankt angesehen werden musste; es genas jedoch vollständig.

f) Zu einer Vereiterung der angeschwollenen benachbarten Lymphdrüsen kam es insgesamt sechsmal, dreimal im Regierungsbezirk Oppeln, einmal in Hildesheim und zweimal in Münster. Eine Entzündung oder Vereiterung des Unterhautzeltgewebes wurde fünfmal beobachtet, fünfzehnmal kam es zu einer Verschwärung oder brandigen Beschaffenheit der Impfpusteln, außerdem kamen einige Fälle in

Hannover vor. Aus dem Regierungsbezirk Magdeburg wird einmal brandiger Zerfall des Unterhautzellgewebes gemeldet. Im Regierungsbezirk Brauberg schmolzen bei einem Impfling die Impfpusteln zu einer großen Pustel zusammen, die langsam, aber gut abheilte.

g) Erkrankungen an Rose (Rotlauf, Erysipel) wurden insgesamt siebenundzwanzigmal in 11 Regierungs-Bezirken gezählt.

h) Auch mancherlei Affektionen der Haut wurden wieder im Anschluss an die Impfung beobachtet. Im Landespolizeibezirk Berlin kamen 6 Fälle von Prurigo, bzw. Ekzem vor.

Zu Breslau schloss sich bei einem Kind, das die Impfblattern aufgekratzt hatte, an die Impfung eine ekzematöse Erkrankung am linken Arm, Rücken und an der Brust an.

Im Regierungsbezirk Schleswig erkrankten 4 Kinder in drei verschiedenen Kreisen einige Tage nach der Nachschau an einer allgemeinen Rötung der Körperhaut, die nach einigen Tagen verschwand.

In einem Impfbezirk des Kreises Bentheim, Regierungsbezirk Osnabrück, kam es bei 4 Kindern zu Störungen. Es entwickelte sich bei ihnen etwa am 9. Tag nach der Impfung ein masernartiger Ausschlag über den ganzen Körper. Der Ausschlag bestand aus einzelnen punktförmigen bis linsengroßen Flecken, die teilweise zusammenflossen, und ging mit Unruhe und leichtem Fieber einher. Bei einem Kind entwickelten sich nach dem masernförmigen Ausschlag varizellenartige Pusteln auf beiden Armen; bei einem Kind traten chronische Krämpfe in einem Arm und Bewusstlosigkeit auf. Sämtliche Erscheinungen, mit Ausnahme der Pusteln, verloren sich nach einigen Tagen.

Im Kreis Aurich sah ein Impfarzt in vielen Fällen eine sonst in diesem Maße nicht vorgekommene lebhafte Rötung der Haut an den Impfstellen, in einzelnen Fällen bläschenförmigen Ausschlag in der Umgebung der Pusteln und in einem Falle einen allgemeinen masernartigen Ausschlag.

Im Regierungsbezirk Minden wurde dreimal kurzdauernder frieselartiger Hautausschlag festgestellt.

Im Oberamt Sigmaringen wurde ein akutes Ekzem mit Fieber beobachtet.

i) Aus 11 Regierungsbezirken werden 21 Fälle der Entstehung von Impfpusteln an nicht geimpften Körperteilen im Anschluss an die Impfung (Generalisierte Vakzine) berichtet.

Im Regierungsbezirk Gumbinnen erkrankte das Kind eines Arztes, das dieser selbst geimpft hatte. Ein großer Teil des Körpers überzog sich mit Impfpusteln; es bestand hohes Fieber; das Kind genas erst nach mehrwöchigem Krankenlager.

Im Regierungsbezirk Liegnitz übertrug sich ein Erstimpfling durch Kratzen die Lymphe auf das Gesicht, das mit einem Ekzem behaftet war (folglich nicht geimpft werden durfte, weshalb der Arzt zu bestrafen wäre!) sodass auf dem Gesicht eine Anzahl von Pusteln entstand.

Im Regierungsbezirk Merseburg hatte ein Kind, bei dem es zu Generalisierter Vakzine kam, kurz vorher Windpocken gehabt.

Im Regierungsbezirk Arnsberg entwickelten sich in einem Fall an der Nase und in einem anderen am Arm weitere Impfpusteln infolge Kratzens an der Impfstelle, und in 3 Fällen kam es zur Entwicklung von Pusteln über den ganzen Körper.

Im Regierungsbezirk Wiesbaden zeigte ein Kind bei der Nachschau zwei offenbar durch Kratzübertragung entstandene, gut ausgebildete Impfpusteln auf der rechten Hinterbacke.

In Köln bekam ein Kind, das an einem fast verheilten, trockenen Ekzem an den Beinen litt, am zehnten Tag nach der Impfung eine starke Verschlimmerung der Ekzem-Reste, die sich mit typischen Impfpusteln bedeckten. Die anfangs bedrohlichen Erscheinungen schwanden zugleich mit dem Eintrocknen der Pusteln nach wenigen Tagen.

k) Schließlich werden 2 Fälle von Übertragung von Impfpusteln auf andere, nichtgeimpfte Personen berichtet.

In Halle, Regierungsbezirk Merseburg, fand eine Vakzineübertragung von dem geimpften Kind auf die Mutter statt, bei welcher 3 Wochen nach der Impfung des Kindes eine wohlausgebildete Pustel sich am rechten Naseneingang zeigte.

In Elberfeld, Regierungsbezirk Düsseldorf, erkrankte ein nicht geimpftes, an Ekzem des Kopfes und Gesichtes leidendes, zweijähriges Kind, das mit frisch geimpften Kindern viel gespielt hatte, an ausgedehnter Generalisierter Vakzine und genas mit starker Narbenbildung.

206. (16 †) Nach dem amtlichen Bericht von Sannemann sind laut den *Medizinisch-statistischen Mitteilungen aus dem Kaiserlichen Gesundheitsamt 1904* im Jahr 1902 in Deutschland 5 Todesfälle am Nekrose der Impfpusteln, 7 an Zellgewebsentzündung, je 2 an Erysipel und allgemeiner Vakzine, also zusammen 16 Todesfälle im Anschluss an die Schutzpockenimpfung vorgekommen.

207. Nach Dr. Michael Cohn, Berlin:

a) **(5 †)** In dem von Breyer verfassten Bericht, ebdt. 10, Bd. 1906, 2. Heft, werden für 1903 fünf Todesfälle an Septicaemi und Rotlauf aufgeführt.

b) **(3 †)** In Preußen wurden laut amtlicher Mitteilung des Gesundheitswesens des preußischen Staates 1904 beobachtet:

1 Todesfall infolge eines Spätersypels.

2 Todesfälle infolge von Verschwärung in der Umgegend der Impfpusteln.

3 Todesfälle infolge von Infektion eines mit allgemeinem Ekzem behafteten, viermonatigen Kindes durch die Pusteln des geimpften älteren Geschwisterchens.

c) Von Erkrankungen, die mit Genesung endeten:

4 Fälle von Vereiterung der Achseldrüsen,
9 Fälle von Entzündung und Vereiterung des Unterhautzellgewebes,
12 Fälle von Früherysipel,
13 Fälle von Späterysipel,
eine ganze Anzahl (?) von Verschwärung und brandiger Beschaffenheit der Impfpusteln und 1 pyämischer Folgezustand.

208. Aus: *Die Pathologie der Schutzpockenimpfung*, von Sanitätsrat Dr. L. Fürst, Spezialarzt für Kinderheilkunde, Berlin:

a) Vakzine-Ophthalmie. Es sind im Laufe der neueren Zeit mehr als 30 Fälle von Augenentzündung und Verschwärung bekannt geworden, die im Anschluss an eine erfolgreiche Impfung zur Beobachtung gelangten. Hirschberg, Cohen, Zimmermann, Hullemanns und andere haben sie beschrieben.

b) Dass von einem Impfling die Amme inokuliert werden kann, beweist der von Szenes beobachtete Fall einer Otitis ext. vaccinalis, bei welcher der Gehörgang mit Pockeneiter gefüllt, das Ohr diffus geschwollen war und nach Abheilung der Pusteln Narben zurückblieben.

c) **(8 †)** Voigt (Hamburg) sah den tödlichen Ausgang bei gangränartiger Verschwärung achtmal bei etwa 2 ¼ Millionen Impfungen. (Was darüber ist, das sah er eben nicht!)

d) Gerade bei der Impfung von Arm zu Arm sind sehr eklatante Fälle vorgekommen, in denen eine ganze Anzahl Kinder im 9. bis 12. Jahr, für welche die Lymphe einem und demselben Stamm-Impfling mit bereits vereiterten und verschwärten Pocken entnommen wurde, Vakzine-Geschwüre bekam, so dass man von einer Masseninfektion reden konnte, die sogar an Syphilis denken ließ, mit der sie einige Ähnlichkeit hatte. Es sind auf diese Weise bis zu 38 Kinder infiziert worden.

e) Dieses Vorkommen „schwarzer Pocken" kann von sehr zahlreichen Kindern eines Impftermins – z. B. wie Proust sah, von 74 Impflingen nur 1 Kind betreffen, obgleich alle mit derselben Lymphe geimpft werden.

f) Generalisierte Eruptionen. Zugegeben ist, dass eine solche Manifestation die Ausnahme bildet. Voigt sah sie unter 5000 Impflingen nur einmal, Behrend in 300 Fällen siebenmal, (aha!) und dass die beabsichtigte Infektion des Organismus' in der Regel ohne Exanthem verläuft – und nicht über den ganzen Körper sich ausbreitet, wie von Voigt und Behrend angegeben wird.

g) Es kann sich jedoch auch, wie Stokes nach Impfung mit humanisierter Lymphe sah, eine akute Purpura schon nach 24 Stunden, begleitet von Fieber, Appetitlosigkeit, Schwellung der Lider, Rötung und Schwellung des Armes, Entwicklung roter und schwarzer Flecken an Gesicht, Nase usw., sowie variolaähnliche Krüstchen und Bildung lederartiger Schorfe bis zum 10. Tag in völlig abweichender Form der Generalisierten Vakzine entwickeln. Im Fall von Stokes waren andere von demselben Stammimpfling vakzinierte Kinder gesund geblieben, das erkrankte Kind genas.

Ungünstiger verlief Hutchinsons Fall von Vaccinia gangraenosa: Von 6 mit derselben Lymphe geimpften Kindern erkrankte nur 1 am 8. Tag danach. Der ganze Rumpf wurde von Generalisierter Vakzine (Papeln und Bläschen) befallen, die rasch geschwürig und gangränös wurden. Das Kind starb nach 14 Tagen.

h) Dass auch eine gewisse Latenz des Milzbrandes durch die Impfung manifest werden kann, hat Palm an einem Fall aus von Langenbecks Klinik dargetan, der wohl als ein Unikum gelten darf. Er betraf einen 52-jährigen Schlächter, der vor 27 Jahren eine Milzbrand-Infektion am linken Arm erfahren hatte und nun, gelegentlich einer Revakzination an demselben Arm Knötchen, Knoten, Geschwüre, Abszesse, düsterrote bis livide Anschwellung des Armes, sowie einen roten Fleck an der Stelle der damaligen Milzbrand-Infektion darbot. Da man annehmen muss, dass diese Beobachtung unbedingt zuverlässig ist, so würde sie allerdings sehr dafür sprechen, dass hier schlummernde Milzbrandsporen zu einer Aktivität erweckt wurden.

i) (…) obwohl Marocco sie auch bei einem 5-monatigen, mit tierischer Lymphe geimpften Kind gesehen haben will, das 4 Monate danach an Tuberkulose starb.

k) Bei 141 Fällen von Erysipel fand Rauchfuß in 111 Fällen nur einen Arm, in 30 Fällen beide Arme befallen, je nachdem das Kontagium Eingangspforten vorfand, was lediglich Sache des Zufalls ist.

l) Wichtig ist die z. B. im Wiener Findelhaus, 1854 bis 1863, gemachte Beobachtung, dass bei 192 erysipelkranken Impflingen 164 Mal die Impfstelle der Ausgangspunkt war, während es in 28 Fällen zuerst an anderen Körperstellen auftrat.

m) **(12 †)** In Voigts Statistik ergaben sich unter etwa 2 ¼ Millionen seiner Impflinge bei Erysipelkranken 2 Todesfälle durch Phlegmone des Unterhautzellgewebes, 8 durch Verschwärung der Pocken, 2 durch Septikämie.

n) **(†)** Von 156 Fällen vakzinalen Erysipels waren, nach Rauchfuß, 97 wandernd. Es starben von diesen 67,3%, von lokalisierten nur 17,5%, ein Beweis für die Gefährlichkeit der Wanderform.

(8 †) In Deutschland kamen 1886 bis 1887 unter etwa 4 Millionen Impfungen nur 8 (gemeldete) Todesfälle infolge von Impf-Erysipel vor. (Quelle: Uffelmann).

(19 †) Voigt sah unter etwa 2 ¼ Millionen Impflingen 19 an Erysipel sterben.

o) **(4 †)** Impetigo. Demnach hat diese Form vakzionaler Dermatosen erst durch mehrere neuerdings aufgetretene Massen-Infektionen in Wittow auf Rügen, Sydow bei Köslin, Düsseldorf, Eichenwalde-Posen, Eiderstädt-Schleswig die allgemeine Aufmerksamkeit auf sich gezogen. Vereinzelte Impetigo-Fälle verlaufen unter dem Bild der Erschöpfung tödlich; in Preußen im Jahr 1887 vier Stück.

p) Unter den erythematösen vakzinalen Hautentzündungen ist die Urtikaria eine ziemlich seltene Erscheinung, welcher z. B. Leonhard Voigt unter 10.000 Impflingen nur einmal begegnet ist. Kurz nach der Impfung, also rein primär, bilden sich an verschiedenen Körperstellen, zumal an den oberen Extremitäten, dem Rumpf und Gesicht kleinere oder größere, zuweilen rasch konfluierende Quaddeln mit leicht gerötetem Saum.

q) Pemphigus (Blasenausschlag). Meist verläuft die Komplikation gutartig, doch sah Franklin Parson gangränöse Wunden zurückbleiben und Tod durch Erschöpfung eintreten.

r) Die Lymphadenitis suppurativa ist nicht sehr häufig; nach Bohn tritt sie in 5% der Impfungen auf

s) Die schon erwähnte akute vakzinale Nierenreizung, Nephritis vaccinosa, wie sie z. B. Falkenheim beschrieben hat, darf als ein kaum seltenes Symptom bei starker Reaktion nicht mit der akuten Nephritis verwechselt werden, obwohl sie vielleicht nur eine leichte Vorstufe derselben und lediglich eine irrelevante Funktionsstörung darstellt.

Allerdings sind auch die wenigen Fälle echter vakzinaler Nierenentzündung, welche bisher bekannt wurden – manche sind gewiss bisher unbeachtet geblieben – günstig verlaufen

t) Sah doch Voigt bei sehr zahlreichen Impflingen nur dreimal eine Blutvergiftung auftreten. Die Ursache kann eine Primär- und eine Sekundär-Infektion sein.

209. Dr. Landmann, der Leiter der bakteriologischen Abteilung des Städtischen Krankenhauses zu Frankfurt a. M. stellte in einem Vortrag auf der 67. *Versammlung deutscher Naturforscher und Ärzte* in Lübeck fest, dass bei 80 von Hundert aller Impfungen die Reaktion stärker war als sie hätte sein dürfen, dass Drüsenschwellungen und dergleichen beobachtet werden konnten (…), und dass auch bei äußerster Sauberkeit die Schädigungen sich zeigten.

210. In den *Verhandlungen des Ärztlichen Vereins* zu Hamburg vom Jahr 1907 liest man auf den Seiten 9 bis 10: „Ein 8-jähriges Mädchen und ein 5-jähriger Knabe, das Mädchen im Alter von 4 Jahren mit Milchschorf im Gesicht, der Knabe im vorigen Sommer mit ausgebreitetem Ekzem am Hals behaftet, wurden von ihren geimpften Geschwistern mit Vakzine angesteckt, sodass sich ihr Ausschlag mit dichtgestellten Vakzinepusteln überzog. Nach der Abheilung blieben Narben zurück, die sich von Pockennarben nicht unterschieden. Beide Kinder haben so ihrer Erstimpfpflicht genügt."

Dazu schreibt die *Naturärztliche Zeitschrift*, Berlin, Nr. 3 vom 15. 3. 1911: „Was hervorgehoben zu werden verdient, ist lediglich der Schlusssatz. Die Kinder stecken sich an und dadurch haben sie ‚ihrer Erstimpfpflicht genügt!' Soll man so etwas überhaupt noch ernstnehmen? Einmal heißt es, das Impfen sei unschädlich (der berühmte Dr. Schloßmann sagte sogar: harmlos wie das Nägelschneiden!) – und ohne diese Voraussetzung ist ein Impfgesetz staatsrechtlich (was ist das in Preußen?) gar nicht haltbar! – und dann ist die Übertragung einer Krankheit gleichbedeutend mit der Erfüllung des Impfgesetzes. Wissenschaftlich mögen die Allopathen den Fall unter sich ausmachen. Vom Standpunkt des Gesetzgebers ist er teils lächerlich, teils bedenklich. Denn die geimpften Geschwister hätten ja die beiden anderen ‚geimpft' und sich so strafbar gemacht, da das Recht, zu impfen, nur Ärzten zusteht. Bei etwas mehr Gesetzkenntnis hätte der Berichterstatter besser geschrieben, die Kinder hätten von der Impfung befreit werden können, da sie die natürlichen Blattern überstanden hätten; denn die Narben waren ‚von Pockennarben nicht zu unterscheiden.' Aber damit wäre wiederum zugegeben, dass die Impfung – die Pocken züchtet, und sie soll doch vor ihnen schützen! O Pech!"

211. (†) Nach dem Bericht des Geheimen Medizinal-Rats Dr. Pfeiffer auf dem *7. Deutschen Ärztetag* in Eisenach ist ein älterer Herr infolge von tierischer Impfung gestorben.

212. Aus: *Über Impfschäden* von Dr. Gustav Paul, K. K. Impfdirektor in Wien:

a) Es kann nicht geleugnet werden, dass infolge der Impfung unter gewissen Umständen ausnahmsweise wirkliche Impfschäden eintreten können. Ab und zu kann man allerdings beobachten, dass das ausgebreitete mit einem entzündlichen Ödem verbundene Impferythem einen phlegmonösen Charakter anzunehmen scheint. Aber auch in solchen Fällen sieht man erhebliche Zellgewebs-Infiltrationen relativ rasch – besonders bei zweckmäßiger Behandlung – schwinden, wenn es sich um ein reines Impferythem handelt.

Nicht selten sieht man bei intensiveren lokalen Impferythemen in der unmittelbaren Umgebung der Schutzblattern kleine vakzinale Effloreszenzen aufschießen, Nebenpocken, die sich mit den Schutzblattern gleichzeitig rückbilden. Eine pathologische Bedeutung besitzen diese Nebenpocken nicht.

Bezüglich der Lokalisation wäre zu bemerken, dass das universelle Erythem zumeist über den Rumpf und die Extremitäten verbreitet vorkommt, doch auch im Gesicht nicht selten angetroffen wird. Die von mir beobachteten bullösen Erytheme, bei 2 Kindern, waren an den Extremitäten lokalisiert.

b) Friese beobachtete diesen Blasenausschlag (Impetigo contagiosa) von Mitte April bis in den Monat Juli 1801 bei einer großen Anzahl von Impflingen. (Große Zahl? 1801 wurde doch erst sehr wenig geimpft?)

Erst im Jahr 1885 wurde die Aufmerksamkeit weiterer ärztlicher Kreise durch eine Epidemie von Impetigo contagiosa, die im Anschluss an die öffentliche Impfung auf der Halbinsel Wittow auf Rügen sich entwickelte, auf den Zusammenhang mit dem Impfakt hingelenkt und ein solcher Zusammenhang auch amtlich festgestellt. Der zu den Impfungen auf Wittow benutzte Impfstoff stammte aus Stettin und bestand aus mit Thymolglycerin versetzter humanisierter Lymphe. Von 79 mit dieser Lymphe geimpften Erstimpflingen erkrankten 75 an dem Ausschlag, der sich auch auf nichtgeimpfte Individuen durch Kontaktübertragung verbreitete, sodass sich nach den amtlichen Ermittlungen die Gesamtzahl der Erkrankungen auf 342 belief, welche sich auf 8 Ortschaften verteilt haben.

Im selben Jahr, 1885, kamen noch in mehreren anderen Regierungs-Bezirken Preußens, so in Sydow, Regierungsbezirk Köslin, in mehreren Bezirken des Kreises Cleve, Regierungsbezirk Düsseldorf, im Kreis Meseritz, Regierungsbezirk Posen usw. Impetigo-Epidemien nach der Impfung vor, die auf die Verwendung verunreinigter Lymphe, und zwar sowohl tierischen als auch menschlichen Ursprungs, zurückgeführt werden mussten.

In den Jahren 1886-87 wurden in Preußen ebenfalls Impetigo-Epidemien beobachtet nach Verimpfung tierischer Lymphe, die aus ein und demselben privaten Impf-Institut stammte.

In der Impfperiode 1899 kamen Anfang Juni in Straßburg, Neudorf und an einzelnen anderen Orten des Elsass, die alle ihre Lymphe aus der Landes-Anstalt in Straßburg bezogen hatten, unangenehme Impfkomplikationen vor. Zahlreiche Erstimpfungen waren nämlich von schweren reaktiven Entzündungen und Eiterungen gefolgt.

c) Es ist selbstverständlich, dass Vakzine-Ophthalmien auch bei Nichtgeimpften, gewöhnlich Pflegepersonen, durch zufällige Übertragungen von Dakzinelymphe, entstehen können.

Die meisten in der Literatur vorkommenden Fälle betreffen Pflegepersonen. Die Zahl der veröffentlichten Fälle von Vakzine-Ophthalmien ist eine recht beträchtliche und es läßt sich daraus schließen, dass diese Nebenwirkung nicht gar so selten sein dürfte, und dies umso mehr, als die Diagnose nicht leicht zu stellen ist, indem die charakteristische Form des vakzinalen Bläschens fehlt und infolge dessen eine Verkennung der wahren Natur des Leidens sehr leicht vorkommen kann.

So erinnere ich mich, dass bei einem meiner eigenen Kinder, das ich im Jahr 1889 mit Dresdener Lymphe geimpft habe, am 10. Tag ein intensives, über den ganzen Körper scharlachartig ausgebreitetes Impferythem mit zahlreichen punktförmigen Petechien aufgetreten ist, wobei letztere erst mehrere Tage nach dem Verschwinden des Erythems sich allmählich zurückbildeten. Das Allgemeinbefinden des Kindes und die regelrechte Bildung und Abstoßung der Borken war hierdurch nicht im Geringsten alteriert.

d) Von einigen Forschern wurden bei einem Bruchteil von Impflingen Spuren von Eiweiß im Harn festgestellt, und Perl und andere haben aufgrund von ihnen untergekommenen sporadischen Fällen von akuter Nephritis im Anschluss an die Impfung auf die Möglichkeit eines ursächlichen Zusammenhanges hingewiesen. (Wenn das Kirchner wüsste!)

e) Stabsarzt Baß teilte mir seinerzeit mit, dass sich bei einem seiner Kinder, einem Mädchen, im Anschluss an die Impfung eine hartnäckige Prurigo entwickelt habe, die erst nach mehrmonatiger, von einem Dermatologen geleiteter Behandlung, gewichen sei.

f) Zur selben Zeit, zu der sich auch bei Geimpften das Vakzinationsfieber einzustellen pflegt, fangen die Kinder hoch zu fiebern an. Temperaturen über 40° C sind nichts Seltenes. Die Allgemein-Symptome sind dieselben wie bei einem schweren Infektions- oder Intoxikations-Prozess. Dabei sind die kleinen Patienten von einem überaus heftigen Jucken gequält. Das weichliche Sekret, das sich stellenweise in nussfarbige Krusten verwandelt, verbreitet einen widerlich süßlichen Geruch.

Die Gefahr des Übergreifens auf die Augen ist sehr groß, und es sind in der Tat Erblindungen beobachtet worden. Ein tödlicher Ausgang kann jedoch auch in diesem Stadium bei schwächlichen Kindern infolge von Erschöpfung oder infolge einer interkurrenten Erkrankung eintreten.

g) Am 21. 10. 1901 wurde der ältere Bruder Hans Blochmann, geboren am 7. 4. 1898, geimpft. Das Kind war im ersten Lebensjahr an einem langwierigen Darmkatarrh erkrankt, währenddessen Ekzeme des Gesichts und der behaarten Kopfhaut auftraten. Im Laufe des 3. Lebensjahres verschwand das Ekzem bis auf Spuren an beiden Ohrläppchen und an den Beugeseiten der Arme, die bei der Impfung noch bestanden. Am 5. 11. bemerkte ich bei dem Kind dicht unterhalb des linken Ohrläppchens ein kleines offenes Geschwür mit speckigem Grund, davon ausgehend eine intensive, weit auf die Wange sich ausbreitende Röte. Die Wange ist mäßig, die Halsdrüsen sind stark angeschwollen. Der herbeigerufene

Arzt denkt an ein Erysipel und verordnet einen Verband mit Essigsaurer Tonerde. Am nächsten Morgen beim Verbandswechsel lässt sich der graue Belag abwischen; der Grund des Geschwüres sieht gut aus. Unter Anwendung von Höllensteinsalbe erfolgt Heilung. Die Impfpusteln am Oberarm heilen in normaler Weise ab.

g) Bei dem wegen seines floriden Ekzems der Impfung nicht unterzogenen jüngeren Bruder Kurt Blochmann führte eine zufällige Verschleppung von Vakzinelymphe auf sein Ekzem zu einer schweren Erkrankung, die zwar in Genesung ausging, jedoch mit der Erblindung eines Auges und dem Verlust der Augenbrauen verbunden war.

h) Nach dem gegenwärtigen Stand unserer Kenntnisse über die Ätiologie der von mir als *„Vaccina in eccemate"* bezeichneten schweren Impfkomplikationen kann jedoch an der Notwendigkeit der Fixierung der Glycerinlymphe an den Impfstellen nicht mehr gezweifelt werden, da die von Kalischer, Danehez, Lacour usw. veröffentlichten schweren Fälle von vakziniertem Ekzem zweifellos ihre Entstehung der Verschleppung von Impfstoff von den Impfstellen unmittelbar nach dem Impfakte verdanken.

213. Über zwei Fälle von Kontaktinfektion des Auges durch Impfpusteln berichtet der Stabsarzt Dr. Jakob Mark in Temesvar im *„Militärarzt"*, 1910, Nr. 4:

a) Es wurde ihm ein Rekrut vorgeführt, dessen rechte Augenlider hochgradig wassersüchtig geschwollen und gerötet waren. Bei Öffnung der Lidspalte zeigte es sich, dass die Hornhaut völlig klar war; es entleerte sich etwas schleimige Absonderung. Daneben bestand heftiger Schmerz. Dr. Mark vermutete Augentripper, zumal auch die Harnröhren-Öffnung stark gerötet war und sich etwas Absonderung ausdrücken ließ. 2 Tage später bemerkte Dr. Mark zur größten Überraschung am rechten Unterlid 2 Blattern, die vollkommen kleineren Pockenpusteln glichen. Nun überzeugte er sich, dass der Mann vor kurzem am linken Oberarm revakziniert worden war und dort 3 große Impfpusteln im Blütenstadium aufwies. Nach 4 Tagen trat eine große Pustel an der Augenbindehaut auf und eine weitere Pustel in der Gegend des rechten Nasenlochs. Diese letztgenannten Pusteln zerfielen eitrig und heilten unter Narbenbildung aus, die zu einer Verwachsung führte.

b) Dr. Mark berichtet noch über einen zweiten von ihm beobachteten Fall dieser Art und nimmt an, dass die Leute die Impfpusteln aufgekratzt und dann unbewusst das Auge berührt oder gerieben hätten.

214. (†) Über einen Fall von Generalisierter Vakzine: Stengel, *Dissertation*, München 1903, beobachtet in der *Von Ranke'schen Klinik* in München:

„Ein Junge, 1 ¼ Jahre. Am 20. 5. 1903 in die Klinik aufgenommen. Die Eltern und ein 4-monatiger Bruder gesund. Der erkrankte Knabe war gesund bis auf ein seit einem Jahr bestehendes Ekzem des Kopfes und Gesichts. Wegen des Ekzems nicht geimpft. Dagegen der jüngere Bruder am 30. 4. 1903 mit Erfolg geimpft. Als die Impfpusteln geplatzt waren und reichlich sezernierten, wurden die Kinder zusammen im selben Wasser gebadet. Seit dem 10. 5. Verschlimmerung des Ekzems. Ein am 17. 5. zugezogener Arzt erkannte angeblich nicht, dass es sich um Vakzine-Infektion handelte, dagegen tat dies Prof. von Ranke sofort. Das ganze Gesicht und die behaarte Kopfhaut, ausgenommen wenige Stellen, mit Vakzine-Effloreszenzen bedeckt. Am Rand der Affektion deutlich gedellte Pusteln, auf Wangen und Stirn sind sie konfluierend; diese ganze Region mit grüngelbem Eiter. Augenlider fest geschlossen. Auch andere Körperstellen sind affiziert. Temperatur bis 41,5 Grad. Am 29. 5. trat der Tod ein."

215. Den aus *„Paul"* gebrachten Fall Blochmann bringe ich hier noch einmal, aber unter einem anderen Aspekt, um wieder einmal zu zeigen, wie amtliche Richtigstellungen aussehen und wie überaus „zuverlässig" diese sind. Man tut wahrlich gut, ihnen insgesamt von vornherein Misstrauen entgegenzubringen. Das System Kirchner mit seiner grenzenlosen Oberflächlichkeit hat eben Schule gemacht. Oder sollte ersteres plötzlich aus diesem lange bestehenden Sumpf hervorgeschossen sein?

Aus: *Ist die Schutzpockenimpfung mit allen notwendigen Kautelen umgeben?* von Prof. F. Blochmann, Tübingen. Medizinalbericht von Württemberg für 1901, Stuttgart 1903: „Tübingen. Das Physikat meldet einen Fall ‚behaupteter Übertragung der Vakzine von einem geimpften auf ein ungeimpftes Kind'. Privatimpfung. Am 16. (nein 21.!) Oktober wurde ein am 4. (nein 7.!) April 1898 geborener, bisher wegen Skrofulose zurückgestellter Knabe geimpft; es entwickelten sich 3 Pusteln. Ein im Berichtsjahr geborenes Schwesterchen (nein, Bruder!), seit frühester Zeit mit einem nässendem Ekzem behaftet, erkrankte einige Zeit nach der Nachschau des Bruders an Fieber und einem universellen Exanthem, gleichzeitig schwerer Störung des Allgemeinbefindens, Keratitis elcerosa (nein, kein Geschwür!) auf einem Auge mit ungünstigem Ausgang. Der berufene Spezialarzt erklärte das Exanthem für Vakzine. Es muss also eine Übertragung vom geimpften Brüderchen auf das nichtgeimpfte Schwesterchen stattgefunden haben. Der Fall dürfte doch sehr zweifelhaft sein und eine Entscheidung wohl erst dann sich fällen lassen, wenn das Kind bei der wirklichen Impfung sich immun erwiese."

Zu diesem Medizinalbericht schreibt Blochmann: „Dieser ‚amtliche' Bericht enthält also zunächst direkt falsche Angaben, von denen wenigstens eine von Bedeutung ist. Der Berichterstatter hat die Pflicht, zu begründen, was ihm an dem Fall so ‚sehr zweifelhaft' erscheint! Ich erlaube mir aber, ihn darauf hinzuweisen, dass sogar eine mit Erfolg ausgeführte Impfung die Diagnose „Vakzine-Übertragung" nicht erschüttern könnte."

216. Aus der *Münchener medizinischen Wochenschrift*, 1911, S. 107, und zwar aus dem Bericht des *Vereins der Ärzte in Halle a. d. Saale*:

„ a) von Hippel: Krankendemonstration: Das 5-jährige Mädchen zeigt am linken Auge ein in der Ausbildung begriffenes, großes, über die Hälfte der Kornea einnehmendes adhärentes Leukom, sowie einen Verlust fast sämtlicher Zilien des oberen Lides. Bei der Aufnahme vor 4 Wochen bestand eine schwere Vakzine-Erkrankung der Lider an beiden Augen, mit absolut typischen klinischen Erscheinungen. Während des Rückgangs derselben trat links am unteren Hornhautrand ein eitriges Geschwür auf, das Pneumokokken in Reinkultur enthielt und einen überaus malignen Verlauf zeigte. Eine Kauterisation war vergeblich, erst Querspaltung brachte es zum Stehen. Das Kind ist zur üblichen Zeit mit Erfolg geimpft worden; jetzt ist der Bruder, 4 Wochen vor der Augenerkrankung der Patientin, geimpft. Die Pusteln sollen noch geeitert haben, als Patientin erkrankte.

b) Der Vortragende zeigt noch die Dias von zwei selbst beobachteten Fällen schwerster, allgemeiner Vakzineerkrankungen, in denen im ganzen Gesicht, an der Kopfhaut sowie am Körper ausgedehnte, von Blatternnarben nicht unterscheidbare Narben zurückgeblieben waren. Er machte auf die große praktische Bedeutung solcher Fälle aufmerksam."

217. (28 †) Nach dem *67. Annual Report of the Registrar-General in London* starben im Jahr 1904 in England 28 Personen infolge der Impfung.

218. *Medizinalstatistische Mitteilungen des Kaiserlichen Gesundheitsamtes*, Berlin, 1905, S. 109: Arzt Dr. H. in N. impfte am 7. 3. 1904 sein am 12. 4. 1903 geborenes Kind W., welches vollkommen gesund und kräftig erschien. Die Impfung geschah peinlich aseptisch, (abgesehen von dem „Dreck", den sie selbst enthält), die Lymphe wurde mit sterilem Instrument direkt aus der Tube entnommen. Am 14. 3. schossen 12 linsengroße Impfpusteln auf; am 20. fing die ganze Impfstelle stark zu eitern an; es bildeten sich tiefe Löcher, welche noch am 29. 3. eiterten, das Kind war sehr heruntergekommen. (Weshalb hat denn dies etwas mit der Impfung zu tun? Weil es das Kind eines Arztes ist? Will man hier nicht auch die Eltern verantwortlich machen?)

219. *Münchener medizinische Wochenschrift*, Nr. 35; aus dem eigenen Bericht des ärztlichen Vereins Erlangen, 118. Sitzung vom 18. 7. 1911: „Herr Jamin zeigt ein Kind mit schwerer Vaccine generalisata nach Erstimpfung."

220. (†) Kreisarzt Dr. Risel, Halle. Aus dem *Impfgegner*, Nr. 11, 1911: „Im April des Jahres erkrankten auf dem Stadtgut bei Halle 3 Polen an Pocken. Eine damalige Anfrage mit Rückporto bei dem Stadtgutpächter, ob es sich um echte Pocken handle und die betreffenden vorher geimpft worden seien, blieb unbeantwortet. Jetzt veröffentlicht der Königliche Kreisarzt Dr. Risel in der *Deutschen* *medizinischen Wochenschrift* vom 7. 9. einen Bericht als *Beitrag zum Nachweis der Schutzimpfung*. Er berichtet: ‚Ein 15-jähriges Mädchen, ohne Impfnarben, wurde am Tag der Ankunft geimpft (!), erkrankte nach acht Tagen an den echten Pocken (natürlich nicht infolge der Impfung!!) und starb einige Tage darauf.

Ein 16 Jahre altes Mädchen hatte eine Impfnarbe aus der Jugend; (aus welchem Jahr?) es ist viermal in Deutschland gewesen, ohne wiedergeimpft worden zu sein. Am Tag der Ankunft wurde es geimpft (!), erkrankte 8 Tage darauf an den Pocken (das hat mit der Impfung gar nichts zu tun!!) und wurde gesund.

Ein 18 Jahre alter Bursche hatte aus der Jugend 3 Impfnarben. Er war dreimal in Deutschland tätig gewesen und dabei zweimal ohne Erfolg geimpft, das letzte Mal nicht geimpft worden. Er wurde am Tage der Ankunft geimpft, (also in 18 Jahren zum vierten Mal!!), erkrankte 8 Tage darauf leicht an Pocken und wurde gesund.'"
(Und das kommt immer noch nicht vom Impfen? Ein idealer Impfschutz!!)

221. (2563 †) Aus: *„Warum wird noch geimpft?"* von Dr. med. Boden:

„2563 Todesfälle nach ‚Schutz'-Pockenimpfung:

- 11 an Impfkrankheiten in Bayern, (Zentralimpfarzt Dr. Giel, Schutzpockenimpfung 1830, 159);
- 1 an Impfkrankheit, (Dr. Sparks, *Westjournal of medical and physical society*, Cincinatti, 1830, 3, 156);
- 3 an Rose, (Morland, *American Journal of the medical sciences*, 1850, Okt.);
- 7 an Impfkrankheiten, (*Bericht des Königlich Württembergischen Medizinal-Kollegs* 1854-63);
- 163 an Rose, (*Erster ärztlicher Bericht des St. Petersburger Kaiserlichen Findelhauses* 1857);
- 4 an Rose, (1859 im Bayerischen Heer, Zentralimpfarzt Dr. Reiter, *Ärztliches Intelligenzblatt*, 1875, Nr. 2);
- 13 an Rose 1853-63 in Wien, (Prof. Dr. Auspitz, *Wiener medizinische Wochenschrift*,1873, Nr. 3);
- 148 an Impfkrankheiten, (Dr. Rauchfuß; *Compte-rendu med. sur la maison imp. des enfants trouvés de St. Ptersburg,* 1864, 56);
- 57 an Rose in Wien, (Dr. Fürth, *Jahrbuch für Kinderheilkunde*, 1863);
- 142 an Impfkrankheiten, (Dr. Bock, ärztl. Bericht des *St. Petersburger Kaiserlichen Findelhauses* 1868);
- 10 an Rose, 1861-71 in Bayern, (Geheimer Obermedizinal-Rat Dr. Pfeiffer, Weimar, *Vakzination,* 1884, 56);
- 92 an Rose, (ärztl. Bericht des *St. Petersburger Kaiserlichen Findelhauses* 1869-71);

- 2 an Rose 1871 in Thüringen, (Geheimer Obermedizinal-Rat Dr. Pfeiffer, Weimar; *Zeitschrift für Epid. u. Gesundheitspflege*, 1871, Nr. 6);
- 15 an Rose 1872 in Preußen, (Prof. Dr. Eulenberg, *Vierteljahrzeitschrift für gerichtliche Medizin und öffentliches Sanitätswesen*, 1872, 129);
- 2 an Rose, (Dr. Garland; *Boston medical and surg. Journal*, 1872, 23. 5., 328);
- 1 an Rose, (Prof. Dr. Hebra, Wien, *Lehrbuch der Hautkrankheiten*, 1874, 1. § 229);
- 1 an Knochenmarkentzündung, (Prof. Dr. Soltmann-Breslau; *Jahrbuch für Kinderheilkunde*, 1874, 98);
- 4 an Rose, 1874 im österreichischen Heer, (Dr. Krügkula, *Wiener medizinische Wochenschrift*, 1874, Nr. 74);
- 4 an Rose in Radeberg, Sachsen, (Dr. Meinert, *Deutsche medizinische* Wochenschrift, 1876, 417);
- 1 an Blutvergiftung, (Dr. Hawes, *Med. rec.,* 1877, Dez., 813);
- 50 an Rose 1874-78 in Preußen, (Geheimer Ober-Medizial-Rat Dr. Pfeiffer, Weimar, in: *Vakzination*, 1884, 56);
- 4 an Impfkrankheit, (2 davon in: Dr. Luce, Boston, *Medical and surg. Journal*, 1873, 88, 78; 1 davon in: Dr. Wheeler, ebenda 547; 1 davon in: Dr. Peters, ebenda 1879, 100, 894);
- 3 an Verblutung, (Dr. Henschel, *Schmidts Jahrbuch*, 1863,117,329; Prof. Dr. Stromeyer, *Chirurgische Krankheiten des Kopfes*, 1864, 120; sowie Prof. Dr. Pott, *Berliner klinische Wochenschrift*, 1879, 656);
- 390 an Rose in England und Wales, (*Annual reports of the registrar- general*, 1859-80);
- 9 an Rose 1880 in Preußen, (Geheimer Ober-Medizinal-Rat Dr. Pfeiffer, in: *Vakzination*, 1884, 57);
- 5 an Impfkrankheit, (Dr. Ensinger, *Transactions of Illinois medical society*, 1882, 32, 70;
- 3 an Rose im holländischen Heer, Dortrecht 1883, (*Royal comm. of vacc. 3. Ver.*);
- 6 an Blutvergiftung in Aspières, (Brouardel, *Rapport sur les accid. survenus à la suite d'une série de vacc. faites à Aspières*, Paris 1885);
- 1 an Impfkrankheit, (Dr. Lacour, *Lion. med.*, 1889, 61,537);
- 2 an allgemeinem Impfausschlag, (Dr. Longet; *Gazette hebd. de med.*, 1885, 22, 681; Dr. Gancher, *Bulletin de la soc. franç. de derm. et syphyl.*, 1891, 2. 21;

- 1 an Skorbut, (Prof. Dr. W. Koch-Dorpat, *Verhandlungen der 9. Versammlung der Gesellschaft für Kinderheilkunde 1891 in Halle*, 1892);
- 61 an Starrkrampf, (Prof. Dr. Mc. Farland, *Lancet*, 1902, 13. Sept.);
- 226 an Impfkrankheiten 1882-1907 in Deutschland, (*Arbeit*, Band 1, 2, 5-7, und *Medizinisch statistische Mitteilungen*, Bd. 1-13, aus dem Kaiserlichen Gesundheitsamt);
- 1.121 an Impfkrankheiten in England und Wales, (*Annual reports of the registrar-general*, 1881-1908)."

(Mehr nicht? Und dann dabei in Rücksicht gezogen, dass es sich nur um amtlich zugestandene Todesfälle handelt. Dazu die ungeheure Zahl von Impfkrankheiten ohne tödlichen Ausgang und dazu noch das noch viel größere Heer der nicht gemeldeten, nicht anerkannten, abge-leugneten und vertuschten Impfschäden! Wahrlich, eine recht harmlose Leistung dieser heiligen, unfehlbaren Staatswissenschaft!)

222. *Münchener medizinische Wochenschrift*, Nr. 38, 1911, S. 2019. Aus dem Artikel: *Über einen eigentümlichen Verlauf von Impfpusteln (vaccina serpiginosa)* vom Kreisarzt Dr. Meder in Köln am Rhein:

„Einen Fall, der sowohl das lokale Weiterkriechen der Vakzine am Impfort als auch die Ausstreuung über den ganzen Körper zeigte, hatte ich im Jahre 1909 zu beobachten Gelegenheit. Da derartige Fälle doch nicht so ganz häufig und daher manchem Kollegen unbekannt sein dürften, lohnt wohl die Veröffentlichung des Falls:

Das Kind Th., geboren am 29. 8. 1908, war am 27. 10. 1909 von dem städtischen Impfarzt Dr. X zugleich mit einem anderen Kind aus dem Haus privat geimpft worden. Während die Pusteln bei dem anderen Kind sich sehr schnell und stark entwickelten, waren dieselben am Tag der Nachschau bei Kind Th. noch auffallend klein und unentwickelt. Während aber die Borken bei jenem schon abgefallen waren, fand ich, als mich Dr. X am 19. 11. 09 zu dem Kind Th. rief, weil die Pusteln einen ganz eigentümlichen Verlauf genommen hatten, eine 4 cm breite und fast 6 cm lange, etwas erhabene, grau-weiße bis gelblich-weiße Partie an der Impfstelle. Diese Eruption hatte ziemlich scharfe Ränder, die an mehreren Stellen deutlich konvexe runde Ausbuchtungen zeigten, als ob sie durch Zusammenfließen von rundlichen Blattern entstanden sei. Die Oberhaut war, außer an den Stellen der ursprünglichen Impfpusteln, erhalten, durch Exsudation unter ihr in die Höhe gehoben. Die Stelle fühlte sich ziemlich derb an, es handelte sich offenbar um eine Riesenpustel, die nach ihrem Aussehen und nach den bestimmten Angaben der Mutter sich dadurch entwickelt hatte, dass die Impfpusteln sich allseitig in die Fläche ausbreiteten und unter Ausstreuung weiterer sekundärer Pusteln zu diesem großen Gebilde konfluiert waren. Sie war von einer nicht sehr breiten und starken Rötung umgeben, innerhalb deren sich einzelne gut entwickelte und zahlreichere kleine, stecknadelkopf- bis linsengroße, kleinste Vakzinepustelchen fanden. Am rechten Handgelenk, an der Beugeseite des Grundgliedes des rechten Mittelfingers, an der Stirne rechts über dem Auge, am rechten Knie, innen am rechten Oberschenkel, in der Schenkelbeuge links an der Stelle eines Intertrigo, an der Hinterseite des linken Oberschenkels, an der Vulva, unter der linken Fußsohle und hinten ganz oben zwischen den Schulterblättern: typische Vakzinepusteln von 6-8 mm Durchmesser, z. T. mit leicht gerötetem Hof. Außerdem am Körper verstreut: einzelne stecknadelkopfgroße, im Aufschießen begriffene Pustelchen.

Das Kind hatte am Tag vorher stärker gefiebert, war sehr unruhig gewesen; auch bei der Untersuchung war es noch recht verdrießlich. Außer dem Intertrigo in der linken Schenkelbeuge fanden sich keinerlei Ausschläge oder Verletzungen der Haut.

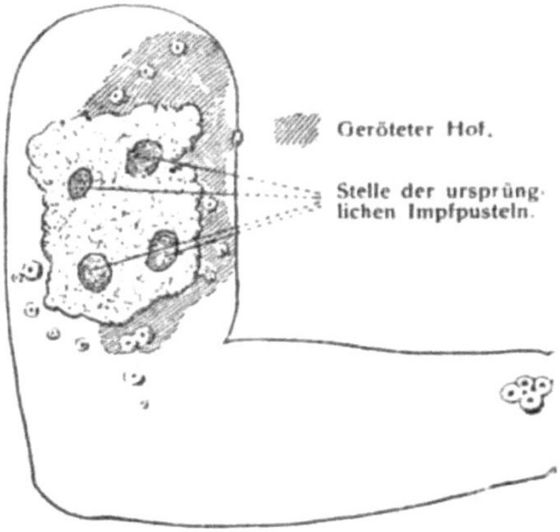

Das Bild erinnerte ganz an die Abbildungen von Kirtland, aus 1802, von Pockenimpfungen vom 13. und 14. Tag, (!!) wie sie sich wieder abgedruckt finden in der Jenner-Jahrhundert-Nummer des *British Medical Journal* vom 23. 5. 1896, nur dass in unserem Fall die Blattern am Körper ganz verschiedenen Alters, offenbar in Schüben aufgetreten waren. Der Befund am Arm gibt vorstehende, von mir am 19. 11. entworfene Skizze wieder. (...)

Am 22. 11. saß das Kind ganz munter spielend auf dem Schoß der Mutter. Am Arm hatte sich der größte Teil der Flächenpustel abgestoßen, tiefere Defekte bestanden aber nur an Stelle der vier ursprünglichen Impfblattern, deren Grund sich auch schon gut gereinigt hatte. Kaum noch Rötung, nur geringe Achseldrüsenschwellung, ohne nennenswerte Schmerzhaftigkeit. Die Pusteln am Körper waren fast alle eingetrocknet, die unter der Fußsohle noch geschlossen, deutlich eitrig.“

223. (28 †) Aus: *„Impfgegner“*, Nr. 2, 1912: „Die *Gesellschaft der Impfgegner* in Hamburg hielt unlängst unter dem Vorsitz des Herrn Philipp Gärtner eine Sitzung ab. Herr H. G. Bergmann teilte mit, dass es der Rechtsschutzkommission gelungen sei, einen günstigen Vertrag mit einem Rechtsanwalt abzuschließen, sodass in Zukunft alle Mitglieder freien Rechtsschutz in Impfprozessen genießen. Ferner berichtete er, dass nach der *Ärztlichen Sachverständigen-Zeitung*, deren Redaktionsstab auch Geheimrat Kirchner angehöre, im Jahr 1910 in Preußen 28 Todesfälle in Zusammenhang mit der Impfung konstatiert seien. Herr A. H. W. Schultz brachte zur Kenntnis, dass im *Amtsblatt* der Stadt Hamburg vom 31. Dezember 1911 zu lesen sei, dass in der Regel kein Impfstoff zur Versendung kommen solle, der nicht vorher probeweise verimpft worden ist. Stehen zur Impfung Menschen nicht zur Verfügung, so hat die Probe-Impfung ausnahmsweise an Kaninchen (Ohr oder Auge) zu erfolgen. Mit Recht erlaubte sich der Referent die Frage, aus welchen Kreisen wohl die Kinder genommen würden, an denen man die Gefährlichkeit der Lymphe ausprobiere."

224. Aus: *„Impffrage"*, Nr. 2, 1912: „Todesfälle und schwere Erkrankungen infolge der Impfung gibt der Königlich-Bayrische Zentralimpfarzt Medizinalrat Dr. Stumpf in der *Hygienischen Rundschau*, Berlin (Verlag von A. Hirschwald), XV. Jahrgang, 1905, S. 99-103, unumwunden zu. Er schildert den Tod eines Impflings in Ettenbeuren (Bezirks-Amt Burgau i. Schwaben) im Jahr 1902 und schreibt: ‚Vereinzelte Todesfälle hat es unter den mit Vakzine geimpften Kindern ab und zu immer gegeben. (…) In Bezug auf das Ekzem stimmen zwar die viel erfahrenen Impfärzte darin überein, dass ein mit Ekzem behaftetes Kind nicht geimpft werden darf, weil auf die erkrankten, nässenden und rezernierenden Hautflächen das Vakzinevirus (‚Impfgift') übertragen werden kann, wodurch die schwersten und für das Leben des Impflings bedenklichsten Folgen entstehen können; aber dieser Erfahrungssatz ist heute doch noch weit entfernt, Gemeingut aller mit der Schutzpockenimpfung beschäftigten Ärzte zu sein. Im Gegenteil sind heute noch nicht wenige Ärzte der Meinung, dass durch die Schutzpockenimpfung ein bestehendes Ekzem sogar günstig beeinflußt werden könne.

Welches Unheil dadurch angerichtet wird, beweist das Buch von Professor Blochmann in Tübingen: *Ist die Schutzpockenimpfung mit allen notwendigen Kautelen umgeben?'* Stumpf fährt fort: ‚Wenn von Impfärzten gegen die allgemeine Erfahrung verstoßen wird, und Kinder, die an Ekzem leiden, von der Schutzpockenimpfung nicht ausgeschlossen werden, so steht solchem unvorsichtigen (oder verbrecherischen?) Tun allerdings als Milderungsgrund die Tatsache zur Seite, dass in verbreiteten Lehrbüchern von der Behandlung der möglichen Folgeerscheinungen der Impfung im allgemeinen wie von jener des Vakzine-Ekzems im besonderen vielfach nichts zu finden ist.' – Ignoranz als Milderungsgrund! Jeder Kommentar hierzu ist überflüssig!

Aber es kommt noch besser: ‚Es sind den Impfärzten auch Fälle bekannt geworden, bei denen es sich um eine Übertragung des Vakzinevirus (warum nicht ‚Impfgiftes'?) auf nicht geimpfte Kinder handelte. Da solche Fälle jedoch nicht in den Listen unterzubringen waren, so blieben dieselben häufig (doch wohl meistens!) unerwähnt und wurden deshalb schnell wieder vergessen (nämlich von den Herren Impfärzten, nicht von den durch diese oft schrecklichen Vergiftungen Betroffenen und nicht selten dauernd Geschädigten und von deren Angehörigen). Wie trotz aller Vorschriften und Warnungen (Blochmann u. Stumpf!) tatsächlich doch verfahren wird, beweisen die Mitteilungen von Chalybäus über die öffentlichen Impfungen in Dresden (a. a. O. S. 105). Es wurden dort 1878-1886 insgesamt 7767 mit Leiden behaftete Erstimpflinge (nahezu ¼ aller), darunter 556 Ekzematöse, 1981 rachitische, 877 skrofulöse, 1367 allgemein schwächliche, 20 an Masern (doch wohl auch im allgemeinen Impftermin? – Eine saubere Hygiene!!!), 164 an Keuchhusten, 18 an Syphilis, 266 an Bronchial- und Lungenkatarrh erkrankte Kinder geimpft.'

Was sagen dazu das Kaiserliche Gesundheitsamt und der Reichstag? – Herr Ehalybäus entschuldigt sich mit folgendem klassischen Satz: ‚Vom Impfling angesteckt werden kann auch jeder Gesunde in dessen Umgebung.' – Ein netter Trost! *Dr. H. Molenaar, München-Solln II.*“

225. Zu nebenstehender Abbildung bemerkte der Regierungsvertreter, der Geheime Obermedizinal-Rat Prof. Dr. Kirchner, Vortragender Rat im Ministerium des Innern, ein Mitglied der wissenschaftlichen Deputation für das Medizinalwesen usw. im Reichstag und in seinem Buch *„Schutzpockenimpfung und Impfgesetz“*: „Wann das Kind geimpft wurde wie lange es nach Impfung erkrankte und starb, und was ihm gefehlt hat, davon enthält die Todesanzeige nichts. Die einfache Behauptung ist aber kein Beweis für den Zusammenhang des Todes mit der Impfung!“

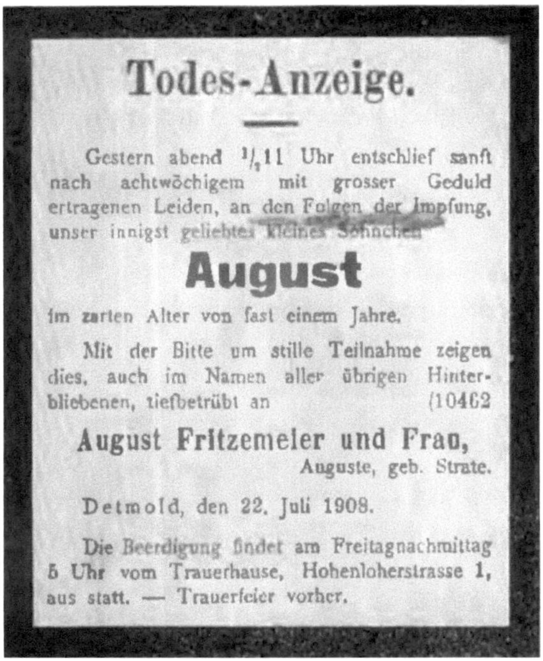

Todes-Anzeige.

Gestern abend ½11 Uhr entschlief sanft nach achtwöchigem mit grosser Geduld ertragenen Leiden, an den Folgen der Impfung, unser innigst geliebtes kleines Söhnchen

August

im zarten Alter von fast einem Jahre.

Mit der Bitte um stille Teilnahme zeigen dies, auch im Namen aller übrigen Hinterbliebenen, tiefbetrübt an (10462

August Fritzemeier und Frau,
Auguste, geb. Strate.

Detmold, den 22. Juli 1908.

Die Beerdigung findet am Freitagnachmittag 5 Uhr vom Trauerhause, Hohenloherstrasse 1, aus statt. — Trauerfeier vorher.

Dazu schrieb ich in *„Unerhört“*: „Das nennt sich Widerlegung und Beweis! Eine solch einfache Verneinung ist doch wahrlich noch lange kein Beweis dafür, dass hier kein Impfschaden vorliegt. Solch oberflächliche Redensarten berechtigen nicht, von ‚angeblichen Impfschaden' zu reden, am allerwenigsten breitspurig im Reichstag zu behaupten: ‚von denen ich den Nachweis geführt habe, dass es keine Impfschäden gewesen sind'. Dazu gehört doch etwas mehr Gründlichkeit!

Da nun obendrein der Name August Fritzemeier und Frau, Auguste, geborene Strate, angegeben ist; da ferner Detmold, den 22. 7. 1908, darunter steht und das Ganze die Todesanzeige einer Zeitung darstellt, so hätte es dem mit unseren Steuern arbeitenden Regierungsvertreter und seinem Stab ein Leichtes sein müssen, die ihm so wichtig erscheinenden Angaben in Erfahrung zu bringen! Wenn wir nur so einfach, wie er, zu befehlen und ein Heer von Beamten in Bewegung zu setzen hätten, auf Kosten Anderer – ja, dann wäre der ganze Impfwahn schon längst auf und davon, mit seinen Regierungsvertretern. Zum Überfluss steht unter dem Bild: ‚Der Impfarzt äußerte dem Vater gegenüber, die Sache werde noch ein gerichtliches Nachspiel haben. Es kam jedoch zu keinem Strafverfahren.'“

Hierzu sagt der *„Impfgegner“*, 1908, S. 76: „In Detmold starb am 21. 7., wie es in einer Todesanzeige der *Lippeschen Landeszeitung* heißt, nach achtwöchigem Leiden an den Folgen der Impfung das noch nicht 1 Jahr alte Söhnchen der Familie August Fritzemeier. Das Kind ist, wie wir einer Mitteilung des Vaters entnehmen, am 8. 6. 1907 geboren und am 26. 5. 1908 geimpft worden. Bis zur Impfung ist es nicht krank gewesen. Die ersten 8 Tage waren die Impfpusteln klein, in der zweiten Woche schwollen sie an, und in der dritten Woche, wo sie bei anderen Kindern abheilten, zeigten sich an den Impfstellen Eiterblasen. Auch an anderen Stellen des Körpers entstand ein Ausschlag. Ein hinzugezogener Arzt erklärte, dass das Kind infolge der Impfung durch und durch krank geworden sei. Der Kreisphysikus, der die Leiche untersuchte, sagte, er habe schon 15 000 Kinder geimpft, aber so etwas hätte er noch nicht gesehen. Angesichts dieses neuen überaus traurigen Todesfalles liegt die Frage nur allzu nahe: Wer kann heute noch mit gutem Gewissen die Verantwortung für das Reichsimpfgesetz übernehmen?“

226. *Medizinisch-statistische Mitteilungen aus dem Kaiserlichen Gesundheitsamt*, Band 12 (1909) Seite 130; aus dem Abschnitt *„Die Ergebnisse des Impfgeschäftes im deutschen Reiche für 1906“*:

„Schwieriger zu beantworten ist die Frage nach den Beziehungen der Impfung zu der Erkrankung eines Kindes in Hamburg an Kinderlähmung. Das Kind hat am Tage nach der Impfung die Füße nicht mehr angesetzt, den linken Arm nicht mehr bewegt und an allen Gliedern gezittert. Die Impfung ist im Übrigen wie gewöhnlich verlaufen; das Kind behielt aber eine Lähmung des linken Armes infolge von Poliomyelitis (Rückenmarkentzündung) zurück."

227. Ein gleicher Fall ist im Jahr 1901 im Königreich Sachsen beobachtet worden (*Medizinisch-statistische Mitteilungen*, Band 8, Seite 239), ohne dass sich jedoch ein anderer als ein zeitlicher Zusammenhang zwischen der Impfung und der Erkrankung feststellen ließ.

228. Sanitätsrat Dr. Bilfinger schreibt in *„Genickstarre, Kinderlähmung und Impfung"*: „Ein Vater aus Hohenlimburg teilte mir mit, dass sein 1 ½-jähriges Kind bis zur Impfung ganz gesund gewesen sei; danach habe es einen eitrigen Hautausschlag am Körper bekommen und 4 Wochen nach der Impfung sei es an Kinderlähmung erkrankt."

229. Ein Pfarrer aus der Rhön schrieb S.-N. Dr. Bilfinger, er und seine Frau seien ganz gesund, auch sein 2 ½-jähriges Töchterchen bis zur Impfung. Einige Wochen danach sei es ohne besondere Ursache bedenklich krank geworden und nach einigen Tagen habe sich an einem Beine eine Lähmung bemerkbar gemacht. Das Kind sei schon dreimal operiert, laboriere aber immer noch an der Lähmung.

230. (†) In München starb 1909 ein Soldat an Genickstarre. Hauptmann L. antwortete auf eine Anfrage des S.-N. Dr. Bilfinger:

„Ich teile auf Ihre Anfrage vom 21. 11. ergebenst mit, dass der am 14. 11. des Jahres an Genickstarre verstorbene Soldat dem 1. Jahrgang angehört und ebenso wie alle anderen Leute bestimmungsgemäß am 6. 11. des Jahres geimpft worden ist."

Der Vater des Verstorbenen, Besitzer einer galvanoplastischen Anstalt in München, schreibt dazu: „Mein Sohn war immer ausnehmend gesund und lebensfroh. 3-4 Tage nach der Impfung anscheinend leicht an Mandelentzündung erkrankt, bekam er anfangs Zimmerschonung, kam aber schon am Tage darauf ins Revier. Erst als er sich hier erbrechen musste, stellte man fest, dass es nicht Mandelentzündung, sondern eine andere Krankheit sein könnte. Er kam nun abends 6 Uhr schwer krank ins Lazarett, wo er am anderen Morgen 10 ½ Uhr an Genickstarre starb."

231. *Münchener medizinische Wochenschrift* vom 16. 11. 1909, S. 2355: „Einer dieser Fälle war dadurch ausgezeichnet, dass die Erkrankung sich anscheinend an die Impfung anschloss, was ja auch anderswo, wenn auch selten, beobachtet (…)

Wilhelm R., 11 Monate, früher gesund, wurde am 15. 9. 1909 am rechten Arm geimpft, am 16. 9. trat abends Fieber auf, am 17. 9. abends Erbrechen, das Kind ließ alle Glieder hängen und bewegte sich kaum, auch den Kopf nicht; es konnte nicht mehr sitzen, was es früher gut gekonnt hatte. Allmählich besserte sich der

Zustand wieder, aber der rechte geimpfte Arm blieb fast völlig lahm; das Kind ließ den Kopf vornüber hängen und konnte nicht mehr sitzen."

232. *Hallesche Nachrichten*, Nr. 4, 1910, 3. Jahrgang: „Dr. Herzfeld, Halle, stellte in der Sitzung des *Vereins der Ärzte* am 1. 12. 1909 einen 7-jährigen Knaben vor, der an Lähmung und Schwund des Schultermuskels leidet. Die Lähmung trat am 8. Tage nach der im Alter von einem halben Jahr ausgeführten Pockenimpfung plötzlich ein. Selbstverständlich wurde jeder Zusammenhang mit der Impfung in Abrede gestellt. Dr. Stölzner erklärt, dass ähnliche Fälle von Lähmung des Schultermuskels recht häufig in orthopädisch-chirurgische Behandlung kommen."

233. (†) In Neu-Ulm wurde ein Soldat am 3. 11. 1909 geimpft, erkrankte am 5. 12. 1909 und starb an Genickstarre am 6. 12. 1909; so nach der Meldung des betreffenden Hauptmanns.

234. (2 †) In Paderborn erkrankten gleichzeitig Ende Januar 1910 drei Mann an Meningitis. 2 davon starben; der dritte liegt noch hoffnungslos darnieder. Geimpft wurden diese Soldaten am 23. 11. 1909. Der dritte erkrankte am 21. 1. 1910, nachdem er am 20. 1. abends noch völlig gesund bei den Proben für den 27. 1. mitgewirkt hatte. Nachts plötzlich hohes Fieber; am 21. Schmerzen im Unterleib, worauf Blinddarm-Entzündung vermutet wurde. Erst am 22. 1. wurde Genickstarre festgestellt. Später verlor er das Augenlicht und starb am 27. 1. nachmittags. (Ausführlich beschrieben von Sanitätsrat Dr. Bilfinger im *Archiv für phys.-diät. Therapie*, 12. Jahrgang, Heft 3, 1910.)

235. (†) Bei einer anderen Kompanie in Paderborn, 1909, kam ein ganz ähnlicher Fall vor. Ansteckung ist dabei völlig ausgeschlossen.

236. (†) Noch ein ähnlich verlaufener Fall mit tödlichem Ausgang ereignete sich auf dem Übungsplatz in Friedrichsfeld bei Wesel im Jahre 1907.

237. (3 †) In *„Genickstarre, Kinderlähmung und Impfung"* schreibt Sanitätsrat Dr. Bilfinger auf Seite 22: „Der betreffende Kompanie-Chef schrieb mir am 16. 2. 1910, dass sämtliche 3 Erkrankte am 3. 11. 1909, wie alle Rekruten, geimpft seien. Alle 3 gestorben. Bei einem sogleich Lähmungserscheinungen, weshalb an Gelenk-Rheumatismus gedacht wurde; bei 2 Anzeichen eines heftigen Magen- und Darm-Katarrhs. Bei allen dreien von schwerer Influenza begleitet. Bei 1 und 3 sei sehr rasch Bewusstlosigkeit aufgetreten."

238. Sanitätsrat Dr. Bilfinger im *Naturarzt*, Nr. 4, 1910, 38. Jahrgang, S. 98: „Gleich nach der Impfung bekam das Kind die ganze Brust und den Leib voll kleinen Ausschlags. Dafür verschrieb der Arzt eine Salbe. Die jetzige Krankheit äußert sich in völliger Lähmung der rechten Hand und des rechten Beines."

239. Sanitätsrat Dr. Bilfinger im *Naturarzt*, Nr. 4, 1910, 38. Jahrgang, S. 98: „Kräftiger Knabe der Frau H. F. aus Wittenberg; stand mit ½ Jahr stramm auf den

Beinen. Am 5. 5. 1909 geimpft, am 9. 5. hing das linke Bein schlaff herab; die Pocken waren sehr stark aufgegangen und das Kind sehr unruhig. Am 19. 5. 1909 Krampfanfälle und der ganze Körper gelähmt. Die Krämpfe verschwanden, die Lähmung blieb."

240. „Dr. E. aus Köln-Deutz; Tochter im 11. Monat durch den Hausarzt am 27. 9. 1909 geimpft. Am 5. 10. lernte es noch auf der Straße gehen. Am 5. u. 6.10. wurde es unruhig und bekam etwas Fieber. Der Arzt stellte Spinalkinderlähmung fest. Das rechte Bein ist völlig gelähmt." (Beschrieben von Sanitätsrat Dr. Bilfinger, im *Naturarzt*, Nr. 4, 1910, 38. Jahrgang, S. 98.)

241. „Bei dem gesunden Buben des Postassistenten Z. aus Ohrdruf trat 8 bis 10 Tage nach der Impfung eine vollständige Starre der Genickmuskulatur ein. 3-4 Wochen lang konnte er den Hals nicht 1 cm drehen. Das Gesicht stand nach der Seite gedreht. Die Augen standen etwa 3 Tage lang verdreht. Bis heute (März 1910) noch hat das Kind unter den Pusteln zu leiden, die den ganzen Körper bedecken und stark jucken." (Beschrieben von Sanitätsrat Dr. Bilfinger, im *Naturarzt*, Nr. 4, 1910, 38. Jahrgang, S. 98.)

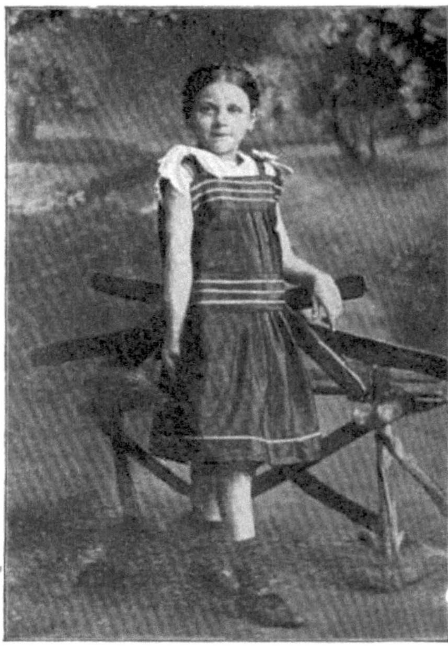

Bild zu Fall 242

242. München 1910. Die 12-jährige Tochter Anna des Schriftsetzers M. Trost in München: Anna Trost war vor der ersten Impfung vollkommen gesund und schon am 5. Tag nach der Impfung war es am geimpften Arm gelähmt. Gegen eine zweite Impfung im April 1909 legte der Vater Widerruf ein unter dem Hinweis darauf, dass die Polizei-Behörde eine Gewähr dafür übernehme, dass eine neue Gesundheitsschädigung nicht stattfinden werde. Am 4. April 1910 erfolgte nach voraufgegangener Weigerung eine Einladung aufs Polizei-Bureau, wo der General-Impfarzt erklärte, die Impflähmung sei eine Art Hundetollwut. Da das Kind von Geburt an gesund war und nur Masern und Keuchhusten gehabt hat, so ist Trost überzeugt, dass nur die Impfung die Lähmung des Armes verursacht haben kann. Dr. Stumpf selbst stellte das Kind wieder ein Jahr zurück, nachdem es seiner Überredung nicht gelang, die Eltern von der Nützlichkeit der Impfung zu überzeugen. Trost will sich mit einem Bittgesuch an den Reichstag und den Bayrischen Landtag wenden mit Entschädigungs-Ansprüchen. Das Kind befindet sich in einem so elenden Zustand, dass dasselbe die 6. Klasse nicht mehr besuchen kann wegen allgemeiner Schwäche. Die besorgten Eltern sehen ihr Kind dem Elend preisgegeben, wenn es einmal der Stütze der Eltern beraubt ist.

243. (†) August Hofmann, Kreuznach, Kirchgasse 5, beschreibt nach der Darstellung des Impftodesfalles seines ersten Kindes den Tod seines zweiten. Der Brief stammt vom 26. 5. 1911: „Im Mai desselben Jahres bekam unser 4 Jahre alter Junge eine Lähmung an der linken Seite. Der Arzt stellte Gehirnhaut-Entzündung fest. Nun haben wir noch ein Kind von einem Jahre und stehen wieder vor der Impfung. Was sollen wir tun, um diese zu verhindern?"

244. Dr. med. Dankert, Arzt in Halle/Saale, Keilstraße 50I. schrieb am 5.5.1911: „Bald nach der Impfung erkrankte das Töchterchen des Pastor Sch. in B. bei M. an Kinderlähmung, welche schwere Folgen hatte und noch besteht. Eine Hand und ein Fuß sind noch fast völlig gelähmt, trotz eingehender Behandlung in der Privatklinik des Prof. W. in Halle.

Auch sonst habe ich als früherer Impfarzt und hier bei Privatimpfungen schwere Störungen des Allgemeinbefindens festgestellt, leider aber nicht darüber Buch geführt."

Dann schrieb Dr. med. Dankert am 8. 8. 1911: „Wie fast immer erhielt ich von Pastor Sch. gegen früher völlig abweichende und nichtssagende Berichte. Die Furcht vor seinem Hausarzt, auf den er in dem kleinen Ort angewiesen ist, verschloss ihm offenbar den Mund, als von Veröffentlichung die Rede war."

245. Dr. med. Dingselder, Wildbad-Burgbernheim, schreibt am 15. 5. 1911: „Gestern hatte ich Gelegenheit, 2 Fälle von Impfvergiftung (halbseitige Lähmungen) festzustellen. Ich werde sie photographieren und Ihnen dann senden."

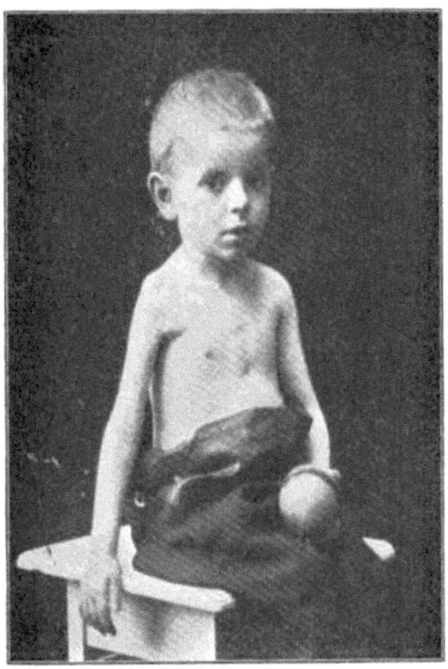

Bild zu Fall 246.

246. Roman Majewski, am 30. Januar 1908 geboren und am 7. Mai 1909 durch Dr. Levi in Essen geimpft. Bald darauf wurde der rechte Arm gelähmt. Die Ärzte erklären die Lähmung für unheilbar. Damit sieht die Zukunft des Kindes recht traurig aus. Der gelähmte Arm besteht nur aus Haut und Knochen. Der Vater wendete sich an das Preußische Abgeordnetenhaus mit der Bitte um eine Entschädigung. Die Regierung, die auch für diesen Impfkrüppel ganz allein verantwortlich ist, lehnte jede Entschädigung ab. Natürlich ist es einfacher, unter Missachtung von Gesetz und Verfassung, eine Impfung mit Hilfe des gewöhnlichsten und verachtungswürdigsten Polizeizwanges herbeizuführen, am Ende ohne Verantwortung, d. h. unverantwortlich, alles gehen zu lassen und obendrein jeden Schaden glatt abzuleugnen.

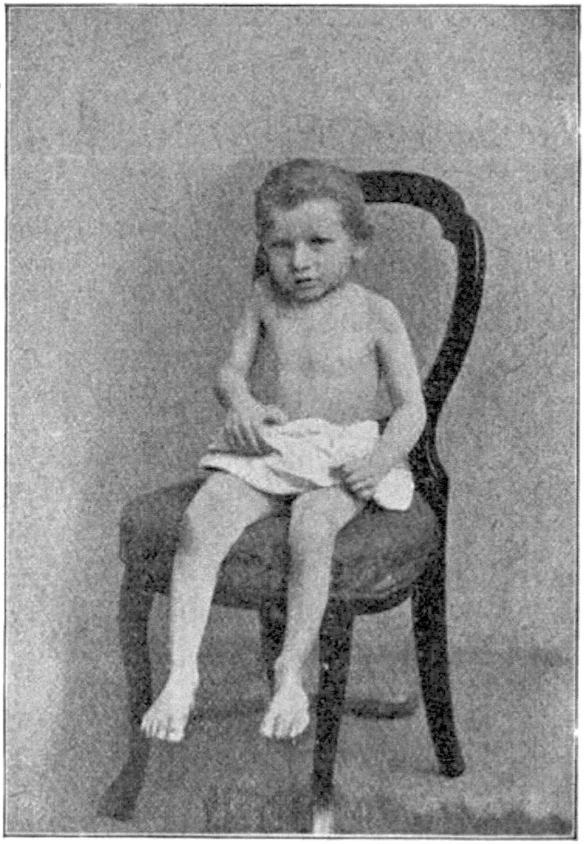

Bild zu Fall 247.

247. Marie Käßler, Waldsassen in Oberfranken, wurde am 1. Februar 1893 geboren und bis zu einem Jahr gestillt. Gleich nach der Impfung stellte sich starkes Fieber ein. Danach erfolgte Lähmung des rechten, geimpften Armes und linken Beines. Dieser Zustand besteht heute noch. Das Bild zeigt deutlich die Abmagerung. (Aus dem *Impfgegner*, Nr. 4, 1899.)

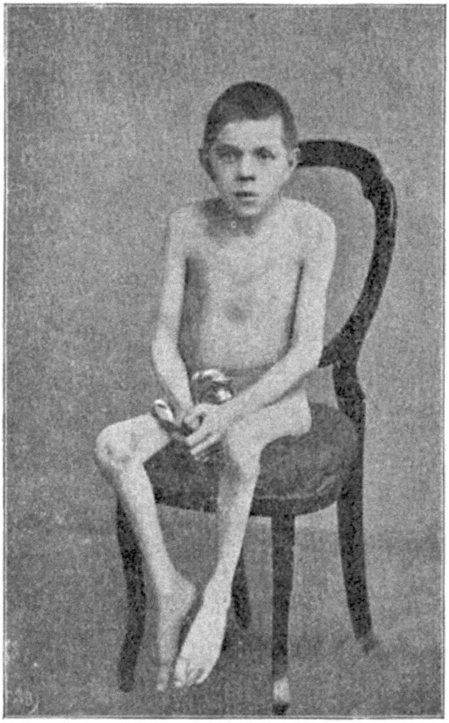

Bild zu Fall 248.

248. Josef Ziegler, Waldsassen in Oberfranken, wurde am 6. Februar 1886 geboren und von seiner Mutter 11 Monate gestillt. Er wurde von Dr. Auer geimpft. Anfänglich stellte sich Lähmung der Arme und Beine ein. Bezirksarzt Dr. Gramminger bezeugte am 23. November 1898, dass der Knabe seit der Impfung an Skrofulose und Muskelschwund leide. Drüsengeschwulst an Hals und Leiste; Trübung der Hornhaut beider Augen, d. h. mit anderen Worten: Säfteverderb mit Hilfe der staatlich ausgeübten Zwangsimpfung. Auch hier befiehlt der Staat, übernimmt aber nicht die Verantwortung und überläßt die durch seine Schuld verkrüppelten Menschen dem Elend und Hungertod.

249. Der Sohn Bernhard des Technikers Wilh. Giesen, Essen an der Ruhr, Rantlandstraße 8, geboren am 15. Oktober 1908, geimpft im Mai 1909, war vor der Impfung völlig gesund, bekam 2 Tage nach derselben Mandelentzündung und spinale Kinderlähmung. Jetzt, nach einem Jahr, hat sich der Zustand noch immer nicht gebessert; es ist auch keine Hoffnung auf Besserung vorhanden. – Ein schöner Trost für die betrübten Eltern!

250. Ein Sohn des Bergmanns Wilhelm Bertelmes, Gelsenkirchen, Hochkampstraße 95, Wilhelm mit Namen, geboren am 12. April 1910, stets gesund, wurde am 1. 6. 1911 vom Sanitätsrat Dr. Linger aus Gelsenkirchen geimpft. Gleich am ersten Tage nach der Impfung konnte das Kind den geimpften Arm nicht mehr bewegen. Bei der Nachschau meinte der Arzt, die Sache käme nicht vom Impfen. Zwei Privatärzte, welche das Kind behandelten, erklärten, dass die Lähmung eine unmittelbare Folge der Impfung sei. Im Krankenhaus wurde der Arm elektrisiert, aber ohne dass man einen Erfolg damit erzielte. Die Lähmung besteht heute noch und wird auch wohl nicht zu beseitigen sein. Der hoffnungsvolle Knabe ist für immer durch das Impfmesser unglücklich gemacht. Trotzdem wagen es nicht nur die Behörden und Regierungen, die Entschädigung der Impfopfer abzulehnen, sondern selbst unsere „Volksvertreter" im Reichstag.

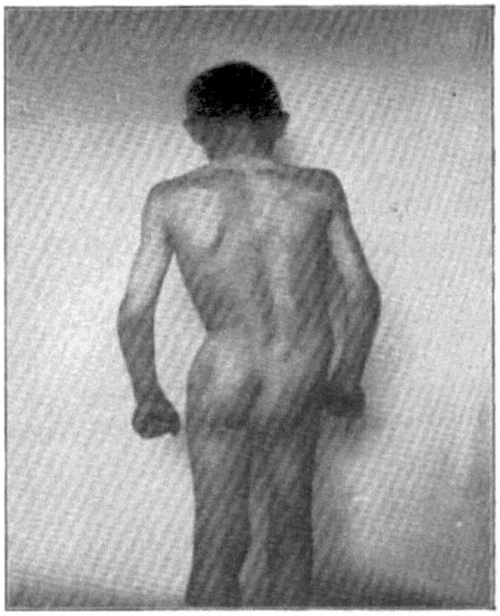

Bild zu **Fall 251**

251. Emil Richard Dörfler, Sohn des Zimmermanns Adolf Dörfler in Söllingen in Baden, wurde am 13. November 1899 geboren und war bis zur Impfung, die der Bezirksarzt Dr. Gayer in Durlach im Juni 1900 vornahm, völlig gesund. Nach 8-10 Wochen bemerkten die Eltern die erste Störung. Das Kind hatte Fieber und ließ den rechten Arm und rechten Fuß hängen. Vor der Impfung stand es fest auf den Füßen. Nach der Krankheit konnte es auf dem rechten Fuß nicht mehr stehen. Nachdem das Kind eine Zeit lang in Karlsruhe von einem Arzt behandelt worden war, konnte es mühsam laufen. Später sagte ein anderer Arzt in Ludwigsburg, es sei Kinderlähmung. Das rechte Bein blieb, vom Knie abwärts, bis auf den heutigen Tag lahm.

252. Aus *„Wahn oder Wirklichkeit"*: „Ein Maurerpolier sagt, dass sein Kind kurz nach der Impfung krank geworden und seitdem schon viele Jahre gelähmt sei."

253. Waldsassen. Franz Ziegler schrieb in einem Brief am 19. 2. 1910 an Prof. Dr. Molenaar:

a) „Ich selbst habe einen Sohn, der jetzt bereits 24 Jahre alt ist, der durch die Impfung tatsächlich ruiniert wurde. Mein Sohn wurde mit 4 Monaten geimpft und zwar im Zimmer des früher hier wohnenden Dr. Auer an jedem Arm sechs Querschnitte erhalten, welche sehr tief geschnitten und auch in diesem zarten Alter zu viel war. Nach einigen Tagen zeigten die Arme starke Geschwülste, es entstanden große, eiternde Blasen, die Arme waren furchtbar entzündet, sodass der Kleine von fürchterlichen Schmerzen Tag und Nacht geplagt wurde.

Die Entzündung dauerte Monate und dann trat zum größten Jammer Lähmung ein an Armen und Beinen, (...) vollständig gelähmt geblieben, um weder gehen noch stehen zu können. Und so habe ich diesen unglücklichen Sohn lebenslang, ohne dass er einen Erwerb hat, zu ernähren.

Betreffs dieses durch die Impfung zugefügten Schadens richtete ich vor mehreren Jahren ein Bittgesuch, einer Entschädigung wegen, an die Regierung, an das Ministerium, an den Reichstag; doch wurde es überall abgewiesen. Die Photographie, nackte Abbildung, liegt heute noch im Ministerium.

b) So ist auch ein Fall hier, ein Mädchen, welches schon gelaufen hat, 1 ½ Jahre alt, dem Porzellanmaler Schönfelder hier.

c) **(†)** Auch in Münchenreuth, einem Dorf, ½ Stunde von hier, starb der kleine Knabe eines Ökonomen durch diese erbärmliche Impferei.

d) Den Bericht betreffs Lähmung usw., durch das Impfen hervorgerufen, war das Kind 1 Jahr und 7 Monate alt, gehörig dem Schneidermeister Johann Mach, Munderkingen an der Donau in Württemberg. Wie derselbe es dem Arzt vorhielt, dass es vom Impfen komme, wurde ihm entgegnet: ‚Es ist eben ein Unglück und da könne er nichts dafür." Ein anderer Arzt sagte wohl, ‚es wäre das Impfen schuld'".

254. In Bezug auf die Kinderlähmung in Köln, 26 Erkrankungsfälle und 6 Tote, schrieb der *Stadtanzeiger* in Köln im 2. Blatt der Morgenausgabe vom 24. 10. 1909: „Bei den Kindern, welche kurz vorher geimpft waren, wollen die Mütter mit Vorliebe die Lähmung mit der vorangegangenen Impfung in Zusammenhang bringen. Die gefürchteten Lähmungen beginnen nach den Ausführungen des Sachverständigen mit dem Einbruch des Krankheitsgiftes in die Blutbahn"

255. Neuhausen, den 12. 2. 1908. „Max Herbert Ulbricht, geboren am 18. 8. 1906, geimpft am 4. 6. 1907, mit Erfolg, Impfschein Nr. 83. Mein Kind erkrankte gleich nach der Impfung unter heftigem Fieber; hierauf stellten sich Krampfanfälle, zuletzt Lähmungserscheinungen ein. Es ist wahrlich schrecklich, wenn man bedenkt, dass der arme Krüppel früher ein soweit gesundes Kind war."

256. (†) Hannover. Der *Hannoversche Anzeiger* bringt am 27. 6.1907 nachfolgende Mitteilung: „Kurze Zeit nach der Impfung ist das bis dahin vollständig gesund gewesene Kind des Kohlenhändlers Wulfes in Schwiecheldt bei Peine schwer erkrankt und jetzt auf beiden Augen erblindet." Dazu schreibt der Vater: „Unser Kind, ein gesunder kräftiger Knabe, war am 15. 8. 1906 geboren und wurde am 15. Mai 1907, also gerade 9 Monate alt, vom Medizinalrat Dr. Richter geimpft. Am 22. 5. wurde ärztlich nachgesehen. Da hatte unser Kleiner schon einen sehr schlimmen Arm. Derselbe schwoll bis zum 26. immer mehr an, der Kleine war recht krank dabei; am 27. und 28. war er etwas besser, der Arm wurde kleiner. Am 29. morgens war die untere Pustel wieder ganz schlimm und unterhalb derselben befand sich ein roter harter Rand rund um den Arm herum. Den ganzen Tag hatte der Knabe einen brennend-heißen Kopf, war auch sonst ganz krank. Abends bekam er auf einmal Krämpfe. Wir schickten sofort zum Arzt, der Gehirnentzündung feststellte.

Wir fragten, ob dies die Folge der Impfung sei; er verneinte dies. (Idealmensch!) Als er jedoch am anderen Tag wiederkam, war die Anschwellung vom linken Arm bis in den Rücken gewandert. Da stellte er allerdings fest, dass die ganze Krankheit die Folge der Impfung sei. Der ganze Körper schwoll dann dick an, die ganze linke Seite war wie gelähmt; Arm und Bein hat er gar nicht wieder bewegt. Die Augen waren erst übernatürlich groß und starr, nach und nach wurden sie kleiner und beweglicher, aber sehen konnte er nichts. Die Gehirnentzündung hielt 3 Wochen an, dann wurde der Zustand des Knaben etwas besser, das hohe Fieber, das er noch immer hatte, verließ ihn, die Geschwulst verlor sich, die Wunden, die er hatte, heilten, und wir hatten schon die beste Hoffnung, dass er durchkäme. Auf einmal stellte sich auf der linken Seite Lungenentzündung ein; auch diese schien er nach 9 Tagen zu überstehen. Dann aber stellte sich hohes Fieber ein, das gar nicht weichen wollte. 3 Tage lang hatte er morgens 40 Grad, abends 41 Grad. Endlich ist er nach eintägigem Todeskampf von seinem unsäglichen Leiden erlöst."

257. Bamberg. Der Knabe Jörg, Unterer Kaulberg, geht infolge einer durch die Impfung erzeugten Lähmung an Krücken. Ein Bein ist gekürzt und abgemagert zu Haut und Knochen.

258. Bamberg. Das Mädchen des Eisenbahn-Packmeisters Schmidt muss im Wagen ausgefahren werden, da es nicht gehen kann, weil es durch die Impfung gelähmt ist.

259. Parsberg, Oberpfalz. „Am 10. 4. 1908 wurde uns ein gesundes Knäblein geboren, welches prächtig gedieh. Ende April 1909, also ein Jahr darauf, wurde mein Sohn kränklich, schlief die Nächte unruhig und magerte ein bisschen ab, was wir dem Zahnen und der Hausarzt einem verdorbenen Magen zuschrieb. Nun gut! Am 3. 5. 1909 wurde hier die Impfung anberaumt. Zur Sicherheit und wegen Schwächlichkeit meines nicht recht gesunden Knaben fragten wir den Impfarzt, ob wir den Buben heuer mitimpfen lassen könnten, was derselbe mit dem Beifügen bejahte: ‚Je eher, desto besser'. Die Impfung wurde also vorgenommen und am 3. Tag darauf – 5. 5. 1909 – entdeckten wir das traurigste: Der rechte Arm war gelähmt und zwar vollständig. Der Bezirksarzt stellte einen Schlaganfall fest, welcher durch Erkrankung eines Teils des Gehirns hervorgerufen wurde. Danach entwickelte sich mein Junge wieder kräftig und ist im Übrigen recht gesund mit Ausnahme des rechten Armes, der, nach Ausspruch des Universitäts-Professors Jannin von der Kinderklinik zu Erlangen, zeitlebens vollständig lahm bleibt."

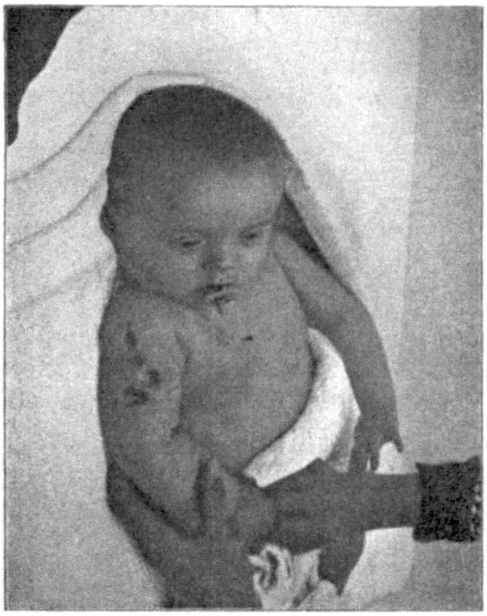

Bild zu Fall 260.

260. Owen, Oberamt Kirchheim. Das Kind des Gottlob Gnaiting wurde vom homöopathischen Arzt Dr. Glöckner im Mai 1900 privat geimpft. An den Impfstellen bildeten sich mehrere große tief eiternde Wunden von über 5 Markstück-Größe. Das Kind wurde schwer krank. Impfarzt Medizinal-Rat Dr. Krauß in Kirchheim erklärte, so etwas noch nicht gesehen zu haben. Das Kind war noch im März 1901 krank. Die rechte Körperseite scheint unter Lähmungserscheinung in der Entwicklung zurück zu bleiben.

261. München. Kaufmann Karl R. schrieb am 9. 3. 1910:

a) „Ich habe zwei Kinder, einen Sohn mit 27 Jahren, ein Hüne von Gestalt, und eine Tochter, welche ein Krüppel ist, unheilbar gelähmt. Das Kind war kräftig und gesund und konnte schon gehen. Dann wurde es geimpft, und dieselbe Nacht darauf war das Kind an der rechten Seite gelähmt. Bei der zweiten Impfung habe ich mich geweigert, das Kind nochmals impfen zu lassen. Schließlich hat man davon Abstand genommen. (Heiliges Preußen, schäme dich!)

b) Im gleichen Jahr, im gleichen Bezirk und in gleicher Nacht hat ein Mädchen in Corneliusstraße gleichfalls der Schlag getroffen und zeitlebens gelähmt.

c) Ferner wurde einem Kind der Arm abgenommen.

Von dem Fall in der Cornelinsstraße habe ich mich selbst überzeugt, das Kind immer gesehen und mit den Eltern darüber gesprochen, welche mir stets bestätigt haben, dass die Lähmung infolge der Impfung sofort eintrat.

d) Ich habe von dem Bezirk in diesem Jahr mehr gehört. Impflokal *Nördlicher Schwanenpavillon*."

262. München. Adolf Jogmin, Rümerstraße 37 L. schrieb am 9. 3. 1910 an Kommerzienrat Ludowici: „Ich melde mich hiermit Ihrem Verein als Mitglied an und bemerke, dass meine Frau vom Impfen auf der linken Seite gelähmt ist und in ihrer ganzen früheren Jugend schwer daran gekrankt hat. Meine 3 Kinder habe ich aus Angst vor einem ähnlichen Schicksal bis heute noch nicht impfen lassen."

263. Essen (Ruhr). Der Steindrucker Hermann Schlemme, Holsterhauser-Straße 70, musste am 22. 5. 1903 bei Dr. St. in Haßlinghausen, Kreis Schwelm, woselbst er damals wohnte, folgende Kinder impfen lassen: Hermann, geboren am 6. 7. 1900; Margarete, geboren am 29. 6. 1901; Hans, geboren am 26. 12. 1902.

a) Hermann wurde schon anderen Tags so krank, dass er nicht mehr auf den Beinen stehen konnte. Vorher konnte das allerdings schwächliche Kind laufen. Der Vater hatte, um die Impfung noch länger hinausschieben zu können, Dr. R. in Barmen um ein bezügliches Attest gebeten, was derselbe verweigerte mit dem Bemerken: Das Kind sei gesund und er habe sich der gesetzlichen Pflicht zu unterwerfen. Am 3. Tag stellte Dr. S. in Wuppertal-Barmen Lähmung fest und wunderte sich, dass das Kind vor der Impfung laufen konnte. Später stellte Dr. B. in Essen-Rüttenscheid auch ein Nierenleiden fest. Das Kind kam nicht wieder zu Kräften; es war so hinfällig, dass ihm die Nahrung eingeflößt werden musste. Nach 3 Jahren ununterbrochenen schrecklichen Leidens erlöste der Tod am 25. 6. 1907 dieses arme Opfer von seinen Qualen.

b) Das zweite Kind hatte vor der Impfung die Englische Krankheit durchgemacht, was der Arzt bei der Impfung auch bemerkte. Es konnte infolgedessen noch nicht laufen, war aber sonst kräftig entwickelt. Etwa 4 Wochen nach der Impfung musste auch hier ärztliche Hilfe eingeholt werden, da sich dieselben Lähmungserscheinnngen einstellten wie bei dem ersten Kind. Es ist bis heute, also 4 ½ Jahre nach der Impfung, gelähmt, kann nicht gehen, nicht sprechen, bekommt die Flasche wie ein Säugling, und es ist keine Hoffnung auf Besserung vorhanden. Welch ein Bild des Jammers! Die Eltern haben alle denkbaren ärztlichen Mittel angewendet, Bäder usw.

c) Sonderbarerweise hat die Impfung dem dritten Kind anscheinend nicht sichtbarlich geschadet, trotzdem dasselbe zu derselben Zeit mit derselben Lymphe ‚schutz-'geimpft worden war.“

264. „Prof. Dr. Ehrig führte in der Sitzung des *Rostocker Ärztevereins* vom 13. 11. 1909, in welcher Prof. Martius über spinale Kinderlähmung sprach, einen Fall an, bei dem ein varizellenartiger Ausschlag (infolge der Impfung) vorangegangen war.“ (Aus der *„Deutschen medizinischen Wochenschrift“*, 1910, Nr. 20, S. 963.)

265. Otto Judt, Plettenberg 1, Haberweg 1, schreibt: „Mein ältester Sohn, 3 Jahre alt, litt vor einem Jahr an Kinderlähmung; seit jener Zeit ist das rechte Ärmchen lahm, was nur allein vom Impfen gekommen ist.“

266. Halle/Saale Unlängst stellte im *Verein der Ärzte* Dr. H. einen Knaben vor, der 8 Tage nach der Impfung plötzlich von einer Lähmung des Schultermuskels befallen worden war. Jeder Zusammenhang zwischen Impfung und Lähmung wurde trotzdem in Abrede gestellt.

267. Es liegt eine interessante Beobachtung von Lindemann vor, derzufolge bei einem zehnmonatlichen Kind, das bis zur Impfung gesund war, 8 Tage danach eine typische Osteomyelitis auftrat, nachdem die Impfpusteln vereitert und dick verkrustet waren. Es stellte sich eine Schwellung der Achseldrüsen ein. Das Kind wurde fieberhaft und unruhig. Unter Zunahme des Fiebers schwoll der rechte Oberschenkel zunächst in seinen Weichteilen empfindlich an. Dasselbe war mit dem linken Oberarm der Fall. Das rechte Bein wurde nicht mehr bewegt und nach einiger Zeit zeigte sich der Femur in seinem unteren Drittel stark aufgetrieben. Es bildete sich eine Vereiterung der Markhöhle mit Fistelbildung. Die Operation bestätigte die Diag-nose. Noch nach drei Monaten bestand eine eiternde Fistel am Oberschenkel. Dass wirklich die Osteomyelitis mit der Impfung, an die sie sich unmittelbar anschloss, in ursächlichem Konnex stand, ist kaum zu bezweifeln; ebenso, dass die Impfpusteln die Eingangspforte für die Noxe bildeten. Wahrscheinlich handelte es sich um eine Staphylokokken-Invasion.

268. **(†)** Aus: *„Wahn oder Wirklichkeit? Vorurteil oder Wahrheit? Gedanken und Aktenstücke zur Frage der Schutzpockenimpfung“* von G. A. Schlechtendahl: „Am 5. Tag zeigte sich eine Beule am Hinterkopf, welche immer dicker wurde; am Hals entstand eine ähnliche Geschwulst; die ganze Seite, an welcher geimpft wurde, war geschwollen. 10 Tage nach der Impfung wurde die Beule aufgeschnitten, Eiter und Blut flossen heraus. Das längst eingetretene hohe Fieber ließ nicht nach, wie der Arzt vorausgesagt hatte. 14 Tage nach der Impfung starb das Kind unter heftigen Schmerzen. Nach der Meinung des Arztes war es freilich nicht an den Folgen der Impfung gestorben, sondern an – Luftröhrenkatarrh und Zellgewebsentzündung am Hinterkopf. Eine Nachschau durch den Impfarzt hat aber nicht stattgefunden. Nach dem Tode zeigten sich am Hals und den Ohren dunkelblau gefärbte Stellen. 13. 8. 1906.“

269. Reichstag. *Stenographischer Bericht der 165. Sitzung am Mai 1911*, Seite 6310: „Abgeordneter Dr. Fleischer sagt: ‚Ich kann Herrn Geheimrat Kirchner sagen, dass ich selbst ein Leidtragender infolge der Bestimmungen des Impfgesetzes bin, und zwar erst in allerletzter Zeit geworden bin. Ich darf Herrn Geheimrat Kirchner versichern, dass ich nicht veranlasst habe, dass die Lymphe abgewischt wurde; er darf sich auch versichert halten, dass die geimpften Kinder außerordentlich sorgfältig behandelt und vor jeder Verunreinigung behütet worden sind, und er darf auch wissen, dass der Beweis erbracht worden ist, dass die Lymphe an und für sich nicht untauglich war. Denn wie liegen die Dinge? Ich habe zwei Kinder vor ungefähr 4 Monaten zur Impfung geführt: das ältere von 2 ½ Jahren und ein jüngeres von etwa 5/4 Jahren. Ich habe zuerst den Arzt gefragt, ob die Kinder gesund seien und die Impfung vertragen können; er hat das durchaus bestätigt. Dann hat er die Lymphe unter jedweder Vorsicht und größtmöglicher Peinlichkeit gebraucht; beide Kinder sind also geimpft worden. Das eine hat die Impfung glücklich überstanden ohne weitere äußerlich sichtbare nachteilige Erkennungszeichen, das andere ist schwer, schwer krank geworden und Herr Geheimrat Kirchner kann, wenn er die Liebenswürdigkeit hat, sich die Sache anzusehen, heute noch die furchtbaren Folgen dieser Impfung an meinem jüngsten Knaben beobachten."

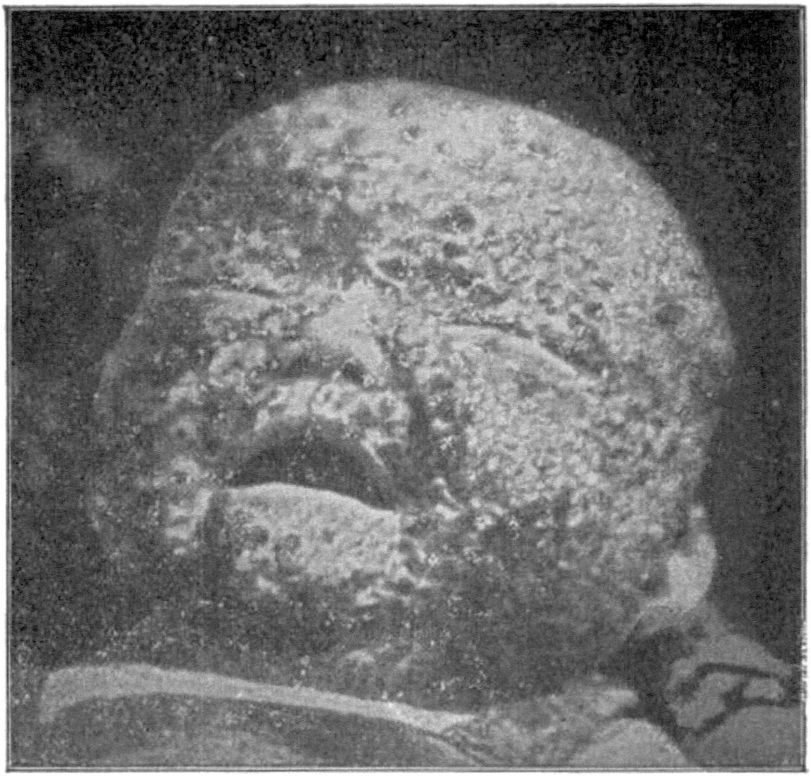

Bild zu Fall 270.

270. (†) Aus: *„Ist die Impfung mit allen notwendigen Kautelen umgeben"* von F. Blochmann, Dr. phil. und o. ö. Prof. der Zoologie in Tübingen, *Verlag von Franz Pietzcker*, Tübingen, 1904. Kind mit Vakzineinfektion auf einem Gesichtsekzem durch Übertragung von der frisch geimpften Schwester entstanden. (Tab. 1, Nr. 20, nach Wetterer, Fall 3.)

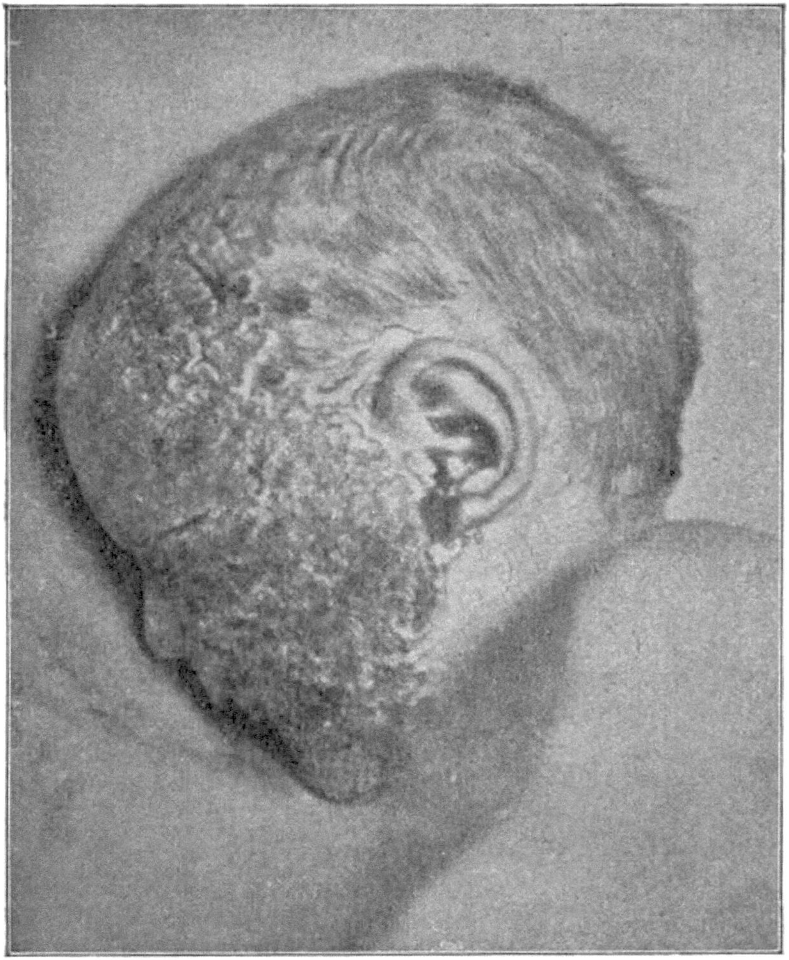

Bild zu Fall 271.

271. (†) Ebenfalls aus Blochmann: Kind mit Vakzineinfektion auf einem Gesichts-Ekzem, durch Übertragung von dem frisch geimpften Bruder entstanden. (Tabelle 1, Nr. 4, nach Dietter, Fall 1.)

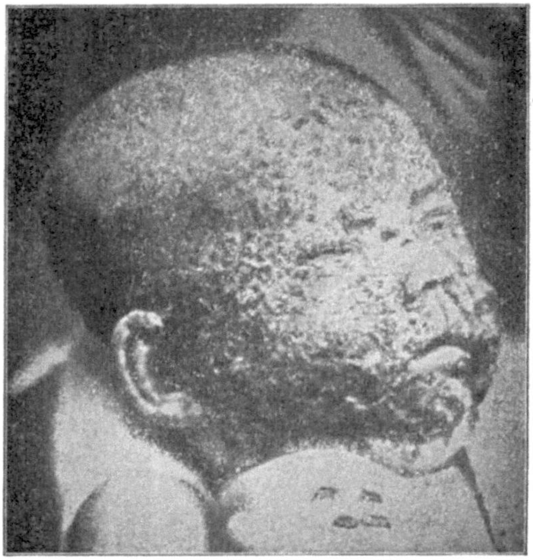

Links: Bild zu Fall 272.

272. Vakzine-Erkrankung (durch Autoinfektion entstanden) bei einem Kind, das, während es an Ekzem des Gesichts litt, geimpft worden war. Ausgang: Heilung. (Nach Wetterer, Fall 1.)

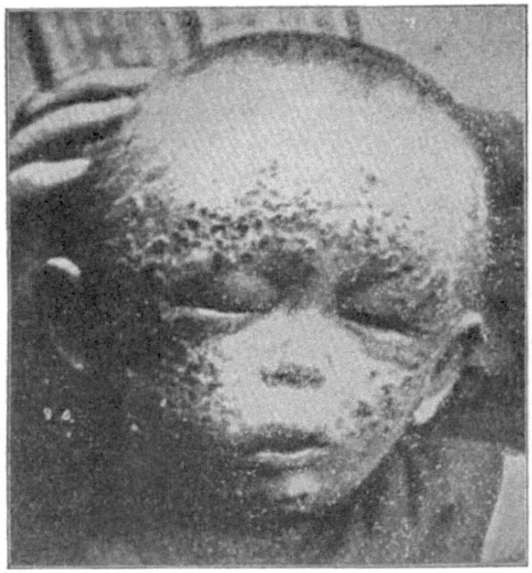

Rechts: Bild zu Fall 273.

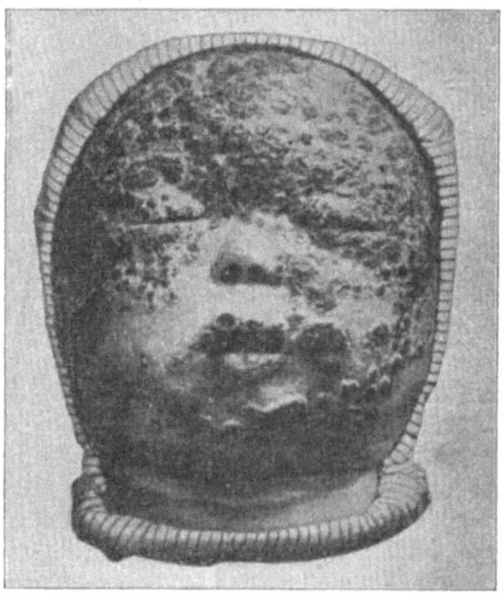

273. Dieser wie der nachfolgende Fall entstammen der Schrift Blochmanns: Ekzematöses Kind mit Vakzine-Infektion, durch Übertragung vom frisch geimpften Bruder entstanden. (Tab. 1, Nr. 9, Wetterer, Fall 2.)

Links: Bild zu Fall 274.

274. (†) Aus der Blochmann-Schrift: Kind mit Vakzine-Infektion auf einem Gesichts-Ekzem, durch Übertragung von einem frisch geimpften Kind entstanden. (Tabelle 1, Nr. 15. Aus Paul nach Riether.)

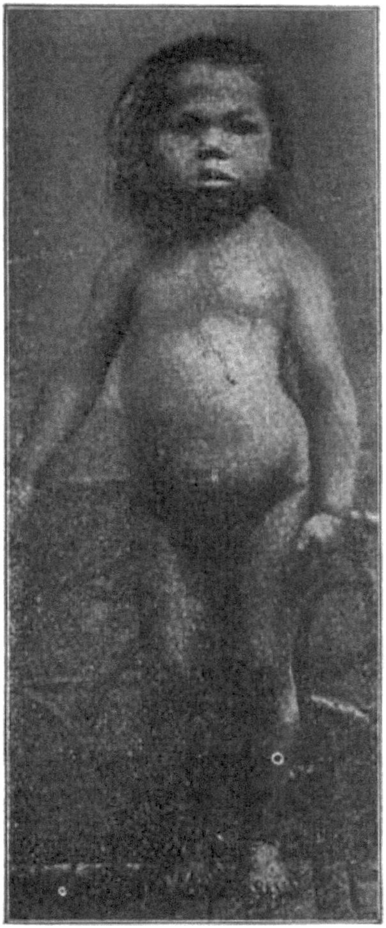

Links: Fall 275, 23-jährig.

275. Zwergwuchs infolge Impfung, von Dr. phil. G. Burchardi, Berlin-Friedenau: „Dieses Mädchen, Helene Schr. aus Braunschweig ist jetzt (1907) 23 Jahre alt. Es wurde geboren am 12.05.1883. Beide Eltern waren bei der Geburt des Kindes vollständig gesund. Die Tochter wurde mit ¾ Jahr geimpft, als sie eben anfing, an Stühlen sich haltend, zu gehen. Zunächst schwollen nach der Impfung die Arme an und wurden feuerrot, als wollten sie abfaulen. Dann trat eine lebensgefährliche Allgemeinerkrankung mit Fiebererscheinungen, namentlich Schüttelfrost ein, die nur das Herz verschonte. Bis zum 8. Jahr war sie immer bettlägerig. Das Sprechen fällt ihr schwer, es ist, als ob sie etwas im Mund hätte. Am schwersten machten sich die Folgen der Impfung in der Hemmung des Wachstrums fühlbar. Die Höhe beträgt jetzt 1 Meter, der Rücken ist verwachsen, alle Gliedmaßen sind gleichermaßen zwergenhaft geblieben, wie bei einem 4-jährigen Kind. Die Gesichtsfarbe ist blass, der Appetit gering, die Ausscheidungen sind anscheinend nicht ganz normal; das Mädchen kann ohne Hilfe nicht Treppen steigen. Seit Februar 1906 hat es des Öfteren Ohnmachtsanfälle und Fieberschauer gehabt. Die Kranke ist verschiedentlich von Dr. B. in B. in ärztlichen Versammlungen vorgeführt worden.“ (Hierzu als Ergänzung: *Unerhört*, Seite 103.)

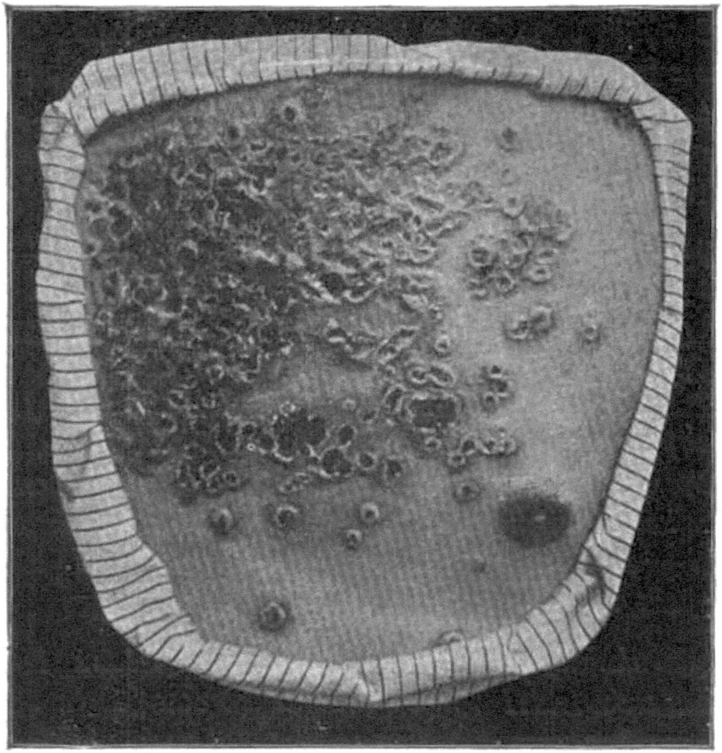

276. Aus: *„Über Impfschäden"*, von Dr. Gustav Paul, k. k. Impf- Direktor in Wien: „Wenn einem mit chronischem Ekzem behafteten ungeimpften Kind wirksame Vakzine-Lymphe (gleichgültig, ob dies der Inhalt der menschlichen Schutzblatter oder in Glycerin konservierte Lymphe ist) auf eine vom Ekzem ergriffene Hautstelle gerät, oder wenn ein ekzematöser Impfling unmittelbar nach dem Impfakt überschüssigen Impfstoff von den Impfstellen mit den eigenen Händen auf sein Ekzem verschleppt, oder dies durch die Hände seines Pflegers geschieht, so entwickelt sich folgendes, typisches Krankheitsbild, eine *Vaccine in eccemata*, auf der Brust eines Kindes."

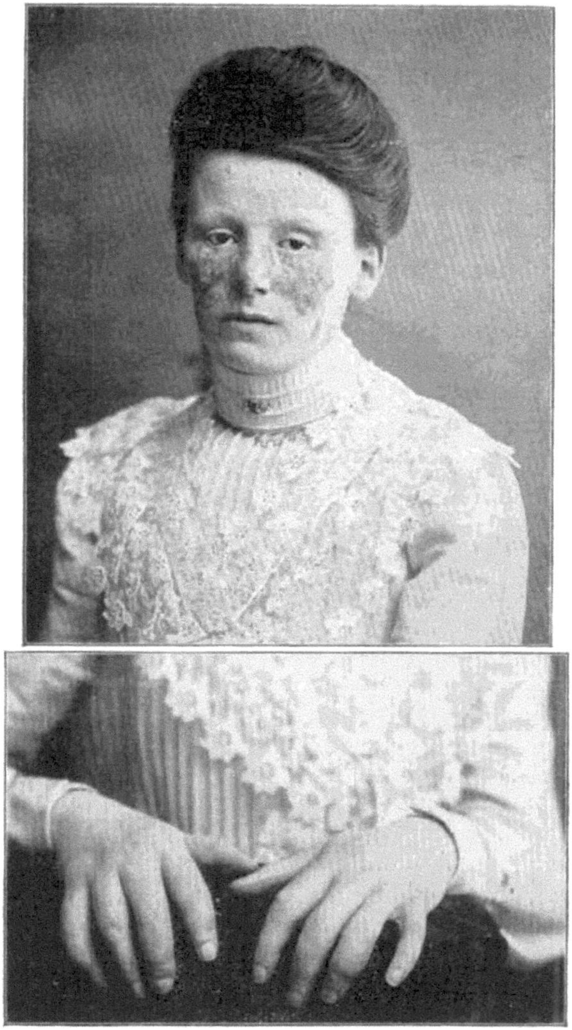

Bilder zu Fall 277.

277. „Ein Architekt aus Aachen hat 8 gesunde Kinder; eins davon, ein 12-jähriges Mädchen, bekam 3-4 Wochen nach der Impfung ein Knötchen auf der Schleimhaut der linken Wange, das immer größer wurde. Es kam zu Geschwürsbildungen auf Nase, Stirn, Oberkiefer usw. Arsen, Quecksilber und Röntgenstrahlen wurden ohne Erfolg angewendet." So steht es in *„Eine ernste Volksgefahr"* von Sanitäts-Rat Dr. Bilfinger. In der Sammlung für den Reichstag mit dem Titel *„Segen der Impfung"*, erschien nebenstehendes Bild mit der Unterschrift: „Beobachtet von Sanitätsrat Dr. med. Bilfinger: Syphilis bzw. Lupus infolge von Wiederimpfung."

Um nun zu zeigen, wie Impfschäden keine Impfschäden werden, sobald sie durch die ätzende Lauge staatsmedizinischer Überweisheit gehen, lasse ich hier die dazugehörige Passage der Seiten 107 und 108 meines Buches *Unerhört* folgen: „Ministerialdirektor Kirchner sagte:

‚Beobachtet vom Sanitätsrat Dr. med. Bilfinger: Syphilis bzw, Lupus infolge von Wiederimpfung.' Also nicht einmal die genaue Diagnose der Krankheit ist angegeben, geschweige denn, wann und wie sie entstanden ist. Syphilis ist etwas anderes als Lupus; Lupus ist Tuberkulose der Haut. Für den Kenner (ist Bilfinger etwa keiner?) ist es zweifelsfrei, dass es sich bei den auf der Karte dargestellten Veränderungen im Gesicht der Kranken um Lupus handelt, eine Krankheit, die mit der Impfung nichts zu tun hat, nein – haben kann, *‚da diese'* – man falle nicht um! – *‚nicht im Gesicht vorgenommen wird.'*

Der Nachsatz ist einfach furchtbar! – *‚Da diese nicht im Gesicht vorgenommen wird !!!'* – Ich beglückwünsche von Herzen die Herren Kollegen zu ihrem Herrn und Meister, zu dem Sachverständigsten aller Sachverständigen! Allerdings, gegen dergleichen versagt unser Wissen; so einfach hatten wir uns die Auslegung von Impfschäden nicht gedacht. **Das** kennzeichnet den ‚Kenner' und den Wert des ganzen Buches, das von mir *‚Pocken- und Impfgegner-Angst'* getauft wurde. Das sollte für jeden ehrlich strebenden und denkenden Menschen genügen zur Beurteilung und Prüfung auf Denkfähigkeit und Leistungsfähigkeit dieses Regierungsvertreters. Und ihn sollte man noch ernstnehmen? Ein Mann, der allen Ernstes solchen Satz schreiben kann, der behauptet: *‚(…) von denen ich den Nachweis geführt habe, dass es keine Impfschädigungen sind.'* Und die Regierungen schämen sich dieses Mannes noch immer nicht? Und die medizinische Wissenschaft hebt ihn auf den Schild und duldet ihn weiter an so hervorragender Stelle? Man könnte fast annehmen, er hätte obigen Satz für den *‚Ulk'* oder sonst ein Witzblatt geschrieben. Aber dieser schlechte Witz in einer so heilig-ernsten Sache kam aus der Regierungsküche! Es muss ihm doch wohl ernst mit seinem Ausspruch gewesen sein. Ja, solche ‚Beweise' und dann jegliche Prüfung ablehnen, das passt zusammen! Das beweist, dass es das schlechte Gewissen ist, was die Herren veranlasst, abzulehnen, mit uns in einen offenen Kampf einzutreten. Angst und nochmals Angst und daher als letztes Mittel gegen uns: die schärfste Anwendung der staatlichen Allgewalt und – faule Witze!

Leider nahm Bilfinger den Mann auch hier ernst und antwortete: ‚Die zwei in der Wegener'schen Bildersammlung von mir stammenden Photographien betreffen absolut einwandfreie, sicher festgestellte Impfschädigungen. Beide Fälle sind in meiner Broschüre *Eine ernste Volksgefahr* eingehend geschildert worden (S. 51). Der überaus traurige Fall in Aachen ist wohl, darin stimme ich Professor Kirchner zu, als Lupus anzusehen. Die behandelnden Ärzte hatten aber sicher dabei auch an Syphilis gedacht und deshalb dem bedauernswerten, vorher ganz gesunden zwölfjährigen Mädchen, das aus gutsituierter, ausnehmend gesunder Familie stammt, und privat geimpft worden war, **120 (!)** Quecksilbereinreibungen und monatelang Jod verordnet – allerdings ohne Erfolg. Mit Bezug auf diese von den Aachener Ärzten verordnete Quecksilber- und Jod-Kur ließ ich es in Zweifel, ob man den Fall als Syphilis oder als Lupus bezeichnen soll. Trotz dieser Unsicherheit in der diagnostischen Bezeichnung bleibt aber die Tatsache dieser schweren Impfschädigung bestehen, und es ist ein Irrtum von Prof. Kirchner, wenn er autoritativ dem Reichstag erklärt: *mit der Impfung hat die Lupuserkrankung nichts zu tun*. Diesem ähnliche Impf-Lupusfälle sind auch von englischen Ärzten in der Literatur bekanntgemacht worden. (Dr. med. Boden-Eulenburg: *Über Lupus und Impfung*.)'

Ich kann also nochmals dem Regierungsvertreter nur dringend anraten, es zu machen, wie wir: sich die Broschüren *Eine ernste Volksgefahr* und *Über Lupus und Impfung* zu besorgen (ich gebe die Schriften, soweit der Vorrat reicht, für 30 Pfennig ab!) und nachzulesen, ehe er solch unsinnigen, unwissenschaftlichen Satz aufstellt: *‚Da die Impfung nicht im Gesicht vorgenommen wird !!!'*"

278. Frankfurt a. M. Richard L., Sohn des Malers und Weißbinders Franz L., geboren am 5. 9. 1896, wurde am 2. 6. 1908 gegen den Willen des Vaters, der ihn privat impfen lassen wollte, in der *Uhlandschule* geimpft. Der Lehrer zwang den Knaben zur Impfung mit der Bemerkung: „Nur geimpft, das Geld für das Impfen kann Dein Vater sparen." Es war sowohl der Schule wie Dr. med. C. bekannt, dass der Junge seit 4 Jahren wegen Herzleidens in Behandlung war und infolgedessen nicht geimpft werden durfte. Vom Impfen kam der Knabe heim und klagte über Schmerzen am Arm. Als die Schmerzen noch schlimmer wurden, ließen die Eltern ihn zu Hause und legten ihn ins Bett. Am 3. Tag brachte die Mutter ihn ins *Dr. Christ'sche Kinderkrankenhaus* in der Theobald-Straße. Der Arzt meinte: „Das kommt nur vom Impfen, doch wird's wieder vergehen, wenn er ein paar Tage ruhig im Bett liegen bleibt." Am nächsten Tag zeigten sich von den Impfschnitten aus in schräger Richtung dunkelblaue Streifen, auch waren einige Nägel an Händen und Füßen schwarz und blau unterlaufen. Die Glieder waren steif, jede Bewegung schmerzte ungeheuer. Die Eltern trugen ihren Jungen wieder ins Krankenhaus, wo diesmal ein anderer Arzt anwesend war, der sich sehr wunderte, dass man den

Vater tags vorher fortgeschickt habe. Er befahl, das Kind sofort aufzunehmen. 4 Tage ließ man es dort liegen, um die Krankheitserscheinungen zu beobachten. Als der Vater am zweiten Tag nach der Einlieferung bei seinem Jungen war, lag er allein in der Badeküche, wo die anderen Kinder gebadet werden. Auch während der Baderei blieb er dort. Auf die Anfrage des Vaters, weshalb sein Bub dort allein liege, meinte Dr. C.: „Der Knabe ist typhusverdächtig und kann deshalb nicht im Saal bleiben; auch kann er keinen anderen Raum (als die Badeküche) bekommen, weil kein anderer vorhanden ist." Kam das Fieber zu arg, dann stieg der Kranke nachts aus dem Bett und stellte sich, wenn die Nachtwache nicht anwesend war, auf die kalten Steinplatten, um Kühlung zu suchen. Heulte und schrie er vor Schmerzen laut auf, dann prügelte ihn die Schwester, die noch zum Vater meinte, das sei für solche Unarten die beste Arznei. Nach 4-tägiger Beobachtung wurde der Kranke, abgehungert und hoffnungslos, ins Städtische Krankenhaus gebracht. Dr. O., ein junger Arzt, gab sich alle Mühe, den Jungen noch am Leben zu erhalten. Wie Dr. C., so sagte auch er zum Vater, dass er nicht bestimmt angeben könne, was seinem Sohn eigentlich fehle. Nach 4-tägigem Aufenthalt im städtischen Krankenhaus starb der nunmehr vor den Pocken geschützte, staatlich zwangsweise abgeimpfte Knabe am 13. 6. unter den fürchterlichsten Schmerzen an Blutvergiftung infolge der Impfung. Am 16. 6. wurde er beerdigt.

279. (†) Frankfurt a. M. Nikolaus H., dessen Eltern völlig gesund waren, wurde am 11. 1. 1908 geboren, wurde 1 Jahr lang gestillt, war kerngesund, entwickelte sich regelrecht und lief bereits mit ¾ Jahr. Er wurde in der *Kirchner-Schule* am 8. 6. 1910 geimpft. Die Mutter bemerkte, dass den nichtgestillten Kindern nur seichte Schnitte gemacht wurden, ihrem Kind und etlichen anderen gestillten Kindern aber tiefe Schnitte ins Fleisch gestochen wurden, sodass der Bub sich stark schüttelte. Schon am 9. 6., mittags, stellten sich die ersten Störungen ein, das Kind wurde matt und launig; dabei hatte es Fieber bis 39 und 40 Grad; nachmittags 6 Uhr bekam es zum ersten Mal Krämpfe, hatte einen eigenartigen Blick und klagte über Schmerzen in der Lunge. Die Krämpfe wiederholten sich. Dr. K., welcher das Kind behandelte, meinte, die Impfung wäre mitschuldig. Selbstverständlich starb es nicht an den Folgen der Impfung, sondern an Lungenentzündung.

280. Frankfurt a. M. Friedrich Sp.s Tocher, geboren am 4. 2. 1907, wurde von Dr. H. am 30. 5. 1908 geimpft; bis dahin gesund und ohne jeden Ausschlag; sie wurde 1 Jahr lang von der Mutter gestillt. Etwa 3 Monate nach der erfolgreichen Impfung bekam das Kind 3 sehr große Blutgeschwüre, die beide Gesäßseiten umfassten. Diese wurden mit Leinsamen behandelt und zum Aufbruch gebracht. Dr. H. meinte, das Kind hätte sich das wohl beim Rutschen auf der Erde zugezogen, was die Eltern bestreiten, da das Kind stets bekleidet und unter steter Aufsicht der Mutter war.

281. Frankfurt a. M.

a) Der Knabe des Heinrich Gr., am 1. 3. 1906 geboren, wurde im Alter von 1 Jahr und 2 Monaten in Ellwangen geimpft. Er konnte bereits gut laufen und hatte sich regelrecht entwickelt. Etwa 5 Tage nach der Impfung wurde das Kind matt, wollte immer sitzen und liegen und konnte schließlich gar nicht mehr laufen. Der Impfarm war geschwollen, an der Impfstelle war alles voll Blasen. 14 Tage nach der Impfung hatte es den ganzen Körper voll Ausschlag, der länger als ¼ Jahr anhielt. Erst nach und nach erholte sich das Kind und ist jetzt wieder in Ordnung.

b) Beim zweiten Kind, das im Juni 1907 in Ellwangen geboren und im Mai 1909 geimpft wurde, zeigten sich dieselben Schäden wie beim ersten.

282. Frankfurt a. M. Johann Baptist S., geboren am 28. 3. 1888, jetzt 12 Jahre alt, wurde im Mai 1909 geimpft und hatte bis dahin nie Ausschlag; war überhaupt stets gesund. Am Donnerstag wäre Nachschau gewesen. Die Mutter ging mit ihrem Jungen am Mittwoch zum Impfarzt Sanitätsrat Dr. D. in die Sprechstunde; der fuhr sie an (der Herr ist dafür bekannt!) und sagte: „Ich halte jetzt keine Nachschau, kommen Sie morgen.“ Nachdem der Junge schon Ausschlag um den Mund hatte, sagte die Mutter, sie wolle ihm nur zeigen, was er mit der Impfung angerichtet habe. „Dummes Weibergeschwätz“, meinte der Herr Sanitätsrat, „schließlich kommt’s von der Impfung, wenn jemand auf der Straße über einen Stein fällt und das Bein bricht.“ Daraufhin entfernte sich die Mutter mit dem Kind, das dann noch Ausschlag am Knie bekam und Bläschen, mit Eiter gefüllt. An der Backe bildete sich eine kreisrunde Stelle, auch voll Eiter und so groß, wie ein 1-Pfennigstück. Diese Erscheinung stellt sich im Jahr 2 oder 3 Mal wieder ein, sobald Magen- oder Darmstörungen vorliegen.

283. Frankfurt a. M. Das am 20. 9. 1908 geborene Kind der Eheleute N. hatte im Januar 1909 Wasserblattern, sonst nie eine Krankheit. Am 25. 9. 1909 wurde es von Dr. A. geimpft. Als die Mutter meinte, das Kind brauche wohl nicht geimpft zu werden, weil es im selben Jahr die Wasserpocken überstanden habe, meinte der Arzt, das habe damit nichts zu tun. Als bei der Nachschau, 8 Tage später, die Impfung ohne Erfolg war, meinte der Arzt, die Impferei sei allerdings wegen der vorher gehabten Wasserblattern nicht nötig gewesen. Etwa 3 Wochen später, nach der Impfung, stellte sich ein Ausschlag im Gesicht ein, der sich über den ganzen Körper verbreitete, zuletzt bekam es laufende Ohren. Das dauerte bis Januar 1910. Der Arzt erklärte es für eine starke Erkältung.

284. Frankfurt a. M. 1907. Beide Eltern, Heinrich und Gertrude Bucher, sind gesund. Krankheitsanlage besteht nicht. Das am 29. 5. 1906 geborene Kind war bis zur Impfung immer gesund und entwickelte sich regelrecht. Am 3. 6. 1907 wurde es in der *Sophien-Schule* vom Sanitätsrat Dr. Daube geimpft. Gleich nach der Impfung traten Masern auf, (und zwar durch Ansteckung in der Schule. Zwei andere dort geimpfte Kinder erkrankten ebenfalls an Masern) dann Ausschlag und schließlich Pocken, die bis zum 3. Jahr anhielten. Diese stark juckenden Knötchen wurden mit homöopathischen Mitteln behandelt, verschwanden zeitweise, kehren aber noch heute wieder.

Um nun zu zeigen, wie leichtfertig die Impfärzte häufig zu Werke gehen sie brauchen ja nichts zu verantworten – möge nachfolgende Begebenheit hier Platz finden: Der Impfarzt, Sanitätsrat Dr. Daube, Frankfurt a. M., Schloßstraße, im Volksmund wegen seines „guten Tons“ mit den verschiedensten „Achtungsbezeugungen“ belegt, zeigte am 9. 1. 1910 dem Ingenieur Julius Horrenberger seine Impflisten, aus denen hervorging, dass etwa, nach seinem Ausspruch, (was auch den Tatsachen entsprechen dürfte!) 95% aller impfpflichtigen Erst-jährigen mit „Sk.“, d. h. mit Drüsenschwellungen, in den Amtslisten bezeichnet waren. Er impfte sie doch und meinte, das würde niemals schaden. Dann meinte er in Bezug auf den Sohn Horrenbergers: „Wenn Reinhard zu mir geführt wird, den werde ich unbedingt impfen, der ist gesund. Auf mein Gewissen. Ach ja“, meinte er weiter, „hier hinter dem Ohr ist’s ein wenig dick.“ Noch am selben Mittag schrieb ein anderer Arzt den Jungen Horrenbergers für 3 Jahre wegen Keuchhustens und Drüsenschwellungen vom Impfen frei.

285. Frankfurt a. M. Dem Werkmeister Walter F. wurde am 12. 8. 1909 ein Kind geboren, das immer sehr gesund war; es wurde am 20. 5. 1910 vom Kreisarzt Dr. Fr. in der *Günderrode-Schule* geimpft. Eine Pustel ging auf. Am zweiten Tag stellte sich hohes Fieber ein, sodass Dr. med. B. zur Behandlung gerufen wurde. Letzterer meldete Impfschaden an. Als dem Arzt bei der Nachschau von Seiten der Mutter Meldung gemacht wurde, wurde Dr. Fr. ausfallend und meinte, dergleichen käme nicht vom Impfen. Der Junge hatte eine Mundschleimhaut-Entzündung. Seit dieser Zeit kränkelt das Kind und ist noch heute (31. 7. 1910) nicht in Ordnung.

286. Frankfurt a. M. Der Bub des Heinrich N., vorher immer gesund, konnte bereits mit 10 Monaten laufen und wurde etwa mit 1 Jahr geimpft. Bald darauf bemerkten die Eltern ungleichmäßige Temperaturen und auffallend bleiche Gesichtsfarbe. Er kam dann wegen Darmerkältung und Darmstörung in Behandlung des Dr. med. W., nach dessen Aussage er abgesetzte Glieder haben soll. Vor der Impfung hatte der Bub ohne Beschwerden gezahnt, nach der Impfung nur noch mit starkem Fieber.

287. (5 †) Frankfurt a. M., 1880. Sonderabdruck aus dem *Frankfurter Generalanzeiger*: „Herr Redakteur! Nachfolgendes Schreiben wurde mir von den Vätern der 5 Impfopfer in Preungesheim zugesendet, dessen Veröffentlichung wohl von allgemeinem Interesse sein dürfte und zugleich als neuer Beleg dient, dass die durch die Impfung verursachte Blutvergiftung sehr bedenklicher Natur und absolut tödlich ist, auch dass bei Massenimpfungen nicht immer mit besonderer Vorsicht und Schonung verfahren wird. Dieses Schreiben, an dem ich nur die nötigen rechtschreiberischen Verbesserungen vorgenommen, lautet:

H. A. Meitzes, Lehrer der Naturheilkunde, Sternwartenstr. 15.I

Preungesheim, den 16. 8. 1880

Herrn Grafen von Zedtwitz!

Aus Ihren 3 Artikeln, die ich bis jetzt gelesen habe, habe ich gesehen, dass Sie den wahren Grund von dem Unglücksfall von der Impfung von Preungesheim noch nicht wissen, daher bin ich, Franz Stein, den das Unglück auch betroffen, genötigt, Ihnen den wahren Grund mitzuteilen.

Am 22. 7., morgens 10 Uhr, waren die Mütter mit ihren Kindern in einen Saal bestellt, und waren alle beisammen zur rechten Zeit, weil Strafe angesetzt war (natürlich nicht für den Arzt!). Als nun die Mütter 2 Stunden gewartet hatten, da kam der Herr Impfarzt 2 Stunden später und sprach, ‚ich habe mich verspätet, das soll aber jetzt gehen wie ein Donnerwetter'. Da fing nun der Herr Kreisphysikus an zu schneiden, so dass das Blut herunterlief und die Kinder fingen an, bitterlich zu weinen, so dass die Mütter gar nicht wussten, was sie machen sollten, um die Kinder wieder in Ruhe zu bringen.

Am 23. 7. wurde nun der Herr Doktor von verschiedenen Müttern in Anspruch genommen. Als nun der Herr Doktor kam, da ging aber die Plage für die Kinder erst recht an. Bei dem ersten Kind, das zwei Stunden im Krampf gelegen, goss der Herr Doktor dem Kind zwei Kannen voll Wasser auf den Kopf, bis das Kind wieder zu sich kam und dann ordinierte er nichts als kalte Umschläge auf den Arm und die Brust, doch wurde der Arm zusehends dicker, und es zog im ganzen Körper herum, so dass man die Kinder nackt ins Bett legen musste und nichts als kalte Umschläge machen, was jedes Mal eine schreckliche Plage für die Kinder war, und die Arznei, die sie einnehmen mussten, war nur für den?

Nun war es so weit gekommen nach Verlauf von einigen Tagen, dass der Herr Doktor sprach: ‚Ich weiß nicht, was das für eine Schweinerei ist, ich weiß gar nicht, was ich noch verschreiben soll, und den Leuten zu verstehen gegeben hat, das Blut sei vergiftet. Als aber der Herr Kreisphysikus dagewesen war, da sprach der Herr Dr. Martin, es wäre die Rose, der müsste man Zeit lassen, und dadurch hat der Herr Doktor sich schon mit mehreren Eltern verfeindet. 3 Tage vor dem Tod meines Kindes ist die linke Hand aufgebrochen und als man hineingesehen hatte, da hatte das Gift das ganze Fleisch weggefressen, sodass man die Knochen von den Fingern hat liegen sehen, und zwei Stunden vor dem Tod des Kindes sagte der Herr Dr. Martin, der Puls bei Ihrem Kind schlägt wie bei einem gesunden Menschen.

Die 5 Kinder, die bis jetzt gestorben sind, mussten alle binnen 2 Tagen beerdigt werden, sonst hätte man sie nicht in den Sarg legen können – oder nur in Stücken. Als das dritte Kind beerdigt werden sollte und der Schreiner das Kind in den Sarg legen wollte, da hatte er den linken Arm in der Hand, und der Rumpf blieb liegen. Das war traurig anzusehen, und die Kinder waren am ganzen Körper schwarz geworden in den wenigen Stunden. Am 7. starb plötzlich ein Kind, welches von der Zeit an bald böse Finger, böse Füße und die Impfpocken dreimal angegangen sind und noch in der letzten Zeit die Krämpfe dazubekommen hat.

Nach Verlauf von 8 Tagen nach dem Tod meines Kindes kam der Herr Doktor und nahm das Protokoll auf von meinem Kind. Da hatte sich meine Frau bei ihm höflichst bedankt, weil er mein Kind als einen Schwächling in das Blatt hatte setzen lassen. Da hat der Herr Doktor zur Antwort gegeben,
sie hätte ja noch 3 Kinder. Das war nun ein schöner Trost. Das ist ein Aufruhr in Frankfurt und der Umgegend, dass keine Eltern ihre Kinder mehr impfen lassen wollen.

Der klare Beweis, dass das eine Vergiftung war, das habe ich selbst erfahren. Am 23., abends 8 Uhr, kam ich von der Arbeit und weil mir der linke Arm so brannte, so nahm ich die Umschlagtücher von meinem Kinde und kühlte meinen Arm, und die Folge davon war, dass ich 14 Tage arbeitsunfähig war und einen recht bösen Arm davon trug und der Herr Doktor mich in Behandlung nehmen musste. Er verordnete nichts als kalte Umschläge und sprach, es wäre die Rose. Der Arm war angelaufen bis an die Fingerspitzen und kam aus der Wunde nur schwarzes Blut und schließlich wurde die Wunde mit Kampferöl zugeheilt. Nach Verlauf von 14 Tagen brach der Arm wieder von frischem auf. (…)“

288. Frankfurt a. M. Das am 3. 3. 1906 geborene Kind der gesunden Eltern, Theodor B. und Frau, geb. D., wurde am 18. 5. 1907 zum ersten Mal mit Erfolg geimpft durch den Geheimen Medizinal-Rat Dr. Klingelhöfer und zwar mit dem Bemerken: „Das Kind hat etwas Rachitis, doch kann es geimpft werden.“ Ungefähr 2-3 Wochen nach der Impfung wurde das Kind immer magerer, trotz aller Aufwendungen; es blieb in der Entwicklung zurück; auch mit dem Gehen; die Sprache fiel ihm besonders schwer. Noch heute erscheint der Junge im Alter von 4 Jahren merklich zurückgeblieben.

289. Frankfurt a. M. Franziska K., geb. H., ist immer kränklich. Sie wurde am 30. 4. 1872 zu Frankfurt a. M. geboren und war bis zur Impfung immer gesund. Die Impfung wurde im 5. Monat daheim vorgenommen. Am zweiten Tag bekam das Kind die Krämpfe, der Arzt aber meinte: Das würde sich wieder machen.

290. Frankfurt a. M. Die Eltern, Karl N. und Elisabethe, geb. St., waren stets gesund; Krankheitsanlage ist nicht vorhanden. Das am 16. 10. 1904 geborene, stets gesunde Kind wurde am 12.5.1905 vom Sanitäts-Rat Dr. D. geimpft. Etwa 3 Wochen später bekam es an dem Impfarm mehrere Wasserblasen, nachdem der Arm vorher stark angeschwollen und entzündet war. Dr. Kl. erklärte es als einen übertragbaren Ausschlag. Durch das Tragen, Halten, An- und Auskleiden des Kindes übertrug sich der Ausschlag über das Gesicht und den ganzen Körper.

291. Frankfurt a. M./Gelsenkirchen. Ernst Heinrich Morgenstern, am 11. 8. 1905 geboren, stets gesund, wurde am 11. 6. 1906 in Gelsenkirchen von Dr. med. S. geimpft. Einige Tage danach trat Fieber ein. Dann entwickelten sich an beiden Handgelenken Ausschläge, Pusteln oder so ähnliches, die bis heute noch vorhanden sind. Das Kind leidet Tag und Nacht an schmerzhaftem Jucken. Nach der Nachschau traten Darm- und Magenerkrankung auf, die das Kind dem Tode nahebrachten. Die behandelnden Ärzte waren Dr. M. u. Dr. N. in Gelsenkirchen. Das Kind bekam schlechte Zähne, 7 mussten entfernt und 1 plombiert werden. (Und wer haftet für dies verpfuschte Leben? Und wer zahlt die Unkosten? Natürlich der vergewaltigte Vater!) Die zwei anderen Kinder des Matthias Morgenstern, Karl und August, damals in Worms geimpft, erkrankten ebenfalls nach der Impfung an Magen- und Darm-Katarrh und starben daran. Impfarzt war Dr. med. F. in Worms.

292. Frankfurt a. M. Heinrich B., z. Z. 43 Jahre alt und stets gesund, ist Schlosser. Seine Frau, Sophie, geb. Schm, ist mit 36 Jahren eines plötzlichen Todes gestorben, obgleich sie eine starke, muskulöse Frau und vorher nie krank war. Die am 5. 11. 1898 geborene Tochter wurde am 13. 5. 1899 von Sanitäts-Rat Dr. Kl. im öffentlichen Impflokal geimpft. Im Verlauf der nächsten 4 Wochen hatte sich am Halse eine Anschwellung in der Größe eines Eis gebildet. Die Anschwellung verlief sich wieder, ohne ärztliche Hilfe, doch trat unmittelbar danach eine Augenentzündung auf. Dieselbe wurde von Prof. Dr. P., Dr. med. K. und Dr. med. W. etwa 6 Jahre lang, dann von Dr. med. A. und Dr. med. W. etwa 4 Jahre lang behandelt, und zwar ohne Erfolg. Das jetzt 12-jährige Kind ist in der Schule von allen schriftlichen Arbeiten befreit. Auf die Fragen des Vaters, ob die Krankheit mit dem Impfen zusammenhinge, zuckten die Ärzte die Achseln und meinten schließlich, das Kind sei jedenfalls skrofulös. Trotz der kranken Augen und des skrofulösen Zustandes wurde das Kind in diesem Jahr (1910) wieder geimpft und zwar vom Schularzt Dr. med. H. (Ich frage, gehört das nicht unter die Abteilung Verbrechen?)

293. **(†)** Frankfurt a. M. Die Eltern des am 26. 2. 1896 in Sachsenhausen geborenen Kindes, Karl K. und Anna, geb. St., sind beide gesund und haben keinerlei Krankheitsanlage. Das im Mai 1897 von Sanitäts-Rat Dr. Kl. geimpfte Kind, bis dahin völlig gesund, bekam einige Tage nach der Impfung Ausschlag und danach Lungenentzündung. 8 Tage darauf trat der Tod ein. (Natürlich nicht infolge der Impfung!) Das Kind verstarb im Kinderkrankenhaus in der Theobald-Straße.

294. Frankfurt a. M./Arnheim (Holland). Das am 15. 2. 1905 geborene Kind I. A. E. war bis zur Impfung, die am 8. 1. 1906 in Arnheim von Dr. C. van der H. vollführt wurde, ganz gesund. Schon am Tage nach der Impfung trat hohes Fieber auf, das nach Ansicht des Arztes nicht von der Impfung herrührte. Er verschrieb Kaltwasserverbände. Da er verreisen musste, wurde am anderen Tage sein Stellvertreter geholt. Dieser stellte Gehirnhautentzündung fest, verschrieb Eis für den Kopf und heiße Kruken für die Füße. Wenige Tage danach konnte er den Eltern keinerlei Hoffnung mehr machen, ihr Töchterchen am Leben zu erhalten. Es erholte sich trotzdem, und ist schwach und kränklich geblieben. Erst nachdem die Krankheit überstanden war, gingen sämtliche 10 Pusteln auf. Dieser zweite Arzt bestritt nicht, dass alles von der Impfung herrühre, doch wollte er es auch nicht zugeben.

295. Frankfurt a. M. Adolf Heinrich R., Kind gesunder Eltern, wurde am 16. 3. 1908 geboren und am 8. 5. 1909 in der *Liebfrauen-Schule* von Or. I.-M. geimpft. Vorher war es stets gesund und lief bereits gut. Kurze Zeit nach dem Impfen bekam es Ausschlag und stellte sich nicht mehr auf die Füße. Erst seit sechs Wochen (vermerkt zwischen 2. – 18. 8. 1910) läuft es wieder.

296. Frankfurt a. M. Peter W., Wirt, leidet seit etwa 10 Jahren an Bronchial-Asthma und Emphysem. Seine Frau Anna, geb. B., ist unterleibsleidend. Er schreibt am 14. 6. 1910: „Ich habe vor 8 Tagen meine 12 Jahre alte Tochter Anna Maria, geboren am 13. 9. 1898, zum ersten Mal im Frühjahr 1899 von Dr. Sp. geimpft, nicht impfen lassen, weil ich behaupte, dass sie seit dem 3. Jahr keinen richtigen Appetit zeigt, sehr blutarm und arg nervös ist. Sie war vorher ein starkes, dickes Kind. Mein jetzt 3 Jahre altes Kind ist gerade so dick wie die 12-jährige, nur leidet die Kleine seit der ersten Impfung an einem skrofulösen Ausschlag und hat Drüsenschwellungen. Dasselbe hat auch mein Sohn von 8 Jahren unmittelbar nach der Impfung erhalten. Erst mit 5 Jahren verlor er den Ausschlag, doch fühlt man noch die Drüsen."

297. **(†)** Frankfurt a. M. Das am 14. 7. 1905 geborene Kind der Eheleute Georg und Magdalene D. war nicht immer gesund und hatte schon bei der Geburt das linke Füßchen gebrochen. Trotzdem wurde es am Sonnabend vor Pfingsten 1906 in der Dreikönigsschule von Sanitäts-Rat Dr. Kl. geimpft. Gleich in den ersten Tagen nach der Impfung bekam das Kind Krämpfe, woran es gestorben ist. Impfpusteln hatten sich nicht gebildet. Der zuerst zugezogene Arzt Dr. med. von M. meinte, das Kind habe keine Krämpfe, es habe vielmehr eine ganz gesunde Farbe. Dr. med. W., der dann zu Rate gezogen wurde, sah das Kind in seinem Sprechzimmer in Krämpfen liegen.

298. Frankfurt a. M. Frau Kl. schreibt am 26. 6. 1910: „Der älteste Junge, jetzt 4 Jahre alt, wurde vor zwei Jahren ‚ohne Erfolg' geimpft. Derselbe bekam darauf einen heftigen Ausschlag. Ich habe den Arzt holen lassen, der den Jungen auch geimpft hatte, bekam aber betreffs des Ausschlags keine richtige Antwort. Ich hatte mit dem Jungen lange zu tun, bis er von dem Ausschlag geheilt wurde; er musste voriges Jahr aus diesem Grund zurückgestellt werden."

299. Frankfurt a. M. Das am 20. 7. 1909 geborene Kind von Alois Z. und Frau, wurde am 20. 5. 1910 in der *Günderrode-Schule* vom Sanitäts-Rat Dr. Fr. geimpft. „3 Wochen nach der Impfung machte sich ein starker, eitriger Ausfluss aus den Augen bemerkbar. Nach Aussage des Arztes war es Erkältung; er verschrieb dafür Tropfen, die täglich fünfmal eingeträufelt werden mussten. Am 7. oder 8. Tag nach der Einträufelung war die Sache behoben. Meine Meinung, dass die Sache mit der Impfung zusammenhinge, wollte er nicht aufkommen lassen."

300. Frankfurt a. M. Die Kleine der gesunden Eheleute Adam und Lina H., geboren am 6. 10. 1906, war bis zur Impfung, die damals am 24. 5. 1907 von Dr. med. Gr. in der *Gutleutschule* ausgeführt wurde, völlig gesund. Schon während der Impftage war das Kind recht krank, die Esslust ließ nach; das Kind schlief nachts sehr unruhig und wenig und fieberte stets; es ging zurück in der Entwicklung und war sehr blass. Der Arzt erklärte, er finde nichts und schrieb es dem Zahnen zu. Im April 1908 entdeckte ein Naturheilkundiger eine Geschwulst an der Hand. Der Arzt fand noch immer nichts und so wurde schließlich ein anderer Arzt zugezogen, der die Erscheinung für Knochentuberkulose ausgab und eine Operation anordnete. Das geschah dreimal. Im Winter 1909/10 bekam das Kind noch Masern und Mittelohrentzündung. Erst durch das Eingreifen des Naturheilkundigen besserte sich der Zustand des Kindes.

301. Frankfurt a. M. Prof. Paul Beckert und Frau, Anni, geb. von Franck, waren beide bis zur Zeit der Geburt des Kindes gesund. Ihr Sohn, Johannes, am 20. 4. 1886 geboren, war bis zur Impfung völlig und zwar sehr gesund, völlig normal in der Entwicklung und kräftig. Mit etwa 1 Jahr wurde er vom jetzt verstorbenen

Geheimen Sanitäts-Rat Dr. med. Schütte (vormals Leibarzt des Prinzen Karl von Preußen, dem Bruder Kaiser Wilhelm I.) in Berlin geimpft. Der Arzt empfahl als Bezugsquelle die *Bellevue-Apotheke*, von wo er selbst die zur Impfung zu verwendende Lymphe kaufe, die erstklassig und ganz frisch sei. 5 bis 6 Tage nach der Impfung stellte sich unter hochgradigem Fieber Blutabgang aus Nase und Mund ein. Seitdem hat sich das Kind, das damals lange krank lag und sehr abmagerte, **n i e** wieder erholt, blieb schwächlich und kränklich und ein Sorgenkind der Familie.

Dazu schreibt Prof. Beckert: „Bitte, nennen Sie den Fall mit Namen. Es war damals uns allen, auch meinen sehr erfahrenen Schwiegereltern, General von Franck und dessen Frau, völlig klar, dass diese sehr schwere, sehr rätselhaft und durch nichts zu erklärende Krankheit nur im Impfen – diesem unseligen Aberglauben – ihren Grund haben konnte. Es fiel jede Möglichkeit einer anderen Erklärung fort, denn das erstgeborene Kind war unter steter Aufsicht von 3 Personen. Obige Angaben will ich beeiden."

302. (†) Frankfurt a. M. Bonifacius M. und Frau, beide gesund, ließen ihren am 23. 7. 1909 geborenen Buben im Mai 1910 impfen. Der Bub war immer gesund bis zur Impfung. Am 18. 5. war Nachschau, und am 21. 5. trat der Tod ein. Impfung und Nachschau wurden vom Sanitätsrat Dr. D. vollzogen. Schon am 3. Tag nach der Impfung stellte sich Fieber ein, der Arm schwoll an. Es wurden Umschläge mit Essigsaurer Tonerde gemacht. Das Kind schlief fast gar nicht mehr und war nachts sehr unruhig. Als Frau M. bei der Nachschau den Impfarzt auf den Schaden aufmerksam machte, wurde Sanitäts-Rat Dr. D. sehr grob und meinte, die Pocken seien richtig angegangen. (So ist es auch erklärlich, dass solch grobe Impfärzte keine Impfschäden zu sehen bekommen. Wer etwas auf seine Menschenrechte hält, meidet solche Herren und geht lieber zu anderen.) Plötzlich verschwanden die Pusteln; das Kind bekam die schrecklichsten Schmerzen, schwarze Fingernägel und wurde ganz blau. Schon in der Nacht tobte das Kind mehr denn je und zog ständig die Beine an den Leib. Frau M. holte nun Dr. med. P., der Abführmittel gab, worauf Blut und Eiter abgingen. Der ganze Körper war völlig aufgetrieben. Dass die Krankheit vom Impfen komme, gab er nicht zu, meinte aber, das Kind sei vergiftet (und von wem denn wohl?) und die Lunge sei angegriffen. Obgleich das Kind gestillt wurde, erbrach es ständig und was es erbrach, war schwarz.

303. Frankfurt a. M. Josef H., am 18. 9. 1888 geboren, bis zur Impfung gesund, wurde nach Ablauf des ersten Lebensjahres zum ersten Mal geimpft, zum zweiten Mal am 17. 5. 1892. Die dritte Impfung wurde am 5. 5. 1900 von Dr. K. in der Schule vorgenommen. Nach Aussage der Eltern zeigten sich, kurze Zeit nach der ersten Impfung Pöckchen, die schmerzhaft waren und abgekratzt wurden. Dann bildete sich eine Kruste, die erhärtete und nässte. Trotz aller Schmieren und Puder, die Unsummen von Zeit und Geld kosteten, breitete sich das Übel weiter aus, sodass bald kein Körperteil davon verschont war. Die Ärzte meinten: Schwaches, verdorbenes Blut sei daran schuld und würde die Sache nach 7 Jahren, nach dem ersten Stoffwechsel, besser. Als das sich nicht bewahrheitete, sollte das 14., dann das 21. Lebensjahr Heilung bringen. Trotz des vollendeten 22. Lebensjahres ist das Übel nicht verschwunden. Der Hauptsitz sind die Hände, manchmal werden auch die Kniegelenke davon ergriffen. Um Heilung zu bekommen, wurden alle möglichen Autoritäten angerufen, z. B. Prof. H., Dr. med. H., Dr. S., Dr. O., Dr. K., Dr. Sch. und Dr. B., davon einige aus der Elektro-Therapie – alles ohne Erfolg. (Selbstverständlich hat der Staat nichts zu den Kosten beigetragen.)

304. Frankfurt a. M. „Mein Kind, Emilie Christine, habe ich, Karl H., am 18. 10. 1910 beim Dr. med. A. impfen lassen. Anfangs schien alles ohne Störung verlaufen zu wollen, bis sich am 10. Tage Appetitlosigkeit, Unwohlsein und heftiges Fieber einstellten. In der Nacht folgten mehrere krampfartige Anfälle, welche in nachstehender Art auftraten: Das Kind schrie, zog Arme und Beine ruckartig an den Körper und streckte sie ebenso ruckartig wieder aus, was sich etwa 10-12 Mal in der Minute wiederholte. Am nächsten Morgen um 6 Uhr schickte ich zum Arzt, welcher mir sagen ließ, dass es keinen Sinn habe, gleich mitzugehen; dem Kind sollten Umschläge gemacht und etwas auf den Kopf gelegt werden. Als um 9 Uhr der Arzt kam und meine Frau äußerte, das käme vom Impfen, erwiderte er (Dr. A.): ‚Das habe ich mir gleich gedacht, dass Sie sagen würden, das Impfen sei daran schuld, aber das ist nur Aberglaube. Vom Impfen wird kein Kind krank, und so lange dieser Aberglaube noch im Volke herrscht, haben die Ärzte einen schweren Stand. Ich wette, heute Mittag verlangt das Kind aufzustehen.' – Auf die Frage meiner Frau, woher es denn sonst kommen könne, meinte der Arzt: ‚es könne auch Erkältung sein.' (Ja genau, weshalb nicht Witterungswechsel in Amerika?) Während der folgenden und darauffolgenden Nacht traten die Anfälle wieder auf, jedoch nicht mehr so stark, wie in der ersten Nacht; das Fieber hatte etwas nachgelassen, aber das Unwohlsein dauerte fort; die Lust zum Essen war äußerst gering. Das Kind ist vorher niemals ernstlich krank gewesen, es strotzte im Gegenteil von Gesundheit, auch war seine Entwicklung eine vollständig regelrechte. Meine Frau und ich sind auch beide gesund und mit keinerlei Krankheitenanlage behaftet."

305. Frankfurt a. M. „Auch mein Kind ist infolge der Impfung todkrank geworden. Der Fall liegt zwar schon 14 Jahre zurück und kann ich heute nicht mehr sagen, ob die Erkrankung durch den Impfstoff oder durch die unvernünftige Rohheit des Arztes entstanden ist, der die Schnitte sehr lang und tief gemacht hatte und den Impfstoff mit größter Sorgfalt in die Wunden schmierte. Das Kind bekam hochgradiges Fieber; der ganze Oberarm wurde eine eiternde Wunde, und eine Wundrose überzog Rücken und Brust." (So schrieb R. A. R. am 19. 11. 1910.)

306. Frankfurt a. M. „Mein Töchterchen war etwa 1 ½ Jahre alt, als ich mich schweren Herzens entschloss, dem Impfgesetz zu genügen. Die Pocken schlugen furchtbar an, und am 7. Tag war außer dem linken Arm auch das linke Auge völlig verschwollen, was ich zuerst als bösartiges Gerstenkorn betrachtete, da die Kleine solche häufig hatte. Auf Anraten des Impfarztes holte ich noch am selben Tage einen Augenarzt. Der belehrte mich, dass im Auge Gift (Lymphe) enthalten sei. Ich bin überzeugt, dass mein Kind die Erhaltung seines sehr gefährdeten Auges nur der außerordentlich gewissenhaften und aufopfernden Tätigkeit des Herrn Prof. Dr. med. H. zu verdanken hat. (...) Wir hatten 5-6 Ärzte zu Rate gezogen, 3 Wochen war ich mit dem Kind in Godesberg; dazu die Medikamente, die Angst und Qual und die Schmerzen, die das Kind auszuhalten hatte. Ich bin fest überzeugt, dass die Lymphe durch das Blut ins Auge geraten ist und dort Entzündungen hervorrief, denn das Ärmchen war stets verbunden." (Aus einem Schreiben von Frau A. W. vom 16. 11. 10.)

307. (†) Frankfurt a. M. Das Kind der Eheleute Hermann und Klara F. starb bald nach der Impfung im Alter von 14 Monaten. Das Mädchen war im Mai geimpft, bekam 3 Wochen nachher rote Flecken und gelbe Farbe, wurde immer schwächer, aß nichts mehr, hatte immer Schmerzen im Leib und siechte dahin bis 16. September 1910. Der Arzt nannte es „Blutfleckenkrankheit", die „natürlich" mit dem Impfen in keinem Zusammenhang stand.

308. Frankfurt a. M. Konrad H., aus Bayern stammend, erklärte am 23. 1. 1911: „Ich selbst war syphilitisch, aber vom Arzt als völlig geheilt ausgegeben. Meine Tochter Magdalena, geboren am 24. 12. 1907, bekam 5 Wochen nach der Geburt Ausschlag an Füßen und Mund. Dr. med. P. war eingeweiht. Er gab dem Kind 12 Quecksilber-Einspritzungen, jede Woche 3. Dann setzte er einen Monat aus. Darauf gab er noch 8 Einspritzungen, jede Woche 2. Das 1 Jahr lang gestillte Kind war dann geheilt. Am 2. 12. 1908 wurde das Kind geimpft, obgleich Frau H. Dr. P. ausdrücklich fragte, ob das zweierlei Gift nicht schaden könne. (Man sieht, dass der klare Verstand mancher Mütter mehr wert ist, als der von Wissenschaft getrübte vieler Staatsmediziner!) Am 9. 12. 1908 war Nachschau. ‚Mit Erfolg geimpft'. 8 Tage danach Grind im ganzen Gesicht. Mit Zinksalbe ‚geheilt'. Am 8. 2. 1909 Lähmung der linken Seite einschließlich der Augen; blind, Verstand unklar und bis heute keine Sprache. Nachdem Sanitätsrat Dr. K. das Kind 3 Wochen im Krankenhaus hatte, erklärte er, damit nichts anfangen zu können. Dann waren die Eltern bei vielen Ärzten. Alles war nutzlos. Zuletzt bekam es Jod in die Milch. Dr. M. vom Reform-Sanatorium F. empfahl *Ehrlich-Hata*, weshalb das Kind im Herbst

1910 ins Städtische Krankenhaus kam. Dort blieb es 4 Wochen. Die Eltern wurden nicht zugelassen. Das Kind wurde ohne Wissen der Eltern operiert. Schließlich wurde dem Vater die Sache zu viel; er holte es mit dem Wagen ab. Daheim angekommen, entdeckten die Eltern, dass das Kind zwischen der 7. und 8. Rippe eine offene Wunde hatte von 5-6 cm im Durchmesser und von 2 cm Tiefe. Das Fleisch lag frei. Was im Krankenhaus mit dem Kind gemacht worden war, wurde nicht gesagt. (Was geht das den Vater und Besitzer des Kindes an; er musste doch längst wissen, dass unsere Kinder der Staatsmedizin gehören und dass wir auch nur Leibeigene dieser geheiligten Sorte von Menschen sind.) Zurzeit ist die Wunde noch nicht geschlossen. Das Kind befindet sich im Irrenhaus."

Ein zweites Kind hatte auch bald nach der Geburt den bekannten Ausschlag. Es wurde von einem Naturarzt, Dr. K., mit Kamillenteebädern behandelt, worauf der Ausschlag verging. Das Kind, das am 24. 8. 1909 geboren wurde, ist bis heute, abgesehen von leichten Wasserblattern im Herbst 1910, gesund – und noch nicht geimpft. (Man sieht, wie weit man mit Quecksilber und Pockeneiter kommen kann!)

309. Frankfurt a. M. Philipp Sch., Bureaugehilfe, schrieb am 29. Mai 1911: „Mein jetzt 4-jähriges Söhnchen wurde am 19. 5. 1909 vom Impfarzt Dr. med. G. zum ersten Mal ‚mit Erfolg' geimpft. Dieser Erfolg zeigte sich denn auch bald in einer ganz erschreckenden Weise. Während das Kind bisher munter war und schon flott lief, trat kurz nach der Impfung eine auffallende Körperschwäche ein, sodass der Junge nicht mehr laufen konnte. Bald darauf traten an den Augen und hinter den Ohren knollenartige Geschwüre auf, welche nach einiger Zeit aufbrachen und zur Folge hatten, dass das Kind nunmehr auch nicht mehr sehen konnte. Nachdem dieser Zustand etwa 3-4 Wochen gedauert, wurde es mit den Augen etwas besser, dagegen zeigten sich nunmehr am Hals, an den Beinen, am Rückgrat, am linken Armgelenk und an anderen Stellen solche Eiterpusteln, sodass fast der ganze Körper mit eiternden Wunden bedeckt wurde. Ein hinzugerufener Arzt ordnete sofortige Überführung ins städtische Krankenhaus an, wo zu unserem Erschrecken Knochentuberkulose festgestellt wurde. Ich erlaube mir, hierzu zu bemerken, dass weder in meiner noch in der Verwandtschaft meiner Frau eine derartige Krankheit jemals vorgekommen ist; ebenso sind meine anderen Kinder vollständig gesund. Auf meine Erkundigungen nach der Ursache der Krankheit erhielt ich nur ausweichende Antworten und wurde mir nach 14-wöchiger Behandlung des Kindes im städtischen Krankenhaus bedeutet, dass ich das Kind nun wieder mit nach Hause nehmen könne, denn hier könne nur die Natur sich selber helfen.

Ich frage nun, welche Mittel stehen mir zur Verfügung, um Schutz gegen diese schreienden Mißstände und Vergewaltigungen schlimmster Art zu erlangen? Wer entschädigt mich und meine Familie für gehabte Unkosten, schlaflose Nächte und gestörtes Familienglück, ohne auf mein Kind hinzuweisen, welchem nicht nur seine Jugend, sondern sein ganzes späteres Lebensglück zerstört und der Familie der einzige Sohn und vielleicht einmal die einzige Stütze geraubt worden ist?

310. Frankfurt a. M. Edmund B. schreibt am 9. 5. 1911: „Ich selbst habe durch das Impfen ein Auge verloren, bin wiederholt blind gewesen, operiert worden usw. Mein Junge ist nach der Impfung Monate lang krank gewesen. Wir hatten jede Hoffnung, ihn zu behalten, aufgegeben."

311. Frankfurt a. M. Frau Dina M. schreibt am 8. 12. 1910: „(...) denn mein erstes Kind bekam nach dem Impfen Blattern."

312. Frankfurt a. M. Friedr. Jak. G. schreibt am 23. 11. 1910: „Mit Schrecken denke ich der verheerenden Wirkung des Impfgiftes, da ich diese vor 21 Jahren bei meinem Bruder beobachten konnte, der nach dem Impfen das Laufen verlernte und 4 Jahre krank war, bis das Impfgift durch ein entsetzliches Geschwür am Kopf aus dem Körper ausgeschieden wurde."

313. Frankfurt a. M. Frau Oberlehrer W. schreibt am 16. 11. 1910: „Mein Sohn, 12 Jahre alt, leidet nach erfolgter Wiederimpfung beständig an bösartigen Geschwüren und Ausschlägen. Die konsultierten Ärzte (ein Allopath und ein Homöopath) halten beide diese Erscheinungen für die wahrscheinliche Folge der Impfung." (Nun, die Herren haben wohl vergessen, sich ihre Überzeugung erst vom Reichsgesundheitsamt zu holen!)

314. Frankfurt a. M. Frau Helene K. schreibt am 18. 11. 1910: „Meine Nachbarin rät mir vom Impfen ab, da ihr Töchterchen seit der Impfung kränkelt."

315. (†) Frankfurt a. M. Wieder ist ein junges, blühendes Leben dem Impfwahn zum Opfer gefallen. Marie W. ist am 3. 9. 1910 infolge der Impfung gestorben. Als Todesursache war Blutvergiftung angegeben. Der behandelnde Arzt fragte die Mutter, ob das Kind nicht Halsentzündung gehabt habe, weil auf diese Weise krankmachende Bakterien in den Körper gekommen sein müssten. Die Mutter sagte, die Impfung sei schuld an dem Tod, was der Arzt natürlich mit Entrüstung zurückwies. Es sei besonders darauf verwiesen, dass die Eltern gesund sind und dass die Mutter 8 gesunden Kindern das Leben schenkte. Auch Mariechen war bis zum Tag der Wiederimpfung, die im Mai dieses Jahres vom Impfarzt Dr. E. vollzogen wurde, niemals krank gewesen. Gleich nach der Impfung, die scheinbar gut verlaufen war, zeigte das Kind ein verändertes Wesen. Das bisher lebhafte Kind klagte über Müdigkeit, wurde gleichgültig und zeigte großes Schlafbedürfnis. Es wollte in den Sommerferien verreisen, doch ließ die besorgte

Mutter, die den Ausbruch einer Krankheit befürchtete, das Kind nicht fort. Nach den Ferien hatte es an Gewicht abgenommen und der Zustand verschlimmerte sich so, dass es am Nachmittag des 25. 8. ins Bett gebracht werden musste. Es hatten sich Schmerzen in der rechten Hüfte eingestellt, die sich in der folgenden Nacht über den Unterleib verbreiteten und sich am nächsten Tag auch auf die linke Hüfte erstreckten. Dazu hochgradiges Fieber. Der herbeigerufene Arzt erkannte sofort die Größe der Gefahr und riet, das Kind in ein Krankenhaus zu bringen. Schweren Herzens und nach langem Zögern gaben die Eltern das zu. Gleich beim ersten Besuch musste die unglückliche Mutter erfahren, dass für das Leben ihres geliebten Kindes keinerlei Hoffnung vorhanden sei. Es war mit Eisbeuteln behandelt worden, an einem Arm hatte man ihm Blut entzogen. Trotz allen Widerstandes seitens des Krankenhauses gelang es der Mutter, ihr Kind heimzubringen, um die Sterbende in treuer Liebe bis ans Ende pflegen zu können. Noch in derselben Nacht, 8 Tage, nachdem es sich gelegt hatte, starb das Kind, die Freude seiner Eltern und Stütze seiner Mutter, geliebt von allen, die es kannten, ein Opfer des Impfwahns.

316. Frankfurt a. M. Adolf S., Gummiwarengeschäft, schreibt: „Meine Tochter wurde, 12 Jahre alt, in der *Souchez-Mittelschule* geimpft und 8 Tage darauf wieder geimpft. 8 Tage darauf, von Sonnabend auf Sonntag, nachts, waren Gesicht und Körper voll Wasserpocken; 38° Fieber. Einer von den Impfschnitten ist angegangen. Dr. med. W. behandelte das Kind, das 12 Tage aus der Schule bleiben musste und noch am 23. 6. Flecken im Gesicht hatte. Das Kind war vorher kerngesund, was der Arzt anerkannte.

317. Frankfurt a. M. Aus einem Brief vom 4. 9. 1911:

a) „Am 8. Mai wurden meine beiden Söhne im Alter von 12 und 13 Jahren, nachdem ich mir in einer hiesigen Apotheke die erforderliche Lymphe gekauft hatte, von meinem Hausarzt in seiner Wohnung geimpft. Bereits am nächsten Tage, gegen Abend, stellte sich bei dem älteren Sohn von 13 Jahren Mattigkeit und Fieber-Erscheinung ein, sodass er sich am 10. Mai ins Bett legen und an diesem Tage der Schule fernbleiben musste. Am Sonnabend, den 13. Mai, verließ er schon, obwohl er bis 1 Uhr Schule hatte, gegen 10 Uhr die Schule, da er über Mattigkeit im ganzen Körper klagte. Am selbigen Abend stellte sich wieder heftige Fiebererscheinung ein, 39,9 Grad. Der herbeigeholte Arzt erklärte dann, dass solche Erscheinungen öfters nach Impfungen auftreten. Im Laufe der nächsten Woche trat völlige Mattigkeit und Schwellung des rechten Armes ein. Der Arzt gab als Grund ‚Blutvergiftung' an. Durch fortwährende Umschläge wurde der ganze Prozess in die Drüse unter dem rechten Arm gezogen, wo nach Verlauf einiger Tage ein richtiger Abszess entstand. Bei der Operation am 25. 5. durch den

Hausarzt strömten etwa 200 gr. Eiter und Blut aus. Nun wurden täglich Ausspülungen der Wunde gemacht. Statt Besserung stellte sich am 4. 6. abermals eine starke Eiterung ein, bei Fieber bis zu 40 Grad. Am 5. 6. erklärte unser Hausarzt, er müsse jetzt einen zweiten Arzt hinzuziehen. Beide Ärzte erklärten dann am 6. 6., das Kind müsse, da Lebensgefahr vorhanden sei, zwecks weiterer Operation, ins Krankenhaus. Es wurde ihm dort ein Loch unter dem rechten, geimpften Arm beigebracht in der Größe eines Hühnereis. Wieder nach Hause gebracht, sonderte die Wunde in den folgenden Tagen große Mengen von Wasser, Blut und Eiter ab. Volle 7 Wochen lag er nun fest zu Bett, 8 Wochen lang wurden vom Hausarzt täglich Ausspülungen gemacht mit 1 Liter Lysollösung (um noch mehr Gift in den Körper zu bringen?), bei stetem Tamponieren, unter den größten Schmerzen für das Kind. Verschiedentlich erkundigten sich die Nachbarn nach der Ursache des fürchterlichen Geschreis. Statt Besserung bildeten sich an den Rändern der Wunde blaurote Flecken. Da der Hausarzt erklärte, abwarten zu wollen, was daraus würde, verlor ich das Vertrauen zu den zwei Ärzten völlig und setzte mich mit dem Direktor eines großen Frankfurter Hospitals in Verbindung. Der erklärte, der Knabe müsse sofort wieder operiert werden, was am 4. 8. geschah. Der Knabe blieb deshalb 11 Tage in Behandlung. Alles ohne Erfolg. Dreimal wurde eine Durchleuchtung mit Röntgen-Strahlen vorgenommen, da nach Aussage dieses Arztes der Eiterherd tiefer sitzen sollte. Heute, am 4. 9. 1911, wurde mir vom Arzt erklärt, an den Rippen des Kindes sei nach der Durchleuchtung nichts an den Knochen zu entdecken, man müsse aber, um auf den eigentlichen Herd zu kommen, 1 oder 2 Rippen entfernen, was in den nächsten Tagen geschehen wird." (Wie dieses „wissenschaftliche" Theaterspiel echter Medizin-Kurpfuscherei weiterging, erfuhr ich noch nicht.)

b) „Welch gefährliches Gift im Körper des Kindes enthalten ist, geht daraus hervor, dass, als die Mutter bei der ersten Schneiderei das Eiterbecken hielt, sie nach einigen Tagen am Finger eine heftige Entzündung erhielt und deshalb 5 Wochen krank und arbeitsunfähig war."

318. (†) Frankfurt a. M. Ernst W., Sohn eines Malers, wurde am 3. 2. 1906 geboren, war stets gesund und wurde am 3. 5. 1907 vom Kreisarzt Dr. Fr. in der *Günderode-Schule* geimpft. Am 7. Tag nach der Impfung bekam das Kind Durchfall, Fieber und Krämpfe. Bei der Nachschau wurde dem Kreisarzt davon Mitteilung gemacht; er sagte: „Ach was, das kommt nicht vom Impfen; fragen Sie Ihren Arzt." Dieser, Dr. med. Kr., verordnete kalte Umschläge (Brust und Leib) und sagte noch, es sei nicht schlimm (für ihn?). Trotzdem war es am nächsten Tag viel schlimmer. Das Kind kam aus den Krämpfen nicht mehr heraus. Nun badete er es heiß, etwa 40° C; das Kind fing an zu röcheln, und abends, am 8. Tag, war es tot.

319. (†) Frankfurt a. M. Am 28. 12. 1911 erschien Frau W. in meiner Sprechstunde. Ihr erster Bub wurde im Mai 1905 im Alter von 2 Jahren geimpft. Gleich nach dem Impfen bekam er einen geschwollenen, hochroten Arm; dann schwollen die Drüsen in der Achselhöhle, er bekam Bronchialkatarrh, Masern und Lungenentzündung. Er starb im Juli 1905.

b) Für ihren zweiten Buben hat sie jedes Jahr Strafe gezahlt; als sie aber keinen Ausweg mehr wusste, hat sie ihn endlich, vor jetzt 3 Wochen, in der *Klingerschule* impfen lassen. Auch bei ihm stellte sich gleich nach dem Impfen ein hochroter, geschwollener Arm ein, der sich noch heute in dieser Verfassung befindet.

c) Außerdem soll sie ihr jetzt 2-jähriges Kind, das stark an Rachitis leidet, impfen lassen. Ratshalber erschien sie schließlich bei mir, nachdem man sie infolge des Impfschadens ihres zweiten Kindes an mich verwiesen.

320. Frankfurt a. M. F. D. wurde Ende Dezember 1909, im Alter von 2 ½ Jahren privat geimpft. Sofort nach dem Impfen stellte sich auf dem Kopf eine nässende Flechte ein. Die Impfpocken gingen nicht an. Der Zustand dauerte ¼ Jahr. Der Arzt sagte: „Das hat mit dem Impfen gar nichts zu tun."

321. Frankfurt a. M. Die Tochter des Otto K., völlig gesund, wurde im Alter von 1 ½ Jahren geimpft. Sie bekam in der Zeit des Abheilens der Pocken die ersten Krämpfe. Die befragten Ärzte wussten keine Ursache, erklärten das Kind vielmehr für völlig gesund. Mit 3 ½ Jahren setzten die Krämpfe wieder ein, und zwar verschärft, und kehrten alle Vierteljahre wieder. Beim dritten Mal verlor das Kind den Verstand. Der Vater will aus dem Grunde sein zweites Kind, das bis jetzt noch vollständig gesund ist, nicht impfen lassen.

322. Frankfurt a. M. Peter B. gibt am 12.1.1912 Nachfolgendes an:

„a) **(†)** Mädchen, im Alter von 11 Monaten geimpft, bis dahin völlig gesund, bekam 8 Tage nach dem Impfen, vor der Nachschau, wie der Arzt sagt: Diphtherie. Mutter und Arzt stritten sich um das Vorhandensein von Diphtherie. Beim Husten zog es den Atem pfeifend nach innen. Im Alter von 13 Monaten ist es gestorben.

b) **(†)** Der Fall verlief wie unter ‚a'. Das Mädchen starb im Alter von 13 Monaten an ‚Stimmritzenkrampf'.

c) Das Kind bekam in der Nacht vor dem Tag der Nachschau, obgleich es bis zum Impfen völlig gesund war, 6 Tage nach der Impfung, plötzlich Krämpfe. Dieselben wiederholten sich von da ab und treten noch häufig auf, besonders, wenn das Kind sehr in Aufregung kommt, gescholten wird usw.

d) Das jüngste Kind, jetzt 3 Jahre alt, bisher noch nicht geimpft, ist bisher völlig gesund. Der Vater hat die feste Absicht, es nicht impfen zu lassen und ist bereit, alle Wege zu gehen, die das ermöglichen, d. h. die ein Durchdringen versprechen, trotz des beispiellos ungesetzlichen Handelns der Behörden."

323. (†) Frankfurt a. M. Rosa Gardine M., geboren am 3. 5. 1909, wurde am 25. 5. 1910 zum 1. Mal von Dr. med. K. ohne Erfolg geimpft. In den ersten Tagen des Junis schwoll das linke Bein an. Von den Impfpusteln war nichts mehr zu sehen. Es verweigerte, obgleich kurze Zeit gestillt, die Nahrungsaufnahme. Dr. med. Sch. stellte Lungenleiden fest. Es starb am 20. 6. 1910.

324. Frankfurt a. M. Ein hiesiger Arzt teilte mir unter dem 23. 5. 1911 mit: Die Tochter von S. wurde trotz eines Ausschlags im Nacken am 6. 5. 1911 in der *Karmeliter-Schule* geimpft. Sanitätsrat Dr. med. J.-M. sagte am Sonnabend, den 20. 5. 1911, zu der Mutter, die ihm das Kind mit starkem, impetigiosem (Borken-) Ausschlag im Gesicht, eine Folge der Impfung, zeigte, er habe nicht nötig, die Kinder zu untersuchen, die Eltern, bzw. das Kind hätten ihm von dem Ausschlag im Nacken Mitteilung machen müssen. Am 19. 5. fand ich, Wegener, das ganze Gesicht voll Ausschlag, das rechte Ohr entzündet und die Halsdrüsen stark geschwollen.

325. Frankfurt a. M. Am 28. 4. 1911 impfte Sanitätsrat Dr. D. das Kind von Frau Kn. Gleich danach erkrankte das Kind, nahm die Brust nicht mehr, wollte keinerlei Nahrung, fieberte und schlief nachts kaum. Der Arm schwoll stark an und war stark gerötet. Die Mutter machte 8 Tage lang kalte Umschläge. Bei der Nachschau sagte Dr. D.: „Ach was, dummes Geschwätz. Fragen Sie Ihren Hausarzt, der wird Ihnen auch sagen, dass das mit der Impfung nichts zu tun hat." Noch am 17. 5. waren die Impfpusteln feurig und stark gerötet.

326. Frankfurt a. M. Katharina M., am 21. 7. 1908 geboren, wurde zum ersten Mal von Dr. med. G. mit Erfolg am 21. 5. 1910 geimpft. Bis zur Nachschau am 28. 5. war alles gut. Am 29. und 30. Ausschlag; Schwellung am linken Ohr. Am 1. 6. hohes Fieber und 2 Pusteln am Kinn. Am 3. 6. ein über 5-Markstückgroßer, gelber, eitriger Belag an der Rückseite des Ohres, nach vorne übergreifend. Am Arm 2 Pusteln mit stark geröteter Umgebung. Nach Aussage der Mutter trat am Ohr nach der Salbenbehandlung seit dem 2. 6. eine Besserung ein. Dr. G. sagte, er begreife nicht, wie das gekommen sein könne, vielleicht habe das Kind mit den Händen übertragen.

327. Frankfurt a. M. Eusebius Sch., am 9. 2. 1910 geboren, immer gesund, wurde am 24. 5. 1911 von Dr. med. W. geimpft. Am 31. 5. 1911 bildete sich am linken Oberschenkel eine Geschwulst, die erst am 30. 6. verschwand. Der Knabe war in Behandlung der Ärzte Dr. med. K. und Dr. med. S. Jetzt, nach der Heilung, hat er zwischen den Beinen geschwollene Drüsen.

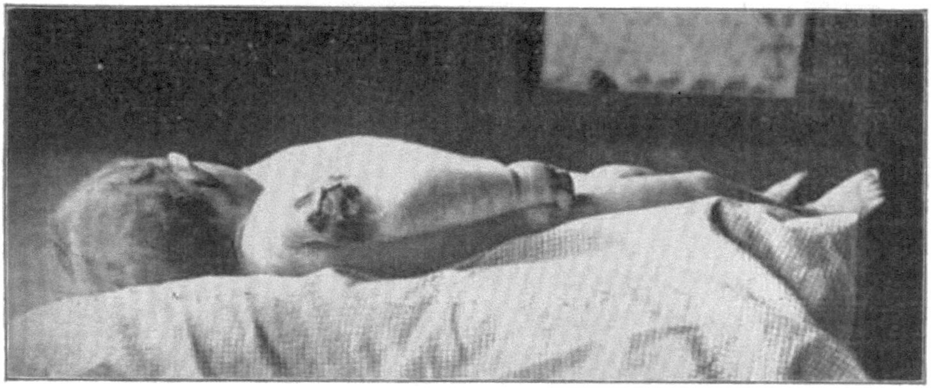

Bild zu Fall 328.

328. (†) Altenburg. Else Kirmse, am 26. 7. 1900 geboren, wurde am 5. 6. 1901 durch Medizinalrat Dr. Nöthe in Altenburg geimpft. Am 12. 6. 1901 war Nachschau. Bescheinigung: „mit Erfolg". Am 14. 6. schwollen die Blattern an, am 15. 6. waren bei großen Schmerzen Arm und Hand geschwollen; am 22. 6. war das Kind besinnungslos und ist am 25. 6. 1901 an Brand der Impfwunden gestorben.

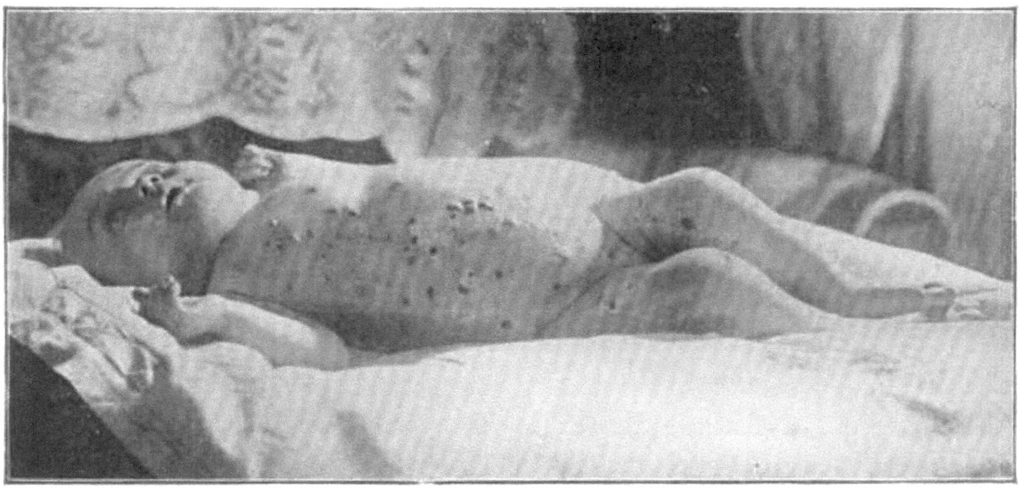

Bild 1 zu Fall 329.

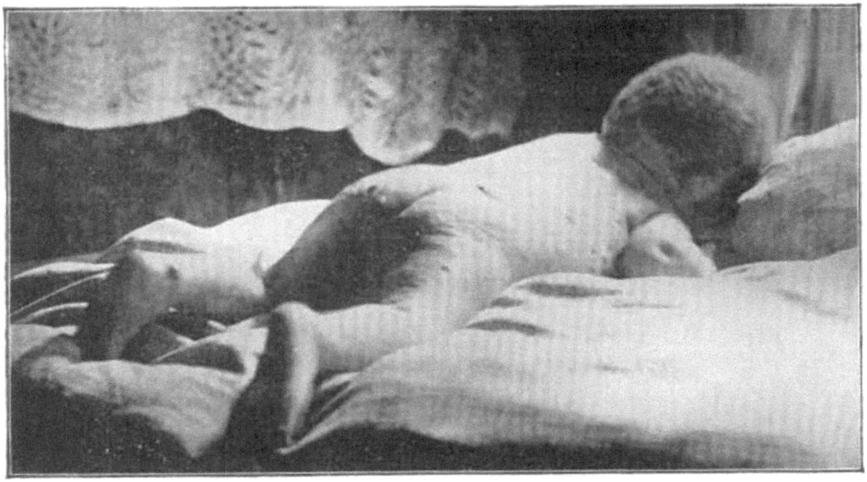

Bild 2 zu Fall 329.

329. (†) Altenburg. Rudolf Arnold, geboren am 1. 11. 1909, bis zur Impfung völlig gesund, wurde am 30. 5. 1910 mit Erfolg geimpft, 4 Tage später Ausschlag. Am 9. 6. 1910 war der ganze Körper mit blatternartigen Pusteln bedeckt. Die Haut zeigte gelbes Aussehen. Fieber 39,5°. Am 15. 6. Lungenentzündung dazu. Gestorben am 17. 6. 1910.

330. (3 †) In der Gemeinde Aichhalden, O.-A. Oberndorf, lebt eine Familie, welche nacheinander drei Kinder impfen ließ, die dann sofort danach erkrankten und starben. Als die Mutter mit dem 4. Kind ins Impflokal kam, weinte sie. „Frau, warum weinen Sie?" fragte der Impfarzt. Sie sagte, sie habe Jahr für Jahr ihre Kinder impfen lassen und sterben sehen, jetzt würde es beim 4. nicht besser gehen. Der Arzt gab daraufhin das Kind frei, es blieb ungeimpft und ist bis heute gesund. Auskunft hierüber erteilt Chirurg Enderich von Walmösingen, O.-A. Oberndorf. (Zum Unterschied von Preußen scheint es unter den Impfärzten der anderen Staaten doch noch Menschen zu geben!)

331. Auerbach in Hessen. Frau Margarethe K. schrieb am 31. 1. 1911: „Ich hatte vor 3 Jahren meine 12 Jahre alte Tochter schwer krank vom Impfen, sie war über 2 Jahre leidend."

332. Ahlsdorf, Bezirk Mansfeld. Das *Hallesche Volksblatt* berichtet am 22. 7. 1910: „Gleich nachdem die Impfung an dem 12-jähr. Sohn der Witwe Wittkowski vorgenommen war, stellten sich bei ihm starke Schwellungen an Arm und Beinen, sowie Lähmungserscheinungen ein, die auf Blutvergiftungen schließen ließen. Der Knabe wurde ins Krankenhaus gebracht. Nun aber drängte man die Mutter, dass sie ihn wieder nach Hause nehme, obwohl er völlig ungeheilt war. Ja, der Schulze soll sogar gesagt haben, sie mache sich strafbar, wenn sie den Sohn nicht nehme. Jetzt schüchtert man die Witwe ein, das Bein müsse abgenommen werden. Da muss doch eine Unvorsichtigkeit vorliegen, so dass sich höhere Instanzen mal mit dem Fall beschäftigen müssen. Der Arzt, bzw. der Staat ist haftbar."

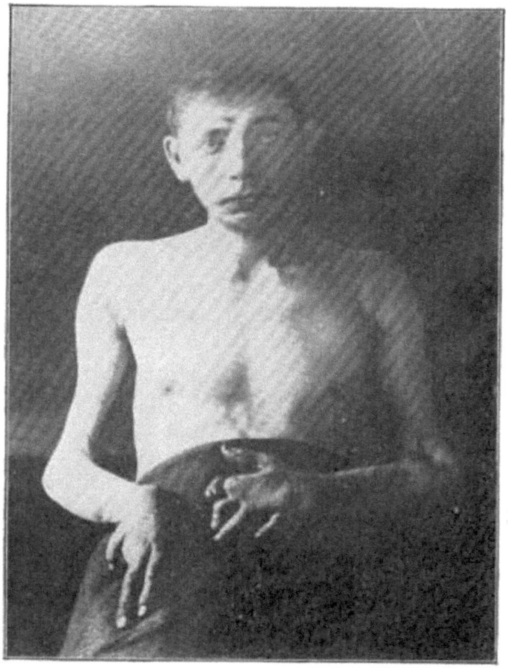

Bild zu Fall 333.

333. Aschaffenburg. Josef B., außereheliches Kind der Eva B., wurde am 18. 5. 1881 in Aschaffenburg geboren. Er war vollkommen gesund und wurde 1882 mit 47 anderen Kindern gleichen Alters von Dr. med. H. geimpft. Sofort nach dem Impfen machten sich die ersten Störungen bemerkbar, später brachen die Arme auf und nach und nach entstand eine Impfschädigung, wie sie nachstehendes Bild veranschaulicht. Eine Schneiderei folgte der anderen. Füße und Beine sehen ähnlich aus wie die Hände, Arme und das Gesicht. B. kann infolge dieser Verstümmelung nur mäßig für seinen Lebensunterhalt sorgen. Der Staat lehnt bekanntlich jede Verantwortung für diese seine Taten ab.

(47 †) Von den übrigen 47 Mitgeimpften ist keiner mehr am Leben. Alle sind infolge der Impfung gestorben. Ein junges Mädchen, ebenso zusammengeschnitten wie V., starb vor kurzer Zeit als zweitletzte Überlebende dieses Impfjahrganges.

334. (†) Aalen in Württemberg. Paul Hauser, Bahnhof-Straße 11, schrieb am 7. 7. 1911: „Sämtliche Eltern melden, dass der hiesige Impfarzt Dr. med. Cloß ganz auffallend tiefe und lange Schnitte gemacht habe. Wie mir heute wieder eine Frau sagte, ist des Öfteren das Blut in Strömen aus der Impfwunde geflossen. Einige sagten, dass offenbar der Arzt nicht gut sähe und sehr zitterig gewesen sei. Der Arzt ist über 60 Jahre alt.

Der ein Jahr alte Sohn des I. B. in Aalen war bis zur Impfung vollkommen gesund; geimpft wurde er am 3. 6. 1911. Von da ab war er nicht mehr so munter wie früher, und ist am 4. 7. 1911 gestorben; nach Ansicht des Arztes am Schlag! Nach Eintritt des Todes sind zuerst die Impfstellen schwarzblau unterlaufen. Das Blauwerden hat sich dann nach etwa 30 Stunden an der Leiche über die rechte Seite, Impfseite, fortgesetzt. Nach meiner Meinung sind Anzeichen von Impf-Blutvergiftung vorhanden. Bis 10 Minuten vor Eintritt des Todes war das Kind noch verhältnismäßig munter."

335. Aalen. Der 2-jährige Sohn des N. war bis zur Impfung kräftig und gesund; nur hatte er am rechten Arm einen kleinen Ausschlag. Er wurde am 3. 6. 1911 von Dr. Cloß geimpft. 10 Tage nach der Impfung bestand heftiger Rotlauf und Fieber; der geimpfte Arm war stark geschwollen. Nach Ansicht des Dr. Cloß „wäre dies ein Fall, der mit der Impfung in Verbindung gebracht werden könnte". (In Württemberg scheint der für Preußen gebräuchliche Normalstempel des Reichsgesundheitsamtes noch unbekannt zu sein.) Das Kind ist jetzt noch nicht hergestellt.

336. Aalen. Der 12 Jahre alte Sohn des K., kräftig und gesund, wurde am 10. 6. 1911 geimpft; bei der Nachschau Impfrotlauf und rechter Impfarm stark geschwollen; am 24. 6. hohes Fieber, Übelkeit, Ohnmachtsanfälle. Er musste einige Tage der Schule fern bleiben. Heute, am 7. 7. 1911, noch in ärztlicher Behandlung. Der Rotlauf erstreckte sich von der Achsel bis zur Mitte der Brust. Auf der ganzen Fläche bis über den Ellenbogen sind wohl hundert stecknadelkopfgroße Eitergeschwüre, denen Eiter entquillt.

337. Aalen. Karl, Sohn des Chr. W., geboren am 21. 3.1910, kräftig und gesund, wurde am 3. 6. 1911 von Dr. Cloß geimpft. Bei der Nachschau am 10. 6. heftiger Rotlauf, Oberarm stark geschwollen; riesige Impfpusteln. Der Impfarzt äußerte, ein Schnitt sei „e' bisle z' groß worde". Heute, am 7. 7., übelriechender Ausschlag am rechten Arm von der Impfstelle bis zum Handgelenk, am Kinn und Ohr. Vorher milchreine Haut.

338. Aalen. August, Sohn des W. I. in Attenhofen, Oberamt Aalen, geboren 20. 8. 1910, bis zur Impfung kräftig und gesund, wurde Anfang Juni durch Dr. Cloß geimpft. Seitdem Hautausschlag am ganzen Körper, ausgehend von der hochangeschwollenen Impfstelle, von der Sohle bis zum Scheitel, besonders das rechte Auge, die rechte, geimpfte Körperhälfte, Arme und Beine. Auf Vorhalt der impfgeschädigten Eltern, dass das Kind seit der Impfung krank sei, erklärte der Arzt: „wenn das Kind den Fuß gebrochen hätte, so müsste das Impfen auch daran schuld sein". Heute, am 7. 7. befindet sich das Kind noch in ärztlicher Behandlung.

339. Aalen. Hubertus, Sohn des P. W. in Oberkochen im Oberamt Aalen, wurde am 25. 10. 1910 geboren und am 1. 6. 1911 von Dr. Cloß geimpft. 8 Tage nach der Impfung bekam er, besonders auf der rechten, geimpften Seite, etwa 100 pockenartige Geschwüre am ganzen Körper. Das rechte Ohr war dick und doch geschwollen. Der behandelnde Arzt Dr. Sch. bestätigte, dass die Impfung die Ursache der Geschwürsbildung sei.

340. Aalen. Adolf, der Sohn des Expedienten A. L., geboren am 5. 1. 1907, kräftig und kerngesund, wurde am 3. 6. 1911 von Dr. Cloß geimpft, erkrankte am 5. 6. 1911 mit hohem Fieber, 40-41°, bekam Rotlauf an der Impfstelle, Erbrechen, war 4-5 Tage auf Anraten des Arztes im Bett und ist heute noch nicht wieder hergestellt.

341. (†) Aalen. Ferdinand Wilhelm, Sohn des A., geboren am 4. 10. 1908, vom Oberamtsarzt Dr. M. am 29. 5. 1909 geimpft, erkrankte sofort mit leichtem Fieber. Am 4. Tag nach der Impfung stellte Dr. Cloß Lungenentzündung fest. Am 5. Tage Hirnhautentzündung – nach Meinung der Eltern nichts von beiden – am 6. Tag tot. Die Leiche war in der Leistengegend schwarzblau. Sofort nach dem Impfen hatte das Kind Schmerzen beim Urinlassen.

342. (†) Aalen, Josef, Sohn des Joh. Georg Sp., 1891 in Weißenhorn in Bayern geboren, wurde 1893 vom Bezirksarzt Dr. St. dortselbst geimpft, bekam Impfrotlauf, Geschwürbildung über den ganzen Körper, und er sonderte übelriechenden Eiter ab. Das Kind musste buchstäblich bei lebendigem Leibe verfaulen und ist nach siebenmonatigem Leiden gestorben.

343. Aalen. Sohn des Th. B. in Schwäb. Gemünd, 1910 geboren, kerngesund, wurde 1911 geimpft; seitdem Eitergeschwüre, dicke Eiterkruste über den ganzen Körper; schwer krank; Ausgang noch unbestimmt. (7. 7. 1911.)

344. Brötzingen in Württemberg. Ludwig Schilling schrieb am 1. 3. 1911 an Hugo Sattler in Ulm: „Der betreffende Fabrikant war Paul Blattner. Dessen Kind wurde durch die Impfung blind. Erfolgloses Vorgehen, Pressaufsätze gegen Ärzte und Impfgesetz, und das große Mitleid für sein Kind trieben ihn zur Verzweiflung, sodass er durch Gift in den Tod ging.“

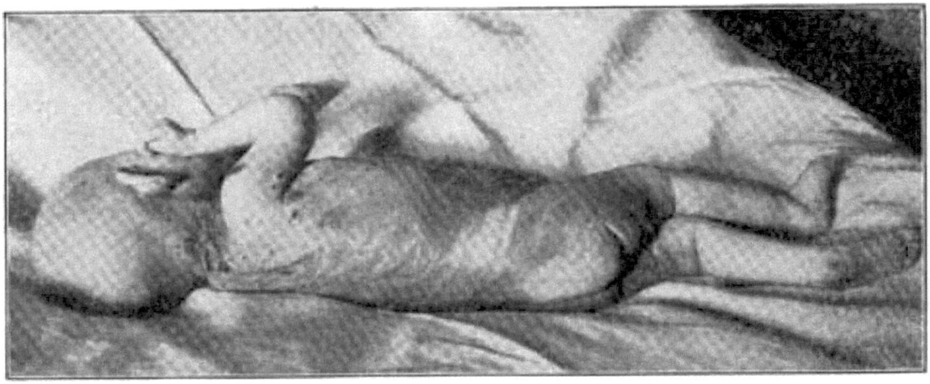

Bild zu Fall 345.

345. (†) Dortmund-Brackel. Margarethe Abbing, geboren am 26. 11. 1909, mit Erfolg geimpft am 4. 5. 1910, gestorben am 21. 5. 1910. Die Aufnahme wurde am 21. 5. abends 7-8 Uhr gemacht. Impfarzt Sanitätsrat Dr. Wortmann. Amtlich: Kein Zusammenhang zwischen Tod und Impfung.

346. Dortmund. Das 6 Monate alte Töchterchen des Arbeiters Johann Schick ist nach der Impfung schwer erkrankt, insbesondere stark abgemagert. Dr. K. hat es auf Magenkatarrh behandelt. Ein anderer Arzt hat das Kind ungefähr ½ Stunde lang untersucht und durchleuchtet und daraufhin erklärt, dass es durch die Impfung vergiftet worden sei.

347. Dortmund. Arthur Wartmann, der 12-jährige Sohn des Kaufmanns W., Stollenstraße 4, geimpft am 4. 10., hatte einen stark geschwollenen Oberarm, Rotlauf bis an den Ellenbogen, Achseldrüsenentzündung, hohes Fieber, Kopfschmerzen, Brechreiz, konnte nicht schlafen, phantasierte des Nachts, beim Lesen stellte sich schon nach einigen Minuten ein Flimmern vor den Augen ein; aus den 4 sehr hervorgetretenen Impfpusteln sickerte eine gelbliche Flüssigkeit. Bei der Nachschau, bei welcher der Knabe bereits über Verschiedenes klagte, erwiderte der Impfarzt, das ginge auch wieder weg!! Der Stadtarzt, Herr Dr. Köttgen, dem der Knabe am 14. 10. vorgestellt wurde, ordnete Fernbleiben von der Schule für einige Tage an.

348. Dortmund. Das zehn Monate alte Töchterchen des Schürrmeisters Sändker, Gustavstraße 10, litt stark an Rotlauf, Fieber, Erbrechen und Krämpfen. Das Kind, das gegen Anfassen sehr empfindlich war, hat an Gewicht abgenommen. Sein Zustand wurde 3 Tage nach der Nachschau bedenklich. Der behandelnde Arzt hat nach Aussage der Eltern geäußert, das käme vom Impfen.

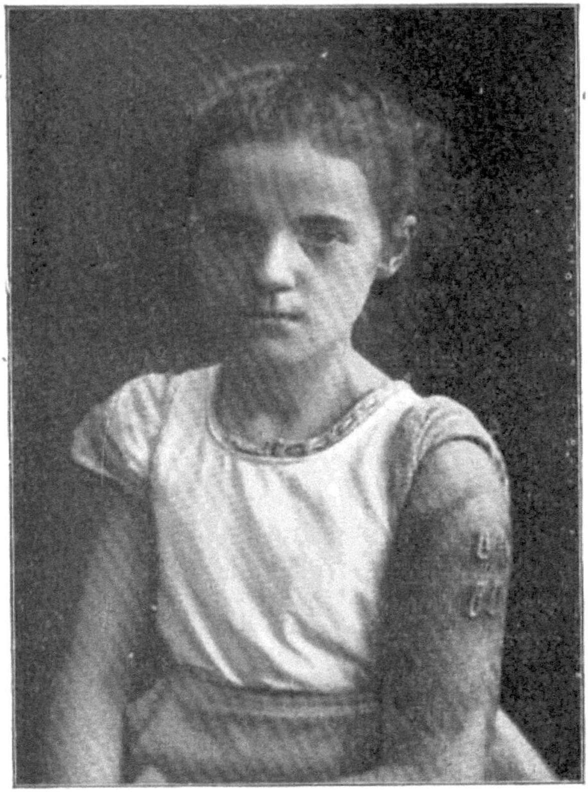

Bild zu Fall 349.

349. Dortmund. Nachfolgender Fall möge hier so Platz finden, wie er im *„Unerhört"* auf Seite 120 steht, wobei zu bedenken ist, dass der schräge lateinische Druck Äußerungen des Ministerialdirektors Kirchner sind:

XVI. Karte 32, Reichstagsbild 28 (32): „12 jähriges Mädchen aus Dortmund mit stark geschwollenem, hochrotem Arm." – Man sieht in der Umgebung der Impfpocken einen ausgedehnten Entzündungshof, beruhend auf einer Reizung der Haut, die zweifellos, ohne nachteilige Folgen zu hinterlassen – was man aus so einem Bild nicht alles herauslesen kann! – vorübergegangen ist. Vermutlich hat sie während der der Impfung folgenden Wochen den Arm nicht so geschont, wie es vorgeschrieben ist. Um derartige stärkere Reize zu verhüten, werden die Kinder vom Turnen befreit. Fürsorgliche Mütter nähen ihren geimpften Kindern – wegen der Harmlosigkeit und Ungefährlichkeit! – *ein rotes Kreuz auf den linken* – soll wohl heißen: geimpften – *Arm, damit jeder sehen kann, dass der Arm vor Verletzung bewahrt werden muss.*

Auch hier wieder: Er weiß nichts und macht Annahmen aus dem Bild heraus, bei dem er nicht einmal sieht, dass der linke Arm selbst auf dem Bild mehr als noch einmal so stark geschwollen ist. Eine schöne Reizung der Haut, *die zweifellos ohne nachteilige Folgen vorübergegangen ist.* Woher das zweifellos? Hat er nachgeforscht? Nein, nichts, gar nichts! Und das ist wieder einer von den schönen Beweisen gegen uns. Oberlehrer Mirus bringt in Nr. 5 des *„Impfgegners"* vom Jahr 1911 eine Erwiderung:

„Das Mädchen wurde Mittwoch, den 28. 10. 1908 geimpft. Bei der Nachschau machte der Arzt über den Gesundheitszustand keine Bemerkung, es wurde nur notiert, dass 4 Pusteln angegangen seien. Freitag, den 6. November, nach der Nachschau wurde das Mädchen durch den *Impfgegnerverein Dortmund* photographiert, also 8 Tage nach der Impfung. F. V. und A. M. begaben sich mit der Mutter und dem Kind zum Impfarzt, um ihm diesen Impfschaden zu zeigen. Der Arzt bekam, als er den Sachverhalt vernahm, einen roten Kopf; er erbot sich, das Kind im Krankenhaus zu behandeln, falls der Zustand schlimmer würde. Der Unterarm war damals nach Aussage der Mutter bis zur Hälfte nach dem Handgelenk zu schwarzblau, ebenso die Gegend um das Schulterblatt. Der Oberarm war fürchterlich dick, die 4 Pusteln eiterten stark. Nun meinte er, das Kind sei blutarm. Warum hat er es denn geimpft? Das ist doch strafbar? Oder ist die Blutarmut erst nach dem Impfen eingetreten? Der Arzt gab dann Verhaltensmaßregeln. Am Sonnabend kam er unaufgefordert in die Wohnung; 4 Wochen lang musste das Mädchen die Schule versäumen. Nach 6 Wochen war äußerlich alles geheilt; die Blutarmut hat zugenommen. Die Länge der Impfnarben beträgt 31, 27, 23 und 24 mm bei einer Breite von 1 cm. Knapp 1 Jahr nach der Impfung stellte sich um den Mund herum ein Ausschlag ein. Vorher ist derartiges nie beobachtet worden. Der Arzt hat für die Behandlung des Mädchens kein Honorar genommen. Das ehrt ihn, spricht aber keineswegs dafür, dass die Impfung an der Erkrankung unschuldig sei, im Gegenteil!“

350. Bremen. Fräulein Marie Sch. schreibt am 27. 11. 1911: „Bis zu meinem 1. Lebensjahr war ich ein gesundes Kind. Nachdem meine Mutter mit mir zum Arzt ging, um mich impfen zu lassen, ging mein Martyrium an. Vom 1. bis zum 14. Jahr verging kein Sommer, an dem ich nicht an Augenentzündung erkrankte. Gleich nachdem ich geimpft worden war, erkrankte ich an einem entsetzlichen Hautausschlag; alsdann schlug mir die Krankheit auf die Augen. Durch all die scharfen Mittel wurde mir die Sehkraft meiner Augen fast gänzlich zerstört. Das linke Auge ist erblindet, das rechte Auge ist kurzsichtig, auch ist’s durch Flecken getrübt. Und so hat man mich ins Leben gehen lassen, um den Kampf ums Dasein zu kämpfen.“

351. Bremen. Frau Frieda M. schreibt: „Am 20. 10. 1910 war ich mit meinem 2 ½ Jahre alten Kindchen zur Impfung. Seitdem ist nun der Appetit, aller Mut und Frohsinn meines Kindes dahin. Jetzt liegt es sehr krank danieder.“

352. Bremen. Frau Ehl. schrieb am 8. 11. 1910: „Ich erkläre mich hiermit als Gegnerin der Impfung. Zwar bin ich nicht mehr in den Jahren, in denen ich ein Kind impfen lassen müsste, doch bin ich seit 1883 sehr dagegen. Aus welchem

Grund, das will ich jetzt für mich behalten, denn es bringt mir sonst neue Wunden und Herzquälereien."

353. Barmen. Richard Becker, Lehrer an der *Königlichen Baugewerk-Schule* schrieb am 24. 10. 1908 an Ludwig Hanne, Köln am Rhein:

„a) **(†)** Meine am 19. 9. 1903 geborene Tochter wurde im Juni 1904 geimpft. Am 5. Juli, am zehnten Tag nach der Impfung, starb sie plötzlich, ohne vorher krank gewesen zu sein, an Herzlähmung. Am Todestag ging ich zum Impfarzt Dr. Böschen in Altkloster bei Buxtehude und sprach meine Meinung über die Todesursache dahin aus, dass der Tod eine unmittelbare Folge der Impfung sei. Die Lymphe sei ins Blut gedrungen und habe die Herzlähmung hervorgerufen. Dr. Böschen gab zu, dass der Tod in diesem Falle eine Folge der Impfung sein könne.

b) **(7 †)** Im Laufe des Gesprächs erzählte er mir, das; in einer Familie 7 Kinder nacheinander einige Tage nach dem Impfen gestorben seien. Ein 8. Kind, das mit Genehmigung des Kaisers von der Impfung befreit worden sei, sei am Leben geblieben."

354. Barmen. Der Sohn des städtischen Arbeiters Hermann H., Adolf, geboren am 22. 6. 1909, war im 1. Jahr immer kränklich, hatte Lungenentzündung, die Entwicklung war nicht ganz regelrecht und noch vor der Impfung, die am 20. 9. 1911 in der Katholischen Schule, Unterdenkmalstraße, von Dr. med. W. vorgenommen wurde, zeigte sich Brustverschleimung. (Nun, wozu braucht ein Impfarzt zu wissen, dass er sich eines Vergehens oder Verbrechens schuldig macht, wenn er solche Kinder impft!) Am 9. Tag nach der Impfung hatte sich eine sehr starke Eiterung eingestellt. Der Vater schreibt am Schluss seines Berichtes: „14 Tage nach der Impfung haben wir Sanitätsrat Dr. B. holen müssen; der hat sich vor die Impfen entsetzt."

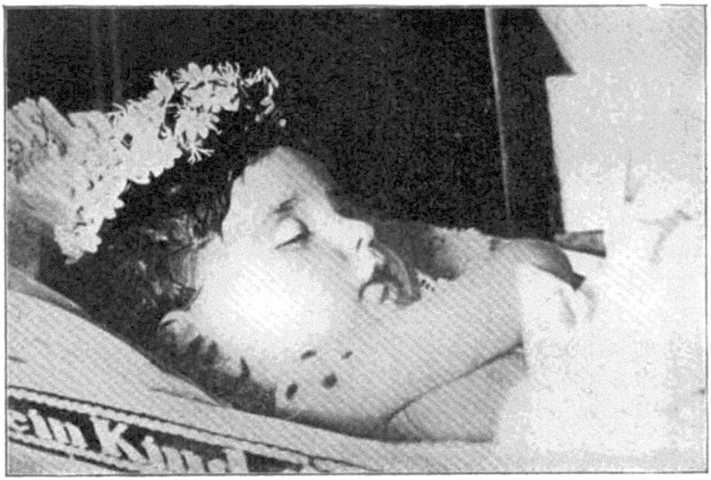

Bild zu Fall 355.

355. (†) Barmen. Emshaar aus Elberfeld schreibt (*Impfgegner* Nr. 11/12 1909): „Das Kind Willy des Herrn Franz Otto wurde am 17. Mai 1909 geimpft, erkrankte am 25. 5., am 27. trat eine Verschlimmerung ein, am 28. stellte der Arzt Lungenentzündung fest, am 1. Juni wurde ein anderer Arzt hinzugezogen, der Zustand verschlimmerte sich abermals, am Morgen des 6. 6. wird Gehirnhautentzündung festgestellt und noch am selben Tag, 5 ¼ Uhr abends erlöst der Tod das Kind von seinem qualvollen Leiden."

Im vorliegenden Fall hatte die Behörde angeordnet, dass die Leiche des Kindes wieder ausgegraben werde. Dies ist jedoch auf wiederholtes Bitten des Vaters unterblieben. Der Vater soll nämlich, wie Emshaar mitteilte, seine frühere Anschuldigung, dass die Impfung den Tod verschuldet habe, aus begreiflicher Besorgnis, irgendwelche Nachteile zu erleiden, widerrufen haben. Es sei jedoch besonders festgestellt, dass der Vater selbst den unter solchen Umständen erfolgten Tod seines Kindes dem *Bergischen Impfzwanggegner-Verein* angezeigt hatte mit dem Bemerken, dass der Arzt, dem gegenüber er seiner Überzeugung Ausdruck gegeben, ihm folgende Antwort gab: „Sie können Recht haben, denn es sind in letzter Zeit manche schwere Erkrankungen nach der Impfung erfolgt. Auch ich bin kein Impffreund."

Emshaar meldete den Fall dem Kreisarzt, worauf er von der Polizei-Verwaltung als Antwort den Normal-Stempel-Abdruck erhielt: „Das von Ihnen an den Herrn Kreisarzt gerichtete Schreiben vom 10. d. M., betreffend den Tod des Kindes Willy Otto, ist an die Polizei-Verwaltung zur weiteren Veranlassung abgegeben worden. Nach den angestellten Ermittlungen, sowie den Mitteilungen der Ärzte Sanitätsrat Dr. Hermann I. und Dr. Großgebauer, welche das Kind behandelt haben, ist ein ursächlicher Zusammenhang zwischen der Impfung und dem Tod des Kindes völlig ausgeschlossen. Das Kind ist an Lungen- und Gehirnhautentzündung gestorben."

Die 2 Retter der Impfung mit ihrer Polizei haben natürlich recht, nur vergaßen sie, dass die Lungen- und Gehirnhautentzündung in diesem Falle eine Folge der Impfung sind – wie im Fall 1, Bayreuth. Für jeden nicht wissenschaftlich verbildeten Menschen liegt der Fall einfach und klar – nur nicht für die zugehörigen „Impfpflichtigen".

356. Barmen. Der 12-jährige Sohn des Hauptlehrers Trappmann erkrankte recht schwer nach der Impfung. Nach den Angaben des Vaters war der Junge sehr gesund; wurde anfangs Mai geimpft, bekam etwa 8 Tage danach Ohnmachtsanfälle, hohes Fieber; der geimpfte Arm schwoll fast bis zum Handgelenk an, außerdem bekam er am Leib einen Ausschlag.

357. Barmen. Frau Hellwig schreibt am 22. Mai 1909: „Mein Kind wurde im vorigen Jahr geimpft. Es war vorher kerngesund, hatte sehr blühende Farbe und verschmähte keine Speise. Nach der Impfung schwoll der betreffende Arm ungewöhnlich stark an. Das Kind litt sehr an den Folgen der Impfung, nahm keine festen Speisen mehr zu sich und nährt sich seitdem nur von Milch. Bis zum heutigen Tage hat das Kind noch keine feste Speise freiwillig wieder genommen, es muss immer Zwang angewendet werden.“

358. Barmen. Adolf Becker schreibt am 12. Mai 1909: „Teile Ihnen mit, dass 2 Kinder von mir kurz nach dem Impfen sehr krank gewesen sind. Eins der Kinder ist seitdem mit Ausschlag behaftet. Das andere bekam dicke Eiterbeulen im Gesicht; die roten Flecken haben sich heute, nach einem halben Jahre, noch nicht verloren.“

359. Barmen. Die 12 Jahre alte Tochter des Albert Höller, am 28. Juni 1909 geimpft, verspürte 4 Tage nach der Impfung große Mattigkeit und erlitt nach 10 Tagen verschiedene Ohnmachtsanfälle: außerdem schwoll der geimpfte Arm so furchtbar an, dass der Ärmel des Kleides ausgeschnitten werden musste. Dr. med. Hoffmann, welcher das Kind in Behandlung nahm, bezeichnete die Erkrankung als Oberarmrose.

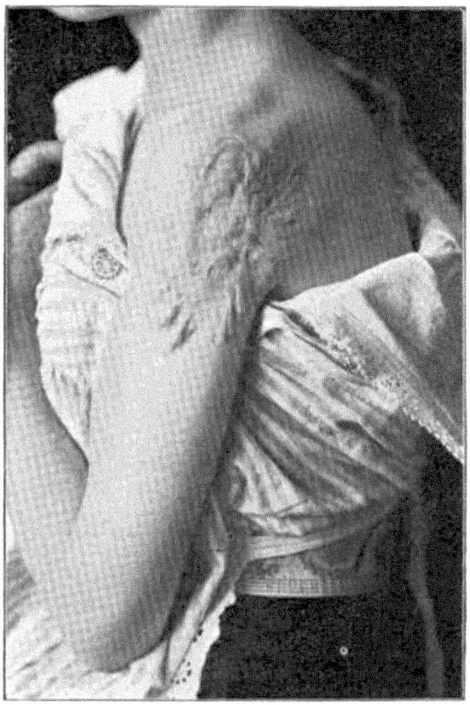

Bild zu Fall 360.

360. Haspe in Westfalen. Fritz Leifels schreibt am 16. 5. 1911: „Ich bestätige hierdurch, dass meine Tochter Katharina, jetzt 15 Jahre alt, im Mai 1897 von Sanitätsrat Dr. Reißmann sen. im Auftrage der Polizei-Behörde Haspe am linken Arm geimpft wurde. Sie erlitt durch diese Impfung einen derartigen Impfschaden, dass eine Wiederimpfung im 12. Jahr unterbleiben musste – und zwar laut Bericht des Sanitätsrats Dr. med. Reißmann an die Landratsbehörde in Hagen. Mehrmalige Operationen an der Impfstelle und Verpflanzung anderer Fleischteile an die Impfstelle ergaben die aufgewulsteten, stark roten Narbengeschwülste.“

361. Haspe in Westfalen. Hugo Souvageol schreibt am 8. 6.1911: „Ich habe mich bemüht, auch von anderen Familien, unter anderem von einem 6 jährigen tuberkulösen Knaben, Photos und Bestätigungen zu erhalten, aber die Eltern sind zu ängstlich, weil sie mit der Behörde und dem Arzt zu rechnen haben."

362. (†) Haspe in Westfalen. Kind am 20. 9. 1908 geboren, Eltern gesund. Mutter nährte das Kind bis zum Tode. Vater ist Arbeiter. Trotz eines skrofulösen Ausschlags wurde das Kind am 5. 6.1909 im öffentlichen Termin geimpft. Es bekam am ganzen geimpften Arm Impfrotlauf. Am 17. 9. bekam es ohne besondere Ursache – trotz Mutterbrust – Durchfall; am 18. 9. war es völlig schlapp. Der Arzt konnte nichts feststellen. Am Tage darauf wurde das Kind schlafsüchtig, die Augen wurden starr. Es starb in der Nacht vom 19. auf den 20. September 1909.

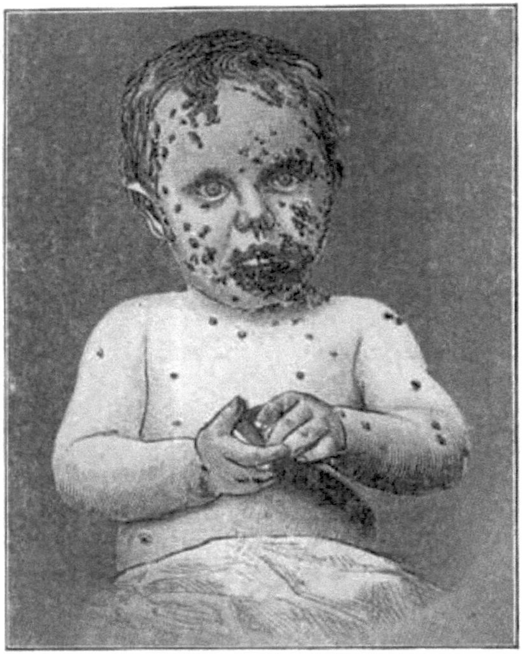

Bild zu Fall 363.

363. Magdeburg. Nachfolgenden Fall entnehme ich wieder meinem *„Unerhört"*. Der schräg lateinische Druck gehört dem Sachverständigen und Regierungsmann Kirchner.

„XII. Karte 27. Reichstagskarte 23 (31): Beobachtet vom Medizinalrat Dr. med. Hirsch, Magdeburg. Eine Folge der Schutzpockenimpfung.

Dasselbe Bild erscheint schon seit Jahren auf impfgegnerischen Flugblättern und wird jetzt auch wieder von Herrn Born auf seinen Postkarten verbreitet, Herr Hirsch, jetzt pensioniert, berichtete, dass er sich des Kindes nicht mehr erinnere, es auch in den Listen, da ein Name nicht dabei stand, nicht habe finden können; es handelt sich um ein harmloses – für den grünen Tisch wahrlich harmlos genug!! – *Ekzem, wie es bei Kindern, die mit der Flasche ernährt werden, häufig vorkommt, aber* – Stempel – *nichts mit Impfung zu tun hat.*

Ich bin zwar sonst nicht unnötig entgegenkommend, möchte aber Kirchner für diesen Fall auf Seite 12 der Schrift Gerlings *Die Impffrage vor dem Strafgericht* verweisen, wo der noch lebende und tatendurstige Ingenieur Born vernommen wird. Es heißt dort: ‚Herr Born hat sich der Erforschung von Impfschäden seinerzeit in Magdeburg gewidmet und da ist ihm dieses Kind vorgeführt worden, das Dr. Hirsch behandelt und in der Weise zugerichtet hat – *harmlos* natürlich –.'

Wenige Zeilen später findet er auch den Namen des Kindes mit Erich Zimmermann angegeben. Dass der alte pensionierte Medizinalrat Dr. Hirsch sich dieses Falles jetzt nicht mehr erinnert, ist, abgesehen von dem Stempel und der harmlosen Randbemerkung, der einzige ‚Beweis', dass das Ganze kein Impfschaden ist. Dem Dr. Hirsch glauben wir seine Aussage, denn sie ist begreiflich. Unbegreiflich aber ist es, dass Kirchner, dieser sachverständige und beweiskräftige Staatsbeamte – ob wir voll der Art wohl noch viele haben? – die Spur zu diesem, wie vielen anderen Bildern nicht gefunden hat. Weshalb finden denn wir diese Dinge, obgleich wir nicht dazu verpflichtet sind, nicht dafür bezahlt werden und dergleichen außerhalb unseres Berufes treiben? Bei uns ist es eben zur heiligsten Pflichterfüllung geworden, zum freien, selbstgewählten Nebenberuf.

Dass *harmlose* Ekzeme nach und als Folge der Impfung sehr häufig vorkommen, brauche ich an dieser Stelle nicht noch einmal aus Fürst und anderen Schriften nachzuweisen: ich mache auf die früheren, diesbezüglichen Seiten dieses Buches aufmerksam."

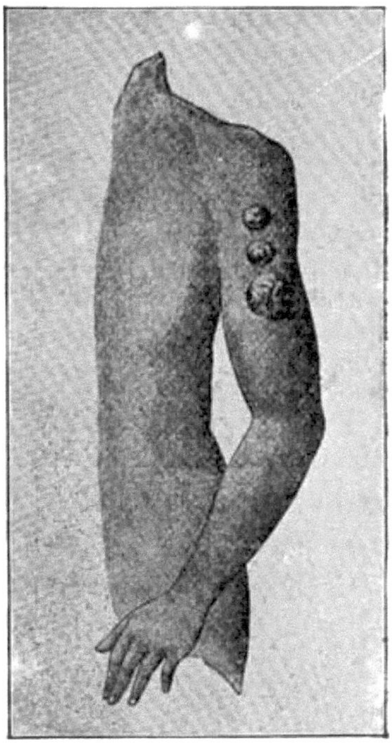

Bild zu Fall 364.

364. Auch nachfolgender Impfschaden sei meinem *„Unerhört"* entnommen: „XVII. Karte 9 (13): Beobachtet von Dr. med. Böhm. 13-jähriges Mädchen mit hornartigen Narbengeschwüren an den Impfstellen. Name, Wohnort des Kindes, sowie wie lange Zeit seit der Impfung vergangen, ist nicht mitgeteilt. Es handelt sich um ein Keloid, das, wie oben mitgeteilt, äußerst selten nach der Impfung entsteht, und glücklicherweise heilbar ist. Solche Narbenkeloide kommen aus unbekannten Ursachen bei Personen, die dazu neigen, auch nach anderen Vereiterungen vor, es sind also keineswegs die Schutzpocken als solche dafür verantwortlich zu machen.

Sie haben in diesem Fall nur die Eigentümlichkeit, dass sie nicht nur am geimpften Arm entstanden sind, sondern auch noch auf den Impfschnitten, die vorher also vereitert sein müssen. Dass ein solches Keloid äußerst selten nach der Impfung entsteht, beweist nichts gegen unseren Fall. Dass er einwandfrei ist, beweist außerdem der Name des Arztes, der angegeben ist und völlig genügt. Ob Kirchner wohl bei seinem Berufsgenossen Anfrage hielt? Einen Beweis dafür, dass dieses Keloid mit der Impfung nichts zu tun hat, erbringt er nicht, vielmehr entnimmt man seiner Entgegnung seine Zustimmung zu unserer Sache. Auch dieser Fall verbleibt uns!

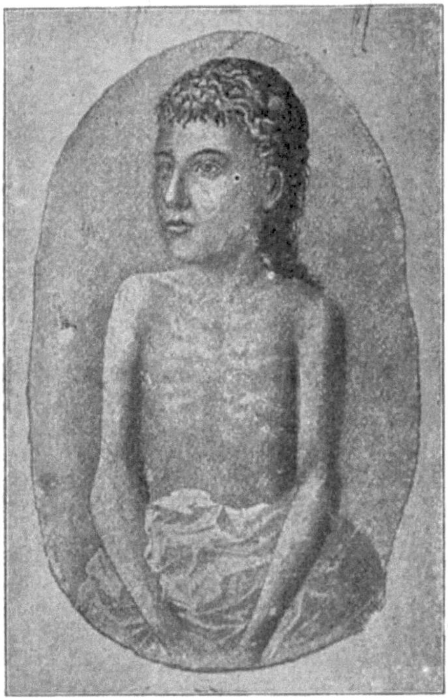

Bild zu Fall 365.

365. Aus *„Unerhört"*, Seite 111/112: „VIII. Karte 16, Reichstagskarte 11 (16): Beobachtet von Dr. med. M. Böhm: „Mädchen mit durch Impfung zerstörtem Ellenbogengelenk. Name, Wohnort des Mädchens und Zeitangabe fehlen, eine behördliche Prüfung ist also nicht möglich. Arme hilflose Behörde! - Es handelt sich augenscheinlich um Steifheit, sogenannte Ankilose des Ellenbogengelenkes, welche möglicherweise auf Tuberkulose beruht; es fehlt jeder Beweis dafür, dass sie nicht auf die Impfung zurückzuführen ist.

Auch das nennt sich Widerlegung! Ein Sachverständiger, ein Arzt, bei dem Kirchner nicht einmal anfragt, weil eine behördliche Prüfung wegen des fehlenden Namens des Mädchens nicht möglich ist, behauptet diesen Fall als Impfschaden, als einwandfreie Gesundheitsschädigung infolge der Impfung; und Kirchner, der nicht mal Nachforschungen anstellt, behauptet einfach mit Stempelabänderung, dass trotz des Urteils seiner Berufgenossen jeder Beweis dafür fehlt, dass dieser Fall auf die Impfung zurückzuführen ist. Weshalb hat sich Kirchner in anderen Fällen zur Nachforschung an die

Behörden gewendet, oder, wie im Fall Hirsch, an diesen? Nichts ist hier geschehen; nur Redensarten ohne jeden Rückhalt! Etwas bessere Beweise müssen wir schon haben, wenn der geführt gelten soll, dass es keine Impfschädigungen gewesen sind. Ein kleiner Stempel, ein wenig Muskelbewegung und ein bischen Druck, und der behördliche Gegenbeweis eines Regierungsvertreters ist geliefert. So rasch sind wir nicht zufrieden und nicht mundtot gemacht. Ich persönlich bin als Ingenieur etwas mehr Gründlichkeit gewohnt und war immer der Meinung, dass „Wissen"-schaft etwas gehaltvoller sei als „Glauben"-schaft. Die medizinische Staats-„Glauben"-schaft scheint die Erbschaft der theologischen Wissenschaft in vollem Maß angetreten zu haben.

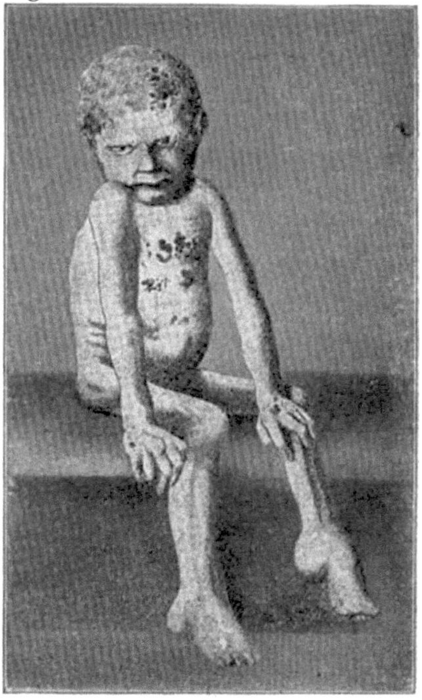

Links: Bild 1 zu Fall 366.

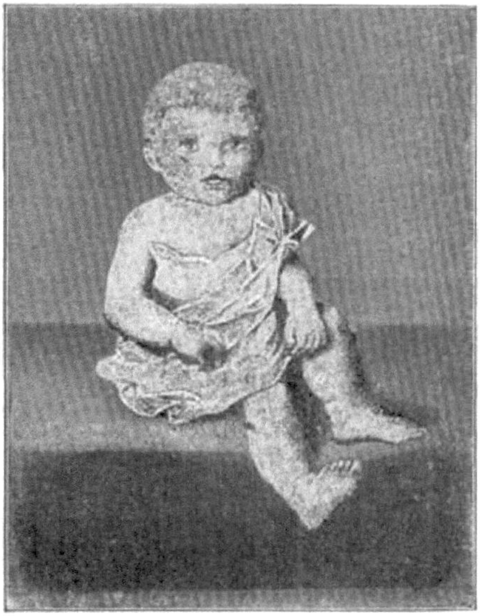

Bild 2 zu Fall 366.

366. Aus *„Unerhört"*, Seite 110/111: *„VII. Karte 14 und 15; Reichstagskarten 10 (14/15). Johannes Pfänder vor und nach der Impfung: Man sieht links einen kräftigen, rechts einen Knaben mit schrecklich verkrüppeltem Rumpf und Gliedern. Diese Bilder haben schon 1895 Veranlassung zu einer Anfrage beim Regierungspräsidenten in Köln gegeben. Damals hieß es, der Knabe wäre in Königswinter geimpft worden und danach erkrankt. Der Regierungspräsident schrieb: ‚Pfänder, Johannes, ist in Königswinter nicht geimpft.'*

Der Gerichtsdiener Karl August Pfänder zog am 1. 10. 1869 von Forst in Brandenburg mit dem damals an eitrigen Geschwüren erkrankten, vier Jahre alten, in Cottbus geborenen Johann Richard Pfänder und zwei anderen gesunden Kindern nach Königswinter. Pfänder schrieb die Erkrankung und Ansteckung seines Sohnes der in Cottbus oder Forst geschehenen Impfung zu. Impfgegner ließen den Knaben in Königswinter mehrmals photographieren; er starb am 20. August 1886, 10 Jahre und 10 Monate alt. Genauer erklären ließ sich der Fall jetzt nicht mehr. Die Abbildungen enthalten keine genaueren Angaben. Das Leiden ist augenscheinlich auf Knochentuberkulose zurückzuführen; dafür, dass es die Folge der Impfung - nicht - war, ist jeder Beweis schuldig geblieben. – Knochentuberkulose hat mit der Impfung nichts zu tun; Stempel! Kirchner macht wieder Seitensprünge. Ich habe nirgends behauptet, dass das Kind in Königswinter geimpft worden sei. Selbst wenn das behauptet wäre, ist das kein Beweis gegen den bestehenden Impfschaden. Was der Regierungspräsident angibt, hat mit dem Impfschaden gar nichts zu tun! (Stempel.)

Ich habe bis heute, trotz eifrigsten Nachsuchens, an keiner einzigen Stelle die Behauptung finden können, dass das Kind in Königswinter geimpft worden sein soll. In der Gerlingschen Schrift steht:

‚Johann Pfänder aus Königswinter. Eltern und Geschwister gesund. Kräftiger gesunder Knabe, wurde von Dr. Leitzmann geimpft. Wenige Tage nach der Impfung wurde Schwellung der Füße beobachtet, es bildeten sich Eiterbeulen am ganzen Körper; Glieder der Finger und Fußzehen, sowie Zähne faulten und eiterten heraus, endlich starb der Knabe, 6 Jahre alt.'

Gleiches fand ich auch auf Flugblättern, in einer englischen und in einer schweizerischen Schrift über diesen Fall. Vielleicht gibt mir Kirchner an, wo etwas von der Impfung in Königswinter steht. Bis ich Antwort habe, nehme ich an, dass dieser vielleicht schon damals gemachte und jetzt wiederholte Seitensprung von der Regierung gemacht wurde, um den Fall von vornherein als zweifelhaft in den Augen nicht Eingeweihter erscheinen zu lassen.

Genauer erklären ließ sich der Fall jetzt nicht mehr, und damals auch nicht, d. h. doch, dass sich mithin auch der Gegenbeweis nicht erbringen lässt. Eine Behauptung bleibt so lange als zu Recht bestehen, bis der Beweis der Unrichtigkeit erbracht wurde. Dieser Beweis fehlt auch hier. Dass Knochentuberkulose mit der Impfung nichts zu tun hat, ist wieder nur Behauptung ohne jeden Beweis. Kirchner begreift auch hier nicht, dass er Beweise zu erbringen hat, und nicht Behauptungen, wenn er Anspruch darauf erheben will, dass er die von mir gebrachten Impfschäden widerlegt habe. Bis jetzt ist er um diese anerkennenswerte Tat herumgegangen wie die Katze um den heißen Brei. Auch dieser Fall verbleibt uns, bis der Herr Professor es fertigbringt, die richtige Beweisform ausfindig zu machen."

367. Bamberg. Grete Konrad, Peuntstraße 22, wurde am 8. 7. 1898 geboren und am 27. 5. 1910 von Dr. med. B. untersucht. Das Kind war 3 Wochen zuvor geimpft. 1 Pustel war angegangen. 3 bis 4 Tage nach der Impfung Ausschlag im Gesicht, am Kopf und an den sonstigen Körperteilen, z. Z. Furunkel am Rückgrat; am rechten Auge unter der Hornhaut Pustel mit starker Rötung; an der entsprechenden Stelle links ebenfalls starke Rötung.

368. Bamberg. Rosa Sch., am 18. 5. 1909 geboren und am 6. 5. 1910 geimpft. Bei der Nachschau war nichts Besonderes bemerkt. Vier Tage nach der Nachschau war der Arm stark geschwollen und Fieber vorhanden.

Nachfolgende Fälle sind aus einer Eingabe des *Impfgegner-Vereins Bamberg* an die Kammer der Abgeordneten in München vom 16. 7. 1910.

369. (†) Bamberg. Der Sohn des Baumeisters Petzold, am Kaulberg, ist infolge der Impfung im Jahr 1895 jämmerlich zugrunde gegangen. Blutvergiftung. Dr. med. Wimmelbacher gab als Todesursache schriftlich „Impfschädigung" an. Aus den magistratlichen Akten, aufgrund der Vernehmung der Eltern und Schulkameraden des Impfgeschädigten, geht hervor, dass derselbe unter entsetzlichen Qualen und unter längerem Blutausfluss aus dem Mund bei lebendigem Leib, nach dem Verlust der Zunge und der Sprache, verfault sei und einen geradezu pestilenzartigen Geruch verbreitet habe. Von all diesen Dingen schweigen die „amtlichen" Erhebungen; sie mussten erst in einer Resolution gegen die unwahren Redensarten des bayerischen Ministerialrats Dieudonné im Juli 1910 bekanntgegeben werden. (Es ist überall dasselbe amtliche Stempel-Leiden!)

370. (†) Bamberg. Der Sohn des Schuhmachers Schmidt, Egelseestraße 22, wurde ebenfalls das Opfer der Impfnarretei. Dr. med. Herd stellte als Todesursache „Blutvergiftung" fest und vermerkte dies im Totenschein. Das Kind war am ganzen Körper schwarz wie ein Mohrenkind; seine Hände sahen aus, als wären sie mit Glacéhandschuhen bekleidet. Die amtliche Berichterstattung des Königlichen Bezirksarztes Dr. Löffler weiß davon nichts. (Ansteckende Krankheiten des Reichsgesundheitsamts?)

371. (†) Bamberg. Der Sohn des Gutsbesitzers Zimmer, obere Saalgasse, wurde ebenfalls das Opfer des Impfverbrechens.

372. (†) Bamberg. Rosa Lamprecht, Gärtnerskind, Markusplatz 20, bis zur Impfung gesund und kräftig, von gesunden und kräftigen Eltern stammend, starb 2 Tage nach der Impfung.

373. (†) Bamberg. Redakteur Schmidt, Nonnenbrücke, teilt mit, dass ihm sein Bruder durch die Impfung entrissen wurde.

374. (†) Bamberg. Schlachtenmaler Zimmer verlor ebenfalls seinen Bruder durch die Impfung.

375 (†) Bamberg. Lehrer Lösch, Altenburgerstraße, verlor einen Knaben durch die Impfung; derselbe war noch kurz vorher, zwischen Impfung und Tod, völlig erblindet.

376. (†) Bamberg. Anna Christ wurde durch die Impfung skrofulös und schwindsüchtig, magerte zu einem Skelett ab und starb kürzlich.

377. Bamberg. Frau Müller, geb. Krapp, wohnhaft bei Eichelsdörffer in der Ringleinsgasse, wurde durch die Impfung 2 Jahre lang blind und dann durch eine Dr. Eisenbart-Kur wieder sehend.

378. Bamberg. Der Sohn des Schreinermeisters Murr, Sutte, verlor durch die Impfung ein Auge.

379. Bamberg. Die Tochter des Bäckermeisters Schug, Kleberstraße, wurde durch die Impfung taubstumm.

380. Bamberg. Das Mädchen des Schreinermeisters Weiß, Heiliggrabstraße, bekam nach der Impfung am rechten Beinchen Knochenfraß, musste furchtbar aushalten, wurde operiert, ärztlich vergeblich behandelt und schließlich von Laien geheilt.

381. Bamberg. Das Kind Ott in der Sutte wurde durch die Impfung skrofulös, bekam Knochenfraß an einem Fuß, wurde erfolglos operiert und steht z. Z. in Laienbehandlung.

382. Bamberg. Das Kind des Fischhändlers Raabe, Franz-Ludwig-Straße, bekam nach der Impfung am Rücken eine große, schmerzhafte Furunkel und am ganzen Körper einen Ausschlag. Die Folgen davon waren viele Schmerzen und Schlaflosigkeit.

383. Bamberg. Ebenso erging es dem Kind des Restaurateurs zum Schwanen am Krahnen.

384. Bamberg. Die zwei Mädchen des Postsekretärs Münch waren bis zur Impfung völlig gesund und frisch und sind seit der Impfung angekränkelt und schwächlich.

385. Bamberg. Der Direktionsdiener Georg M., z. Z. in Landshut, schreibt am 30. 3. 1910, dass er als Soldat des *5. Infanterie-Regiments Bamberg, 13. Kompanie*, geimpft wurde. 5 Tage nachher erkrankte er an Lungenentzündung. Vorher war er stets gesund. Eine Blatter ging nicht an. Das Leben schwebte wegen des hohen Fiebers mehrere Tage ständig in Gefahr. Nach 9-10 Tagen traten Besserung und Genesung ein.

386. Berlin-Wilmersdorf. Frau Elisabeth R. schreibt am 31. 12. 1910: „Grund für unsere Impfgegnerschaft ist Impfvergiftung einer meiner Brüder und meine eigene.“

387. (†) Hamburg-Blankenese. Frau A. H. schrieb am 27. 12. 1910. Wir haben leider unsere älteste Tochter nach jahrelangem Siechtum verloren und glauben, es aufs Impfen zurückführen zu müssen.

388. Bielefeld. Frau B.-B. schreibt am 23. 10. 1911: Das Kind des Arbeiters H. in Welle, ein kräftiger, gesunder Junge, annähernd 1 Jahr alt, konnte bereits laufen und etwas sprechen; er war recht intelligent. Seit der Impfung verfällt er zeitweise in Krämpfe und macht heute, 3 Jahre alt, den Eindruck eines kleinen Idioten. Der behandelnde Arzt, Dr. med. F. in M., soll das Leiden des Kindes auf die Impfung zurückführen.

389. (†) Dresden. Der Sohn des Eisenbahnwagen-Revisors Auerswald, vorher kerngesund, bekam nach dem Impfen an den Gliedmaßen eine Unmenge Geschwüre, die schließlich zur Verkrüppelung der Arme und Beine führten. Das Kind konnte sich nur an Krücken fortbewegen, bis es nach 14-jährigem Siechtum im Alter von 16 Jahren starb. Es machte den Eindruck eines 10-Jährigen.

390. Duisburg. Der *„Generalanzeiger für Duisburg, Ruhrort, Weiderich und Umgegend"* vom 2. 7. 1910 berichtet: „Die letzte öffentliche Impfung ist der halbjährigen Tochter der Roßmüller'schen Eheleute verhängnisvoll geworden. Das bisher völlig gesunde und kräftige Kind liegt an einer Impfvergiftung schwer krank danieder. Medizinalbehörde und Polizeiverwaltung (ja die!) haben auf energische Vorstellungen der Eltern hin eine eingehende Untersuchung des Falls vorgenommen. Der Vater hat die Behörden für die Folgen verantwortlich gemacht. Der Impfarzt sprach den Eltern sein herzlichstes Mitgefühl aus. (Davon werden das Kind und alle anderen, zwangsweise impfvergifteten Kinder nicht gesund.) Der Zustand des Kindes ist lebensgefährlich."

391. (4 †) Dessau. Bericht vom *Impfgegner-Verein Dessau* vom 25. 10. 1910: „(...) und in deren Verlauf auch ein Impffreund, Kreisarzt a. D. Dr. Gettwart, mehrfach zu Wort kam (…) gab aber selbst zu, dass Impfschäden vorkämen und gar nicht auszuschließen wären; er selbst habe in seiner Praxis 4 Todesfälle infolge von Wundrotlauf und dergleichen nach der Impfung erlebt."

392. (†) Durlach in Baden. „Unser Kind, Wilh. Hch. Karcher, geboren am 21. 8. 1903, war ein kräftiger Junge und entwickelte sich sehr gut. Er wurde ein ganzes Jahr gestillt, war bis zur Impfzeit nicht krank gewesen und konnte mit 10 Monaten ohne jede Hilfe laufen. Am 18. 5. 1904 wurde er vom Medizinalrat Dr. Geyer geimpft. Die Impfpocken entwickelten sich unter den gewöhnlichen Begleiterscheinungen. Etwa 6-7 Wochen nach dem Impfen wurde der rechte Backen und der rechte Fuß am Knöchel dicker, und an der rechten Körperseite zeigten sich an verschiedenen Stellen Pusteln. Wir nahmen sofort ärztliche Hilfe in Anspruch, was jedoch wenig nutzte. Wenn es an einer Stelle geheilt war, kam es an einer anderen zum Vorschein. So zog es sich vom rechten Backen an den linken, später an beide Ellbogen. Wir gingen von einem Arzt zum andern, ohne Erfolg. Bis zu einem Alter von 3 Jahren war das Kind in Behandlung von 4 Ärzten und 2 Homöopathen. Dass die Krankheit vom Impfen sei, suchte man uns auszureden, sogar Dr. Geyer sagte, wir sollten's ihm beweisen. (Kann er das Gegenteil beweisen, obgleich er sich sachverständig und staatsmedizinisch glaubt?) Als ob das nicht Beweis genug sei, wenn das Kind bis zur Impfzeit gesund und kräftig war und hernach skrofulöses Blut und Knochenfraß hat. Von da an gingen wir volle 4 Jahre nach Karlsruhe zum Dr. Rispler, wo das Kind ¼ Jahr in der Privatklinik zubrachte. In 4 Jahren hat es 21 schwere Operationen durchgemacht, ohne die vielen leichteren. Dr. Rispler gab zu, dass die Krankheit vom Impfen sei, doch gab er mir kein Zeugnis, mit dem ich hätte vorgehen können. Am 3. 10. 1910 wurde das Kind durch einen Herzschlag von seinem Leiden erlöst, war also volle 6 Jahre impfkrank und kostete mich 1200 Mark nur für Ärzte und 200 Mark für Apotheke."

Dazu schreibt das *Großherzoglich-Badische Bezirksamt Durlach*, nach dem Muster von Kirchner & Co., Bayreuth usw.:

„An das Bürgermeisteramt Durlach. Dem Schlosser Wilhelm Karcher, Eheleuten, ist zu eröffnen, dass durch unsere Erhebungen nicht festzustellen war, dass der Tod Ihres Kindes Wilhelm auf die Impfung zurückzuführen ist. Insbesondere erklärte der Praktische Arzt Wirz in Karlsruhe, dass er sich des Falles nicht mehr so erinnere, um seine damalige Diagnose begründen zu können." (Weshalb ein so umständliches Schreiben? Man hätte sich doch den Normalstempel kommen lassen sollen! Der kann allen Ämtern nicht warm genug aufs Herz gedrückt werden!! Ich erinnere nur daran, welchen Kampf es den damaligen Impfgegnern gekostet hat, bis die hochwohllöblichsten, weisheittriefendsten Behörden zugaben, dass die Syphilis zu hunderten von Fällen durch die Impfung verursacht wurden war. Damals war dasselbe Normalstempel-Verfahren üblich, heute endlich bekennt man – ebenso so sachverständig wie vorher!)

393. Durlach. Richard M., Sohn des gesunden Landwirts in Söllingen, war bis zur Impfung, die am 7. 6. 1911 durch den Bezirksarzt Dr. G. in Durlach vorgenommen wurde, ein ganz gesundes Kind. 8 Tage nach der Impfung stellte sich ein Ausschlag über das ganze Gesicht ein, während das Allgemeinbefinden schon am Tag nach der Impfung gestört war. Der Arzt äußerte sich nicht dazu. Das Kind war 5 Wochen krank.

Dazu schreibt I. Z. in S.: Als ich während der Krankheit des Kindes eine Aufnahme machen wollte, fand ich dasselbe weinend im Bette liegen. Das Blut lief ihm aus dem linken Auge. Die Mutter sagte mir, es sei manchmal kaum zum

Aushalten mit dem Kind. (Aber mit dem Staat?) Der Fall ist bedeutend schlimmer als der (nachfolgende) Fall W.

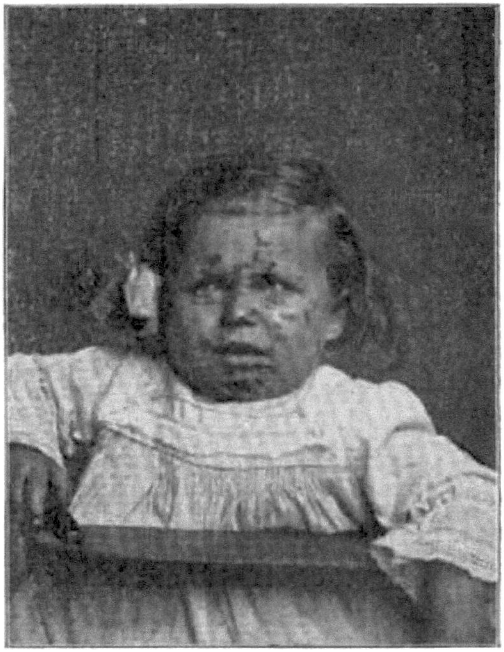

Zu Fall 394.

394. Durlach. Minna W., Kind der gesunden Eltern W. in Söllingen, wurde am 8. 4. 1910 geboren und hatte bald nach der Geburt, im Juni 1910, eine Mandelentzündung. Es wurde am 27. 5. 1911 vom Bezirksarzt Dr. G. in Durlach geimpft. 14 Tage nach dem Impfen kam der eiternde Gesichtsausschlag zum Ausbruch. Der Arzt fragte, ob durch Berührung der Impfstelle der Ausschlag ins Gesicht gekommen sei. Das Kind war während der Zeit des Ausschlags sehr unruhig und böse.

395. Durlach. Bertha W. wurde am 15. 11. 1910 in Söllingen geboren, entwickelte sich regelrecht, war nie krank und wurde am 27. 5. 1911 vom Bezirksarzt Dr. G. in Durlach geimpft. Nach acht Tagen stellte sich ein schweres Augenleiden ein, unter dem das Kind viel zu leiden hatte. Die Krankenschwester meinte, es sei schon möglich, dass dergleichen vom Impfen komme; dergleichen käme aber selten vor; unter 100 noch nicht 1 Fall. Dies sei nun mal so einer.

396. (†) Durlach. Albert Gustav Knapp, Sohn des gesunden Bäckermeisters Gottlieb Knapp in Berghausen, wurde am 7. 11. 1910 geboren und war bis zur Impfung völlig gesund. Bezirksarzt Dr. Gayer impfte das Kind am 7. 6. 1911. Der Arm verschlimmerte sich, und 8 Tage nach dem Impfen kamen Durchfall und Erbrechen hinzu. Krankenschwester und Leichenschauer sagten, das Impfen trage die Schuld an dem dann am 22. 6. 1911 erfolgten Tod. Das Erbrechen hörte etwa 5 Tage vor dem Tod auf, sodass die Eltern glaubten, es trete eine Besserung ein. Erst gab der Leichenschauer den Fall zu und hinterher gibt er eine Krankheit an, an welcher das Kind in der letzten Zeit überhaupt nicht mehr krank war.

Dazu schreibt das *Großherzoglich-Badische Bezirksamt Durlach* an das Bürgermeisteramt Berghausen: „Dem Bäckermeister Gottlieb Knapp, Eheleuten, ist zu eröffnen, dass, soweit uns eine Feststellung noch möglich war, der Tod Ihres Kindes Albert auf Verdauungsstörungen – Brechdurchfall – zurückzuführen ist, und dem Leichenschauer Gröhbühl soweit mit Unrecht der Vorwurf gemacht wurde, er habe auf dem Sterbeschein die Todesursache unrichtig angegeben; vor allem konnte keinerlei Beweis erbracht werden, dass er bewusst unrichtige Angaben gemacht hat." Er gab also eine Krankheit an, an welcher das Kind in der letzten Zeit überhaupt nicht mehr krank war, nämlich Brechdurchfall.

397. (†) Durlach. Das Kind des Polizei-Serganten A. starb infolge der Impfung, einige Wochen nach derselben, im Sommer 1911. Ein Bekannter äußerte: „Wenn er, A., nicht den bunten Rock anhätte, dann ginge er mit dem Fall an die Öffentlichkeit."

398. Diemarden. Die *Göttinger Zeitung* veröffentlicht nachstehende Mitteilung: „Zu den Unsummen der alljährlichen Impfschäden kann aus Diemarden ein Fall berichtet werden, welcher zeigt, welch gefährliches Gift in den Eiterpusteln der geimpften Kinder enthalten ist und welche Folgen durch die Übertragung des Impfgiftes auf nicht geimpfte Personen entstehen können. Einem hiesigen Einwohner wurde das 1 Jahr alte Kind geimpft, dessen Folgeerscheinungen nach etwa 10 Tagen in der heftigsten Weise zutagetraten. In diesem Stadium hatte das Kind, trotz der gebotenen Vorsicht, sich öfters zur Nachtzeit an den Blattern gekratzt, wodurch an die kleinen Händchen etwas von der eitrigen Masse geraten sein musste. Wie es Kinder an der Gewohnheit haben, greifen sie in tändelnder Weise überall hin, und so musste es auch hier geschehen sein, dass die Kleine mit ihren Händchen bei der Aufnahme von ihrem Nachtlager dem Vater unwillkürlich ins Auge geraten war. Ohne Zweifel wurden jetzt am äußeren Auge in der *Göttinger Augenklinik* die Blattern festgestellt, die sich dann durch Infektion nach einigen Wochen direkt auf der Hornhaut des inneren Auges weiterbildeten, wodurch einezeitlang die Sehkraft in Frage gestellt wurde. Glücklicherweise ist durch längere klinische Behandlung die größte Gefahr beseitigt, trotzdem ist es fraglich, ob das vergiftete Auge die frühere Sehkraft wiedererlangen wird. In Anbetracht der vielen folgenschweren Erkrankungsfälle durch die Impfung wäre es wünschenswert, wenn der Ausspruch des Leipziger Universitäts-Professors Dr. med. Germann bald in Erfüllung ginge: ‚Die Abschaffung des Impfzwangs ist die dringendste Angelegenheit für unser deutsches Volk'."

399. Düsseldorf. Frau Fritz B. schrieb am 22. 11. 1910: „Mein Bruder hatte als kleines Kind nach der Impfung den Körper mit Blasen und Eiterbeulen bedeckt und jahrelang daran gelitten – noch als Erwachsener im Frühjahr und Herbst, wenn auch nicht mehr in dem Maße wie zuerst."

400. Düsseldorf. Frau Hermann Sch. schrieb am 21.11.1910: „Wir haben einen Jungen von 11 Jahren, der im nächsten Jahr geimpft werden müsste. Als er zum ersten Male mit etwa 2 Jahren vergiftet wurde, bekam er 3 Wochen nachher am ganzen Körper eitrige Pusteln, die aufgingen und dann abheilten. Dieses wiederholte sich in jedem Jahr meist zweimal. Oft waren der Pusteln an den Füßen so viele, dass der Junge tagelang liegen musste. Hauptsächlich bekommt er sie jetzt bei einer Luftveränderung. Seine Ferienzeit im Herbst dieses Jahres haben ihm die Pusteln auch teilweise verdorben. Es wäre doch schrecklich, wenn er durch eine neue Impfung bzw. Vergiftung für die Verbohrtheit und Unvernunft maßgebender Kreise abermals büßen müsste. Impfen lassen wir ihn nicht."

401. Esslingen a. N. Frau Marie A. schrieb: „Ich habe 6 Kinder, 5 davon, nämlich 5 Knaben, sind gut durchgekommen; das sechste, ein Mädchen, war gesund und munter bis es geimpft wurde. Da hat es am Hals eine große Eiterbeule bekommen und Fieber, sodass ich überhaupt nicht mehr glaubte, dass ich es davonbringen würde. Es ist mit vieler Mühe wieder besser geworden. Als ich aber glaubte, es sei alles überstanden, da wurde es augenkrank. Dreimal hatten wir es bei Dr. K. in Stuttgart, der uns sagte, es hinge mit dem Blut zusammen. Dort zahlten wir jeden Tag für das Kind 1 Mark. Das ist zwar nicht zu viel; wenn man aber mit gar nichts anfängt und alles auf Abzahlung anschaffen muss, da heißt es aufpassen, und dann noch mit so vielen Kindern! Die Augen des Kindes sind jetzt wieder ziemlich in Ordnung. Es ist jetzt 4 Jahre alt und war im vorigen Jahr das letzte Mal in Stuttgart.

402. (†) Elberfeld. Das Kind des Stempelfabrikanten W. Schürhoff in Weibert bei Elberfeld starb am Tag nach der Impfung. Der Vater ist kerngesund.

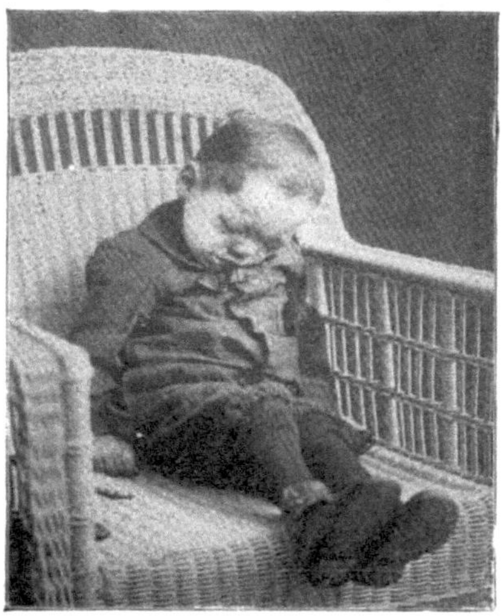

Bild zu Fall 493.

403. Elberfeld. Dem *„Unerhört"*, S.114, entnommen: *„X. Karte 18, Reichstagskarte 14 (18): Hans Bolte, Elberfeld, geboren 16, 1. 1907, geimpft am 14. 7. 1909, 14 Tage darauf allgemeine Erkrankung und Ausschlag, Seit 8, 12, 1909 Ausschlag übers ganze Gesicht verbreitet, sodass der Knabe nicht mehr sehen kann." Es handelt sich um skrofulöses Ekzem und skrofulöse Augenbindehaut-*

entzündung, die erfahrungsgemäß – Stempel – *mit der Impfung nichts zu tun haben.*

Hier wird „erfahrungsgemäß“ ein gesundes Kind nach der Impfung schwer krank; außerdem sprechen sich „erfahrungsgemäß“ eine große Anzahl impffreundlicher Ärzte dafür aus, das sich Skrofulose und ihre Nebenerscheinungen „erfahrungsgemäß“ nach der Impfung und infolge der Impfung einstellen können, was ich auf den früheren Seiten bewies, und Kirchner behauptet wieder einmal, ohne den Fall genau zu kennen: *‚Das hat erfahrungsgemäß mit der Impfung nichts zu tun'.* Viel einfacher geht's überhaupt nicht mehr.

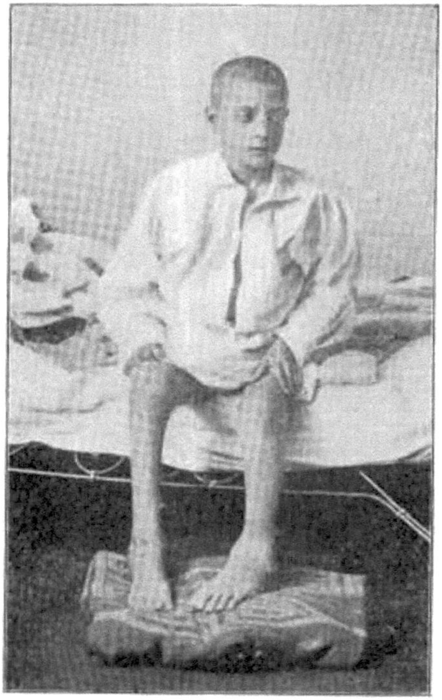

Bild zu Fall 404.

404. (†) Elberfeld. Hans Fischer, wohnhaft in der Gesundheitsstraße 140, geboren am 18. 10. 1897, wurde zum zweiten Mal am 1. Juli 1910 vom zuständigen Impfarzt in der Hombücheler Schule geimpft. Nach der Impfung stellten sich Schwellung am Knie und Knöchel ein und Abmagerung vom Knie bis Fußgelenk. Seit Anfang Januar 1911 muss der Jungs das Bett hüten; vorher hat er 11 Wochen im Krankenhaus gelegen und ist vom Dr. Rinschewal behandelt worden. Derselbe stellte Tuberkulose fest. Die Weiterbehandlung nahm Dr. med. Römer auf, welcher dem Jungen Ende April Tuberkulin einspritzte. Seit dieser Einspritzung herrscht vollständige Appetitlosigkeit. Das Bild ist vom 5. Mai 1911.

Am 25. Mai 1911 ist der Junge gestorben. Die Eltern (ich auch!) führen diese Krankheit auf die Impfung zurück. Der Fall wurde noch im Mai der Elberfelder Polizei gemeldet. Dieselbe teilte unter dem 2. 10. 1911 endlich mit: „dass nach den angestellten Ermittelungen und nach Mitteilung des behandelnden Arztes Dr. Römer ein ursächlicher Zusammenhang zwischen der Impfung und dem Tode ausgeschlossen ist. Das Kind ist an Knochen- und Gelenk-Tuberkulose gestorben“. (Nun, etwas anderes wird kein „anständig“ denkender Untertan erwarten!)

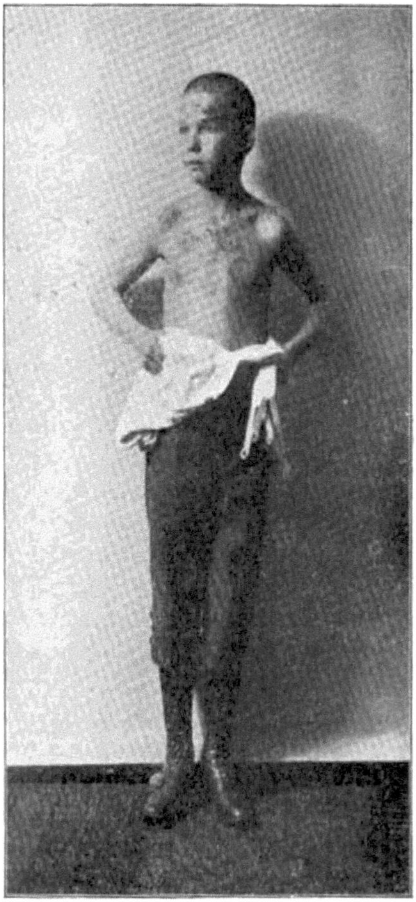

Bild zu Fall 405.

405. Elberfeld. Emil Geilenkausen, Franzenstraße 42, geboren am 16. 10. 1898, wurde zum zweiten Mal am 17. 6. 1910 von Dr. med. Berger in der *Volksschule Franzenstraße* mit Erfolg geimpft. Er war bis zur Impfung gesund. Kurz nach der Impfung bekam er einen derartigen Ausschlag über den ganzen Körper, dass er längere Zeit die Schule nicht besuchen konnte. Das Bild stammt vom 10. Mai 1911. Dieser Fall wurde ebenfalls der Elberfelder Polizeiverwaltung mitgeteilt, von der bis zum 2. 6. 1911 keine Antwort eintraf.

406. Elberfeld. Aus einem Schreiben des W. G., Gr.-O., vom 30. 5. 1911 an Emshaar-Elberfeld: „1. Mein Kind heißt Walther G., wohnhaft in Gr.-O.

2. Geboren am 8. 10. 1905, stark und gesund; die Eltern und Großeltern ebenfalls gesund; ihr Lebenswandel einwandfrei.

3. Geimpft am 26. 9.1908 ‚mit Erfolg' durch Sanitätsrat Dr. med. Hülsmann, Tangerhütte bei Stendal.

4. Die Erkrankung begann etwa 10 Tage nach der Impfung und machte sich zunächst in der Veränderung des Blicks bemerkbar. Die Pupillen reagierten nicht mehr auf Licht und Schatten, sondern blieben ständig groß. Das Kind konnte eben nicht mehr sehen. Nach einem Vierteljahr, es kann auch weniger Zeit sein, entstand an der Impfstelle des Oberarms eine Verdickung; es bildeten sich 3 Karfunkeln, die vom Arzt aufgeschnitten wurden. Aus der Wunde kam eine Hand voll Eiter und schwarzes Blut. Wir haben nun viel gearztet und ärztliche ‚Kunst' beobachten und ‚bewundern' können. Wir sind viel Geld losgeworden, fanden aber nirgends Hilfe.

5. Heute, also nach 5 Jahren, steht es noch ebenso traurig wie damals; das rechte Auge ist vollkommen – unwiederbringlich verloren; das linke Auge hat ein wenig Sehkraft, so viel, dass es die Gegenstände in der Nähe erkennt. Ob es sich noch bessern wird, wer weiß es? Was soll nun werden?

Es ist traurig, wenn der Staat sagt, für die Schäden komme er nicht auf. Ich bin Volksschullehrer. Von meinem Gehalt kann ich doch nicht so viel erübrigen, dass mein Kind leben kann. Nun tritt am 1. 4. das Gesetz über Beschulung blinder Kinder in Kraft; da kann es kommen, dass mein Kind auf Kosten des *Orts-Armen-Verbandes* uns entrissen wird, wo es jedenfalls am besten aufgehoben wäre. Ich muss also mit anderen Worten ‚Armenunterstützung' empfangen. O, eine Schmach häuft sich auf die andere und ein wirkliches ‚helfen' fehlt. Mein Familienleben ist untergraben; mich und meine Frau hat man vor den seelischen Ruin gestellt; mich, der ich als Lehrer täglich vor 79 Kindern stehen muss.

Mitteilen mochte ich noch, dass der Augenarzt Sanitätsrat Dr. med. Schr. in M., der das Kind zunächst in Behandlung hatte, sagte: ‚wenn das Kind nicht geimpft wäre, dann wäre es sehend geblieben'."

407. Elberfeld. Dem 12-jährigen Mädchen des Ewald Kirring, Neue Nordstraße 13/II., wurde Anfang Juni vom Schularzt alles Turnen, Handarbeit, schnelles Laufen usw. wegen Herzfehlers untersagt. Einige Tage später wurde in der Schule bekannt gemacht, dass die unentgeltlichen Impfungen am 13. 6. im Impflokal *Döppersberg* stattfänden. Die Eltern des betreffenden Mädchens schickten dasselbe ebenfalls nach dort unter der Annahme, dass die Kinder auf ihren Gesundheitszustand vorher untersucht würden und die Impfung kranker Kinder nach Gesetzesvorschrift unterbleibe. Dies war jedoch nicht der Fall und so wurde das betreffende, schwächliche, herzkranke Kind ebenfalls geimpft. (Von wem?) Bereits am Nachmittag des darauf folgenden Tages musste das Kind wegen Unwohlseins und Kopfschmerzen die Schule verlassen und für längere Zeit das Bett hüten. In der Nacht vom 21.-22. 6. traten sehr schwere Herzsymptome ein, sodass der schnell hinzugerufene Arzt Dr. Mantzel die Eltern auf das Schlimmste gefasst machte. Auch erwähnte dieser Arzt, dass das Kind keinesfalls hätte geimpft werden dürfen. (Weshalb wurde nicht Klage gegen den lieben, sachverständigen Geschäftsfreund und Impfwütigen erhoben?) Der Gesundheitszustand hatte sich seit dem 27. 6. zwar etwas gebessert, jedoch ist dem Kind der Schulbesuch für mehrere Wochen untersagt worden. Die Impfung war zwar unentgeltlich, doch mussten die Eltern schon für einen einzigen Besuch des Arztes und für Medizin 8 Mark zahlen. (Nun, die Herren wollen doch auch leben?!)

408. Elberfeld. Anton F. in Wulfroth schreibt am 21. 7. 1910, dass sein Kind, vor der Impfung stets gesund und munter, ungefähr 14 Tage nach der Impfung erkrankte und einen Ausschlag bekam. Das Allgemeinbefinden war das denkbar schlechteste.

409. Elberfeld. Frau Marie Esser, Löwenstraße 17, schreibt am 6. 8. 1910: „Ich teile Ihnen mit, dass mein Kind Gertrud, am 27. 6. geimpft, vorher nicht krank, seit der Impfung immer kränklich ist. Es leidet an einem eitrigen, pockenartigen Ausschlag und befindet sich seit Freitag im hiesigen städtischen Krankenhaus."

410. Elberfeld. Reinhold Kurt Krieger, Bellealliance-Straße 18, erkrankte am 4. Tag nach der Impfung; der ganze Körper bedeckte sich mit Geschwüren, die zum Teil die Größe von großen Walnüssen erreichten, so dass das Kind schrecklich darunter zu leiden hatte.

411. Elberfeld. Gustav Herbbecke teilt dem *Bergischen Impfgegner-Verein* ebenfalls mit, dass sein Sohn unmittelbar nach der Impfung am ganzen Körper Ausschlag bekommen habe.

412. Elberfeld. Frau Droste, Felcenstraße, teilt mit, dass ihr Kind nach der Impfung schwer erkrankt sei und am ganzen Körper sowie Gesicht rote Flecken und Pocken bekommen habe. Der behandelnde Arzt habe zugegeben, dass dies eine Folge der Impfung sei.

413. Elberfeld. Das Kind der Frau Schöppe, am 5. 4. 1906 geboren, wurde am 17. 7. 1907 von Dr. Mantzel geimpft und bekam unmittelbar nach der Impfung einen masernähnlichen Ausschlag am ganzen Körper, welcher sich in einen eiternden Ausschlag umwandelte und zur Zeit noch keine Besserung aufweist.

414. (†) Elberfeld. Anton F., Musiker, etwas nervös, sonst aber, wie auch die Ehefrau, gesund, ließ seinen am 18. 10. 1897 zu Barmen geborenen Sohn Hans, der etwas an Blutarmut litt, im Sommer 1909 in der Mittelschule Hombüchel impfen. Kurz nach der Impfung traten allgemeine Schlaffheit und Unlust auf; er klagte, dass es ihm schwer falle, seine Schulaufgaben zu machen. Nach Verlauf eines Vierteljahres bekam er einen beschwerlichen Gang; die Gelenke an den Händen und Füßen schwollen an. Auf Anraten des Dr. Römer wurde er zur Operation ins Josefs-Spital gebracht, wo er 11 Wochen verblieb. Die Krankheit verschlimmerte sich. Er wurde wieder ins Haus gebracht und blieb in Behandlung des Dr. Römer. Er lebte nur noch 4 ½ Wochen und starb endlich am 25. Mai 1911 an „Knochentuberkulose".

415. Elberfeld. Die Eheleute Johannes Hollinbeck ließen vor 5 Jahren ihren blühend gesunden Knaben impfen. Danach auf den Fingern Flecken, welche anschwollen und sich über den ganzen Körper ausdehnten. Der untersuchende Arzt führte das auf die Impfung zurück. Naturheilkundiger Dahm empfahl, Elberfeld haftpflichtig zu machen. Nach einem Jahr ging eine Schwester der Frau mit dem Kind zu 2 Spezialärzten. Der eine erklärte es für Knochenfraß, der andere für Knochentuberkulose. Heute ist das Kind ein Krüppel fürs Leben. Der Rücken, voller Narben, ist gekrümmt; der kleine Finger der rechten Hand stand waagerecht und musste entfernt werden.

416. (†) Elberfeld. Hermann Burchhans, Halbach, schrieb am 18. 6. 1909: „Ich teile Ihnen mit, dass mein 6 Monate altes Kind infolge Impfung innerhalb 8 Tagen gestorben ist."

417. Elberfeld. Heinrich Hepperle schreibt: „Meine Tochter Friedchen wurde am 6. Mai geimpft. Seit jener Zeit ist das Kind sehr kränklich, unter dem Arm zeigt sich eine dicke Beule, das Allgemeinbefinden ist seit jener Zeit das denkbar schlechteste, umso mehr, als das Kind fast jede Nahrung verweigert."

418. Elberfeld. Gustav Pinkau schreibt: „Teile Ihnen hierdurch mit, dass mein Sohn Werner seit der Impfung, welche am 17. Mai erfolgte, schwer erkrankt ist."

419. Elberfeld. Friedrich Bergmann, Dornach, schrieb am 12. Mai: „Ich teile Ihnen mit, dass meine Tochter im Jahre 1888 in Elberfeld geimpft wurde. Das Kind war damals 1 Jahr alt und kerngesund. Etwa 4-5 Tage nach der Impfung wurde es sehr hinfällig. Als meine Frau den 7. oder 8. Tag bei der Besichtigung den Impfarzt fragte, was dem Kinde wohl fehle, antwortete er barsch: ‚Daran könne er sich nicht stören, meine Frau könne zu einem anderen Arzt gehen.' Wir zogen sofort Herrn Dr. Möller zu, der tags darauf Gehirnhautentzündung feststellte. Wir nahmen noch Herrn Dr. Bergerhoff hinzu. Gleich am ersten oder zweiten Tag der Behandlung war das Kind in Krämpfe verfallen und ist etwa 1 Jahr ohne Bewusstsein gewesen. Auf meine kategorische Behauptung, diese Krankheit sei eine Folge des Impfens, zuckten die Ärzte aus naheliegenden Gründen bloß die Schultern. Nach der etwa 4-monatigen Behandlung durch diese zwei Ärzte habe ich noch 6 andere Ärzte hinzugezogen. Auf Anraten des Sanitätsrates Dr. Künne habe ich das Kind 3 Monate lang täglich 2 mal elektrisieren lassen, aber ebenfalls ohne Erfolg. Das Mädchen konnte mit 5 Jahren noch kaum alleine sitzen und kam erst mit 8 Jahren zum Gehen. Die Folgen dieser Krankheit sind bis heute noch nicht beseitigt. Dass mich diese Krankheit ungezähltes Geld gekostet, brauche ich wohl nicht zu erwähnen."

420. Elberfeld. Das Kind des Heinrich Hüttenhoff wurde am 12. Mai 1909 geimpft. 6 Tage nach der Impfung traten heftiges Fieber ein und rote Fleckenerscheinungen am ganzen Körper; der Arm war bis zum Handgelenk geschwollen, und zwar in einer so gefährlichen Weise, dass niemand der Anwesenden etwas Derartiges gesehen hatte.

421. Elberfeld. Hugo Berg, Bohwinkel, schrieb am 2. 6. „Teile Ihnen mit, dass unser Söhnchen Fritz ganz schrecklich von dem Impfen zu leiden hat und noch heute nach 3 Wochen daran krank ist."

422. Elberfeld. Paul Ahlefelder schrieb am 3. 6.: „Teile Ihnen mit, dass meine ¾ Jahre alte, von jedermann um ihre Gesundheit beneidet gewesene, Tochter seit dem Tage der Impfung kränklich ist. Am 4. Tag nach der Impfung trat ein masernähnlicher Ausschlag ein. Jetzt hat das Kind seit 9 Tagen hochgradiges Fieber und jammert Tag und Nacht."

423. Elberfeld. Stadtsekretär Peter Kraus schreibt: „Meine Tochter Brunhilde, die bis zum Tage der Impfung gesund war, erkrankte sofort nach der Impfung und ist bis heute – nach 3 Jahren – die Folgeerscheinungen dieser Krankheit noch nicht los. Meine zweite Tochter Emmy ist noch nicht geimpft; ich habe Sorge, sie impfen zu lassen."

424. Elberfeld. Frau Krause, Velbert, teilt dem *Bergischen Impfgegner-Verein* mit, dass ihr Kind im vergangenen Jahre nach der Impfung sofort erkrankt sei; es habe über und über Geschwüre bekommen und unter dem Ärmchen walnussgroße Knoten; außerdem ein sehr schlimmes Auge, um dessen Erhaltung sie sehr große Sorge hatte. Das Kind wurde von Ärzten, von denen einer ein Augenarzt war, behandelt.

425. (2 †) Eisenach. Aus *„Eine ernste Volksgefahr"* von Sanitäts-Rat Dr. Bilfinger: „Ein Gymnasiallehrer konsultierte mich 1907 wegen seiner Frau und erzählte mir dabei, dass dieselbe sehr heftige Gemütsaufregungen in der Familie habe durchmachen müssen. Vor etwa 2 Jahren sei ihr kleines Töchterchen von etwa 2 ½ Jahren von ihrem Hausarzt privat in dessen Wohnung, zusammen mit anderen Kindern, geimpft worden, und zwar mit dem Überrest der in der Porzellanschale verbliebenen Impflymphe. Das Kind sei vor der Impfung ganz munter und gesund gewesen. Als die Eltern aber abends ins Bett gehen wollten, bemerkten sie an dem schlafenden Kind Gesichtsverzerrungen. Als sie daraufhin das des Bewusstseins beraubte Kind möglichst rasch in ein warmes Bad gebracht hätten, sei ihnen dasselbe unter den Händen verschieden. Am geimpften Arm sei von der Impfstelle aus ein rötlicher Strang bis nach dem Halse zu deutlich sichtbar gewesen. Der Arm hatte wie marmoriert ausgesehen (...) Blutvergiftung infolge der vorausgegangenen Impfung.

Er erzählte mir dann noch weiter, dass auch seine beiden Jungen, als sie im 12. Jahr wiedergeimpft worden waren, infolge der Impfung 8 bis 14 Tage lang einen dick geschwollenen Arm mit Fieber und Schmerzen bekommen hatten. Der eine habe diese Krankheit glücklich überstanden und sei jetzt kräftig und gesund, der Jüngere aber habe sich nie mehr ganz davon erholt, er habe ein blasses, gelbliches Aussehen davon zurückbehalten, und vor 2 Jahren sei derselbe, als er sich mit seinen Kameraden auf einer Wiese beim Vogelschießen getummelt habe, in seinem

14. Lebensjahr plötzlich ohne besonders vorangegangene Ursache mitten unter seinen Kameraden umgefallen und auf der Stelle tot gewesen."

426. Ebingen. „Im Jahre 1881 wurde uns ein Kind – blühend, gesund, hoffnungsvoll, 1 Jahr alt – durch das Impfen gemordet (!!)" So schreibt Carl B. am 13. 10. 1910. „Ein Schulfreund – heute mit dem Titel Sanitätsrat – war der unfreiwillige Mörder! Hätte ich ihn damals wegen Mord bei der Staatsanwaltschaft verklagen sollen? Oder soll ich es heute noch tun? Oder sollte man alle diejenigen, welche dieses verbrecherische Gesetz gemacht haben – ins Zuchthaus stecken? Ich würde damals wahrscheinlich nichts erreicht haben. Und heute? – Heute wollen wir für jeden einzelnen Erkrankungs- und Todesfall – durch das Impfen hervorgerufen, den betreffenden Impfarzt sofort bei der Staatsanwaltschaft verklagen und für jedes geschädigte Leben 100.000 Mark Schadensersatz verlangen."

(Das hat zurzeit keinen Sinn, weil gegen die jetzt geübte Willkür noch nicht anzukommen ist. Gegen die Raubritter konnte man erst mit Erfolg vorgehen, als über ihnen ein Mächtigerer, Rudolf von Habsburg, stand, der die Gesetze handhabte, wie sie waren. Möge uns recht bald der Rudolf erstehen, der wieder für Ordnung und für Gesetzlichkeit sorgt.)

427. Emden.

a) „Es ist mir gelungen", so schreibt Strommeister Maibaum am 19. 7. 1911, „hier eine photographische Aufnahme eines geimpften Kindes zu machen, welches nach der Impfung schwer erkrankt war. Wie ich erfahre, hat ein Dr. W., Kreisphysikus in einem Dorf Haxtum bei Aurich die Impfung derart stark ausgeführt, dass den geimpften Kindern das Blut die Arme herunterfloss und die Impfstellen sofort stark anschwollen.

b) Ein zweiter Fall hat sich vor einigen Jahren in derselben Gegend ereignet, indem nach der Impfung eines Kindes die ganze Familie des Kindes von einem entsetzlichen Ausschlag heimgesucht wurde; sogar das Dienstmädchen erkrankte an diesem Ausschlag. Der Impfarzt erwiderte auf Befragen: ‚Ja, mein lieber Herr, Impfschädigungen kommen fortwährend vor; das ist nicht zu ändern'."

428. Eisenberg. Friedrich Remann hat dem Bittgesuch an den Reichstag folgendes hinzugefügt: „Bei meinem kleinen Bruder hat sich nach der Impfung Wolf (Lupus) herausgestellt, während das Kind vorher ganz gesund gewesen ist. Das Kind plagt sich nunmehr bereits 12 Jahre mit der entsetzlichen Krankheit herum und ist für sein ferneres Leben geschädigt.

429. Eschwege. Frau Gymnasiallehrer Anna R. schrieb am 30. 4. 1911: „Es ist kaum glaublich, was für eine Menge von Impfschäden ich allein in dem letzten Vierteljahr hier in Eschwege gehört und gesehen habe. Ich wünschte nur,

Geheimrat Kirchner vom Gesundheitsamt machte diese Erfahrungen, dann würde er sicher anderer Meinung. (Ja, der! Der stellte seine Schnellpresse an und ließe über alles seinen Normalstempel drucken: *‚Das hat mit der Impfung gar nichts zu tun!'* Oder: *‚Die Eltern sind schuld.'*) Unser Mädchen ist seit der Impfung vor 1 ¾ Jahren noch nicht wieder ganz frei vom Ausschlag, wenngleich er jetzt nur noch unbedeutend ist."

430. Eupen. Marie W., am 25. Mai 1908 geboren, bis zur Impfung gesund, wurde am 10. Mai 1909 von Dr. med. S. geimpft. Schon am nächsten Tag bildete sich an der Hand ein geschwulstähnlicher Ausschlag mit Blasen. Derselbe zog sich über den ganzen Körper, und ist am 2. 7. 1911 noch nicht ausgeheilt. Der Arzt meinte anfangs, es wäre vielleicht ein Fliegenstich.

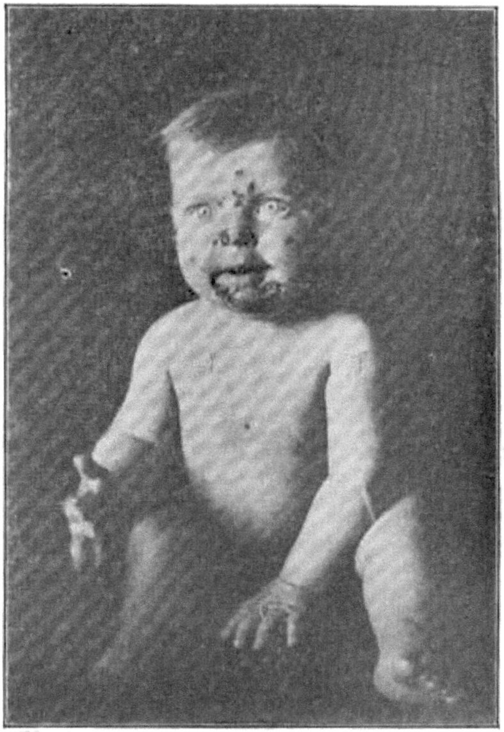

Zu Fall 431.

431. Hettstedt am Südharz. Paul Probst, im Alter von acht Monaten am 3. Mai 1910 von Sanitätsrat Dr. Freyganz geimpft. Der Vater ist Hüttenmann in Hettstedt und wohnt Himmelshöhe 8.

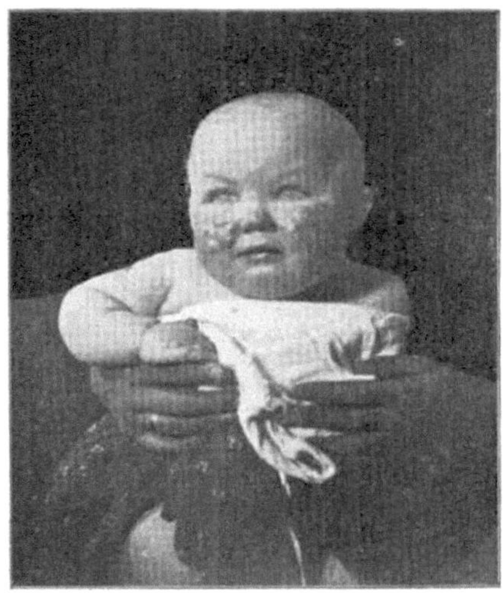

Bild zu Fall 432.

432. Hettstedt am Harz. Grete Sander, die Tochter des Bergmanns Sander zu Thondorf, wurde im Juli 1909 in Thondorf bei Klostermansfeld geboren und am 5. Mai 1910 von Dr. Lang-Heinrich öffentlich geimpft. Nach 12 Tagen bildete sich ein schrecklicher Hautausschlag im Gesicht und am Arm. Der Arzt meinte, das wäre nicht schlimm (so lange er es nicht bekommt!).

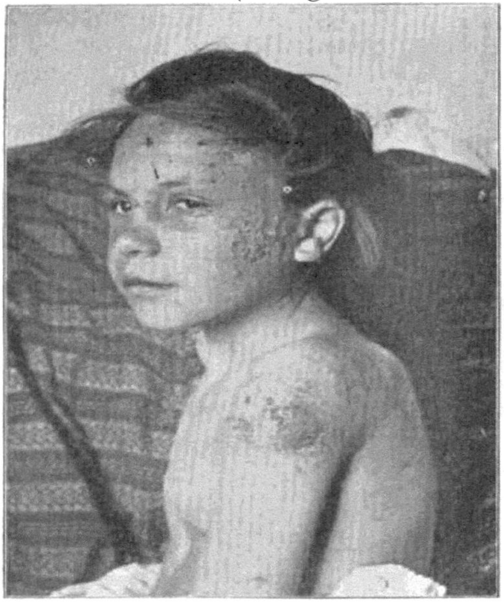

Bild zu Fall 433.

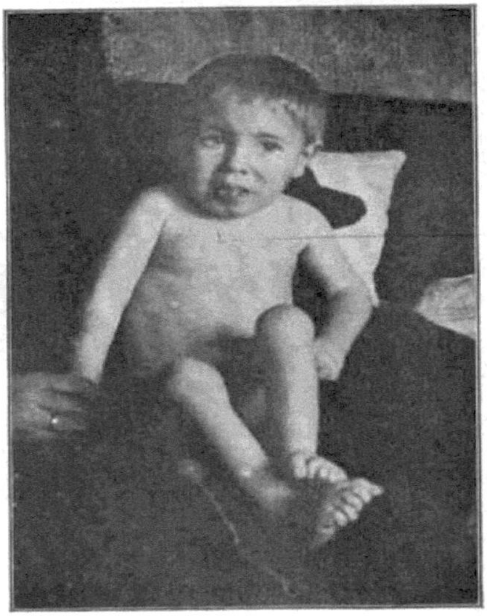

Bild zu Fall 434.

433. Hettstedt am Harz. Maria Wernicke, Tochter der Witwe Wernicke zu Walbeck bei Hettstedt am Südharz. Sie wurde im 12. Lebensjahr am 3. Mai 1910 bei Gelegenheit der öffentlichen Massenimpfung vom Impfarzt Dr. Körner geimpft. Arm, Kopf und Auge hatten unter den Folgen des Impfwahns zu leiden.

434. Hettstedt am Harz. Der Sohn des Schlachters Stippkugel zu Thondorf bei Klostermansfeld, geboren 1907, wurde 1908 geimpft. Vor dem Impfen war er völlig gesund; nach dem Impfen entwickelte sich Skrofulose in höchster Form, dazu kam noch Myxödem (ödemartige Hautschwellungen, Eiweißharnen, Kachexie), er verlernte das Sprechen und wurde schließlich blödsinnig.

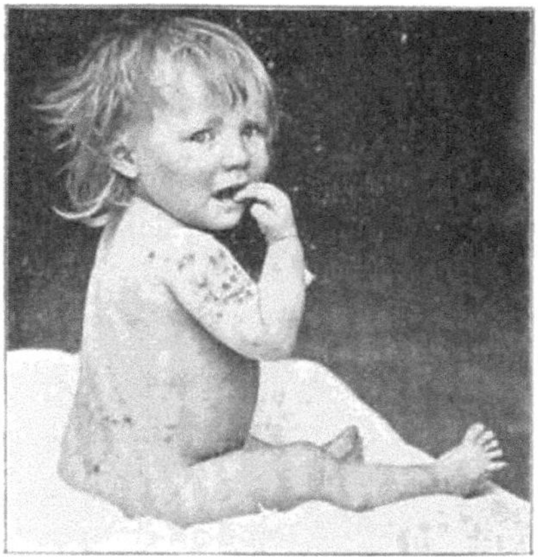

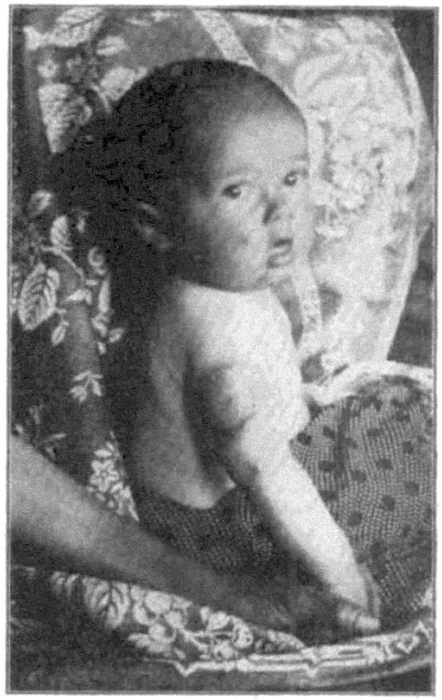

Bild zu Fall 435. **Bild zu Fall 436.**

435. Hettstedt am Harz. Martha Körber in Unterwinterstadt bei Sandersleben (Anhalt), geboren am 14. 12. 1909 als Tochter der Therese Körber. Der Vater ist Soldat. Das Kind wurde am 22. 6. 1911 vom Sanitätsrat Dr. Isensen in Sandersleben öffentlich geimpft. Am 5. Tag nach der Impfung bekam das Kind Ausschlag am rechten Arm, Rücken und Gesäß.

436. Hettstedt am Harz. Kurt Hörold aus Thondorf bei Kloster-mansfeld wurde im Alter von 1 Jahr am 3. Mai 1910 vom Impfarzt Dr. Lang-Heinrich in Siersleben öffentlich geimpft. (hierzu Bild auf Seite 172.)

437. (2 †) Hettstedt am Harz. „*Todesfall nach Impfung und die Staatsanwaltschaft.* Wir bringen nachstehende Anzeige eines Todesfalls nach der Impfung und die darauffolgende Entscheidung der Staatsanwaltschaft ohne jeglichen Kommentar unsererseits zur Veröffentlichung.

‚*Hettstedt am Harz, den 10. Juni 1910.*

An die Königliche Staatsanwaltschaft in Halle/Saale. Hiermit gestatten wir uns, nachstehenden Todesfall nach der Impfung mitzuteilen. Der 11 ½-jährige Impfling, K. Liebing, Sohn des Hüttenmanns Liebing zu Leimbach, wurde am 3. Mai des Jahres beim öffentlichen Termin geimpft. Nach der Impfung klagte derselbe fortwährend über den geimpften Arm. Am 14. Mai wurde der Knabe schwer krank, und am 15. Mai ist er schon gestorben, trotz ärztlicher Hilfe. Aller Wahrscheinlichkeit nach ist dieser Todesfall eine Folge der voraufgegangenen Impfung. Wir bitten die Königliche Staatsanwaltschaft, diesen sonderbaren Todesfall zu untersuchen.

Geimpft wurde der Junge von dem Medizinal-Rat Dr. med. Mayn in Stadt Mansfeld. Der Herr Medizinal-Rat hat sich bereits zu dem Todesfall geäußert. Er soll gesagt haben, entweder sei der Knabe, der den Tag vor seinem Tod mit anderen Kindern auf dem Feld gearbeitet hat, vom Hitzschlag getroffen worden, oder er sei vergiftet. Ein Hitzschlag kann nicht eingetreten sein, da es an dem betreffenden Tag nicht sonderlich warm gewesen ist. Und wenn der Junge vergiftet ist, dann liegt wohl alle Ursache vor, dass der Fall genau untersucht wird.

Wir haben am 27. Mai diesen Fall dem Königlichen Kreisarzt zu Mansfeld unter Angabe des Tatbestandes zur Kenntnis gebracht, haben aber bis heute noch keine Antwort erhalten.

Der Impfgegner-Verein zu Hettstedt.
I. A.: Wilh. Trippler.'

'Der Erste Staatsanwalt. 3. J. 462/10. 4. Halle/Saale, den 29. Juni 1910.

An Herrn Wilhelm Trippler in Hettstedt am Harz.

Auf die Anzeige vom 13. Juni 1910, betreffend den Tod des Knaben Liebing in Leimbach, erwidere ich Ihnen, dass ich nach Einsicht der von dem Herrn Kreisausschuss-Vorsitzenden des *Kreises Mansfelder Gebirgs* vorgenommenen Erhebungen keinen Anlass finde, eine weitere Untersuchung über die Todesursache eintreten zu lassen. Denn nach diesen Ermittlungen erscheint ein ursächlicher Zusammenhang zwischen der Impfung und dem Tod ausgeschlossen, vielmehr ist letzterer auf eine Erkrankung des Gehirns und seiner Häute zurückzuführen. Aber selbst wenn ein solcher Zusammenhang anzunehmen wäre, würde es an jeglichem Anhalt für das Verschulden einer anderen Person, insbesondere des Impfarztes, Herrn Medizinalrates Dr. Mayn, der den Knaben in der gleichen Weise wie viele andere Kinder geimpft hat, fehlen. Solche Anhaltspunkte aber sind erforderlich, um ein Einschreiten der Staatsanwaltschaft, insbesondere die Anordnung der Leichenöffnung, zu rechtfertigen.

J. A.: Name.?'" (Aus dem *„Impfgegner"*.)

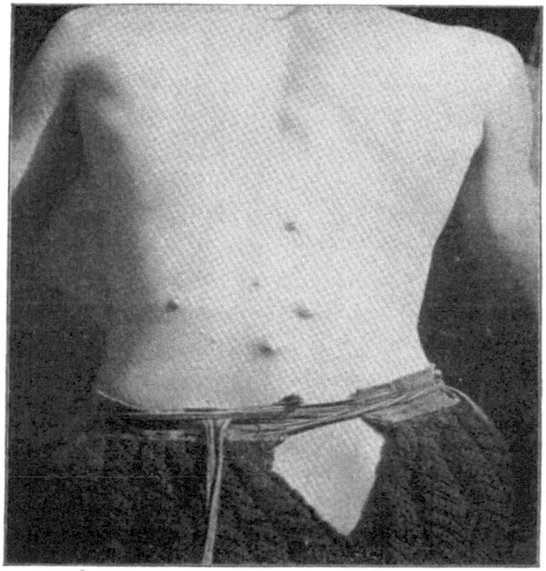

Bild zu Fall 438.

438. Hettstedt am Harz. Aus *„Unerhört"*, S. 112/113. (Das schräg lateinisch Gedruckte sind Weisheiten des Ministerial-Direktors Kirchner.):

„IX. Karte 33, Reichstagskarte 29 (33): „12-jähriges Mädchen aus Hettstedt nach der Impfung. Das Mädchen zeigt fünf Knoten in der Rückenhaut. Man fragt vergeblich, wann und wie lange nach der Impfung sie entstanden sind. Es ist vielleicht ein Fall von Balggeschwülsten oder Molluscululm contagiosium; jedenfalls - Stempel !- *hat er mit der Impfung nichts zu tun!* Im Reichstag hängte Kirchner noch den Satz daran: *„Aber es beunruhigt Laien, die die Sache nicht kennen, und untergräbt bei ihnen das Vertrauen zur Schutzpockenimpfung."* Ja, es untergräbt bei ihnen aber gleichzeitig das Vertrauen zur Wahrheitsliebe und Beweisführung der Regierung und deren Vertreter.

Man schreibt mir (den Namen des Schreibers nenne ich wieder nicht, hoffentlich ist das kein Grund zur Behauptung, dass eine behördliche Nachprüfung nicht möglich *und deshalb der Fall mit der Impfung nichts zu tun habe*): Ich erwidere also in Tripplers Namen folgendes: Es ist eine durch nichts bewiesene, wirklich aus der Luft gegriffene Behauptung Kirchners, dass es sich bei dem 12-jährigen Mädchen aus Hettstedt um einen Fall von Molluscululm contagiosum handeln soll. Ich habe den Fall unmittelbar nach der Impfnachschau in Behandlung bekommen. Das Mädchen musste bis zu seiner Wiederherstellung vom Pockenausschlag, der auch an den Armen, am Hals, auf der behaarten Kopfhaut (trotzdem dort nicht geimpft war??) usw. ganz bösartig auftrat, einige Wochen mit dem Schulbesuch aussetzen. Leider konnte der Fall infolge widriger Umstände erst dann photographiert werden, als das Mädchen bereits wieder fast völlig hergestellt war.

Wir können hier in Hettstedt mit noch anderen Fällen aufwarten, die wir zeitiger auf die Platte brachten (sie erscheinen im *„Impffriedhof"*), wo es dem Herrn Geheimrat nicht so leicht werden wird, die Fälle einfach wegzudisputieren. Es ist uns übrigens unerfindlich, wie ein so hoher Reichsbeamter so oberflächlich und mit so wenig Vorsicht über einen Fall, den er gar nicht kennt, urteilen und sagen kann: *‚es ist vielleicht ein Fall von Molluscum contagiosum und hat mit der Impfung absolut nichts zu tun'*. Diese Behauptung ist mehr als laienhaft. Hoffentlich verlieren auch die Mitglieder des Reichstags und des Bundesrats recht bald das Vertrauen zur Schutzpockenimpfung und befreien uns von Maßnahmen, die nach dem Urteil aller wirklichen Kenner nur Unsegen gebracht haben."

439. (2 †) Essen (Ruhr). Dr. Cohn behauptete in einer öffentlichen Versammlung, dass ihm keinerlei Impfschäden vorgekommen seien. Nun wurden im Beisein des Musikdirektors Ziegler 2 Todesfälle infolge von Impfung von zwei gerade in seinem Sprechzimmer anwesenden Frauen nachgewiesen und festgestellt.

440. Essen (Ruhr). Otto Meist schrieb in einer Essener Zeitung am 1. 10. 1910. „Wie der ‚Segen' der Impfung aussieht, beweist von neuem ein Fall, der mir vor einigen Tagen gemeldet wurde und von dessen Nichtigkeit ich mich durch Augenschein überzeugt habe. Die am 3. April 1895 geborene Tochter Anna des Fabrikhilfsarbeiters Heinrich Elsing, Breslauerstraße 21/I., wurde am 11. 6. 1896 von Dr. Krämer, Frohnhauserstraße, geimpft und bekam 8 Tage danach Geschwüre am Kopf, Hals und im Gesicht. Das Kind, das vorher bereits etwas laufen konnte, blieb im Wachsen zurück und machte den Eindruck einer Dreijährigen. Die Geschwüre treten heute noch auf, und zwar regelmäßig im Frühjahr und Herbst. Da außerdem auch die Zunge davon betroffen wird, so sind die wenigen Worte, die das jetzt 15 ½-jährige Mädchen von sich zu geben vermag, kaum verständlich. Das arme Wesen stellt körperlich wie geistig eine Abnormität dar, während alle übrigen Kinder dieser Familie gesund und kräftig sind. Der Impfarzt behauptet, die Gebrechlichkeit des Kindes habe ihre Ursache in einer Flechtenkrankheit. Ist das der Fall, so muss diese Erkrankung logischerweise ihre Ursache in der Impfung haben, denn, wie schon erwähnt, erst von diesem Zeitpunkt datiert das Leiden des Mädchens."

441. (†) Essen (Ruhr). Von dem Ringaufzieher Peter Köppen, Breslauerstraße 39, wurde mir mitgeteilt, dass seine Tochter Bertha, geboren 1893, im Jahr 1909 in der Gemeindeschule zu Borbeck wiedergeimpft worden sei. Nach der Impfung eiterten der Oberschenkel und die Ferse so stark, dass dem armen Wesen im *Kruppschen Lazarett* von Dr. med. Knoch das Bein amputiert wurde. Der Vater ließ dem Mädchen ein künstliches Bein herstellen, doch nach einiger Zeit wurde das Mädchen bis zur Hälfte gelähmt. Im Rücken stellten sich Löcher ein in der Größe von 5-10 cm. Aus diesen Wunden, durch welche man bis auf die Knochen sah, floss eitrige, mit Blut und Wasser vermengte Flüssigkeit. Am 24. 12. 1909 – Weihnachtsabend – erlöste der Tod dieses, wie der Vater sagte, blühend und stark gewesene Mädchen von seinem schrecklichen Leiden. Zwei Ärzte bestätigten, dass das Blut vergiftet sei.

442. Essen (Ruhr). Das Söhnchen des Bergmanns Konrad Eickhoff, Leipzigerstr. 108, Franz mit Namen, geboren am 17. 12. 1909, wurde am 11. 5. 1910 in der *Kronenberger Bierhalle* beim öffentlichen Termin geimpft. Alsbald bekam das Kind vollständige Vereiterung beider Augen. Am 17. Mai stellte sich Mundfäule mit hohem Fieber ein, sodass das Kind Nächte hindurch unruhig war und viel litt. Bei der Nachschau sagte der Kreisarzt: „Ja, gehen Sie doch zum Arzt". Durch naturgemäße Heilweise hat die Mutter größeres Unglück verhütet.

443. Essen (Ruhr). Frau Eickhoff bekundet, dass bei der Nachschau am 18. 5. 1910 eine weinende Frau ihr geimpftes Kind brachte, welches in Krämpfen lag. Der Impfarzt, ein recht unfreundlicher Mann, (das kommt vom Kindervergiften im Auftrag des Staates!) ließ durch die Polizei alle anderen Frauen aus dem Lokal (Wirtshausstube) entfernen und untersuchte das Kind.

444. (†) Essen (Ruhr). August Reinhard Oetzel, Bergeborbeck, Forststraße 16, hat seinen Sohn Friedrich, geboren am 17. 5. 1900 in Kamen, Kreis Hamm, im Juni 1901 im öffentlichen Termin impfen lassen. Das Kind war vor der Impfung sehr gut und kräftig entwickelt. Nach der Impfung ging dasselbe sichtbar zurück. Es stellte sich allgemeine Schwäche ein; es verlernte das Laufen, der ganze Körper schwoll dick auf. In diesem Zustand starb es am 9. 8. 1901, nachts 4 Uhr 30 Minuten.

445. Essen (Ruhr). Der Sohn des Drehers Ludwig Diehl, Ehrenzellerstraße 104, wurde im Mai 1909 geimpft, bekam Ende Juni über den ganzen Körper rotumränderte Eiterbläschen, welche nach dem Verschwinden ausgesprochene Impfnarben zurückließen. In der Leistengegend bekam er ein Geschwür. Die Eiterpocken treten noch heute sehr zahlreich am ganzen Körper auf und verursachen dem armen Knaben ein lästiges, schmerzhaftes Jucken. Der Erfolg ist der, dass er mit Narben ganz übersät ist.

446. (2 †) Essen (Ruhr). Zwei der Kinder Franz Aßmuts, Curtiusstraße 111, wurden von der Impfpest erwürgt.

a) Elisabeth, geboren am 22. 11. 1902, wurde im Frühjahr 1903 geimpft. Gleich nach der Impfung bekam sie über den ganzen Körper blasenartigen Ausschlag, aus dem durchgängig Wasser floss, sodass das Kind überhaupt nicht anzufassen war, ohne dass man ihm Schmerzen verursachte. Dann stellte sich Keuchhusten ein, an welchem das Mädchen im August 1903 gestorben ist.

b) Sophie, geboren am 29. 10. 1906, wurde 1907 geimpft, und zwar mit dem Erfolg, dass es einige Tage darauf stark entzündete, geschwollene Augenlider bekam. Darauf erfolgte eine Entzündung der Bindehaut. Aus der Nase floss fortwährend Eiter. Nach 3 Wochen stellte ein Arzt Nierenleiden fest. In den Gelenken konnte man eine Lähmung der Glieder wahrnehmen, das Kind war nicht imstande, im Händchen etwas zu halten. Nach ununterbrochenen grässlichen Leiden erfolgte der Tod im Januar 1908.

c) Ein drittes Kind dieses Mannes, Wilhelmine, am 1. 10. 1905 geboren, im Frühjahr 1906 geimpft, bekam gleich nach dem Impfen Furunkelose über den ganzen Körper, in welchem ekelhaften Zustand das Kind 1 ½ Jahre lang lag. Heute, nach 4 Jahren, befindet sich das bedauernswerte Wesen noch immer in einem sehr schwächlichen Gesundheitszustand.

447. Essen (Ruhr). Ein Kind des Arbeiters Gesse, Markscheide 15/II., bekam nach der Impfung im Mai 1910 Rotlauf des geimpften Armes vom Handgelenk bis zu den Impfschnitten. Der Rotlauf wurde durch kühle Umschläge beseitigt.

448. (2 †) Essen (Ruhr). Das gesunde Töchterchen Maria des Händlers Ernst Dieköter, Große Bruchstr. 12 a, geboren am 22. 11.1908, wurde am 4. 5. 1909 im *Katholischen Gesellenhaus* an der Steeler Chaussee geimpft. Sieben Tage nach der Impfung bekam es unter dem rechten Arm dicke Eiterbeulen. Die Impfschnitte bedeckten sich mit blassen, weißen Blasen. Am 9. 5. ließ es nachmittags das Köpfchen hängen und brach alle Speisen und Getränke wieder aus. Am Montag, den 10. 5. starb das Kind.

Dr. Dövenspeck, Essen, Grabenstraße, schrieb auf die Toten-Urkunde: „Der Tod trat ein infolge der Impfung." Bei der Anmeldung am Standesamt wurde der Beamte stutzig und stellte der Frau diesbezügliche Fragen. Am Donnerstag, den 13. 5., nachmittags, sollte das Opfer zur letzten Ruhe gebettet werden, doch am Mittwoch, tags vorher, kam ein Polizeibeamter ins Haus, der die Erklärung abgab, dass die Leiche polizeilich beschlagnahmt sei, folglich die Beerdigung nicht stattfinden dürfe. Donnerstagvormittag kam der Kreisarzt, entnahm aus dem Rücken der Leiche eine Blutprobe und ging gleich wieder fort. Nach einigen Stunden schon kam der Polizeibeamte mit dem Bescheid, dass das Kind zur Beerdigung freigegeben sei.

449. Essen (Ruhr). Das Töchterchen des Fräsers August Windgatt, Markscheide 43, Erna benannt, am 6. 3. 1909 geboren, wurde am 27. 5. 1910 in der *Kronenberger Bierhalle* geimpft. Drei Tage nach der Impfung hohes Fieber, dicke blutige Eiterpocken um die Impfschnitte, am Armgelenk, an den Händen und im Gesicht. Das vor der Impfung kräftige Mädchen weinte und jammerte Tag und Nacht und nahm sichtbar an Körperkräften ab. Dr. Krämer sagte, dieser Zustand käme nur vom Impfen. Durch Bäder und Packungen ist das Kind den besorgten Eltern erhalten geblieben.

450. Essen (Ruhr). Katharina Kruthoff, Borbeck, Aktienstr. 3, geboren am 18. 8. 1906, wurde am 7. 5. 1908 geimpft. Das vor der Impfung kerngesunde Kind erhielt einige Wochen nach der Impfung vollständige Vereiterung beider Augen. Das Kind wurde blind und hat in einer Woche nur Momente, wo es etwas sieht. Aus diesen kranken Augen fließt fortwährend Wasser. Vom 16. 1. 1909 bis 19. 4. lag es zur Behandlung in der Augenklinik zu Mülheim (Ruhr), deren leitende Ärzte bei der Entlassung erklärten, dass sie nichts ausrichten könnten, erst müsse dafür gesorgt werden, dass das vollständig vergiftete Blut des Kindes wieder gereinigt werde. Ein Arzt nannte den Fall „Augen-Diphtheritis". (Es ist ein Impfverbrechen unter Staatszwang!)

451. Essen (Ruhr). Klara Kleinert, Helmholzstraße 43, geboren am 3. 10. 1897, wurde Ende April 1909 in der *Katholischen Gemeindeschule 14* zum zweiten Mal geimpft. Die Impfschnitte wurden bald dick, in Form einer Bohne, welche nicht nur bis heute, 1 Jahr nach der Impfung, noch nicht verschwunden sind, sondern blutrot und fingerdick aufliegen. Die Ärzte beabsichtigen, die Impfpocken zu öffnen, da sonst das Kind, ein bildschönes Mädchen, skrofulös werde.

452. Essen (Ruhr). Die Tochter des Fabrikarbeiters Josef Petz, Sybelstraße 67, Katharina mit Namen, geboren am 9. 8. 1903, wurde im Frühjahr 1904 beim öffentlichen Termin in der *Bierhalle Kronenberg* geimpft. Das Mädchen war vor der Impfung gesund und stark entwickelt. Kurze Zeit nach der Impfung bekam das Kind Ausschlag auf dem Kopf, und Geschwüre am Hals, die heute noch zu sehen sind. Ebenso sind heute noch beide Augen krank, welches ebenfalls auf die Impfung zurückzuführen ist.

453. Essen (Ruhr). Ein 2. Kind des Herrn Petz, Margarethe, geboren am 13. 10. 1898, wurde im Frühjahr 1910 im öffentlichen Termin in der *Katholischen Gemeindeschule 17* wiedergeimpft. Das Kind war vorher schwächlich. Nach der Impfung bekam es sehr schlimme Augen (Geschwüre), sodass das Mädchen den Schulunterricht nicht besuchen konnte. Der behandelnde Arzt, Dr. med. Schäfer, Spezialarzt für Augenkrankheiten, sagte, als die Mutter erwähnte, das könne sie nur dem Impfen verdanken: „Ja, das kann ja mal vorkommen."

454. Essen (Ruhr). Walter, der Sohn des Monteurs Albert Kemske, Mainzerstraße 17, wurde im Mai 1911 beim öffentlichen Termin in der *Kruppschen Bierhalle am Kronenberg* von Dr. med. Gerhard geimpft. Der Junge war vorher gesund, blühend und stark entwickelt. Nach der Impfung: Angeschwollener Arm, über den Impfpusteln eine fressende Wunde, welche das Impfgift ausstieß. Dann am Hals dicke Beulen und Ausschlag über Kopf und Gesicht. Am rechten Unterarm, sowie am linken Fuß ebenfalls ein den Impfpusteln ähnlicher Ausschlag. Das Kind ist in der Entwicklung stark zurückgegangen.

455. Essen (Ruhr). Das Töchterchen des Kaufmanns Albert Geier, Steelerstraße 151, hat durch die Schutzpockenimpfung sehr gelitten. Herr Geier sandte am 19. 8. 1911 nachfolgendes Schreiben: „Meine Tochter Charlotte war gut entwickelt; sie sollte geimpft werden, weil Zwang; und so ließ ich dieselbe vor Pfingsten 1910 vom zuständigen Impfarzt im *Katholischen Gesellenhaus*, Steelerstraße, impfen. Zur Besichtigung, mit Vermerk ‚mit Erfolg' entlassen. Ganz kurze Zeit darauf, am zweiten Pfingstfeiertag, stellte sich ein besorgniserregender Zustand ein, und es wurde Dr. Br., Kurfürstenstraße, herbeigeholt. Der Zustand wurde bedenklicher, und Dr. R., Hofstraße, zugezogen, welcher feststellte, dass der Zustand durch die Impfung entstanden sei. Darauf wandte ich mich am 14. 6. 1910 an Medizinal-Rat Dr. Racine mit folgendem Schreiben: ‚Aufforderung zur Kenntnisnahme und Besichtigung einschließlich der Angabe, dass der behandelnde Arzt Impfschaden zugab.' Ein Herr ist dann zur Besichtigung hier gewesen, sonst ist nichts geschehen. Das Kind sah einer Leiche ähnlich, hatte viel Geschwüre am Körper und nun glaube ich annehmen zu dürfen, dass der herbeigerufene Naturheilkundige, Herr Diersen, in Gelsenkirchen, die Kleine vom sicheren Tode rettete."

456. Essen (Ruhr). Die zwölfjährige Martha Luckner, Bruckstraße 47/EL, bekam nach der Impfung im Juni 1911 große Impfpusteln am Gesäß, sowie eiternden Ausschlag über den ganzen Körper, Über diesen Fall hatte ich, Otto Meiß aus Essen, bereits im August schon berichtet. Nicht genug, dass nur dieses Kind unter der furchtbaren Vergiftung zu leiden hatte, sondern die Mutter und fünf weitere Kinder wurden von dem Impfling angesteckt. Hauptsächlich aber litt die Mutter an dem hässlichen Ausschlag; ihr Gesicht war dermaßen geschwollen, dass sie kaum aus den Augen sehen konnte. Der Jenner'sche Humbug hat hier also eine ganze Familie monatelang krank und elend gemacht.

457. Essen (Ruhr). „Ein hiesiger Beamter, dessen Name ich, Otto Meiß, nicht nennen darf, teilte mir mit, dass sein Kind nach der Impfung Geschwüre am ganzen Körper, besonders am Gesäß und Händen bekommen habe. Das arme Wesen ist durch den ‚Segen' der Impfung skrofulös geworden. Nähere Angaben hierüber darf ich nicht machen. und so bleibt auch dieser Fall, wie so viele, in unseren geheimen Aufzeichnungen verborgen."

458. Essen (Ruhr). Die Tochter Paula des Monteurs Wilhelm Gl., Corneliusstraße 10, geboren am 3. 1. 1909, wurde am 13. 9. 1910 in der *Cronenberger Bierhalle* von Dr. Gerhard geimpft. 14 Tage nach der Impfung nahmen die Eltern die ersten Störungen wahr, und zwar dadurch, dass das Kind am ganzen Körper mit roten Flecken übersät war. Dann traten Wasserbläschen hervor, welche unter starkem Jucken heilten und nach kurzer Zeit wieder austraten. Dann folgte im Januar 1911 eine starke Geschwulst unter dem rechten Arm. Diese wurde von Dr. Gickler aufgeschnitten und enthielt sehr viel Eiter. Das Mädchen leidet heute noch an diesem Ausschlag. Nach Ausspruch eines Arztes waren diese Erscheinungen nach der Impfung nichts weiter als – Masern.

459. Essen (Ruhr). Margarethe, Tochter des Bergmanns Anton Wallenborn in Rotthausen, Feldstraße 64, geboren am 15. 2. 1909, wurde im Mai 1910 von Dr. Ölk geimpft. Ungefähr 8 Tage danach entstanden am ganzen Körper, sowie im Mund, Eiterbeulen, an deren Stellen sich Löcher bildeten, so dass der behandelnde Arzt um das Leben des Kindes besorgt war. Die zurückgebliebenen Narben sind heute noch deutlich sichtbar. Dr. med. Scholten in Rotthausen, sagte, das Blut des Kindes sei vollständig vergiftet.

460. Essen (Ruhr). Das neun Monate alte Kind der Familie Teischel, Katernberg, Schulstraße 3, liegt schwer erkrankt darnieder. Die Mutter sagte uns, dass das Kind bis zum fünften Monat gut entwickelt und vollkommen gesund war. Diese Freude wurde ihr aber durch die im fünften Monat vorgenommene und für den Lebensunterhalt der Ärzte so notwendige „Schutz"-pockenimpfung genommen. Das Kind erkrankte an Wildem Schwamm, Drüsengeschwüren, Lungenverschleimung und Magen- und Darm-Katarrh. Dann stellte sich Brechdurchfall ein. Die Mutter behauptet bestimmt, dass sie davon überzeugt sei, dass nur die Impfung die Gesundheit ihres blühenden Kindes zerstört habe. Aber wie viele Mütter werden von ihrem Arzt „belehrt", dass die urplötzlich nach der Impfung auftretenden Krankheiten gar nicht mit der Impfung in Zusammenhang zu bringen seien. Daher kommt es auch, dass die größte Mehrzahl der Impfschäden nicht bekannt wird und so der Statistik verloren gehen.

461. Essen (Ruhr). Der Schlosser Franz Willascheck, Hermannstraße 31, geboren am 26. 3. 1880 in Elberfeld, war vor der ersten Impfung gesund. Nach der Impfung Operation des geimpften, rechten Oberarmes und der Hand zwecks Ausschneidung des Impfgiftes. Bei der Wiederimpfung wurde der linke Arm geimpft. Wegen des entstellten Arms wurde Willascheck von der Heeresdienstpflicht befreit. Ende August dieses Jahres (1911) hatte der Mann krampfähnliche Schmerzen im Arm und in der Hand, außerdem waren die Muskeln des Armes sehr schwach, und der Daumen zum Teil gelähmt. Diese rechte Hand ist bedeutend kleiner und schwächer als die linke. Willascheck kann kaum seiner Beschäftigung nachgehen und ist später gezwungen, einen leichteren Beruf zu wählen. Wahrlich nette Aussichten für diese Familie, denn der Staat übernimmt keine Verantwortung für das Elend, das er seinen Bürgern aufzwingt.

462. (2 †) Essen (Ruhr). Heinrich, Sohn des Heinrich Wallenborn in Rottenhausen, Feldstraße 60, geboren am 23. 8. 1910, war vor der im Mai 1911 von Dr. Ölk vorgenommenen Impfung sehr gut entwickelt. Vier Tage nach derselben bildeten sich am ganzen Körper eiternde Geschwüre. Am 31. 8. dieses Jahres starb das Kind. Wieder ein neues Opfer für den *Impffriedhof.*

463. Essen (Ruhr). Der Sohn des Fräsers Emil Bockmühl, Eppinghofer-Straße 19, Ehrich, geboren am 12. 6. 1898 zu Essen, wurde zum ersten Mal in der *Evangelischen Gemeindeschule Schederhof* im Mai 1899 geimpft. Gleich am ersten Tag nach der Impfung stellten sich eiternde Geschwüre am ganzen Körper ein, welcher nach wenigen Tagen eine eiternde Masse darstellte, sodass die Mutter den Jungen kaum anfassen konnte. Bis zum 7. Lebensjahr war der vor der Impfung gesunde Knabe krank und schwächlich. Am Hals stellten sich dicke Eiterbeulen ein, ebenso am Kopf. Der verstorbene Dr. Orth bekundete, dass es ein Impfschaden sei. Die Leidensgeschichte sollte aber noch nicht zu Ende sein, das Kind magerte ab und bekam verkrüppelte Ellbogengelenke. Heute noch sind die 3 Zentimeter langen Narben der Impfschnitte deutlich sichtbar, sowie eine große Narbe am Hinterkopf, welche von den Geschwüren herrührt. Der behandelnde Arzt erklärte, dass das Blut des Kindes vollständig vergiftet sei. Der hässliche Ausschlag habe das Gift ausgeschieden, eine Notwendigkeit, denn sonst wäre der Junge gestorben. Jahrelang könne der krankhafte Zustand bestehen bleiben.

464. Essen (Ruhr). Die Mutter des vorerwähnten Kindes hatte ebenfalls durch Übertragung des Giftes an diesem ekelhaften Ausschlag zu leiden.

465. (†) Essen (Ruhr). Martha, Tochter des Lagermeisters Karl Schreiber, geboren am 29. 7. 1908, war vor der Impfung gesund und kräftig entwickelt. Nach der im Mai 1910 von Dr. med. Belke vorgenommenen Impfung trübte sich der Blick des Kindes. Eine allgemeine Müdigkeit folgte, welche dem Mädchen das Gehen unmöglich machte, so dass es ständig getragen wurde. 3 Wochen litt das arme Wesen an Keuchhusten, dem eine Lungen- und Nierenkrankheit folgte, der es am 15. 11. 1910 erlag.

466. Essen (Ruhr). Die Mutter dieses Kindes, Henriette, geb. Fürtjes, war als Kind mit dem „Erfolg“ geimpft worden, dass das Gesicht einen blutig-eitrigen Ausschlag bedeckte.

467. Essen (Ruhr). Anna Fenseler, Oberndorf-Straße 70, geboren am 3. 8. 1907, wurde am 13. 5. 1908 von dem bereits verstorbenen Dr. Beckmann geimpft. Dr. Stehr äußerte, dass das Kind durch die Impfung gesund werden würde. Es kam aber anders. Dr. Breyl hatte recht, wenn er sagte, das Kind hätte überhaupt nicht geimpft werden dürfen. Es bildete sich „eiternder Kopf und ausgewachsener Rücken“.

468. Essen (Ruhr). Schlosser Franz von Czarnowski, Amix-Straße 42/II hatte seine am 20. 8. 1910 geborene Tochter Maria beim öffentlichen Termin in der *Kruppschen Bierhalle* (entschieden ein sehr passender Ort für solch hygienische

Handlung!) am 26. 5. 1911 von Dr. Gerhard impfen lassen. Das Kind ist vor der Impfung kerngesund, stark und blühend gewesen. In der ersten Woche nach der Impfung schwoll der geimpfte Arm dick an, es stellten sich Fieber und Unruhe ein. Nach der Nachschau bekam das Kind Masern. Diese Masernpöckchen zeigten auf der Spitze wässrige, eiternde Bläschen, welche den Impfstoff ausstießen. Dr. Krämer, welcher das Kind behandelte, sagte, dass das Kind schon vor der Impfung die Masern im Körper gehabt habe. (Nach §§ 2 und 17 des Impfgesetzes ist es strafbar, ein krankes Kind zu impfen!) Jetzt – sagte der Arzt weiter – habe sich eine andere Krankheit hinzugefügt. (Natürlich faule Ausreden! Keinerlei Beweis!!) Den Namen dieser Krankheit nannte er nicht. Der ganze Körper des Kindes war voll von Flecken. An der linken Wange hatte es eine Wunde, die stets eine Flüssigkeit ausstieß. Am linken Unterarm große Impfpusteln; die Impfschnitte lagen fingerdick auf.

Die Mutter erklärte, es seien ihr mehrere Familien bekannt, in denen ähnliche Fälle nach der Impfung zu verzeichnen waren. Leider werden ja die meisten Impfschäden aus Angst vor der Polizei und dem Impfarzt nicht gemeldet. (Nur deshalb, weil es der Deutsche in seiner Schlafhaubigkeit, veralkoholt und vertabakt, nicht begreift, dass er kein Untertan mehr ist, sondern ein Staatsbürger; dass er der maßgebende Teil ist, dass er die Steuern zahlt für diese Leute, die zu tun haben, was *er* will. Nicht umgekehrt! Leider ist es durch die Maßlosigkeiten der von unseren Steuern sich nährenden Gruppen, Staatsmedizin und Polizei, umgekehrt geworden. Schuld daran trägt nur das Volk!)

469. Essen (Ruhr). Grete Schmitz, Charlottenstraße 18, hat unter der am 15. Mai 1911 vorgenommenen Impfung sehr gelitten. Der rechte Arm schwoll zur Unförmigkeit an, womit Rotlauf verknüpft war. Das Kind fiel zusehends ab und konnte nicht mehr stehen. Es stellte sich hohes Fieber ein, in der es die Eltern nicht erkannte.

470. Essen (Ruhr). Der Modellschreiner Bernhard Klug, Windmühlenstraße 67, meldete am 20. Mai 1911 in meiner Wohnung (Otto Meiß), dass er ebenfalls ein Opfer der „Schutz"-pockenimpfung sei. Er sei geboren am 22. 6. 1886 und genügte seiner Militärpflicht von 1908-1910 bei dem *Feldartillerie-Regiment Nr. 70, 2. Abt. Mörchingen.* Dieser Mann war bis dahin noch ungeimpft und von kräftiger, gesunder Natur. Nach der im ersten Dienstjahr vorgenommenen Impfung bekam er gleich einen hochrot geschwollenen Arm. Längere Zeit lief aus den 6 tiefen Impfschnitten Blut mit zersetztem Eiter heraus. 4-6 Wochen konnte Klug den Arm nicht mehr gebrauchen und war wochenlang dienstunfähig. 8 Monate nach seiner Entlassung vom Militär spürte er starke Schmerzen, sowie heftiges Jucken an den Impfstellen. Diese sowie der hochrote Arm ließen glauben, es sei die

Impfung erst vor einigen Tagen vorgenommen. Das rechte Auge war entzündet und an der rechten Halsseite befanden sich mehrere Geschwüre. Ich wiederhole, dass diese Impfung die erste war, welche an Klug vorgenommen wurde.

471. Essen (Ruhr). Gotthard Daniels, Hasken-Straße 11, geboren am 24. 9. 1899, wurde im Frühjahr in der *Katholischen Gemeindeschule 14* zum zweiten Mal geimpft. Das Kind war vorher gesund. Drei Tage nach der Impfung Anschwellung des Unterarms, Rose bis zum Ellbogengelenk und Appetitlosigkeit. Die kräftige Gesundheit des Knaben hat bewirkt, dass der Giftbrei vorläufig kein weiteres Unheil angestiftet hat. Ich bemerke, dass das Kind infolge der ersten Impfung nach Aussage des Vaters sehr schlimme Augen bekam.

472. (†) Essen (Ruhr). Gertrud Ossan, Forbacher-Straße 5, geboren am 1. 2. 1909, wurde am 2. 6. 1911 geimpft. In der Zeit zwischen Impfung und Nachschau war der Arm angeschwollen. Nach der Nachschau litt das Kind an großer Müdigkeit; es stellte sich Rose ein. Acht Tage danach war der Körper mit feinem Ausschlag übersät. Der behandelnde Arzt, Dr. med. Hackshorst, stellte Rose und 39° Fieber fest. Am 14. 6. wurde eine zweite Vergiftung an dem Körper des armen Wesens vorgenommen, und zwar eine Einspritzung von Heilserum gegen Diphtherie. Es wurden Eisumschläge auf das Herz angeordnet, da starkes Fieber und erhöhte Herztätigkeit eingetreten war. Am 16. 6. verordnete der Arzt warme Bäder mit kalter Besprengung. Am 18. 6. trat Besinnungslosigkeit ein, welche bis zum Tode am 19. 6., nachmittags 3 ¼ Uhr fortbestand. Der Arzt gab als Todesursache Diphtherie (trotz Spritzerei), Scharlach und Herzschwäche an, sowie zwei andere Krankheiten. (Sonderbar, dass diese Krankheiten grade immer dann auftreten, wenn das gesunde Kind geimpft worden ist!) An der Leiche konnte man an den Fingerspitzen, Lippen und Mundwinkeln, desgleichen um Nase, Augen und Ohren tiefdunkle Flecken wahrnehmen, welche von der Serumspritze herrührten. Der Vater, der die Krankheiten als Folgen der Impfung bezeichnen wollte, wurde von Dr. Hackshorst „wissenschaftlich" belehrt. Die Impfung berge keine Gefahr für Gesundheit und Leben des Impflings in sich, und würde solche eintreten, so seien nur die Verschmutzung der Impfwunden (mit Pockeneiter!) und die Personen, die diese nicht verhindert hätten (die Impfung nämlich!), daran schuld.

473. Essen (Ruhr). Maria Pfahl, Sterkrader-Straße 11, geboren am 25. 1. 1910, wurde am 11. Mai von Dr. med. Hilgers, Altendorfer-Straße geimpft. Das Kind bekam Flecken im Gesicht und auf dem Arm, danach Ausschlag über dem ganzen Körper. Am 27. Mai eine große eiternde Wunde am geimpften Unterarm. Das Kind war vorher gesund. Dieses arme Geschöpf hatte derartige Schmerzen, dass es Tag und Nacht weinte, sodass es ganz heiser wurde. Dr. Krämer, der das Kind behandelte, sagte, die Sache sei nicht wichtig. (Weshalb, hat er nicht genug daran verdient?)

474. Essen (Ruhr). Zwei ältere Kinder, ein Knabe von drei Jahren und ein Mädchen von fünf Jahren, hatten ebenfalls mit diesem Ausschlag zu tun. Ebenso der Vater des Kindes und der Bruder der Frau.

475. Essen (Ruhr). Der Gemeindearbeiter Wilhelm Schluse, wohnhaft Bredeney, Kruppstraße, musste sein zehn Monate altes Töchterchen Aenne impfen lassen. Die Impfung fand auf dem linken Arm statt. Es bekam dick aufliegende Impfpusteln, umgeben von roten Kreisen, und einen angeschwollenen Arm. Das Mädchen hat nach Aussage der Mutter sehr gelitten. (Davon werden die hohen Herren der impfinquisitorischen Regierung nichts gespürt haben!)

476. (†) Essen (Ruhr). Grete Köller, Henglerstraße 5, geboren am 30. 8. 1910, wurde am 16. 5. 1911 von Dr. med. Keuten geimpft. Nach der Impfung Rotlauf, neben den Impfschnitten Anschwellung in der Form eines Eis, welche geschnitten wurde. Nachher traten eine Entzündung und eine noch stärkere Geschwulst unter dem Arm auf. Der Arzt verordnete Umschläge, dann wurde es operiert. Das arme Opfer bekam einen tiefen Einschnitt unter dem Arm, aus dem Blut und Eiter flossen. Sanitätsrat Dr. Strauß, Königsteele, Berlinerstraße, welcher das Kind behandelte, fragte bei der ersten Besichtigung: „Haben Sie das Kind impfen lassen?“ Nach Bejahung antwortete er: „Das Impfen, das Impfen!“ Am Samstag, den 8. Juli, wurde das Kind vom Tod erlöst. Nach Aussage der Mutter hat auch das älteste Kind nach der Impfung sehr gelitten.

477. Essen (Ruhr). Der Sohn Wilhelm des Schlossers Nikolaus Müller, Breslauerstraße 34, geboren am 20. 8. 1899, wurde am 19. 6. 1911 von Dr. med. Stehr in der *Katholischen Gemeindeschule 14* zum zweiten Mal geimpft. Der Knabe hatte vor der Impfung Ausschlag am rechten Ohr, durfte also, nach §§ 2 und 17, nicht geimpft werden. Einige Tage nach der Impfung starkes Frieren und Anschwellung hinter dem kranken Ohr. Dick aufliegende Pusteln, hohes Fieber und Rose. Arm und Gesicht voller Flecken. Vor Schmerzen nachts kein Schlaf. Durch Übertragung große Impfpusteln am rechten Mundwinkel. Das kranke Ohr schwoll zur Unkenntlichkeit an und eiterte stark.

478. Essen (Ruhr). Ein zweites Kind der Familie des Hauers Max Luckner, Bruchstraße 47e/I, Debora mit Namen, geboren am 17. 2. 1903, wurde am 10. 7. von dem hässlichen Ausschlag durch Übertragung von der Schwester im Gesicht, am Kopf und Hals überschmiert. Die Speise- und Luftröhre sind durch die brennenden Geschwüre ebenfalls angegriffen.

479. Essen (Ruhr). Die Tochter des Monteurs Otto Kislat in Altenessen, Johanna mit Namen, geboren am 25. 1. 1910, wurde am 5. Mai 1911 beim öffentlichen Termin geimpft. Das Kind bekam nach zwei Tagen Steinpocken, dann stellte sich hohes Fieber ein, und unter dem geimpften Arm Anschwellung der Armdrüsen. Die Impfwunden waren so groß, dass man einen Finger hineinlegen konnte. Zuletzt bekam das Kind Durchfall. Dr. med. Dövenspeck, Grabenstraße, der das Kind behandelte, sagte, dass die Krankheit nur vom Impfen komme. Das Gift, welches im Körper des Kindes vorhanden wäre, würde vermittels des Durchfalls wieder ausgeschieden.

480. (†) Essen (Ruhr). Wilhelm Köhlertz, zu Weitmar bei Bochum am 19. 12. 1899 geboren, wurde am 17. 6. in der *Gemeindeschule Borbeck 2* zum zweiten Mal von Dr. Hurck geimpft. Die Entwicklung des Knaben war immer regelrecht und stets eine gesunde. Die Impfpusteln waren kaum sichtbar. Acht Tage nach der Impfung schmerzten dem Kind die rechte Seite und der geimpfte Arm. Dr. Remy behandelte auf Magen- und Darmkatarrh. Auf der linken Schulter bildete sich eine dicke Beule, welche mit grauem Eiter gefüllt war. Nun begann für den bejammerswerten Jungen eine wahre Leidenszeit. Ins *Kruppsche Lazarett* gebracht, wurde sofort eine Operation an der linken Schulter, Brustseite und Bauch vorgenommen. Dieser Operation folgte bald eine zweite an der rechten Seite und im Rücken. Dem Körper des armen Kindes entnahm man mehrere Liter Eiter. Dr. Knoch erklärte, dass das Blut des Kindes vollständig vergiftet sei. Am 6. 8., abends 8 Uhr, hauchte der Knabe sein vorher blühendes Leben aus. Mit staatlicher Genehmigung wurde auch dieser hoffnungsvolle Jüngling durch das Impfmesser vergiftet. Wer kommt nun für den Schaden auf? Polizeiverwaltung, städtische Behörde, Reichs- und Landtag, Reichsregierung und im letzten Falle der Kaiser lehnen diesbezügliche Anträge ab.

481. Essen (Ruhr). Karl Mönickes, Niederstraße 13a, hat ein 12-jähriges Mädchen, welches kurz vor dem Impftermin auf den vor dem Ofen stehenden Kohlenkasten fiel und sich an der Stirn eine große Verletzung zuzog. Beim Impftermin hat Frau Mönickes den Impfarzt gebeten, die Impfung wegen der Wunde aufzuschieben. Der Arzt verweigerte dies, und nahm ohne weiteres die Impfung vor. Nach einigen Tagen bildete sich an der Fallwunde ein großes eiterndes Geschwür, an dem das Mädchen lange gelitten hat und infolge davon ihm beinahe ein Auge verlorengegangen wäre.

482. (2 †) Essen (Ruhr). Der Arbeiter Jakob Schlager, Niederstraße 13a, hat durch die Impfung 2 Kinder verloren.

483. (†) Essen (Ruhr). Knabe Josef des A. K., geboren am 16. 8. 1906, geimpft im Mai 1907, bekam einige Tage danach im Ellbogengelenk des geimpften Armes eine Wunde, aus der eitrige Flüssigkeit sickerte. Der Arzt verschrieb eine Salbe, die Wunde schloss sich. 4-6 Wochen nach der Impfung, Ende Juni, wurde das Kind plötzlich krank. Nach 3-4 Tagen rötliche Anschwellung auf der rechten, geimpften Seite des Kindes, in der Rippengegend. Der Arzt vermochte nicht gleich festzustellen, was es war. Frau Petzold, Felke-Heilweise, erklärte Drüsenanschwellung. Der Eiter hatte sich vorn zu einer großen Beule vereinigt, die geschnitten wurde. Die Eiterung wurde alle 2-3 Tage ausgepumpt. Der Arzt verordnete eine Operation im *Kruppschen Krankenhaus*. Das geschah 3 Mal. Ende September, im Alter von 13 Monaten, starb der Knabe. Feststellung der Krankheit lautete auf Tuberkulose. Einige Monate später stellte der Hausarzt ein Attest auf Blutvergiftung aus und erklärte mündlich: „infolge der Impfung".

484. Essen (Ruhr). Der Sohn des Drehers Christ Hentrich, Gneisenaustraße 3, Wilhelm, geboren am 27. 7. 1891, wurde 1893 von Dr. W. geimpft. Das bis dahin gesunde Kind bekam danach Drüsenschwellungen, skrofulöse Geschwüre und Knochenfraß, sodass Finger und Zehen von den Händen und Füßen abfaulten. Dr. Sch., welcher das Kind behandelte, bestätigte, dass es vom Impfen gekommen ist. Der jetzt 16 ½ Jahre alte Jüngling mit hübschen, sympathischen Gesichtszügen ist ein Impfkrüppel im wahrsten Sinne des Wortes und nicht fähig, sich sein Brot zu verdienen.

485. Essen (Ruhr). Die Tochter des Schlossers Wittig, Paulinen-Straße 71, Anna, geboren am 26. 4. 1903, wurde 1904 geimpft. Als die Impfpusteln aufgingen, stellten sich Krämpfe ein, welche 14 Tage lang anhielten. Danach wurde das Kind rechtsseitig gelähmt. Der ganze Körper ging in Eiterung über, sodass das arme Geschöpf nicht angefaßt werden konnte. Es schwebte wochenlang in Lebensgefahr und ist noch jetzt, 1907, kränklich und schwach. Dr. K., welcher das Kind behandelte, bestätigte, dass es vom Impfen gekommen sei.

486. (†) Essen (Ruhr). Johann Heidinger, Hofterberg-Straße 6, geboren am 10. 7. 1905, wurde am 3. Mai 1906 im *Katholischen Gesellenhaus* geimpft. Die Folge davon war, dass das Kind sofort erkrankte, den Appetit verlor, abmagerte, Ausschlag über den Körper bekam und an der rechten Seite blau anlief. Am 18. Mai 1906 war das bis zur Impfung gesunde Kind eine Leiche.

487. Essen (Ruhr). Die Tochter des Arbeiters Anton Hennecke, Worth-Straße 21, Margarethe, geboren am 11. 11. 1905, wurde Anfang Mai 1906 geimpft. 2 Tage danach bekam sie Ausschlag über den ganzen Körper, auch nahm bis 30. Mai die Geschwulst am rechten Arm fortwährend zu, sodass 2 Ärzte zu Hilfe geholt werden mussten. Dr. L. erklärte die Arm-Entzündung für eine Impfwunde, Dr. Sch. Für eine Lymphgefäß-Entzündung.

488. Essen (Ruhr). Matthias Oster, Frillendorfer Straße 37, geboren am 8. 11. 1905, wurde am 15. Mai 1906 geimpft. Nach 3 Tagen bekam das Kind eine Masse roter Pöckchen mit weißen Spitzen, welche sich von der Impfstelle aus über den ganzen Körper verbreiteten, sogar bis auf den Kopf und zu den Füßen. Bei der Nachschau sah der Impfarzt den entblößten Arm und Schulter und sagte: „Es ist gut“. Nach 4 Wochen waren die Pöckchen noch auf dem Rücken und an der Seite zu sehen, auch waren die Impfwunden noch nicht ganz geheilt.

489. Essen (Ruhr). Ein Kind des Schuhmachers Ludwig Bögemann, Beust-Straße 44, am 5. Mai 1906 geimpft, bekam blauen und roten Ausschlag, verlor den Appetit und magerte sehr ab.

490. Essen (Ruhr). Das Kind des Arbeiters Ruckel, Emilien- Straße 80, Franz, wurde im Alter von 9 Monaten am 21. Mai geimpft. Es bekam danach Drüsenschwellung, besonders am Hals und Rose am Arm; ein Ohr eiterte.

491. Essen (Ruhr). Karl Borowski, Isenberg-Straße 84, geboren am 8. 2. 1906, wurde im Juni 1907 in Essen-Rüttenscheid geimpft. Danach bekam dasselbe eiterige Geschwüre in Form von Impfpusteln über den ganzen Körper, welche im August noch nicht verschwunden waren.

Den anderen, früher geimpften Kindern erging es ähnlich, trotzdem alle bis zur Impfung gesund waren.

492. Essen (Ruhr). Das 1 ¼-jährige Söhnchen des Arbeiters Alois Dahm, Copernikus-Straße 30, bekam nach der Impfung heftigen Gesichts- und Kopf-Ausschlag, so dass es ganz entstellt wurde. Die Impfwunden waren nach 4 Wochen noch nicht geheilt.

493. Essen (Ruhr). Eine Tochter des Uhrmachers Theodor Bohner, Graben-Straße 25, wurde 1904 im Alter von 7 Jahren – so lange hatten die Eltern die Impfung hinauszuschieben vermocht – geimpft. Das Kind wurde so krank, dass es lange Zeit nicht zur Schule konnte. Es bekam eine gekrümmte Wirbelsäule, sodass in der Kreuzgegend die Knochen hervortraten. Der das Kind behandelnde Arzt ließ eine Bohle – ein eigens dazu angefertigtes Brett – beschaffen und schnallte das entkleidete Mädchen höchst eigenhändig darauf fest, um durch diese wissenschaftliche Heilmethode obige Verwachsungen zu – kurieren! Das Kind ist jetzt, 3 Jahre später, noch immer nicht ganz hergestellt.

494. Essen (Ruhr).

a) Des Arbeiters Heinrich Grigoleit, Segerothstraße 90, Töchterchen Lieschen, geboren am 29. 6. 1903, wurde im Mai 1904 mit dem „Erfolg“ geimpft, dass es schiefe Beine, Arme und Hände bekam, ganz verfiel am Körper, und sehr bleich und schwach wurde. Es ist bis heute noch nicht gesund, auch Arme und Beine noch schief.

b) Dessen Söhnchen, geboren den 7. 7. 1904, bekam nach der am 15. 5. 1906 erfolgten Impfung einen dick geschwollenen, entzündeten Arm und hatte 14 Tage lang an Rose zu leiden. Dr. Sch. bestätigt, dass es vom Impfen komme, „welches nicht jeder vertragen könne.“

495. (†) Essen (Ruhr). Das Söhnchen des Anstreichermeisters Wilke, Bornstraße 7, Karl, geboren den 5. Mai 1900, wurde im Herbst 1902 von Dr. M. geimpft. Alsbald wurde das Kind schwer krank und hatte an der schrecklichen Körpervergiftung zu leiden. Besonders am Hals entstand eine starke Geschwulst; der Eiter kam dem armen Kind sogar durch die Nase; der Arm wurde ganz schwarz. Am 6. 11. 1902 erlöste der Tod das arme Kind von seinen Qualen, trotzdem 3 Ärzte zu Hilfe geholt worden waren. Auch diese Impfschädigung wurde von einem Arze als Folge der „Schutz“-Impfung zugestanden.

496. Essen (Ruhr). Der Arbeiter Theodor Frewer, Unionstr. 42, verlor zwei Kinder nach der Impfung:

a) **(†)** Maria, geboren den 25. 8. 1900, wurde Ende Mai 1901 geimpft. Gleich nach der Nachschau bekam das Kind Masern, wobei besonders der rechte Arm stark anschwoll und sich entzündete. Am 18. 6. 1901 starb es daran.

b) **(†)** Franz, geboren den 18. 6. 1903, wurde im Mai 1904 geimpft. Sogleich danach fing das Kind an zu kränkeln und erholte sich nicht wieder. Während der behandelnde Arzt Magen- und Darmkatarrh feststellte, lautete der Totenschein auf Herzlähmung.

c) Ein drittes Kind, Anna, geboren den 5. Juli 1905, geimpft am 31. Mai 1906, bekam Ausschlag über den ganzen Körper, genas aber.

497. (2 †) Essen (Ruhr). Dem Schreiner Johann Zimmer, Lindenerstraße 4 und dem Arbeiter E. Koslowski, Hagenstraße 39, sind je 1 Kind an den Folgen der unseligen Impfung gestorben.

498. († † †) Essen (Ruhr). „Außerdem sind mir – Musikdirektor- Ziegler – noch einige Todesfälle, sowie noch eine große Anzahl Gesundheitsschädigungen aus dem Stadt- und Landkreis mitgeteilt worden.“

499. Essen (Ruhr). Der Sohn Anton Ambrosius, geboren am 27. 9. 1909, hatte 1909 etwas Ausschlag, war aber sonst gesund. Er bekam kurz vor der Impfung Keuchhusten, worauf der Arzt aufmerksam gemacht wurde. Trotzdem impfte Sanitätsrat Dr. Rabe am 26. 7.1911. Am dritten Tag nach der Impfung traten starkes Fieber ein, Drüsenschwellung unter dem Arm und Entzündung, starke Rötung des Oberarmes bis zur Brust, bis schließlich eine bläuliche Verfärbung eintrat. Er wurde mit Hilfe der Naturheilkunde geheilt.

500. „Essen, den 22. 8. 1908. In Nr. 5 und 6 des *Impfgegners* vom Mai/Juni 1908, Seite 39/40 befindet sich ein Aufsatz mit der Bezeichnung *Impfschädigungen in Essen a. d. Ruhr.* Dieser Aufsatz enthält mehrfach unrichtige Angaben. Ich ersuche deshalb aufgrund des § 11 des *Reichsgesetzes über die Presse vom 7. 5. 1874* um

Aufnahme der nachstehenden Berichtigung in der nächsten Nummer des *Impfgegners*:

1. Der Sohn Wilhelm des Drehers H. Hentrich leidet an Knochentuberkulose. Der in Frage kommende Arzt hat niemals behauptet, die Krankheit komme vom Impfen her.

2. Der Sohn Johann des Bergmannes Peter Heidinger. Bei dem Kind sind zufällig (das ist ja klar!) zur Zeit des Impftermins die Masern zum Ausbruch gekommen. Nach der ärztlichen Feststellung sind weder die Erkrankung noch der Tod des Kindes auf die Impfung zurückzuführen.

3. Tochter Magarete des Arbeiters Anton Hennecke. Das Kind ist an Wasserpocken ärztlich behandelt worden. Nach der Angabe der beiden behandelnden Ärzte hat die Erkrankung, die infolge Ansteckung durch eine Schwester des genannten Kindes zufällig nach der Impfung erfolgte, mit der Impfung nichts zu tun.

4. Kinder des Steindruckers Hermann Schlemme. Die hiesigen Ärzte, die die Kinder behandelt haben, erklären bestimmt, dass die Erkrankung der Kinder nicht auf die Impfung zurückzuführen sei. (Einfach!)

5. Sohn Karl des Anstreichermeisters Wilke. Das Kind ist nicht am 5. Mai 1900, sondern am 27. 11. 1898 geboren und nicht am 6. 11. 1902, sondern 6. 11. 1900 gestorben. Die Todesursache steht nach der Erklärung des betreffenden Arztes in keinem Zusammenhang mit der Impfung; auch ist der Arm nicht „schwarz" geworden. Das Kind ist auch nicht von 3 Ärzten, sondern von 1 Arzt behandelt worden.

6. Kinder des Arbeiters Anton Johann – nicht Theodor – Frewer.

a) Das Kind Maria Frewer ist an durch Lungenentzündung komplizierten Masern gestorben.

b) Das Kind Franz Frewer, geboren am 28. 6. 1903 – nicht 18. 6. 1903 – ist an Magen- und Darmkatarrh gestorben. Der Tod ist nicht infolge der Impfung eingetreten. Der Totenschein lautet auch nicht auf Herzlähmung, sondern auf Magen- und Darmkatarrh.

7. Kind Paul des Schneiders Eduard Kolowski ist an der Ruhr-Krankheit und nicht infolge der Impfung gestorben.

Die übrigen in dem Aufsatz angegebenen Fälle lassen sich auf ihre Richtigkeit nicht mehr nachprüfen, weil sie teils sehr weit zurückliegen – einzelne Fälle 4-9 Jahre – und in einigen Fällen die behandelnden Ärzte oder Heilkundigen Angaben nicht mehr machen können, weil sie verstorben oder unbekannt wohin verzogen sind. In 2 Fällen hat überhaupt keine ärztliche Behandlung stattgefunden. *Die Polizeiverwaltung."* (Nun, wir kennen derartige Stückchen des Systems Kirchner aus Bayreuth und anderen Orten.)

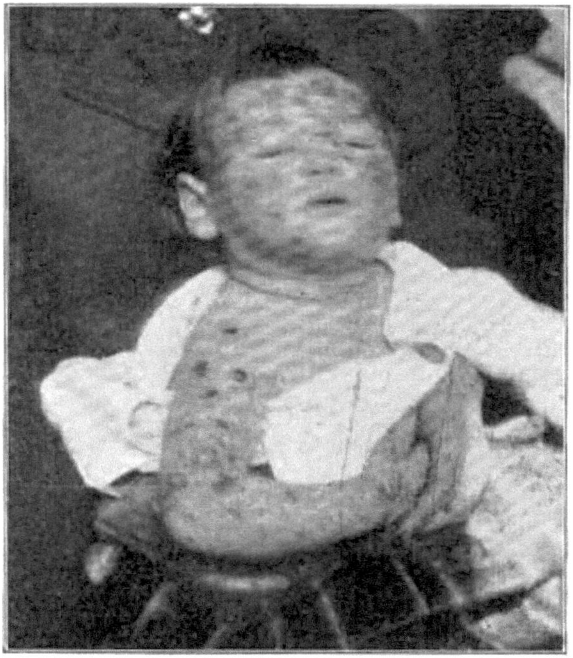

Bild zu Fall 501.

501. Fulda. Das am 7. 1. 1910 geborene Töchterchen des Buchbinders B. litt an Skrofulose und zeitweiligem Ausschlag im Gesicht. Letzterer war beim Impfen am 13. 6. 1911 gerade nicht vorhanden. Schon am 24. Juni trat Fieber ein, starke Drüsenschwellung am Hals, Ausschlag am Arm und im Gesicht. Die Augen, besonders das rechte, waren fast zugeschwollen. Am 20. Juli war das Kind noch nicht geheilt.

502. Fulda. Wilhelm K. in Horas bei Fulda, ließ seinen am 19. 12. 1910 geborenen Sohn Adolf August, der noch zur Zeit der Impfung an Keuchhusten litt, am 26. 6. 1911 beim öffentlichen Impftermin in Horas von Sanitätsrat Dr. Rabe in Fulda impfen. Als die Mutter dem Arzt sagte, das Kind habe Keuchhusten, sagte der Arzt, sie hätte eine ärztliche Bescheinigung dafür beibringen müssen. Schon am 27. 6. trat Fieber ein. Am Tage der Nachschau meinte der Arzt: „Bloß etwas Fieber". Fieber und Keuchhusten verschlimmerten sich, das Kind magerte stark ab, hatte seit der Impfung keinen Hunger mehr und am 6. 7. stellte der Arzt Lungenentzündung fest.

503. Fulda. August Br., ein sehr gesundes Kind, wurde am 18. 5. 1911 privat geimpft vom Kreisarzt Dr. Rohrhirsch in Fulda. Am 10. Tag stellten sich Rötung des Armes und der Brust ein, und Schwellung der Achseldrüsen. Es bildete sich unter starker Fiebererscheinung ein Abszess, so groß wie ein Ei, der am 3. 6. 1911 von Dr. Rohrhirsch geöffnet wurde und eine Menge Eiter entleerte. Am ganzen Körper hatte das Kind Pusteln und noch am 7. Juni unter Fieber zu leiden.

504. Fulda. Der sechs Jahre alte Sohn Kurt des Fabrikarbeiters K. hatte mit 1 Jahr etwas Ausschlag am Kopf, litt etwas an Skrofulose und an englischer Krankheit und wurde trotzdem am 13. 6. 1911 vom Kreisarzt, de, Geheimen

Medizinal-Rat Dr. Marx, (der für seine Handlung ja keine Verantwortung zu übernehmen nötig hat!) im *Stadtsaal* in Fulda geimpft. In der Nacht vom 18. auf den 19. traten, bei ihm Fieber und Erbrechen ein, die Drüsen unter dem Arm schwollen an, die stark entwickelten Pusteln der Impfstellen waren entzündet, der ganze Oberarm und die Brust gerötet. (Natürlich hat das alles mit der Impfung gar nichts zu tun, denn sonst müsste ja der Herr Geheimrat sich schuldig fühlen. Das wäre wohl das erste Mal!)

505. Fulda. Am 12. 6. 1911 impfte Kreisarzt Dr. Marx beim öffentlichen Termin den am 12. 3. 1910 geborenen Sohn Karl des Maurerpoliers Hermann O. Das Kind war bis zur Impfung gesund und hatte nur einmal etwas Darmkatarrh gehabt. Am 4. Tag nach der Impfung trat Fieber ein; der Arm war stark geschwollen und gerötet; auch die Brust. Das vorher muntere, lebhafte Kind magerte ab, hatte keine Esslust, aber stets verdrießliche Stimmung. Die Drüsen unter dem Arm und am Halse schwollen an. Der am 25. 6. hinzugezogene Arzt gab zu, dass das Kind vom Impfen so heruntergekommen sei. Mit der linken Hand hatte das Kind dem Arzt beim Impfen ins Messer gegriffen, was Eiterabsonderung, Entzündung und Schwellung zur Folge hatte; noch jetzt, am 28. 6. 1911, ist die Wunde an der Hand nicht geschlossen.

506. Fulda. Therese H., am 14. 2. 1909 geboren, skrofulös, wurde am 13. 6. 1911 trotzdem geimpft. Am 3. Tag starkes Fieber und Anschwellung, am neunten Tag nach der Impfung Rötung und Schwellung der Achseldrüsen.

507. Frauendorf. Hilda Taubert, geboren am 16. 7. 1910, stets gesund, wurde am 2. 6. 1911 von Dr. Ose geimpft, bekam am 4. 6. Fieber und masernartigen Ausschlag. Erst nach fünfwöchentlichem Krankheitsverlauf erfolgte scheinbarer Gesundheitseintritt.

508. Fiume. Sanitätsrat Bilfinger schreibt in *Eine ernste Volksgefahr*:

„a) (…) als ich jüngst wieder 2 Fälle zu Gesicht bekam, in denen ein junger Mann durch die Impfung in seiner Kindheit an Hüftgelenks-Entzündung erkrankte und dadurch zum Krüppel wurde.

b) Im zweiten Fall wurde ein junges 20-jähriges Mädchen vor 4 Jahren in Fiume vor der Überfahrt nach Amerika zusammen mit etwa 400 Zwischendecks-Reisenden – fragt nicht, wie? – zwangsweise geimpft. Das Ergebnis war äußerlich negativ. Das vorher ausnehmend gesunde Mädchen erkrankte aber, ohne sonstige Ursache, im Laufe der nächsten Jahre an hier und dort auftretender, eigentümlicher Knochenentzündung am Fersenbein, Ellbogengelenk, Brustbein usw. Es laboriert jetzt noch schwer an den Folgen der ‚segensreichen' Impfung."

509. Fredelsloh. Frau Marie O. schreibt am 2.12.1910: „An meinen eigenen Kindern habe ich durch die Pockenimpferei und Serum-Spritzerei trübe Erfahrungen gemacht. Die Kinder waren vor der Impfung kerngesund – weil auch wir Eltern gesund sind –, nach der Impfung bekamen sie Blutvergiftung, große Eiterbeulen und blasse Farbe, Zustände, die jahrelang anhielten."

510. Fallingbostel. Elisabeth V., 1906 geboren, magerte nach der Erstimpfung stark ab; dann traten wunde eitrige Stellen auf an den verschiedensten Körperstellen. Trotz steter Behandlung erholte sich das Kind erst nach einem vollen Jahr. Eine vorher nie vorhandene Heiserkeit blieb zurück.

511. (6 †) Getelbach, Gemeinde Schramberg, sind in einer Familie 6 Söhne durch die Impfung erkrankt und gestorben. Bei den zwei letzten weigerte sich der Vater die Impfung ausführen zu lassen. Er wurde vor Gericht geladen, wo er erklärte, nachdem ihm 6 durchs Impfen gestorben, lasse er grundsätzlich nicht mehr impfen. Er blieb fortan unbestraft. (Auch in Schramberg scheint man menschlicher zu denken und zu handeln als im staatsmedizinischen Polizeistaat Preußen.)

512. Gelsenkirchen. H. Gröbel, der Vorsitzende des *Gelsenkirchener Naturheilvereins* gibt nachfolgende Impfschäden bekannt:

a) Kind der Eheleute St., am 17. 5. 1910 geimpft; nach 10 Tagen Ausschlag am ganzen Körper; morgens eiternde Augen; ganzer Arm rot und geschwollen. Das Kind war vorher gesund.

d) Kind der Eheleute M. Impfung durch den Geheimen Medizinal-Rat. Nach Abfallen der Impfpusteln am ganzen Körper 10-Pfennig-Stück große Eiterpusteln und Löcher. Schwellung der Leistendrüsen. Der zu Rat gezogene Arzt spricht von Syphilis. Beide Eltern nach Aussage der Frau gesund. Der Mann blühend und kernig.

c) Kind von K. R. Überall Eiterpusteln und Bläschen. Kommt Flüssigkeit aus den Bläschen auf gesunde Stellen, so entstehen neue Pusteln.

d) Kind von G. D. Im Juli 1910 geimpft. Zuerst Knötchen; dann 1-1 ½ cm große Geschwüre am ganzen Körper, sogar an den Fußsohlen und zwischen den Fingern.

513. Lützel-Wiebelsbach. Rudolf M. schreibt am 15. 5. 1911: „Meine Tochter ist 3 ½ Jahre alt und leider im 1. Jahr geimpft. Sehr bösartig geworden, aber auf den Oberarm beschränkt."

514. Lehrer Fröhlich in Zwingenberg schreibt aus Mainz am 16. 2. 1911: „Pfarrer R. in G. bei Bingen hat mit 1 Kind fürchterlich gelitten. Gleich nach der Impfung Blutvereiterung – Löcher im Rücken – beinahe dem Tode verfallen. Beschwerde beim Kreisarzt, der vertuschte mit den Worten: ‚Machen Sie ja kein Aufsehen und seien Sie stille!' Die Schäden sind Legion!!!"

515. Geestemünde. Die am 8. 4. 1899 geborene Tochter des Johann Schwennesen und seiner Frau war bis zur Impfung am 8. 5. 1900, die vom Kreisarzt Dr. Westrum privat vorgenommen wurde, ganz gesund. Etwa 14 Tage nach der Impfung zeigten sich die Pocken. Der Kreisarzt wurde gebeten, die Behandlung zu übernehmen, lehnte ohne triftigen Grund ab und kam nicht. (Ein netter Menschenfreund!) Auf der Haut des ganzen Körpers zeigten sich rote Punkte, die ein lästiges Jucken verursachten; die Bläschen unterhalb des Knies gingen in Eiterung über. Dieser Zustand dauerte etwa ½ Jahr, dann machten sich schwere Störungen nervöser Art bemerkbar. Das Kind litt an Angstzuständen (ihm wurde vor dem dampfenden Teekessel bange) es wurde von schweren Träumen heimgesucht, sodass die Eltern Nächte lang keinen Schlaf bekamen. Das Mädchen blieb schwächlich bis auf den heutigen Tag und ist jetzt, im 12. Jahr, noch nicht von den Folgen dieser Impfung befreit.

516. (†) Geestemünde. Der Sohn des Anton Hofmann war bis zur Impfung blühend und gesund, wie auch die Eltern. Die Privat-Impfung erfolgte im Juli 1890 durch Dr. Becker. Bald nach der Impfung zeigten sich Anfänge einer schweren Krankheit. Das Kind bekam am Kreuz ein Geschwür, aus dem eine durchsichtige Flüssigkeit entleert wurde. Als dem Arzt das Kind gezeigt wurde, sagte er: „Armes Kind!“ Es nahm zusehends ab, bekam 2 Mal einen Lungen-Katarrh, im März 1891 Luftröhren-Katarrh und wurde am 16. 8. 1891, 2 Jahre nach der Geburt, von seinen Leiden durch den Tod erlöst.

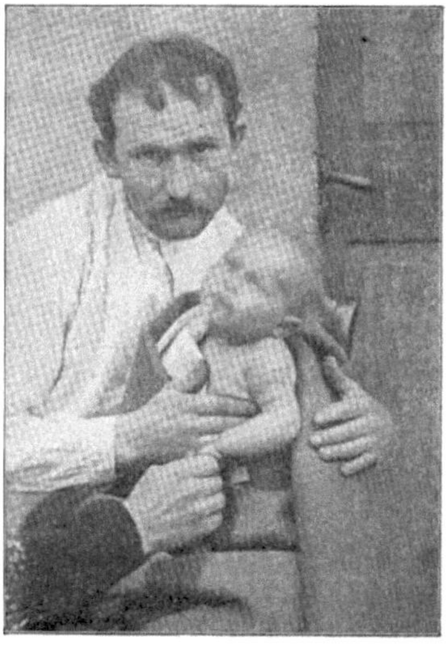

Bild 1 zu Fall 517.

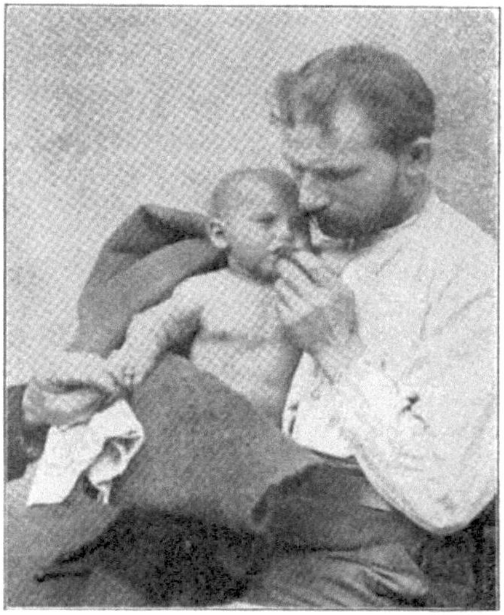

Bild 2 zu Fall 517.

517. (†) Leipzig. *Impfgegner-Verein*: „Georg Fritz Seidel, Niederleugten, geboren am 7. 6. 1898, geimpft am 29. 5. 1899 von Dr. med. Weichard in Altenburg. Aufnahme vom 11. 6. 1899; gestorben am 15. 6. 1899."

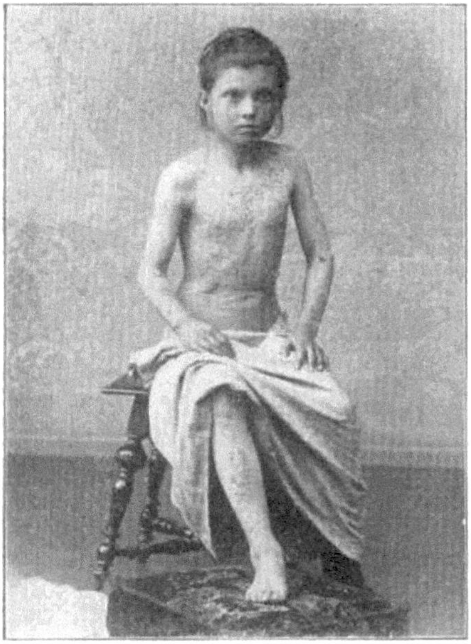

Bild zu Fall 518.

518. Leipzig. *Impfgegner-Verein*: „Anna Weller, geboren am 25. 4. 1887, wiedergeimpft im Mai 1900. Bei der Nachschau: Achselhöhlendrüsen geschwollen, vom geimpften Arm ausgehend; Pustel-Ausschlag am ganzen Körper, so stark, dass sich um den Leib herum eine dicke Kruste bildete."

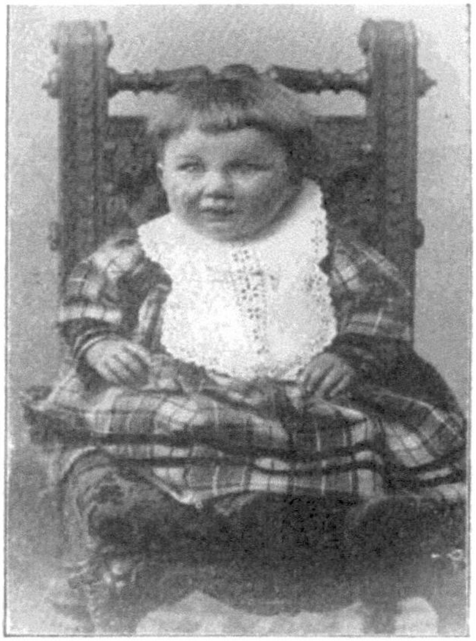

Bild zu Fall 519.

519. Leipzig. *Impfgegner-Verein*: „Magdalene Eger, Meerane, geboren 9. 3. 1898, geimpft am 19. 9. 1899. Am 9. Tag nach der Impfung bildete sich an der linken Backe eine große Beule, die eine ätzende Flüssigkeit entleerte. Das ganze Gesicht wurde eine einzige große Pustel. Das Kind wurde durch naturgemäße Behandlung in 7 Wochen geheilt."

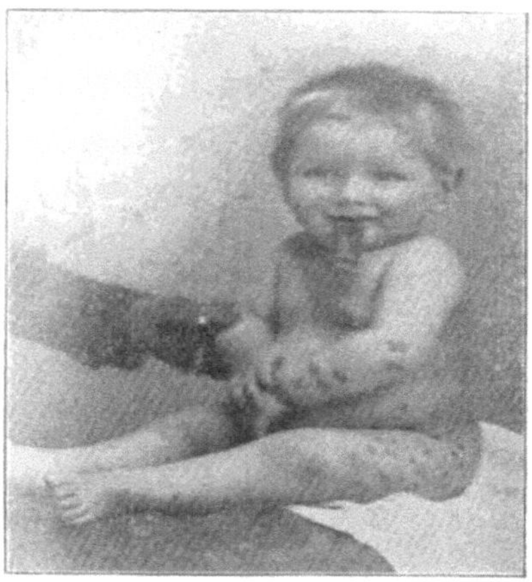

Bild zu Fall 520.

520. Leipzig. *Impfgegner-Verein*: „Karl Schmidt, geboren am 14. 5. 1904, geimpft am 16. 10. 1905. Danach Pusteln und eiternder Ausschlag am ganzen Körper."

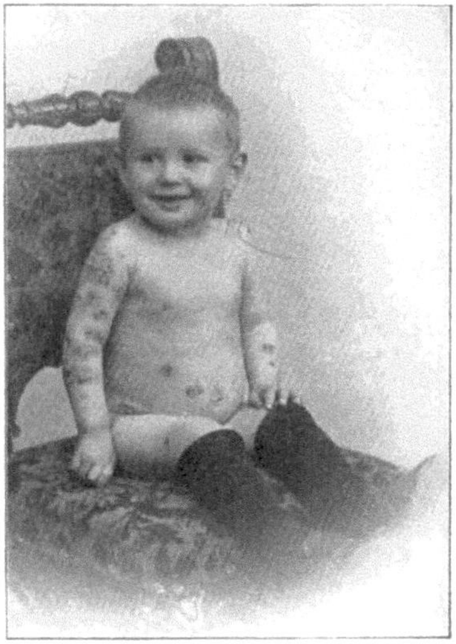

Bild zu Fall 521.

521. Leipzig. *Impfgegner-Verein:* „Gertrud Grünewald, Grotenhaide, geboren 16. 3. 1895, geimpft am 2. 5. 1896, Aufnahme vom Oktober 1896. Nach der Impfung Anschwellung und Eiterung der Impfstellen bis auf die Knochen hinunter. Erstreckte sich später auf den ganzen Körper. Der Bezirksarzt hat Impfschaden festgestellt."

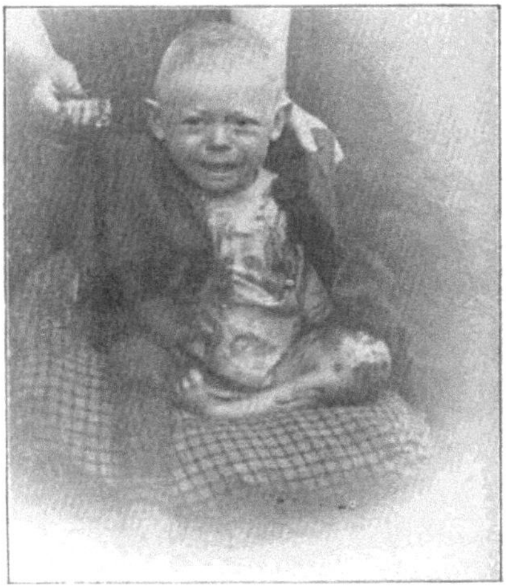

Bild zu Fall 522.

522. Leipzig. *Impfgegner-Verein*: „Willy Potzel, Hainichen, geboren am 26. 12. 1892, wurde im Mai 1893 geimpft. Aufnahme vom Oktober 1896. Drei Wochen nach der Impfung Erkrankung an Augenentzündung. Kurze Zeit darauf Anschwellung des linken Armes. Der hinzugezogene Arzt Dr. H. stellte Knieschwamm fest. Als aber die gleichen Erscheinungen an der rechten Hand auftraten, stellte er Knochenfraß fest. Der ganze Körper war mit Wunden bedeckt. Das Bild zeigt die Wunden am linken Bein und die Verkrüppelung der rechten Hand."

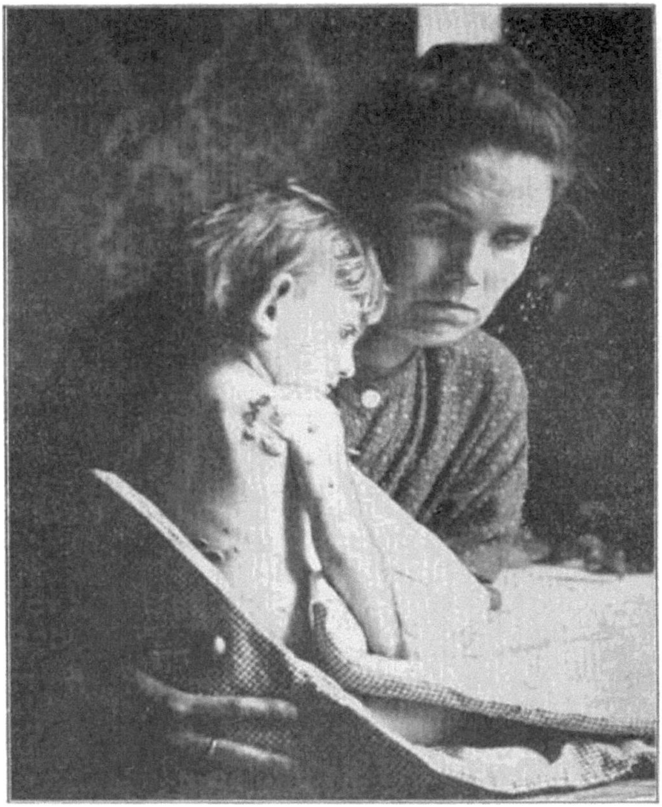

Bild zu Fall 523.

523. Leipzig. *Impfgegner-Verein*: Karl Katzsch, zum zweiten Mal geimpft. Aufnahme bei Fieber von 40 Grad mit 8 cm langer eiternder Wunde. Das Kind war vorher völlig gesund.

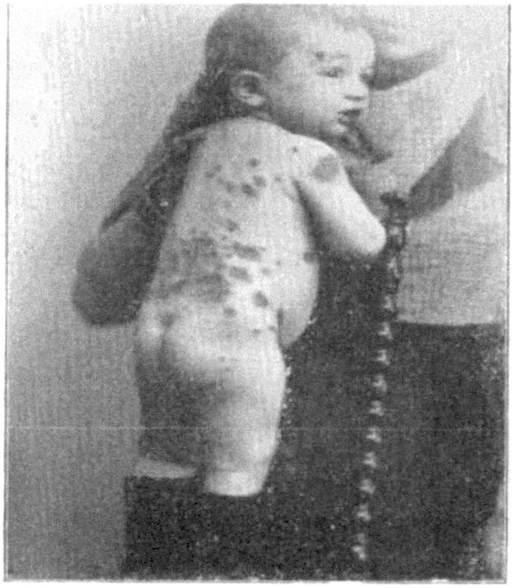

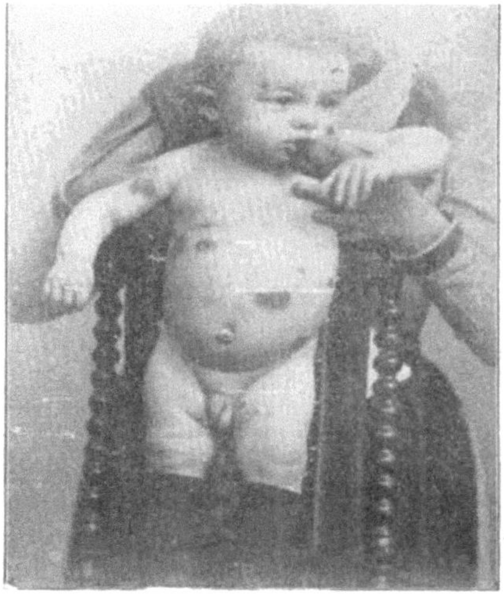

Bild zu Fall 524.

524. (†) Leipzig. *Impfgegner-Verein*: Albert Pohle, Schönhain, ¾ Jahr alt; geimpft am 10. 5. 1900, gestorben am 20. Mai 1900. Der ganze Körper war durch Impfgift zerfressen.

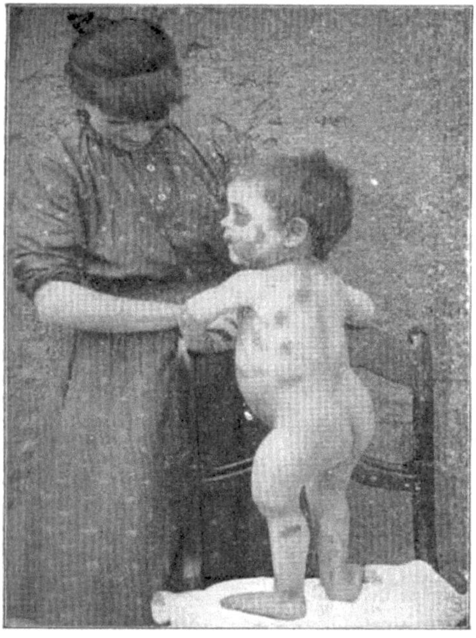

Links: Bild 1 zu Fall 525.

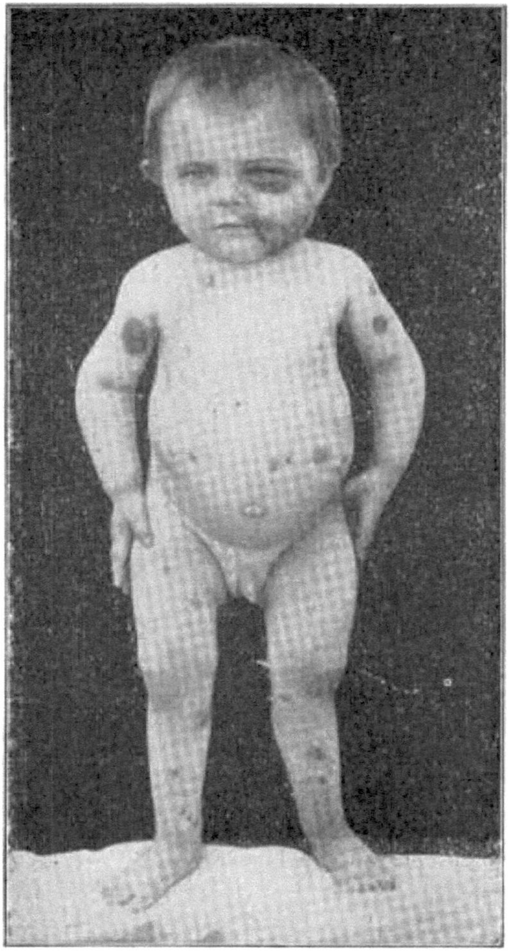

Bild 2 zu Fall 525.

525. Leipzig. *Impfgegner-Verein*: „Paul Dahl, geboren am 10. 8. 1897; geimpft am 5. 5. 1901, trotzdem sehr stark Englische Krankheit vorhanden war. Bescheinigung vom 22. 5. 1901: ‚Mit Erfolg geimpft'. 3 Wochen später Beginn der schweren Erkrankung. An Zunge und Gaumen dunkelblaue Flecken. Erbrechen von Klumpen geronnenen Blutes. 5 Tage später blaue Flecken an den Beinen, Armen und im Gesicht und darauf am ganzen Körper."

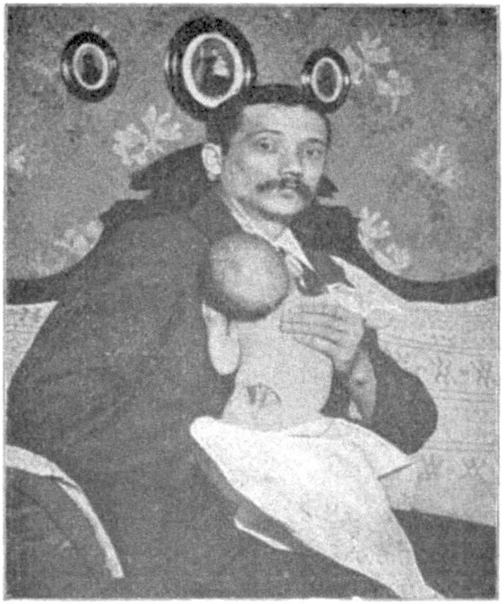

Bild 1 zu Fall 526.

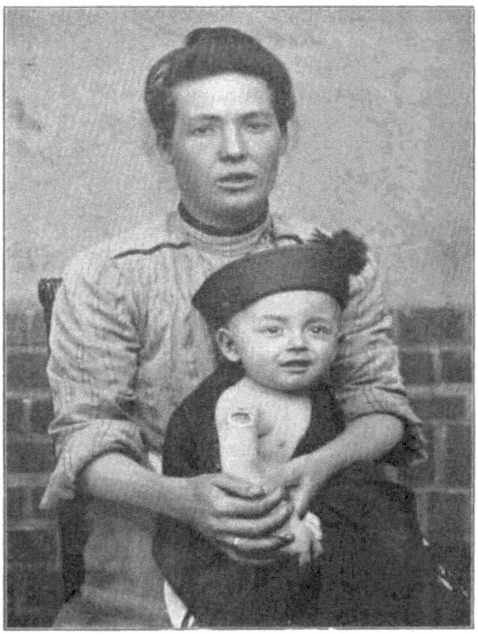

Bild 2 zu Fall 526.

526. **(†)** Leipzig. *Impfgegner-Verein*: „Walter Bulgrin, geboren am 12.4.1901, geimpft am 4.6.1902, Nachschau am 12.6.1902. Am 16. 6. 1902 brandiger Zerfall der Impfstellen. Gestorben am 28. 6. 1902."

527. Hermannsburg

a) Der Erstgeborene, Johannes, der Familie Ernst Böning war vor der im Mai 1899 stattgefundenen Impfung vollständig gesund. Am 15. 6. 1898 geboren, entwickelte er sich regelrecht und gut. 4 oder 5 Tage nach der von Dr. med. Ruschenbusch vollzogenen Impfung stellte sich Fieber ein, das nach 8 Tagen beseitigt war. Dann aber stellte sich Mangel an Esslust und Schlaffheit im ganzen Körper ein. Nur der sorgfältigsten Pflege verdankt das Kind sein Leben. Nach etwa 3 Monaten stellte sich ein Drüsenleiden im Rachen, Nase und Ohren ein. Eine Operation wurde ausgeführt. Der Junge ist noch heute, nachdem er in diesem Frühjahr wieder geimpft wurde, ein Schwächling, eine Folge der entsetzlichen Verheerung, welche die Impfung bei ihm angerichtet hat. Unser Kreisarzt, Dr. Langerhans-Celle, sagte sogar: „Die Lymphe kommt überhaupt nicht ins Blut." (!!)

b) „Ein zweiter Impfschaden trat an meinem Sohn Otto auf; er wurde am 26. 8. 1902 geboren, als Zwillingskind, war kräftig, stark und gesund und wurde erst 1909 zwangsweise mit Polizei-Gewalt, geimpft und zwar in 13 Monaten dreimal. Nach dem zweiten Mal erkrankte er an einer bösartigen Geschwulst unter dem Arm, unzweifelhaft eine Folge der Impfung."

528. Hermannsburg. Heinrich Kr., geboren am 26. 11. 1899, geimpft am 22. 5. 1911, bekam am 26. 5. Kopfschmerzen, Fieber, darauf starke Entzündung der Impfstelle, Halsschmerzen und Hautausschlag.

529. Hermannsburg. Hermann K., geboren am 3. 4. 1908, hatte in der Zeit bis zum 22. 5., an welchem Tag Dr. K. die Impfung vornahm, einmal Hautausschlag gehabt. Nach der Impfung bildete sich am 30. Mai eine Armgeschwulst und Fieber. Letzteres stieg am 1. 6. auf 400. Es gesellte sich Darm-Katarrh hinzu, verbunden mit Appetitlosigkeit.

530. Hermannsburg. Hermann R., Barmbostel bei Hermannsburg, geboren 2. Juni 1910, geimpft 22. Mai 1911. Nach einigen Tagen Ausschlag über den ganzen Körper und Fieber. Das Kind litt zur Zeit der Impfung an Englischer Krankheit.

531. Hermannsburg. Karl Rodehorst, geboren 23. Mai 1909, geimpft 22. Mai 1911. Nach zwei Tagen hohes Fieber, danach Frieselausschlag auf dem ganzen Körper.

532. Hermannsburg. Emma Speckhun, geboren 13. Dezember 1899, sehr zart, geimpft 22. Mai 1911. Nach acht Tagen Rotlauf, danach vereinigten sich die drei Impfstellen zu einem Eitergeschwür. Anschwellung bis zum Handgelenk und der Achseldrüse, Fieber, Erbrechen, bettlägerig.

533. Hermannsburg. Marie D., geboren 2. Januar 1899, geimpft 22. Mai 1911. Nach zwei Tagen Mattigkeit und Fieber, dann Schwellung des Armes, Schulter sehr schmerzhaft, fünf Pockenstellen pechschwarz, Arm braunrot. Das Kind wurde auf dem Schulweg ohnmächtig.

534. Hermannsburg. Gustav R., geboren 7. März 1910, geimpft 22. Mai 1911. Nach acht Tagen Fieber und Schmerzen im Arm, dann Anschwellung des Armes und der Achseldrüse, starke Eiterung der Impfstelle und Lungenkatarrh. Sechsmal war der Arzt nach der Impfung zur Behandlung und Verbindung da.

535. (†) Heide am Harz. Frau Anna R. schreibt am 23. 11.1910: „Ich hatte einen kleinen Jungen, welcher vor dem Impfen ganz gesund war. Gleich nach dem Impfen stellte sich Drüsenschwellung ein, welche soweit ausartete, bis er im 4. Jahr an Gehirntuberkulose starb. Dr. R., Homöopath, sagt, es wäre nur auf die Impfung zurückzuführen."

536. (†) Haan. Paul Schüller, am 21. 2. 1892 geboren, im Juni 1893 geimpft, war vor der Impfung völlig gesund. Nach 10 Tagen Anschwellungen und Eiterbeulen, zuerst an der Hand, dann am Kopf und am Knie; zuletzt war der ganze Körper voll Eiter. Das Kind starb etwa 6 Wochen nach der Impfung. Der behandelnde Arzt Dr. med. Bretz bemerkte ausdrücklich, dass es Blutvergiftung infolge der Impfung sei.

537. Hardt im Schwarzwald. Andreas Klaußner hat ein jetzt (1910) 8 Jahre altes Kind. Dasselbe wurde durch die Impfung derart vergiftet, dass dasselbe am ganzen Körper und Kopf wie ein „fiehrer" Braten wurde. Die Haare fielen aus; die, die nicht herausgingen, mussten wegen des Ausschlags abgeschnitten werden. Das Kind stand lange Jahre in ärztlicher Behandlung, konnte zwar am Leben erhalten werden, hat aber bis heute noch keinen richtigen Haarwuchs. Dr. med. Härle in Schramberg erklärte, dass die Impfung daran schuld sei.

538. (†) Hardt im Schwarzwald. Landwirt Josef Kopp schreibt: „So wurde auch mir eins vergiftet, welches unter unsäglichen Krankheits- und Leidensqualen nach 2 Jahren dahinsiechte und endlich starb. Ich kann es noch jetzt hören, wie es in seiner letzten Stunde auf den Armen seiner Mutter, in einem Zustand, in welchem es nicht mehr sitzen, nicht liegen und stehen vermochte, mir immer zurief: ‚Vater, Vater, hilf mir doch!' – bis es endlich den Geist aufgeben konnte. Jene Nacht und jene Stunde, sowie die 2 Jahre, in welchen wir das armselige Geschöpf hatten, werde ich niemals vergessen."

539. Schramberg im Schwarzwald, Dr. med. Härle erzählte: „Als 12-jähriger Knabe wurde ich geimpft, kurz vor den Pfingstfeiertagen. Damals, vorher gesund und blühend, erkrankte ich derart durch die Impfung, dass ich während der Feiertage das Bett hüten musste. Ich hatte Schmerzen am ganzen Körper und war von großer Mattigkeit und Müdigkeit befallen. Seit jener Zeit ist meine Entwicklung wie verblüht und meine Körperkraft wie lahmgelegt bis auf den heutigen Tag. Ich impfe nur, weil es vom Gesetz verlangt wird und die Leute irgendwo impfen lassen müssen. Grundsätzlich bin ich dagegen."

540. Schramberg im Schwarzwald. Emil von Meiller, Brestenberg 20/I.: „Seit der Zeit, dass meine zwei Kinder nach der Impfung krank wurden und im Wachstum zurückblieben, bin ich auf dies, sozusagen, verbrecherische Treiben aufmerksam geworden."

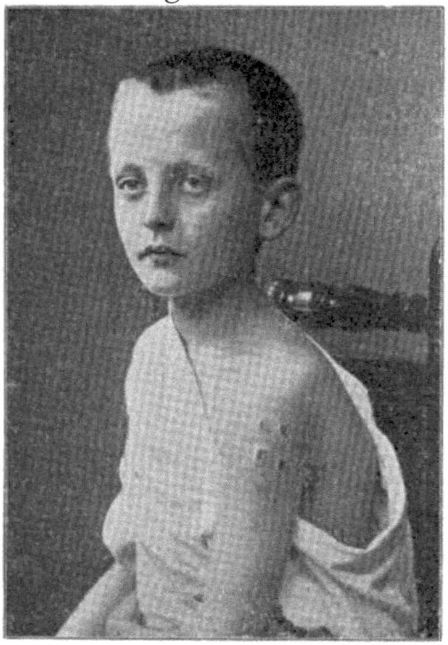

Bild zu Fall 541.

541. Hagen in Westfalen. Der Stuckateur August S. schreibt am 17. 5. 1911: „Mein Sohn Hans, geboren den 18. 5. 1899, wurde am 4. 5. 1911 geimpft. Am 11. 5. hatte er unter dem geimpften Arm, am Kopf und Nacken und in den Leisten erhebliche Schmerzen; er wurde von furchtbarem Schwindel und von Müdigkeit im ganzen Körper befallen. Er musste die Schule versäumen. Der Zustand verschlimmerte sich, obgleich ich Umschläge mit Essigsaurer Tonerde machte. Am 15. Mai ging ich mit dem Kind zum Dr. Tr. Der meinte, es sei nicht schlimm, nur eine kleine Entzündung; das Kind sei mit Pockenstoff behaftet; ich solle nur ruhig mit Essigsaurer Tonerde weiter kühlen. Am Abend klagte der Junge über Schmerzen am After; es hatte sich am Gesäß ein Ausschlag gebildet, einer Flechte ähnlich. Bei Behandlung mit Essigsaurer Tonerde nahmen die Schmerzen am After zu, die Flechte verschwand. Am 16. 5. bemerkte ich am Unterleib dieselben Blasen. Auch diese verschwanden, dagegen entwickelten sich Hämorrhoiden, die immer stärker wurden. Der Junge war vor der Impfung gesund und hatte dergleichen nie gehabt. Seit der Impfung ist er verfallen und ohne Appetit. Schwellung und Entzündung am Arm sind auf dem Bild zu erkennen."

542. Hagen in Westfalen. Die Tochter des August G. wurde geimpft, obgleich Lupus bestand, was ärztlich vom Direktor des Städtischen Krankenhauses festgestellt wurde. Es handelt sich um Lupus maculoxus, der sich über den ganzen Körper verbreitete.

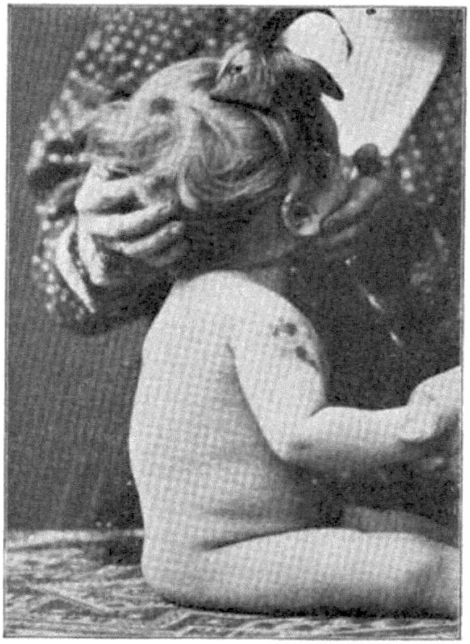 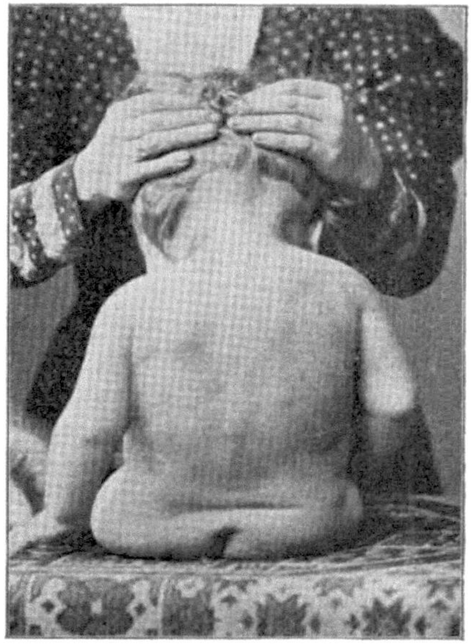

Bild zu Fall 543.

543. Hagen in Westfalen. Frieda B., am 22. 4. 1910 geboren, wurde am 6. 7. 1911 von Dr. G. mit Erfolg geimpft. Dazu schreibt der Vater: „Meine kleine Frieda ist seit der Impfung an Impfrotlauf bis auf den heutigen Tag erkrankt, auch sind die Impfpusteln bis heute noch nicht abgeheilt, dieselben eitern noch heute fortwährend. Der Eiter ist so scharf, dass umliegende Stellen davon wundgefressen werden. Die vorher ganz gesunde Kleine ist seit der Impfung immer kränklich, Rücken und Brust sind stark mit Eiterbläschen bedeckt und die Augen entzündet. Dr. med. B. äußerte am 25. 8. meiner Frau gegenüber, Eiterbläschen sowie die entzündeten Augen rührten vom Impfen her. Auf meine persönliche Nachfrage am 30. 8. äußerte er sich sehr ungewiss und meinte, man müsse erst einmal die heißen Tage vorübergehen lassen." (Auf dem Bild hält die Mutter die Kopfhaare zurück, um zu zeigen, wie weit der Ausschlag ging.)

544. Hohenlimburg. Die *Halleschen Nachrichten* melden am 3. 9. 1910:

a) „Als ein Opfer des Impfzwangs wurde das 3-jährige Söhnchen der Familie Jellinghans zu Grabe getragen, wie die *Westdeutsche Zeitung* berichtet." Letztere schreibt zu diesem Fall: „Das Kind, vorher kerngesund, hatte gleich nach der

Impfung einen bösartigen, starken, eitrigen Pockenausschlag über den ganzen Körper erhalten. Als man diesen vertrieb, stellten sich nach ärztlicher Diagnose Lungenentzündung, Magenkatarrh und Krämpfe ein, die schließlich den Tod herbeiführten."

b) Dazu schreibt der Einsender: „Diese elende Impferei! Leider war ich vor 22 Jahren noch zu wenig aufgeklärt. Mein Töchterchen wurde damals mit 3 anderen Kindern privat geimpft. Alle 4 erkrankten, 3 sind tot. Meine Tochter blieb am Leben, ist aber seit jener Zeit leidend. 1892 war sie etliche Wochen in der Augenklinik des Herrn Sanitätsrat Dr. Schmitz in Köln: Dieser erklärte: ‚Folge der Impfung'."

545. Hohenlimburg in Westfalen. Aus der *Deutschen Warte* vom 17. 12. 1911: „Die Impfung, von der die Rede ist, wurde in Langendreer vollzogen, wo der Vater damals als Stationsdiätar tätig war. Diese Stelle hat er infolge der großen Unkosten, die ihm aus der Krankheit seiner Kinder erwuchsen, und der in der traurigen Lage begründeten Nervosität verloren; seine bürgerliche Stellung ist damit vernichtet worden. Und doch wird unsere Forderung der Entschädigung solcher, die durch die an Menschenkindern vollzogene Vivisektion geschädigt worden sind, als unbegründet abgewiesen! Wie lange noch will man solchem medizinischen Kanonenfutter sein Recht verweigern? – *Prof. Paul Förster*."

Der Bericht lautet: „Meinen jetzt 17 Jahre alten Sohn ließ ich infolge polizeilicher Aufforderung mit 1 Jahr impfen. 3 Tage nachher stellten sich krankhafte Erscheinungen ein, welche von Tag zu Tag zunahmen. Ärztlicherseits konnte keine Krankheit festgestellt werden; der Arzt erklärte mir, dass nach der damaligen Impfung viele Kinder krank geworden wären. Das Kind würde nun täglich kränker und schrie Tag und Nacht vor Schmerzen. Als wir wiederum zum Arzt gingen, stellte der Arzt eine geschwulstartige Entzündung am rechten Arm fest, welche er nunmehr durch allerlei Badereien durchbringen wollte. Als solches aber nicht gelang, nahm er einen operativen Einschnitt vor. Er machte hierbei den Fehler, dass er die Wunde nicht als Blutvergiftung behandelte. Die Wunde ging schnell zu und nach 14 Tagen stellte sich die Geschwulst an der Brust ein. Auch hier wurde wieder ein operativer Eingriff gemacht und die Materie mit einem kleinen Löffel vom ganzen Brustkörper gekratzt. Ich muss hier nunmehr einschalten, dass der betreffende Arzt unter Zeugen erklärte, bei vielen kleinen Kindern, die dieses Jahr geimpft, wären solche Erkrankungen vorgekommen. Nach meinen eingezogenen Erkundigungen habe ich festgestellt, dass 3 Sterbefälle bei Kindern vorgekommen waren.

Dass diese Kinder an der Lymphe zugrundegegangen waren, ging daraus hervor, dass sämtliche toten Kinder am rechten Arm, an der Impfstelle, tiefe, eitrige

Löcher hatten, die durch den Arm liefen. Der Arzt erklärte selbst, dass die Lymphe giftig gewesen sei. (Das ist sie immer!) Auf meinen Fall zurückkommend, gebe ich weiter zur Aufklärung an: Das Kind hatte nach der letzten Operation nur einige Zeit Ruhe. Diese Ruhe war aber der Anfang für eine noch größere Krankheit. Das Kind fing wieder an zu klagen und weinte ununterbrochen Tag und Nacht. Mehrere hinzugezogene Ärzte standen ratlos am Krankenbett. Kosten und Pflege haben wir Eltern nicht gescheut, bis ich endlich den Sanitätsrat Herrn Dr. Kempermann, den Leiter des Katholischen Krankenhauses in Witten aufsuchte und ihm den ganzen Sachverhalt erklärte. Er untersuchte das Kind und erklärte, wenn dasselbe nicht innerhalb einiger Stunden Ruhe bekäme, dann müsse es sterben; er wolle aber zu einer Operation schreiten. Dieselbe wurde sofort vorgenommen und wurde nunmehr meinem Sohn am rechten Arm der obere Knochen entfernt, außerdem wurde ihm die ganze Haut vom Oberkörper geschnitten und der vorhandene Eiter herausgeholt. Der Knochen war wie von Mäusen angefressen. Die Operation war so herzzerreißend, dass 3 teilnehmende Schwestern ohnmächtig wurden, dass der Arzt selbst 5 Minuten sich entfernte und Erholung suchte. Die Operation dauerte etwa 3 volle Stunden. Meine Frau, der man nach der Operation das Kind in den Arm legte, hat dasselbe von dieser Stunde an ununterbrochen den ganzen Tag und die folgende Nacht im Arm getragen und mit der Brust gestillt. Die Heilung nahm nunmehr einen schnellen Verlauf. Der Herr Sanitätsrat erklärte selbst, dass durch seine Macht dem Kind nicht geholfen worden wäre, hier sei ein Wunder geschehen. Das Kind nahm nun am ganzen Körper schnell zu, bekam Appetit, wurde kräftig und stark und überflügelt mich selbst heute um einen ganzen Kopf. Aber es bleibt immer ein Krüppel, der die Mildtätigkeit seiner Mitmenschen in Anspruch nehmen muss, wenn seine Eltern mal die Augen schließen. Es hat mir die größte Mühe gekostet, für denselben wenigstens eine passende Arbeit zu finden. An wieviel Stellen wir vorher abgewiesen sind, danach fragen Sie meinen Sohn selbst. Einen Schadenersatz konnte ich nicht erzwingen, es wurde mir von allen Rechtsanwälten kein Erfolg zugesichert. Dem Rechtsanwalt Dr. Spohr aus Gießen habe ich persönlich die Sache erzählt, jedoch ich bin machtlos. Die Öffentlichkeit soll es aber doch wissen, was dieses Gesetz schon für Unglück angestiftet hat und auch in Zukunft noch anstiften wird."

546. Soest in Westfalen. Fräulein Bertha S. schrieb am 23. 5. 1911: „Kürzlich war ich in einem Krüppelheim. Da verkörpert sich die Wahrheit: Erst werden die gesunden Glieder mit Impfjauche verkrüppelt, und dann wird den Ärmsten der Segen der Folterwerkzeuge aufgezwängt, um die krummen Glieder normal zu zerren. Ihre Bilder in *Segen der Impfung* hielt ich für übertrieben, ich habe mich nun überzeugt, dass das Elend noch größer ist. Ich war tief erschüttert."

547. Colmar im Elsass. Sophie Br. schrieb am 15. 12. 1910: „Meine Schwester war gesund und munter und konnte schon gehen. Sie wurde geimpft, und nach der Impfung bekam sie die Englische Krankheit, wodurch sie heute noch kränklich ist, trotzdem sie 27 Jahre alt ist."

548. Caternberg. Frau Lucian M. schrieb am 31. 1. 1911: „dass mein Kind wochenlang wegen des Impfens krank war."

549. Halle/Saale. Das Kind des Wilhelm Launroth – er selbst wurde trotz Impfung zweimal pockenkrank – wurde nach der Impfung todkrank und nie mehr so gesund wie früher.

550. Halle/Saale Die *Halleschen Nachrichten* berichten unter dem 1. 12. 1911: „Ein einjähriges Kind ist in Halle/Saale nach der Impfung lebensgefährlich erkrankt; es bekam unter anderem den ganzen Körper voll Ausschlag. Wie jetzt festgestellt ist, hat das Kind die Lymphe von einem kranken Rind bekommen. Gegen den betreffenden Arzt soll Strafantrag gestellt werden.

So hieß es in einer Notiz der *Hamburger Nachrichten* vom 17. 5. 1911. Der Arzt, Dr. R. in Halle/Saale, der das Kind geimpft hatte, fühlte sich dadurch beleidigt und stellte Strafantrag gegen den Redakteur der *Hamburger Nachrichten.* Bei seiner Vernehmung sagte Dr. R. aus, er habe die Lymphe von der *Königlichen Impfanstalt* bezogen und sie für gut halten müssen. Äußerlich sei an der Lymphe nicht zu erkennen, ob sie gut oder schlecht sei. Wenn das Kind, wie später festgestellt, erkrankt sei, so trage er keine Schuld daran. Nach dem Artikel müsse man aber ihn und die Beamten der *Königlichen Impfanstalt* einer Fahrlässigkeit für schuldig ansehen und dadurch fühle er sich gekränkt. Der angeklagte Redakteur übernahm die Verantwortung für den Aufsatz und erklärte, eine Beleidigung des Dr. R. sei in dem Aufsatz nicht enthalten. Es sei darin ein tatsächliches Vorkommnis mitgeteilt worden, das für die Öffentlichkeit von Interesse gewesen sei. Durch den Schlußsatz habe nur ausgedrückt werden sollen, dass unter den angegebenen Voraussetzungen eine behördliche Untersuchung zu erwarten sei. Das Gericht sprach den Angeklagten kostenlos frei und bewilligte Erstattung der durch die Verteidigung ihm erwachsenen Kosten."

551. Hamburg. Max Jaspersen schreibt am 12. 8. 1910: „Ich möchte meinen selbst erlittenen Impfschaden anmelden: Geboren am 12. 5. 1865 zu Kiel als kerngesundes Kind von nicht krank gewesenen Eltern, wurde von mir die Lymphe zur Impfung anderer Kinder von unserem Hausarzt entnommen. Letzterer, der verstorbene Dr. med. Cardel in Kiel, hat sicherlich als Kriegskamerad von 1848 und Freund meines Vaters im besten Glauben gehandelt. Er gab aber selbst zu, dass die dann auftretende Gehirnhaut-Entzündung durch Übertragung bei der Impfung entstanden sein müsste. Unendliche Mühe des Arztes und liebevollste Pflege der Mutter retteten mein Leben. Von den Eispolstern war ich völlig kahl geworden und bin es heute noch."

552. Hamburg. Peter Hofmann, Lübeckerstraße 49 schrieb am 11. 11. 1910: „Mein Junge, 12 Jahre alt, wurde diesen Sommer geimpft, wonach sich dann an seinem ganzen unteren Bein Anschwellungen zeigten, die dann aufbrachen. Dasselbe zeigte sich auch an seinen Händen. Mein Hausarzt selbst meinte, dass dies vom Impfen herrühre und machte uns Vorwürfe, dass wir ihn in einem öffentlichen Impftermin, wohin übrigens seine sämtlichen Schulkameraden gegangen waren, impfen ließen. Lange hatten wir mit der Heilung zu tun. Erst jetzt hat es meine Frau vor etwa 8 Tagen durch Waschungen so weit gebracht, dass er ohne Verband gehen kann."

553. Hamburg. Frau I. schrieb am 22. 12. 1910: „Ich habe einen kleinen Sohn, der mit 8 Monaten geimpft wurde, dem vorher nichts gefehlt hat, der aber 4 Wochen nach der Impfung einen Schnitt unter dem Arm bekam, welcher dadurch so entzündet war, dass mein Kleiner ¼ Jahr schwer krank war."

554. (†) Hamburg. Der *General-Anzeiger für Hamburg und Altona* vom 22. 10. 1911 bringt im Versammlungsbericht der Impfgegner: „Als erster nahm Herr Fr. Remmert das Wort über Elternrechte, Elternpflichten und Impfzwang: Hans Spießmacher, geboren am 6. 8. 1909, wohnhaft Hamburg, Brennerstraße 55, wurde am 2. Januar 1911 mit Erfolg geimpft, erkrankte 14 Tage später an einem Fingergeschwür, das als tuberkulöse Fingerknochenentzündung – spina ventosa – erkannt wurde und starb am 20. September an tuberkulöser Gehirnhautentzündung. Soweit die trockenen Tatsachen.

Nun der Kommentar dazu: Als der in der Poliklinik des *Lohmühlenkrankenhauses* konsultierte Arzt spina ventosa beim kleinen Spießmacher festgestellt hatte, wurde den Eltern eröffnet, dass eine Amputation des Fingers notwendig sei. Da das Kind vor der Impfung gesund gewesen war, lag der Gedanke nahe, die Impfung für die Entstehung der Entzündung verantwortlich zu machen. Eine Bestätigung dieser Ansicht ergab sich daraus, dass zwischen dem erkrankten Finger und der Impfstelle am Arm ein Konnex bestand: Gingen die krankhaften Erscheinungen – Eiterung, Schwellung und Entzündung – am Finger zurück, so brach die immer noch nicht geheilte Impfschnittstelle am Arm auf; besserte sich die Impfstelle, so brach der Finger auf. Trotzdem nun Impfoberarzt Prof. Dr. Voigt, dem das Kind durch ein Mitglied des *Impfgegner-Vereins* vorgestellt wurde, einen Impfschaden verneinte (gehört zum System Kirchner), verlangte er doch, dass das Kind nach dem Krankenhaus gesandt wurde – auf Staatskosten – wie später der Mutter erklärt wurde. Und weil sich die Mutter mit einer Unterbringung ihres Kindes im Krankenhaus nicht einverstanden erklärte, weil sie hoffte, ihr Kind durch naturgemäße Behandlung zu erhalten – unter Hinzuziehung zweier approbierter Ärzte und eines Naturheilkundigen – trotzdem die besorgte Mutter also alles tat, wurde ihr Kind in ihrer Abwesenheit aus dem Haus und unter Begleitung zweier Kriminalbeamten zur Wache geschafft. Dort wurde es dem Polizeiarzt vorgestellt. Der Mutter, die sich nach der Polizeiwache um Aufklärung wegen der Verhaftung ihres Kindes begab, eröffnete man, dass sie das Kind sofort zum Krankenhaus zu schaffen habe zwecks Vornahme einer Operation. Widrigenfalls wurde gegen sie Strafantrag wegen fahrlässiger Körperverletzung gestellt werden. (Ja, hat denn die Mutter das Kind geimpft?) Frau Spießmacher verweigerte die Unterbringung ihres Kindes im Krankenhaus unter Hinweis auf die Zurateziehung des Arztes im *Lohmühlenkrankenhaus* und darauf, dass sich unter naturgemäßer Behandlung der Finger des Kindes zusehends bessere. Trotzdem wurde ihr wenige Tage später eröffnet, dass man ihr Kind im Notfall gewaltsam dem Krankenhaus zuführen werde. Aufgrund einer in England geschlossenen Ehe wurde das Kind unter Vormundschaft gestellt und dem Waisenhaus überwiesen. Eine Klage der Eltern gab ihnen ihr Kind nach 3 Wochen mit ungeheiltem Finger zurück. Eine rasche Verschlechterung im Befinden des Kindes trat ein. Kurze Zeit darauf starb es, wahrscheinlich an der zu früh geschlossenen Fingerwunde! Dadurch wurde eine Ausscheidung unterdrückt und ein Eintritt der Krankheitserreger durch die Blut- und Lymphbahnen ins Gehirn ermöglicht. Hinzu kamen noch die ungeheuren psychischen Erregungen, denen man das kleine Kind durch die gewaltsame Entfernung von seiner Mutter ausgesetzt hatte. (Die heilige Staatsmedizin hat ein weites Gewissen. Derartiges ficht sie nicht mehr an. Hartgesottene Sünder empfinden nur ihr eigenes Elend, nicht das, was sie anderen bereiten!) Injektionsstellen am Fuß deuteten auf Morphium-Einspritzungen hin, – die, wie der Naturheilkundige Bergmann vermutet – dem Kind gegeben wurden, um es am Schreien nach seiner Mutter zu verhindern."

555. Hamburg. Ein lebendes, trauriges Bild des Impfschadens wurde in Gestalt eines 7-jährigen Kindes gezeigt, das noch in Windeln lag und vollständig verblödet war. Das Wachstum und die Fortentwicklung des Kindes hatten nach der Impfung aufgehört.

556. Ilsenburg (Harz). Frau Emma M. schrieb am 30. 12. 1910: „Vom ersten Impfen an leide ich am linken Arm, bin bereits 6 Mal operiert, sodass mir ziemlich das ganze Ellbogengelenk hat herausgenommen werden müssen und der Arm völlig steif und jahrelang unbrauchbar war. Der Arzt gab schließlich selbst zu, dass es eine Folge der Impfung sei."

557. (†) Kassel. Der Sohn des Modelleurs Heinrich Reul, Sephostraße 20, war mit 12 ½ Monaten sehr stark entwickelt. Drei Tage nach der Impfung war die Hand des geimpften Armes bis über die Handwurzeln dick geschwollen und blau und rot gefärbt. Der Impfarzt meinte, es sähe „wie erfroren" aus und käme nicht vom Impfen. Durch feuchte Umschläge wurde die Hand normal. Am fünften Tag 7 Karbunkel, welche nach und nach vom Impfarzt ausgeschnitten wurden. Die Impfung erfolgte am 19. 11. 1908; am 19. 12. verließ der Knabe das Bett. Das fiel ihm schwer; er war aufgeregt und konnte sich kaum halten. Am 8. 1. 1909 tot. Nach erfolgter Sektion teilte der Kreisarzt Lungenschlag mit.

558. Kassel. Sekretär Wilhelm D. schrieb am 29. 9. 1911: „Habe einen 12-jährigen Sohn, namens Helmut. Bis zum Impftermin ein kräftiger reizender Junge, blühend und schön. Der Impfarzt in einem Flecken am Rhein hatte, nebenbei bemerkt, den Kindern zentimeterlange Schnitte beigebracht. Seit der Impfung fiel der Junge zusammen wie ein nasses Tuch. Meine Frau und ich sind tadellos gesund, aus den Bergen. Wir müssen auf das Entschiedenste die Schlappheit des Jungen auf das Impfen zurückführen."

559. Königshütte in Oberschlesien. Heinrich P. schrieb am 24. 3. 1910: „Der Vater, noch gesund und munter, hatte als junger Mann die Pocken, heiratete und hatte 5 Kinder. Damals lebte er in Österreich. Die Schutzmannschaft nebst Arzt impften zwangsweise 4 Kinder, eine Schwester war abwesend. Die 3 Brüder bekamen dann (trotz oder infolge der Impfung) die echten Blattern, eine Schwester leichte Spitzblattern und nur die abwesend gewesene, ungeimpfte Schwester blieb verschont."

560. (†) Kirchberg an der Jart. Der Vater, I. P., eines durch die Impfung gestorbenen Kindes, schrieb an Sanitätsrat Bilfinger: „... das Kind wurde 1876 geboren, war bis zur Impfung stets gesund, hatte nie Ausschlag, nie Husten, war höchst selten wund, schlief meistens die ganze Nacht hindurch, hatte beim Wachen und Schlafen eine gleich gesunde Farbe; 14 Tage nach 1 Jahr fing es an zu laufen ... Am 8. 6. wurde es von Dr. C. geimpft, wo, nachdem 1 Pustel geschnitten war, das Blut ablief ... 4-5 Tage darauf fing es an zu hüsteln, am 15. 8. wurden die Pusteln nachgesehen und der Impfschein ausgestellt mit den Worten: ‚mit Erfolg geimpft' ... In der zweiten Woche darauf fiel die Kruste ab, worunter dann alles mit Eiter angefüllt und schon ziemlich tief war. Der Wundarzt verlangte nach Dr. K. Die 3 Impfpusteln an beiden Armen wurden zu einer Wunde, so groß, dass man 3 Talerstücke in die Löcher hätte legen können ... welche stark rochen. Bis zum 18. 8., wo es morgens 6 Uhr ruhig und sanft einschlief."

561. Klosterreichenbach. Pfarrer D. schrieb am 10. 10. 1910: „Durch bittere Erfahrungen im eigenen Haus und in meiner früheren Gemeinde bin ich ein erbitterter Gegner mindestens des Impfens im 1. Lebensjahr geworden."

562. Korb bei A. Pfarrer G. schrieb am 8. 10. 1910: „Ein Kind ärmlicher Leute wurde im Frühjahr des Jahres geimpft und hat seitdem einen Ausschlag am ganzen Körper, der bis heute noch nicht vergangen ist. Die Leute haben schon ‚gedoktert', gaben auch Salzbäder; es hilft aber nichts. Impffreunde sagen: Es hänge derlei oft mit der Milch zusammen. (Die sich natürlich für ihre Wirkung gerade die Zeit nach der Impfung aussucht!) Impfgegner werden anderer Meinung sein."

563. (†) Kirchenfall. Frau Pfarrer Gr. schrieb am 18. 12. 1910: „Im übrigen erzählte mir erst heute wieder eine bekannte Dame eine ergreifende und schreckliche Folge des Impfens. Eine Schülerin von ihr, ein blühendes, herziges, gesundes Töchterlein eines Hofrats, 13-jährig, war das Opfer einer Impfvergiftung. Das Gift zog sich in den Hals, der furchtbar dick wurde und sich mit Eiter anfüllte. In kurzer Zeit war das Mädchen tot nach schrecklichen Qualen, denen der verzweifelte Vater, selbst Arzt, machtlos gegenüberstand.

564. Pfarrer Gr. und seine Frau sind beide gesund. Das Kind wurde am 26. 5. 1909 in K. geboren, war stets gesund und entwickelte sich regelrecht. Geimpft wurde es im Frühjahr 1910. Die Pusteln entwickelten sich von Anfang an ziemlich stark, doch ohne bedeutende Störung des Allgemeinbefindens. Vom 10. Tag nach der Impfung, nachdem dieselbe schon als „genügend" anerkannt war, zeigte sich eine starke Entzündung und Eiterung zweier Pusteln, von denen die eine größer als ein 5-Markstück wurde und 8 Tage lang derart nässte, dass auch ein 2-3 cm starker Watteverband nicht alles Serum aufzusaugen vermochte. Zugleich zeigten sich etwa linsengroße Pusteln an verschiedenen Körperteilen; auch ergriff die Entzündung einen Teil des Rückens. Der von der Sache benachrichtigte Impfarzt verordnete Warmhalten und Zinksalbe. Der Schaden besteht in einer auffallenden Stockung in der Entwicklung des Kindes, sehr langsamer und beschwerlicher Zahnung, während die ersten Zähne sehr rasch und leicht gekommen waren. Die Sache geht dem Kind bis heute noch nach.

565. Konstanz am Bodensee. Frau Gretchen H. schrieb: „Der Impfzwang, der aller deutschen Freiheit und allem Menschen- und Bürgerrecht ins Gesicht schlägt. Wie schütze ich meinen Liebling vor der ‚Vergiftung von Rechtswegen?'"

a) **(†)** Das Brüderchen meines Mannes, ein vorher gesundes Kind, starb 8 Tage nach der ersten Impfung.

b)**(†)** Eine Verwandte meiner Mutter quälte sich 20 Jahre lang mit den ekelhaftesten Hautausschlägen, die das gesunde, blühende Kind nach der ersten

Impfung befielen, und starb, medizinisch behandelt, durch und durch vergiftet, als junge Frau und Mutter.

566. (†) Kreuznach. August H. schrieb am 26. 5. 1911: „Im August vorigen Jahres starb unser ältestes Kind von 8 ½ Jahren an ‚tuberkulöser Hirnhautentzündung'. So schrieb der behandelnde Arzt auf den Totenschein. Dieser selbe Arzt sagte aber noch 8 Tage vor dem Tod des Kindes: ‚Es sei zwar traurig, das den Eltern sagen zu müssen, es handle sich um eine eingeimpfte tuberkulöse Hirnhautentzündung.' Anderntags machte er Ausreden und wollte es nicht wahrhaben. Das betreffende Kind war von Geburt an sehr kräftig, bekam aber vom ersten halben Jahr an, als es anfing, zu stehen, schiefe Beine und konnte erst im 3. Jahr von obigem Arzt privat geimpft werden. Von diesem Tag an merkte man dem Kind eine Veränderung an; es klagte nicht, gedieh aber nicht mehr, veränderte zeitweise die Gesichtsfarbe und ließ alles hängen. 1 Jahr etwa vor dem Tod stellten sich zeitweise Kopfschmerzen ein, bis es 3 Wochen vor dem Begräbnis aus der Schule blieb und im jämmerlichsten Zustande sterben musste."

567. Koblenz am Rhein Frau Emil M. schrieb am 30. 11. 1910: „und die Nachteile an meinen Kindern erfahren habe".

568. (†) Krefeld. Kapellmeister Peter Kam schrieb am 13. 12. 1910: „Dass unser 22 Monate altes Kind, kräftig, gesund und munter bis zum letzten Augenblick, Mitte Mai geimpft wurde, woran es im Oktober gestorben ist; in einem Zeitraum von einer Stunde gesund und tot. Die Ärzte können nicht finden, woran es gestorben ist. Unsere Vermutung ist diese: Das Kind ist auf robuste Art und Weise bis in die Knochen geimpft worden, wodurch das Mark vergiftet wurde und so lange sich verzögert hat, ehe es zum Ausbruch kam. Das nennt man in Deutschland ‚Menschen veredeln'. Die ganze Sache liegt in den Händen der Staatsanwaltschaft. Die Leiche wird gerichtlich untersucht werden."

569. Krefeld. Frau Käthe W. schrieb am 3. 12. 1910: „… da mein Söhnchen seit dem Impfen fast beständig mit allerlei Ausschlag behaftet war; das erste Jahr nach dem Impfen über und über mit Eiterpocken; dann 3 bis 4 Jahre stets mit Wasserpocken, die nur durch immerwährendes Trinken von Lebertran nachließen, um bald wieder aufzutauchen. Jetzt zählt er 7 Jahre und ist immer noch nicht ganz frei davon."

570. Krefeld. Frau W. Ü. schrieb am 3. 12. 1910: „Habe 3 Kinder, 7, 4 und ½ Jahr alt. Ersteres ist geimpft, das zweite habe ich trotz vieler Strafen, 3, 6 und 9 Mark, bisher nicht impfen lassen, weil ersteres gleich nach dem Impfen erkrankt ist und noch längere Zeit stets kränkelte. Die nichtgeimpften Kinder sind bis heute kerngesund."

571. Kotzenau. Paul Hoffmann und Frau sind beide gesund. Ihr Kind, Richard, am 24. 9. 1910 geboren, bis zur Impfung ebenfalls kräftig und gesund, wurde am öffentlichen Termin am 28. 4. 1911 vom Kreisarzt Dr. Wagner, Lüben, geimpft. 2-3 Tage nach der Impfung hochrote Schwellung des Armes und starkes Fieber, 14 Tage lang. Das Kind kam arg herunter, da es während der Krankheit die Aufnahme von Nahrung verweigerte. Auf die Frage der Mutter, woher die Schwellung des Armes käme, meinte der Arzt ganz kühl, der Arm wäre etwas entzündet. Die Eltern weigerten sich, die Kosten für die Behandlung des Kindes zu zahlen; sie wälzen sie auf den Kreisarzt ab. Ebenso sind sie entschlossen, spätere Kinder nicht impfen zu lassen.

572. Kotzenau.

a) **(†)** August Fiebig und seine Ehefrau Ernestine sind völlig gesund. Ihr Sohn Richard wurde am 9. 3. 1903 geboren. Vorher nie krank, wurde er beim öffentlichen Impftermin von Dr. Bühl, Kaiserswaldau, im Jahre 1904 geimpft. Das Kind, das vorher laufen konnte, verlor diese Fähigkeit nach dem Impfen völlig. 8 Tage nach der Impfung traten Fieber ein, Krämpfe und Brechdurchfall. 3 Wochen nach der Impfung trat der Tod ein.

b) In derselben Familie wurde vor 4 Jahren – mitgeteilt am 16. 7. 1911 – ein Kind nach der Impfung schwer krank, ähnlich dem Fall auf Seite 58 im *„Segen der Impfung"*. Das Kind hatte ein tiefes Loch im Arm an der Impfstelle.

573. Kotzenau. Anton B. brachte seinen gesunden Jungen Richard, der am 20. 1. 1910 geboren wurde, am 28. 4. 1911 zum öffentlichen Impftermin, wo er vom Kreisarzt Dr. Wagner, Lüben, geimpft wurde. 5 Tage nach der Impfung schwoll bei hohem Fieber der Arm stark an; es bildete sich ein Ausschlag über den ganzen Körper, der 3-4 Wochen lang anhielt.

574. Kotzenau. Martha W., geboren am 7. 6. 1910, wurde von Dr. Wagner, Lüben, am 28. 4. 1911, im öffentlichen Termin geimpft. 3-4 Tage nachher schwoll bei hohem Fieber der Arm an. Das Kind, welches bis zur Impfung gestillt wurde und sich bis dahin tadellos entwickelt hatte, verweigerte die Nahrungsaufnahme und blieb in der Entwicklung derart zurück, dass es heute mit 13 Monaten noch nicht laufen kann.

575. Kotzenau. Albert Welzel, am 22. 8. 1910 geboren, gesund und kräftig, wurde am 28. 4. 1911 vom Kreisarzt Dr. Wagner, Lüben, bei der öffentlichen Impfung geimpft. In der nächsten Nacht stellten sich Fieber und Unruhe ein; der geimpfte Arm schwoll bei heftigem Fieber stark an und war 4 bis 5 Tage stark entzündet. Die Nahrung wurde verweigert. Das Kind blieb in der Entwicklung zurück. Erst im Alter von 11 Monaten fing das Kind an zu sitzen.

576. Kotzenau. Hertha M., am 30. 10. 1910 dortselbst geboren, stets gesund und regelrecht entwickelt, wurde am 28. 4. 1911 beim öffentlichen Termin von Dr. Wagner, Lüben, geimpft. Am 5. Tag nach der Impfung bildeten sich unter starken Fiebererscheinungen 12 Eiterbeulen am Hals, von denen einige sich von selbst öffneten, die anderen vom Arzt geschnitten wurden. Als die Mutter dem behandelnden Arzt – Dr. Fr. – gegenüber äußerte, dass alle diese Erscheinungen von der Impfung kämen, schwieg er. Das Kind hat an seiner Gesundheit gelitten und ist in der Entwicklung zurückgegangen.

577. Landringhausen. Walther Bleinroth wurde am 15. 6. 1909 geboren, hatte sowohl im 1. wie im 2. Lebensjahr Lungenkatarrh, die Drüsen mussten geschnitten und später entfernt werden. Trotzdem wurde er am 24. 5. 1911 von Dr. Korte in Großmünzel geimpft (der ja nicht nötig hat, die Verantwortung für seine Amtshandlung zu übernehmen). 3 Tage nach der Impfung war das Kind krank, hinfällig und fiebrig. Dann trat eine kurze Besserung ein, es erkrankte am 15. 6. von neuem, bekam Hautausschlag im Gesicht, an den Händen und am Rücken, starken Ausfluss aus der Nase und schließlich Nasendiphtherie.

578. Langenberg im Rheinland. Gustav Bohwinkel schrieb am 3. 7. 1910, dass sein Kind am 10. Tag nach der Impfung erkrankt sei. Es zeigten sich um die Impfpusteln kleine Eiterbläschen, welche die Größe der Spitze des kleinen Fingers erreichten. Der hinzugerufene Arzt erklärte, etwas derartiges noch nicht gesehen zu haben. Einige Tage später nahm das Kind keine Nahrung mehr und ist zur Zeit so elend, dass große Sorge um das Leben des Kindes besteht.

579. Landsberg. Frau J. L. schrieb am 17. 2. 1911: „Auch ich kann nur sagen, dass mein Kleinchen, das bis dahin – 7 Monate – nie krank war oder gefiebert hatte, gleich nach dem Impfen unruhig wurde und vom 3.-6. Tag bis zu 40° Fieber hatte."

580. (†) Lindau i. B.Frau Ida L. schrieb: „... umso mehr, als unser erstgeborenes Kind, ein kräftiger Knabe, an den Folgen der Impfung gestorben ist."

581. Lehe an der Weser. Frau B. schrieb am 23. 11. 1910: „... da ich selbst auch trübe Erfahrungen gemacht habe."

582. Liegnitz. Frau Rechnungsrat B. schrieb am 4. 12. 1910: „Mein jetzt 6 Jahre alter Sohn bekam gleich nach dem Impfen, trotzdem der Arzt ihn als einen kerngesunden Jungen bezeichnet hatte, auf beiden Seiten des Gesäßes je ein großes Geschwür, das vom Arzt geschnitten werden musste.

583. Leipzig-Lötznitz. Hildegard Kr., geboren am 23. 4. 1910, geimpft am 9. 6. 1911, schwoll am 8. Tag der Arm und das ganze Gesicht stark an, am 19. 6. kam sie ins Krankenhaus; Pusteleiterung und hohes Fieber. Das Kind starb am 26. 6. 1911. Auf dem Totenschein steht als Todesursache „Vaccina".

584. (†) Leipzig. Max Klingenberg, der Geschäftsführer des *Leipziger Impfgegner-Vereins*, berichtet: „Ein Mitglied unseres Vereins, Kunstmaler Koch, teilt mir mit:

‚Mein Sohn, 1 ¼ Jahr alt, wurde am 9. Oktober 1911 von Dr. Dittmar geimpft. Dieser Arzt hatte das Kind schon früher behandelt und musste mit seiner Konstitution vertraut sein. Ich ließ meinen Sohn vorher besonders untersuchen. Der Arzt stellte fest, dass er ein kräftig entwickeltes Kind wäre, an dem er keine Krankheitssymptome wahrnehmen könnte. Er riet mir zur Impfung, da gerade jetzt die beste Zeit dazu wäre. Die Pocken verliefen anscheinend normal, der Impfschein wurde ‚mit Erfolg' ausgestellt. Am zehnten Tag nach der Impfung erkrankte das Kind an Husten, auch waren die Augen etwas entzündet. Ich ließ Dr. D. rufen, der eine leichte Erkältung feststellte und etwas verschrieb; dazu sollten täglich 3 Packungen gemacht werden. Obgleich eine Schwellung der Achsel vorhanden war, äußerte der Arzt, es wäre nicht von Bedeutung. Der Arzt kam am 21. und 23. 10. wieder. An diesem Tag sagte er, dass die Krankheit möglicherweise eine Lungenentzündung werden könnte, er müsste es noch abwarten. Am 24. 10. kam der Arzt nicht. Als das Fieber sich verschlimmerte und der Atem röchelnd wurde, schickte ich nach 10 Uhr abends nochmals zu Dr. D. Er lehnte ab zu kommen, da er nichts weiter verschreiben könne. Wir sollten dem Kind alle 2 Stunden einen Kaffeelöffel voll Ungarwein geben. Als Dr. D. am nächsten Vormittag kam, lag das Kind bereits im Sterben – es verschied am 25. 10. nachmittags. Auf dem Totenschein ist Lungenentzündung als Todesursache angegeben; ich glaube aber sicher, dass die Schutzpockenimpfung der Anlass der Krankheit war. Geradezu empört bin ich, dass der Arzt um 10 ½ Uhr abends nicht zu einem Schwerkranken gekommen ist.'"

585. (2 †) Lissa in Posen. Frau Margarete J. schrieb am 19. 3. 1911: „Meine Kinder haben durch die Impfung schon viel leiden müssen; 2 starben kurze Zeit nach der Impfung im Alter von ¾ Jahren – nach Angabe des Arztes angeblich an Masern. Das dritte ist seit der Impfung blass und leicht anfällig geworden."

586. Lübben, N.-L. Gustav Köhler schrieb am 6. 12. 1910: „Ich habe verschiedene Male Strafe bezahlt, um die Kinder nicht im zartesten Alter auf den Giftblock zu geben. Schließlich blieb mir nichts anderes übrig, als impfen zu lassen. Bei Dreien ist zum Glück nichts von diesem Dreck im Körper sitzen geblieben, sondern auf natürlichem Wege hinausbefördert worden. Aber mein zweiter Sohn, welcher im 3. Jahr geimpft wurde, bekam 6 Wochen danach am ganzen Körper Geschwüre, die sich auf alle die übertrugen, die mit ihm in nähere Berührung kamen. Mein Arzt sagte, es wäre unbedingt vom Impfen; er wolle dies im Notfall vor Gericht vertreten. Soweit ist es aber nicht gekommen, man hat zu viel Scherereien; dazu hat man keine Zeit. Mein Arzt machte übrigens damals die

Bemerkung, dass ein Impfarzt, sein Freund, zwar gegen das Impfen sei, doch verdiene er jährlich 1800 Mark dadurch. Also: Hauptsache ist das Verdienen, mag das Volk verseuchen!"

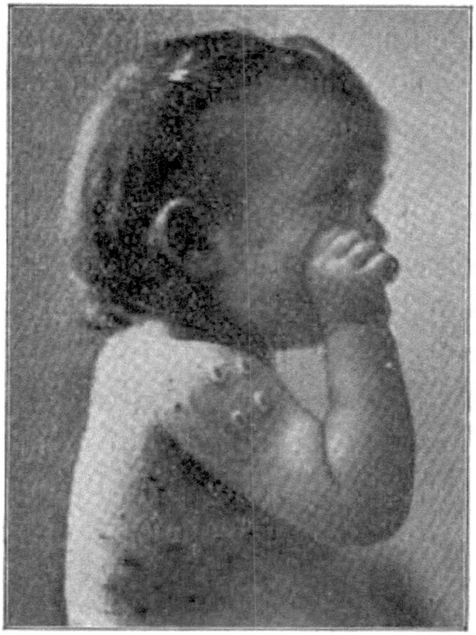

Erstes Bild zu Fall 587.

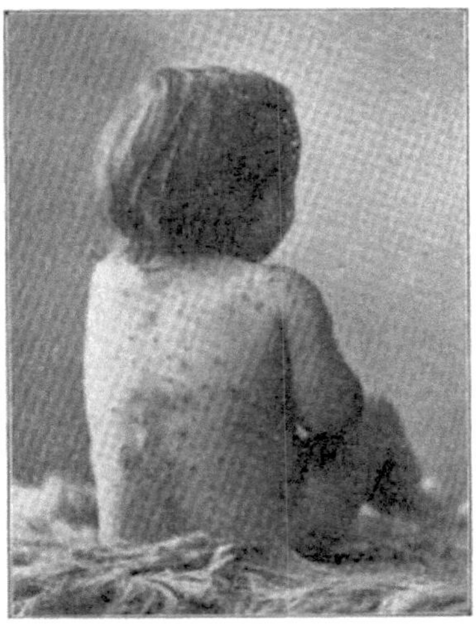

Zweites Bild zu Fall 587.

587. Peine. Elisabeth Rosoleck, geboren am 2. 5. 1910, geimpft am 7. 7. 1911, bekam am 12. 7. rotstippigen Ausschlag, erst auf der Kopfhaut, dann am ganzen Körper, auch zwischen den Fingern und Zehen.

588. Peine. Otto Waak, Cellerstr. 51, geboren am 14. 2. 1909, geimpft am 30. 6. 1911, bekam 8 Tage nach der Impfung Ausschlag, dann schwarze Pockenstellen, Fieber.

589. Peine. Herbert Lindner, Werderstraße 23, geboren am 9. 4. 1909, wurde am 13. 12. 1910 geimpft. 2-3 Wochen später entstand auf dem Handrücken ein Bläschenausschlag, der sich verdichtete und flechtenartig wurde. Im August 1911 waren dreimarkstück-große Flecken vorhanden in den Handgelenken, auf beiden Handrücken und im Kniegelenk.

590. Peine. Helmut Wolters, Schwarzer Weg 8, geboren am 8. 1. 1910, wurde am 6. 7. 1911 geimpft. Am 12. 7. 1911 entstand ein Ausschlag, der sich über den ganzen Körper verbreitete.

591. Peine. Gertrud Vespermann, am 27. 7. 1908 geboren, schwächlich, wurde trotzdem am 30. 6. 1911 geimpft. Am 17. 7. bildete sich ein pockenartiger Ausschlag auf dem Leib und Kopf, der sich dann über den ganzen Körper erstreckte.

592. (†) Peine. Amanda Schwarz, Heinrichstraße 19, geboren am 30. 11. 1910, wurde am 8. 7. 1911 geimpft. Am 17. 7. stellte sich Brechdurchfall ein, dem sich am 30. 7. eine Gehirnerkrankung zugesellte. Am 1. 8. starb das Kind.

593. (†) Peine. Irmgard Gatties, geboren am 27. 7. 1910, wurde am 7. 7. 1911 geimpft. Gleich darauf schlechtes Befinden; am 13. 7. Erbrechen und Fieber, am 14. 7. morgens innere Krämpfe; Bewusstlosigkeit; mittags trat der Tod ein.

594. Peine. Der am 21. 7. 1909 geborene Sohn Egon des Schneiders Bernhard Wolf in der Friedrichstraße 26 konnte bereits im 10. Monat laufen. Das hörte gleich nach der Impfung auf, die der Kreisarzt Dr. Opitz am 30. 6. 11. vornahm. Gleichzeitig damit traten am 2. 7. heftiges Fieber auf, Schlaflosigkeit und Appetitlosigkeit.

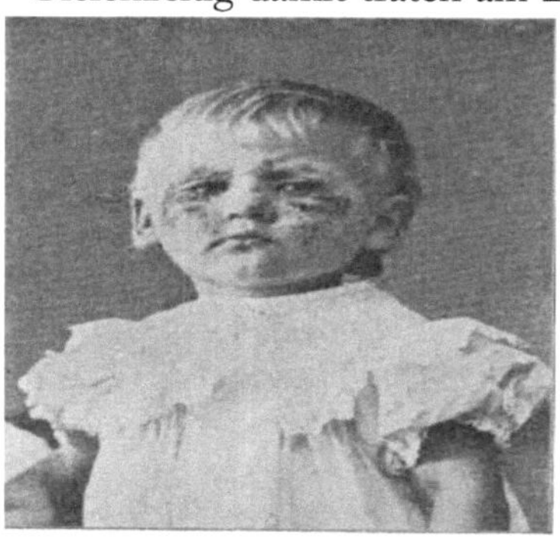

Zu Fall 595.

595. Peine. Fritz Lehne in Handorf wurde am 27. 7. 1908 geimpft. Bald nachher Ausschlag am ganzen Körper, besonders im Gesicht, um die Augen herum, am Kinn und hinter dem rechten Ohr. (Mitgeteilt von August Seebach in Peine.

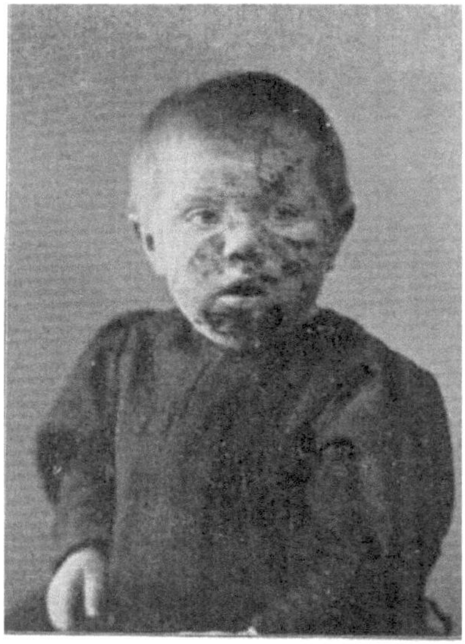

Zu Fall 596.

596. Peine. Adolf Leisner, geboren am 28. 4. 1907, wurde am 16. 6. 1908 geimpft. 14 Tage nach der Impfung bekam er Beulen am ganzen Körper, hernach ebenfalls am ganzen Körper Ausschlag.

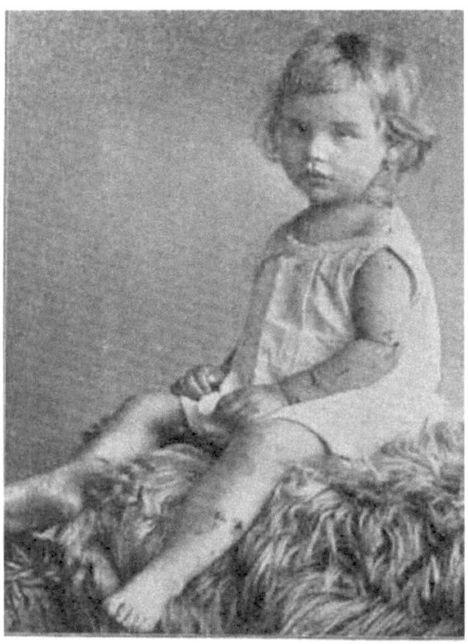

Zu Fall 597.

597. Peine. Grete Alts. Die Verwüstungen, welche die Impfung hier angerichtet hat, sind am Schnitt unter der rechten Ferse, am linken Arm und Bein zu erkennen.

598. (†) Plettenberg. Albert Nolde schrieb am 17. 7. 1911, dass sein Kind unmittelbar nach der Impfung erkrankte; es habe mehrere Impfpusteln bekommen; die Schnitte hätten fürchterlich geeitert, auch hätte sich ein roter Streifen von dem geimpften Arm bis zur Mitte der Brust gebildet. Innerhalb von 13 Stunden nach der Impfung sei das Kind gestorben. Der Arzt stellte – „Diphtherie" – fest.

(Tüchtiger Arzt!) Da das Kind jedoch vor der Impfung immer eine frische, gesunde Farbe hatte, dieselbe aber gleich nach der Impfung verlor, so sei er der Meinung, dass die Impfung an Erkrankung und Tod die Schuld trage. (Der Meinung ist jeder normal denkende Mensch – so lange er nicht von der Staatsmedizin getragen wird!)

599. Staufen in Baden. Otto Hennes, geboren am 2. 3. 1906, geimpft am 13. 5. 1908, bekam bald danach starkes Fieber, Schlaf- und Appetitlosigkeit, Verdrehen der Augen infolge Muskellähmung und merkwürdig veränderte Stimme.

600. (†) Miltenberg. Die Tochter des Ökonomen Karl L. ans Breitendiel bei Miltenberg, Gerda mit Namen, wurde am 15. 8. 1909 geboren. Das Kind war das kräftigste und stärkste Kind des Ortes und nie krank. Es wurde am 11. 5. 1910 geimpft. Am Tag darauf fiel der Tante auf, dass das linke Auge ganz eingefallen war; sie machte die Mutter darauf aufmerksam. Das Kind wurde von Tag zu Tag unruhiger, besonders nachts. Bei der Nachschau am 18. 5. bat die Mutter den Bezirksarzt Dr. Baumgart, er möge das Kind in der Wohnung ansehen, es sei krank. Er erklärte es für Brechdurchfall, obgleich die Mutter ihm sagte, dass Brechdurchfall in der Regel anders sei und nicht so gering. Er sagte dann, die Eltern sollten sich nur nicht erschrecken, wenn nach der verschriebenen Arznei der Kot völlig schwarz sein würde. Darauf wurde der Hausarzt Dr. Z. geholt, der erklärte, dass das Gift statt nach außen nach innen geschlagen sei. Das Muttermal, das das Kind mit zur Welt gebracht hatte und Himbeerröte besaß, war schon am Tag nach dem Impfen blau, später schwarz; ebenso die Fingernägel, Impfpusteln und später die Arme. Es schlug im Wagen wie wild um sich und rief immer die Mutter. Hände, Füße und Beine waren kalt, während der Rücken glühend heiß war. Am 13. Tag nach der Impfung, am 24. 5. 1910, starb das Kind. (Hoffentlich nicht auch an Diphtherie oder Masern?)

601. (†) Miltenberg. Aus einem Brief an Frau K. vom 31. 8. 1910: „Unser Karlchen wurde am 19. 2. 1895 in Mannheim geboren und zum ersten Mal geimpft, als er fast 1 Jahr alt war. Vorher hatte ihm nie etwas gefehlt. Einige Tage nach dem Impfen bekam er am Arm einen Ausschlag, der sich bis zur Brust ausbreitete und ganz erhöht war. Kaum verschwand dieser Ausschlag, da bekam er Drüsen am Hals und Genick, die er nie ganz verlor. Trotzdem wurde er am 12. 6. 1907 zum 2. Mal geimpft. Es war an einem Mittwoch. Am Sonnabend klagte er schon über furchtbare Kopfschmerzen, die ständig zunahmen, bis Dienstag der Arzt Hirnhautentzündung feststellte. Am Mittwoch, also nach Verlauf von 8 Tagen, bekam er einen schrecklichen, scharlachähnlichen Ausschlag am ganzen Körper, so dass der Arzt selbst sagte, er habe in seiner langjährigen Praxis einen derartigen Ausschlag noch nicht erlebt. Trotz aller Aufopferung starb der Bub in der Nacht von Freitag auf Sonnabend, am 22. 6. 1907.

602. (3 †) Mariazell, O.-A. Oberndorf. Hier war vor einigen Jahren eine Familie, welche in einem Jahr 3 Kinder hat impfen lassen müssen, nämlich ein 12-jähriges Schulkind und 2 kleine. Alle 3 wurden im gleichen Impftermin vom Impfarzt geimpft, und alle 3 sind sofort durch die Impfung erkrankt und gestorben; und das – wie mir mitgeteilt wurde – in einer Woche. Die Mutter ist dadurch fast außer sich gekommen, hat geschimpft über Impfgesetz und Impfarzt und ist dafür nachträglich noch bestraft worden. (Ja, sie kennt die Wohltaten eines fürsorglichen Staates mit seiner Mediziner-Kirche noch gar nicht. Mund halten und Steuern zahlen, das sind die ersten Pflichten des Staatsbürgers. Die Mütter haben dann noch, wenn möglich, recht viele Kinder in die Welt zu setzen, damit der Staat ohne jede Verantwortung darüber frei verfügen kann und die heilige Staatsmedizin die nötigen Versuchskaninchen bekommt. Eine Mutter darf sich nur nicht einbilden, dass die Kinder ihr Eigentum sind. Bis der Staat diese Gewalttat vergisst und menschlich denken lernt, vergehen noch einige Jahrhunderte. So lange das System Kirchner nicht mit Gewalt und Volkswillen beseitigt ist, wird die Menschheit noch manches Verbrechen erleben, im Namen der Wissenschaft. Arme Mutter!) Sie wohnt zurzeit in Schramberg und heißt Witwe Franziska Braun.

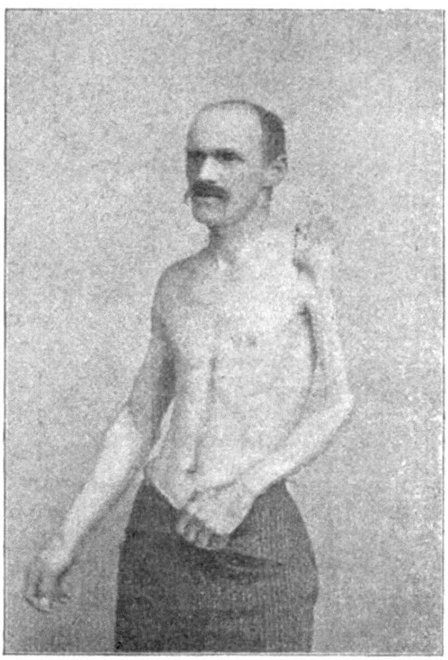

Bild zu Fall 603.

603. Waldsassen in Oberfranken. Schneider Friedrich Bernreuther, 34 Jahre alt, bekam als gesundes Kind 7 Impfschnitte. Mit der Lymphe seines linken Armes wurden die Kinder aus 15 Ortschaften geimpft. Ein preußischer Militärarzt soll geäußert haben, der Impfarzt habe die Muskeln zu tief verletzt.

604. (†) Ostringen in Baden. Frau Hermine Fr. schrieb am 12. 10. 1911: „Unsere Kleine, ein kräftiges, gesundes Kind, wurde geimpft als sie 1 Jahr 4 Monate alt war. Von dem Tag an konnte sie nichts mehr essen, trinken und auch nicht schlafen; sie wurde von Tag zu Tag magerer und so hinfällig, dass sie kaum noch laufen konnte. Drei Pocken waren angegangen, aber so furchtbar dick und groß! Nach 3 Wochen legte sich das Kind. Der Arzt konnte erst nichts feststellen, erst nach 3 Tagen meinte er, es sei leichte Lungenentzündung. Das Kind hatte aber weder Husten noch Schnupfen, was doch sonst bei Lungenentzündung meistens der Fall ist. Das Fieber war anfangs 38-39°, nach 8 Tagen stieg es bis 41°. 8 Tage lang hat es in so hohem Fieber gelegen, ohne dass etwas dagegen geholfen hätte. An dem Tag, als das hohe Fieber einsetzte, bekam das Kind eine dicke Geschwulst an einem Füßchen, erst rot, dann blau. 8 Tage darauf starb das Kind, 5 Wochen nach dem Impfen. Der Arzt hat sich das Kind gar nicht mehr angesehen, sich auch weiterhin nicht geäußert, woran es eigentlich gestorben. Meine Behauptung, das Kind sei vergiftet, wies er entschieden zurück. (Das ist doch selbstverständlich!) Das Körperchen war nach dem Tode ganz blau geworden."

605. Zwickau i. S. Otto Viktor Helzele, geboren am 3. Januar 1906, wurde im Mai 1906 in vierzehntägigen Zwischenräumen dreimal ohne Erfolg geimpft. Nach der dritten Impfung kränkelte das Kind andauernd, hatte stets Husten, Drüsenanschwellung und krankhaftes Aussehen. Im Mai 1911 traten Fieber, Durchfall usw. hinzu, und am 5. Mai kam am ganzen Körper ein pockenartiger Ausschlag zum Vorschein, danach schwärzliche, beulenartige Stellen mit eitrigem, stinkigem Inhalt, teilweise bis zu Hühnereigröße, auch in Nase, Ohren, Augen, Mund und Rachen. Der Arzt erklärte, eine solche Form von Pocken noch nicht gesehen zu haben.

606. Regensburg. Das gut und kräftig entwickelte Kind der Eheleute H., das am 12. 6. 1908 geboren und im Dezember 1909 zum dritten Mal geimpft wurde, bekam nach dem Impfen heftiges Fieber, hatte üblen Mundgeruch und scharlachrote Körperfarbe. Der Arzt erklärte es als Impfschaden.

607. Ragewitz, Post Leerhausen bei Riesa. Frau F. L. schrieb am 25. 10. 1910: „aus eigener Überzeugung und nachweislichem Schaden an gesunden Kindern durch das Impfen."

608. Straßburg im Elsass Aus *„Die Folgen der Impfung in Volk und Armee"*, von Oberst Spohr aus Gießen: „Während ich Regimentskommandeur in Straßburg war, von 1878 bis 1880, sind von den gesund eingestellten, frisch geimpften Rekruten 12-18% meist an Ausschlagskrankheiten und Augenleiden erkrankt; davon kamen einzelne ins Lazarett. Wer als Soldat nicht geheilt werden konnte, wurde entlassen; es sollen laut Militärwochenblatt von 1889-1890 in einem Jahre 8033 Mann – ohne das bayrische Kontingent – als ‚anderweitig' Entlassene aufgeführt sein!"

609. Steele (Ruhr). Oberlehrer Gustav W. und Frau, beide gesund, ließen ihr am 25. 4. 1898 geborenes und bis zur Impfung gesundes Kind am 20. 5. 1910 impfen.

Die Impfung erfolgte von Dr. K. und war ohne Erfolg. Der Arzt hielt die Ende Juni auftretende Blässe, Appetitlosigkeit und den Ausschlag für eine Folge der Impfung. Die Geschwüre waren Ende November noch nicht verschwunden.

610. Springe a. D. Kreisarzt Dr. B. schrieb am 16. 6. 1911: „Die Impfung ist ein auslösender Faktor, sie bringt den bereitliegenden, aber noch nicht rollenden Stein ins Rollen. Ich sah noch vor kurzem ein Kind nach der Impfung an Gehirntuberkulose erkranken – seine Mutter war an der Schwindsucht gestorben, wie mir hinterher bekannt wurde. Das Kind war sehr wahrscheinlich mit dem Tuberkuloseherd behaftet und der Impfreiz brachte die schlummernde Infektion zum Ausbruch, den Stein ins Rollen. Dem Kind sah man vorher nichts an, es schien gesund. Unsere Untersuchungsmethoden sind eben noch nicht fein genug, um solche Anlagen zu erkennen. Das wäre aber ungeheuer wichtig. (Und trotzdem ungesetzlicher Zwang!!) Selbstredend dürfte ein Kind mit solcher Disposition nie geimpft werden.“ (– Wenn's die hochwohl-löbliche Polizei erlaubte!)

611. Soden im Taunus. Heinrich R. schrieb am 24. 3. 1911: „Unser erstes Kind hatte vor dem Impfen eine gesunde Gesichtsfarbe und guten Appetit. Einige Tage nach dem Impfen wurde es blass und die gute Esslust war dahin. Voriges Jahr ging ich mit ihm zum Arzt, der sagte: ‚Das Kind ist sehr blutarm.' Später bekam es den Keuchhusten, 5 Monate lang; wie der Husten vorbei war, wurde es auch noch nicht anders. Erst die Kefir-Kur brachte eine Änderung hervor.“

612. Schiwelbein in Pommern. Sanitätsrat Dr. Mann impfte am 16. 7. 1911 den am 7. 8. 1910 geborenen Sohn des Hausdieners Müller. Am 10. Tag stellte Dr. Heincke Rotlauf fest. Der Vater fuhr mit dem Kind auf Anraten des Arztes ins Bad Kolberg. Der behandelnde Arzt Sanitätsrat Dr. Bodenstein äußerte, die Krankheit käme vom Impfen. 15 Mal schnitt er den Arm, und als er verheilt war, stellte sich eine Drüsen-Vereiterung ein. Diese Drüsen wurden von Dr. Lucke in Kolberg geschnitten. Die Drüsen sind noch heute, am 10. 9. 1911, geschwollen. Dr. Bodenstein sagte, Müller solle den Kreisarzt anklagen und Entschädigung verlangen.

613. Schweinfurt. Z. und Frau sind beide gesund; ebenso das Kind.

a) **(†)** Der Hausarzt Dr. G., ein bekannter tüchtiger Arzt und ein in der Impfsache nicht engherziger Mediziner, impfte das Kind. Gleich nach der ersten Woche stellte sich Fieber und Appetitlosigkeit ein, außerdem bekam das Kind pockenartige Pusteln am ganzen Körper. Nach der Impfung schlief das Kind fast keine Nacht mehr und schrie oft unaufhörlich. Das Kind starb auffällig rasch am 24. 12. an einer Gehirnlähmung und war nach dem Tode am ganzen Körper mit blauen und blauroten Flecken und grüngelben Pocken bedeckt, die selbst dem Leichenbeschauer auffielen.

b) Z. hat noch 2 Jungen, die er leider auch impfen lassen musste. Auch sie, bis zur Impfung völlig gesund, bekamen nach der Impfung und noch bis heute von Zeit zu Zeit die eigenartigen Pocken, die den Kindern manche schlaflosen Nächte bringen, obwohl beide ihre Zähne haben, der eine 2 und der andere über 3 ½ Jahre alt ist. Der Ältere bekommt mit diesem Ausschlag stets einen trockenen, sehr quälenden Husten.

Der Vater bemerkt ausdrücklich dabei, dass seine Kinder in jeder Beziehung genau überwacht werden und dass es ihm deshalb unzweifelhaft klar sei, dass jener Ausschlag nur vom Impfen stammt.

614. (†) Werden. Hier wurde ein Kind am 12. 5. 1909 geimpft. Es brach eine Krankheit aus, ähnlich wie Masern. Darauf war der ganze Körper voller Blutflecken, die ziemlich groß waren; dann wurde der ganze Körper schwarz. Das Ende vom Lied war eine Gehirnhautentzündung, die am 8. 6. 1909 den Tod herbeiführte. Der Arzt nannte es eine Blutkrankheit. Es waren die sogenannten blutigen (schwarze hämorrhagische) Pocken.

615. (†) Werningerode. Fräulein Frieda D. schrieb am 9. 12. 1910: „Ich möchte Ihnen folgenden Fall von Impfschaden mitteilen, den eine Frau H. hierselbst am eigenen Kind erlebt hat. Bis zum Tag der Impfung, sagte sie, hatte sie ein gesundes und blühendes Söhnchen, dann aber kränkelte es fortwährend, bis schließlich der ganze Körper skrofulös wurde, sodass es wiederholt nach Halle in die Klinik geschafft werden musste. Zwölf Jahre haben die Eltern es gehegt und gepflegt, bis es dann endlich durch den Tod von seinen Qualen erlöst wurde."

616. Wiesbaden. Der Kreisassistenzarzt Dr. Pilf veröffentlichte vor einiger Zeit in der *Zeitschrift für Medizinalbeamte*, dass die Mutter eines Erstimpflings „an Mund, Nase und Genitalien eine große Anzahl von stark entwickelten Impfpusteln bekommen habe, die ganz den Pusteln eines Erstimpflings entsprachen". Außerdem hatten sich noch viele kleine Pusteln, Knötchen und Bläschen im Gesicht, an Oberschenkeln und Oberarmen entwickelt. Das Allgemeinbefinden der Frau war schlecht: hohes Fieber, gänzliche Appetitlosigkeit, Durchfälle, Rücken- und Gliederschmerzen, Sprechen und Nahrungsaufnahme wegen der geschwollenen Lippen erschwert. „Dass die Ansteckung durch das Kind erfolgt ist, erscheint außer Zweifel; jede andere Gelegenheit, nach der ich forschte, war ausgeschlossen", so äußerte sich Dr. Pilf.

617. Wiesbaden. Frau Charlotte H. schrieb am 20. 11. 1910: „Ich habe Ihren Aufruf gleich an die Eltern eines Schulkameraden meines Jungen geschickt, deren Töchterchen nach dem zweiten Impfen dieses Jahr einen ganz abscheulichen Ausschlag im Gesicht bekam. Der Arzt selbst hat es auf das Impfen geschoben."

618. Wiesbaden. Frau Elise Sch. schrieb am 30. 1. 1910: „Ich habe meine kleine Tochter nicht impfen lassen, da uns 2 Kinder nach der Impfung erkrankt sind. Bis zum Impfen waren sie kerngesund. Nach dem Impfen bekam eins Krämpfe, von denen es zwei Jahre lang befallen wurde; das zweite bekam es nach dem Impfen an der Lunge."

619. (†) Wiesbaden. Richard N. schrieb am 5. 2. 1911: „Bei einem unserer Kinder mussten wir die Wahrnehmung machen, dass es nach der Impfung ständig krank war und uns starb."

620. (†) Wiesbaden. H. Scheurer, Waterloo-Straße 3, schrieb am 29. 10. 1911:

a) „Es kann und dürfte Ihnen vielleicht der einzige in Deutschland vorgekommene Fall bekannt sein, dass eines meiner Kinder nach der Impfung plötzlich an Pocken erkrankte und starb.

b) Meine ganze Familie erkrankte ebenfalls. Ich hatte dadurch Unkosten in Höhe von etwa 3000 Mark. Später erfuhr ich, das; mein Kind in allen medizinischen Fachblättern abgebildet war und auf meinen Fall hin eine Änderung des Impfgesetzes vorgenommen worden ist. (?) Mir wurde dies alles erst nach zwei Jahren, also jetzt, bekannt, da mir die ursprüngliche Krankheit meines Kindes verheimlicht wurde. Ich selbst habe als Impfgegner wegen Verweigerung des Impfens mehrere Strafen bezahlen müssen, sogar Gerichtsverhandlungen deshalb gehabt." (Sollte mir einer der Leser diesen Fall in einer der medizinischen Zeitschriften nachweisen können, so bitte ich um Mitteilung. Bis jetzt war mein Nachforschen ohne Erfolg.)

621. Wildenfels. „Wenn ich nicht Beamter wäre, würde ich überhaupt nicht impfen lassen, da bei meinen beiden anderen Töchtern sich noch jetzt die schädlichen Folgen der Impfung zeigen. Mir tut es im Innersten der Seele weh, dass ich nun auch mein drittes, munteres, herziges, gesundes Töchterchen zur schrecklichen Schlachtbank der vielgepriesenen Impfung bringen soll."

622. Würzburg. Der Sohn des Lehrers Wendelin E. in E. wurde im 11. Jahr geimpft, und zwar, weil ihm der Bezirksarzt kein Zeugnis für die höhere Schule ausstellen wollte. Er wurde daraufhin sehr krank und bekam einen gefährlichen Abszess.

623. Mainz. Frau Fr. Z. schrieb am 30. 12. 1910: „Eins meiner Kinder bekam nach der Impfung einen Ausschlag, der erst nach 1 ½ Jahren heilte."

624. Maulbronn. Frau M. M. schrieb am 1. 2. 1911: „Sechs tiefe Schnitte waren es, die meine jüngste Schwester aufs Krankenlager warfen, trotzdem sie vor dem Impfen ein gesundes, kräftiges Kind war. Wir entstammen einer sehr gesunden Familie. Der damalige Impfarzt gab selbst zu, dass er zu stark geimpft habe und konnte uns nur damit vertrösten, dass sich bis zum 21. Jahr alles wieder verwachsen und bessern werde. Welch ein Trost für die Eltern! – Als sie im 12. Jahr in der Schule geimpft werden sollte, zeigte der Impfarzt nur den stark vernarbten Arm den anderen Ärzten – ohne zu impfen! Sie hatte beim ersten Mal als ¾-jähriges Kind genug bekommen. Es sind mir auch Fälle bekannt, dass Kinder nach dem Impfen wegen bösartiger Ausschläge in ärztliche Behandlung genommen werden mussten."

625. (†) Minden. „Ich, Ehefrau Elisabeth Kaufhold, bescheinige hiermit, dass meine Tochter Katharina, geboren am 7. 12. 1897, bis zur Impfung gesund war, sodass es den Eltern und auch anderen Leuten stets zur Freude diente. Meine Tochter wurde mit ½ Jahr geimpft. Vier Jahre später fing das Kind über den Arm, auf dem es geimpft wurde, heftig an zu jammern und zu klagen, sodass es die ganzen Nachbarsleute hörten. Wir wandten uns an viele Ärzte, um dem Kind bald Hilfe zu bringen, aber keiner hat uns geholfen. Es war zu spät. Die Lymphe war schon durchs ganze Blut gegangen.

Schließlich wandten wir uns an einen Homöopathen in Brackwede. Dieser sagte, als er das Kind sah: ‚Ach das arme Kind, es hat zu viel schlechte Lymphe bekommen. Es kann mal wieder besser werden, aber das dauert lange.' Zu einem seiner Patienten hat er sogar gesagt, dass das Kind nur vom Impfen so ein Krüppel geworden sei. Dieser Mann kann heute noch Zeuge sein. Auch die anderen Herren Doktoren mögen es wohl gewusst haben, aber sie haben es verschwiegen.

Es ist ja auch Geschäft. Mein armes Kind musste noch 4 ½ Jahre diese unmenschlichen Schmerzen ertragen; ich als Mutter habe dieses alles ansehen müssen. Ich habe dem lieben Gott gedankt, als er es zu sich nahm in den Himmel, trotzdem es schwer ist, ein Kind zu verlieren. Aus allen diesen Umständen lasse ich ohne polizeilichen Zwang kein Kind wieder impfen."

626. (†) Minden. Ludwig A., geboren am 26. 3. 1905, bis zur Impfung völlig gesund, wurde am 29.9.1905 in der Wohnung des Dr. Br. geimpft. Etwa 8 Tage nach der Impfung trat Ohrenlaufen ein, dann bekam das Kind einen entsetzlichen Ausschlag. Darauf Entzündung am kleinen Finger der rechten Hand und rechtsseitige Hüftgelenkentzündung. Der Tod, infolge Gehirntuberkulose, machte am 9. 10. 1910 dem jungen Leben ein Ende. Die Eltern sind beide kerngesund.

627. Minden. Karl O. ließ seinen am 28. 12. 1901 geborenen Sohn Bruno am 20. 6. 1902 von Dr. L. impfen. Er schrieb am 2. 9. 1911: „Etwa 14 Tage nach dem Impfen trat bei dem bis dahin gesunden Kinde Hautausschlag auf, der durch ärztliche Behandlung vertrieben wurde. Kurze Zeit nach dieser Behandlung traten Drüsen auf, welche aufbrachen und vom Arzt ausgekratzt wurden. Der später behandelnde Arzt kam nach einiger Zeit nicht wieder; er gab an: ‚Die Sache müsse sich ausrasen.' Die Wunden der eiternden Stellen wurden dann so arg, dass ich einen andern Arzt zu Rat zog, der mir den Vorschlag machte, den Jungen ins Krankenhaus zu geben, wo er ¾ Jahre verblieb. Von dort holten wir ihn mit verwachsenem Fuß und zerschnittenem Kopf zurück. Jetzt, nach 3 Jahren, tritt die alte Geschichte wieder auf; es bilden sich Eiterbeulen und somit ist der Junge wieder in Behandlung. Die Ärzte arbeiten mit Schneiden und Brennen, an eine Heilung glaube ich nicht mehr.“

628. Minden.

a) Wilhelm Pape, Simonstraße 10, Sohn des Schneiders Heinrich Pape, in Osnabrück am 6. 8. 1902 geboren und dort im Alter von 8 Monaten von Dr. Bitter geimpft, war bis zur Impfung kräftig und gesund, stand schon mit 6 Monaten allein und lief an Stühlen und Wänden entlang. Nach der Impfung blieb die Entwicklung zurück, er verlernte das Laufen, bekam X-Beine und kam erst im 4. Jahr wieder zum Laufen. Die Füße sind noch heute nicht gesund.
Dazu schrieb der Vater am 28. 8. 1911:

b) **(3 †)** „Ich habe 3 Kinder infolge der Impfung durch den Tod verloren. Sie waren bis zur Impfung gesund, kränkelten nach der Impfung, litten an allerlei Gebrechen, wurden nicht wieder besser und starben im Alter von 1 Jahr 7 Monaten, 1 Jahr 8 Monaten und 1 Jahr 5 Monaten.

c) Zwei dagegen nicht geimpften Kindern von 4 und 2 Jahren fehlt nichts. Beide sind gesund und munter. Ich werde sie auf keinen Fall impfen lassen.“

629. Minden. Frau Münstermann schrieb am 3. 11. 1911: „Ich habe einen Fall, wo der ursächliche Zusammenhang mit der Impfung vom Kreisarzt nicht geleugnet werden kann (? Die heilige Staats- und Impfmord-Medizin kann alles!) Da die Impfpusteln 2 Jahre lang eiterten, talergroß waren und sich von der Impfstelle aus eine Schuppenflechte über den ganzen Körper zog. Es betrifft ein sonst sehr hübsches Mädchen, dessen Gesicht von diesem Schaden frei blieb. Der Fall wird jetzt dem Regierungs-Präsidenten weitergemeldet.“

630. Minden. Johanna B. wurde am 19. 4. 1894 geboren; zum ersten Mal am 25. 5. 1895 von Dr. Schl, privat geimpft, zeigte sich Skrofulose. Sie wurde am 31. 5. 1907 vom Kreisarzt Dr. S. wiedergeimpft. Das Kind hatte schlimme Augen; der Augenarzt Dr. Gl. erklärte das Leiden für Skrofulose. Wegen dieses Augenleidens unterblieb 1906 auf Anraten der Lehrerin die Impfung. (Bravo! Dass solche Leute immer noch vernünftiger und menschlicher denken als diese Staatsmediziner!) Obgleich das Kind 1907 den Kreisarzt auf seine Augen aufmerksam machte und das Leiden noch in vollem Umfang bestand, impfte der Kreisarzt doch. Die Impfstellen blieben wund, wurden immer größer und verbreiteten sich nach und nach flechtenartig über den ganzen Körper und sind bis heute, am 20. 12. 1911, trotz aller angewendeten ärztlichen Mittel nicht zu heilen, obgleich der Arzt meinte, das würde sich geben. (Eine Ideal- Wissenschaft!)

631. Minden. Martha, die Tochter des Polizei-Sergeanten H., am 21. 9. 1897 in Longeville bei Metz geboren, wurde, nachdem sie zweimal „ohne Erfolg" privat vom Hausarzt geimpft worden war, im Monat Mai 1911 zum dritten Mal in der Mittelschule vom Kreisarzt Dr. S. geimpft, obgleich Skrofulose bestand. 14 Tage später stellten sich allgemeine Schwäche und Müdigkeit ein, auf dem Rücken bildeten sich große Wunden. Der Arzt nannte es Karbunkelgeschwüre.

632. Minden. Margarete K., geboren am 30. 9. 1893, wurde im 6. Monat vom Dr. S. geimpft. Das Kind hatte am Hinterkopf einen Blutschwamm. Der Arzt impfte darauf, damit er vergehen sollte! (In manchen Hirnen der Staatsmedizin sieht's doch recht sonderbar wissenschaftlich aus!) Das Kind blieb in der Entwicklung zurück und verblödete vollständig.

633. Minden. Schlachtermeister Schl, gibt am 30. 8. 1911 an: „Mein vollkommen gesunder Sohn Heinrich, am 10. 2. 1904 geboren, wurde im Juli 1905 in Sarstedt von Dr. K. geimpft. Sofort danach trat große Schwäche ein, es bildeten sich Geschwüre am linken Arm und rechten Bein. Dieselben mussten öfters vom Arzt geschnitten werden. Volle 4 Jahre haben wir verschiedene Ärzte gehabt. Der Arm ist krumm geblieben; mit 5 ½ Jahren hat unser Sohn das Laufen gelernt, aber nur mit Schienen."

634. Porta, den 1. 9. 1911: „Ich der Schneidermeister Fr. Witthaus bescheinige hiermit, dass, soweit mir von anderer Seite nicht das Gegenteil bewiesen ist, mein Kind Charlotte Witthaus, geboren am 18. 7. 1904, ihre Krankheit, woran sie einige Jahre gelitten hat, nur von der Impfung bekommen hat. Fast ein ganzes Jahr hat sie kein Tageslicht sehen können und hatte außerdem am ganzen Körper Ausschlag, wovon heute noch die Narben zu sehen sind. Ohne die furchtbaren Qualen und Schmerzen, die mein Kind gelitten hat, ist mir auch ein enormer Kostenaufwand für Ärzte entstanden. Ich und meine Frau haben monatelang keinen ruhigen Schlaf bekommen, weil das Kind vor Schmerzen und Pein nicht schlafen konnte. Ich lasse kein Kind mehr impfen."

635. Nürnberg. Der *Nürnberger Generalanzeiger* bringt aus der Sitzung des Stadtmagistrats vom 17. 10. 1911 Nachfolgendes: „*Entschädigungsforderung.* Ein Flaschnermeister, dessen zwei Kinder nach der Impfung erkrankt sind, fordert Ersatz der Arzt- und Pflegekosten von der Stadt. Nach einem Gutachten des Bezirksarztes ist das Lymphekzem auf eigenes Verschulden des Kindes, bzw. seiner Angehörigen zurückzuführen. (Dummheit! Die Wunden macht doch wohl der Arzt?! Und das Impfgift strich er doch auch hinein?!) Die Erkrankung des zweiten Kindes kann auf kontagiösem Wege erfolgt sein. Jedenfalls liegt kein

Verschulden des Impfarztes vor. (Nein, natürlich nicht! Auch keines der Staats- und Zwangs-Behörde!) Dem Vater wurde das Gutachten vorgelegt. Er schränkt seine Forderung jetzt auf Ersatz der Arztkosten, 19 Mark, ein. Aus prinzipiellen Gründen wird das Gesuch abgelehnt."

636. Neiße (Schlesien). Aus Bilfingers *Eine ernste Volksgefahr*: „Oberbahnassistent I. I. bat mich dieses Frühjahr, 1909, um ein Sachverständigen-Gutachten, damit er den Reichs-Fiskus wegen Erblindung seiner Tochter infolge der Impfung haftbar machen könne. Er schreibt am 4. 5. 1909: ‚Meine Tochter Margarethe, jetzt 15 Jahre alt, wurde am 19. 9. 1906 zum zweiten Mal geimpft und erkrankte kurz darauf, also schon die ersten Tage im Oktober, an Pemphigus. Das Kind war bis dahin immer gesund und hatte nur im Jahre 1900 die Masern und im Sommer 1906 eine geringfügige Bindehautentzündung durchgemacht. Außerdem hatte es im Frühjahr 1906 einen leichten Ausschlag auf dem Oberarm, welcher aber in kürzester Zeit wieder verschwunden war. Der Arzt, welcher die Impfung vorgenommen hatte, erklärte das Kind für völlig gesund. Ich habe, als die Erkrankung ernster wurde, sofort erstklassige Ärzte hinzugezogen, jedoch wollten dieselben anfangs die Impfung als Ursache nicht anerkennen. Später gaben sie dieselbe teilweise zu. Trotz aller Behandlung ist nicht verhindert worden, dass auch die Augen mit ergriffen wurden und dass die Pemphigus-Blasen die Hornhaut vernarbt haben. Die Pupille ist dadurch geschrumpft und meine Tochter ist aus diesem Grunde nun schon fast 2 Jahre blind. An Auslagen rund 2000 Mk. verbraucht.' Prof. Dr. S., aus Neiße, untersuchte zweimal das Blut aus einem Finger. Das Blut war wässrig und nicht gerinnfähig, bildete keine Kruste, sondern einen gelblich wässrigen Tropfen. Auf den Impfstellen vom 19. 9. 1906 hatten sich noch Krusten gebildet.

Prof. Dr. Deutschmann, Hamburg, Alsterkamp 19, äußerte: ‚Wenngleich noch 5 dortige Kinder mit derselben Lymphe geimpft wurden und davon nicht krank geworden sind, so ist damit noch lange nicht bewiesen, dass die Krankheit Ihrer Tochter nicht eine Folge dieser Impfung ist, denn in einem Körper wirkt der von außen zugeführte Giftstoff ganz anders, als in einem anderen'!"

637. Neustadt in Holstein. Auf einer anderen Seite schreibt Sanitätsrat Bilfinger: „Gestern erhielt ich einen Brief von einem Maschinen-Fabrikanten. Derselbe schreibt: ‚Mein Junge, welcher am 27. 9. 1908 geboren ist, war bis zur Impfung keine Minute krank. Ich musste denselben nun Ende Mai dieses Jahres impfen lassen und bin seitdem vom Arzt nicht wieder fortgekommen. Ich muss bemerken, dass die Pocken bei meinem Sohn sehr schlimm wurden, sodass die letzte Narbe erst nach genau 7 Wochen abfiel. Schon in der 6. Woche zeigte sich hinter dem rechten Ohr eine Drüse, bald darauf ebenfalls hinter dem linken Ohr, und jetzt, wo diese beiden Drüsen, welche geschnitten wurden, fast verheilt sind, zeigt sich hinter dem linken Ohr die zweite Drüse. Meine Frau und ich sind völlig gesund, auch ist in unserer Familie niemand mit Drüsen behaftet.'"

638. Oehringen. Frau M. K. schrieb 1879 an Sanitätsrat Dr. Bilfinger nach Schwäbisch-Hall: „Nachdem Lydia, wie Sie wissen, vor 4 Wochen geimpft worden ist, habe ich (…) dass ich dies alles ob dieser Dummheit von Impferei ausstehen musste. Auf die mir von Ihnen angegebenen Mittel wurde das Fieber besser, aber die Arme eiterten schrecklich. Nun sind sie besser, dafür bekam das Kind aber einen ekelhaften Ausschlag um den Mund. Nun aber die Hauptsache: Lydia hat unter dem Kinn und auf der Seite am Hals tüchtige Drüsenanschwellungen, die täglich mehr schmerzen (…) Lydia hat die Kleine gewiss einmal geküsst, und hat nun diese auch seit 8 Tagen denselben ekelhaften Ausschlag; meist sind es kleine, spitze Punkte, die eitern und sich vergrößern und wüste Borken geben."

639. München. Friedrich Steiger, Dürenbräustraße 1/II. geboren am 2. 1. 1907, war bis zur Impfung im August 1909 in der öffentlichen Impfanstalt munter und gesund. 3 Tage nach der Impfung schwoll der rechte Arm stark an. Einige Tage später war nicht nur der rechte Oberarm eine große Eiterwunde, auch im Nacken, an Mund und Nase zeigten sich abscheuliche Eiterbeulen. Eines Morgens sah das Kind aus, als sei es in Blut gebadet, so dass der Arzt meinte: „Wie kann ein Kind nur so zugerichtet werden." Nach Anlegung von Umschlägen mit Essigsaurer Tonerde und nach 3-monatiger schwerer Kur war es möglich, das Kind am Leben zu halten. Noch heute ist der Arm gerötet und soll nach Aussage des Arztes überhaupt nicht wieder weiß werden. Das Kind gebärdete sich in seiner Krankheit oft wie tollwütig und stand entsetzliche Schmerzen aus. Durch die großen Schmerzen, die das Kind auszustehen hatte, wurden seine Nerven derart in Mitleidenschaft gezogen, dass dasselbe heute noch nervenkrank ist. Außer den vielen Sorgen und schlaflosen Nächten kostete mich die Kur mindestens 100 Mark. Meine anderen Kinder waren alle nach dem Impfen krank.

640. München. Margarete Schmid, Maistraße 14/IV., hatte als kleines Kind nach der Impfung Abszess unter dem Arm, bekam gleich nach der zweiten Impfung Diphtherie und Halsentzündung und kam etwa 6 Wochen später 14 Wochen ins Krankenhaus. Der Magistrat bezahlte die Kosten (alle Achtung!), weil der Impfung die Schuld gegeben wurde.

641. München. Das 1 Jahr alte, noch sehr schwache Töchterchen des Lehrers Karl R. wurde vom Medizinal-Rat Stumpf in der Schule an der Kirchenstraße in Heidhausen bei der Massenimpfung geimpft und zwar so tief, dass ein anderer Arzt sagte: „Ein Kind ist doch kein Vieh!" Nach ungefähr 12 Tagen war plötzlich eine verhältnismäßig sehr große Drüsengeschwulst unter der Achselhöhle sichtbar.

Ein von der Zentralimpfanstalt abgeordneter Arzt bezeichnet das Kind nachträglich als hochgradig rachitisch. Das Kind wurde dann einem Kinderarzt übergeben, der die Folgen der Impfung als sehr ernst bezeichnete. Die Drüsengeschwulst dauert, trotz Überlegen von Bor-Wasser über die Pusteln, noch an; eine starke Rötung, Entzündung unterhalb der Impfstelle, hat sich, in Verbindung mit Fieber eingestellt.

642. München. Franz Maier, Werkmeister, Leonrodstraße 91/III. schrieb am 11. 3. 1910 an Prof. Dr. Molenaar: „Ich bin bereit, auf Wunsch, meine nunmehr 8-jährige Tochter Katharina behufs Feststellung der Tatsache vorzustellen. Der Schein des Arztes lautet:

„Walter List, prakt. Arzt. (Königlich-Bayerischer Oberstabsarzt d. L. a. D.). München, Klenze-Straße 73/II. System Naturheilmethode. 15. 3. 1904.
3jähr. Maier. – Skrofulose: seit Impfen!
Heiße Bäder und Umschläge. – Sonnenbäder.“

643. München.

a.) Frau Belz vom vegetarischen Speisehaus *Ceres* wurde vor etwa 30 Jahren geimpft. Die Folge dieser „Wohltat“ war ein schrecklicher Ausschlag über den ganzen Körper, der 17 Jahre dauerte. Das Gesicht war eine einzige Kruste. Eltern und Geschwister sind ganz gesund.

b) **(†)** Das Kind einer Base starb 3 Tage nach der Impfung, Dr. Neustadt sagte: „Das kommt schon vor. Das Kind hat eben zu viel Impfstoff bekommen.“

644. München. Der Zentral-Impfarzt (!!) beantragte Entschädigung eines impfgeschädigten Bahnbeamten.

645. München. Als in Wien, über 300 Kilometer von Salzburg, einige Pockenfälle vorkamen – die meisten der von den Pocken Befallenen waren geimpft – hatte man in München eine solche Angst vor den Wiener Pocken, dass alle von München bis Salzburg fahrenden bayerischen Bahnbediensteten geimpft werden mussten, während die von Wien nach Bayern fahrenden Österreicher unbehelligt blieben. Nachstehend einige Segnungen dieser aus Angst befohlenen Schutzimpfung:

a) Zugführer Hirner; schwere Blutvergiftung, jahrelange sehr schmerzhafte Erkrankung, Abszesse auf der Brust und im Nacken, viele Schnitte am Hals; Folgen noch jetzt sichtbar. Vor der Impfung kerngesund.

b) Postoberschaffner Kolb; sehr böser Arm, an dem er monatelang laborierte.

c) Wagenführer Steinmeier, Oberarm vereitert und hoch geschwollen; früher kerngesund, seit der Impfung nervös und schwach. Knopf am Ellbogengelenk; Narben von Abszessen im Genick. Wegen Arbeitsunfähigkeit pensioniert.

d) **(†)** Schaffner Schwarz, ein sehr kräftiger Mann, bekam einige Tage nach der Impfung furchtbare Schmerzen; der Oberarm war bis auf den Knochen zerfressen. Abmagerung und Ohrenleiden; nach unsäglichem Leiden Tod an Herzschlag.

e) Eisenbahnschaffner Eisenweich in Passau. Unwohlsein bei der Impfung infolge tiefer Schnitte, unmittelbar darauf Ohnmacht; 25-tägige Dienstunfähigkeit, stark entzündeter Arm und Drüsenschwellung, große Schmerzen, Folgen noch wahrnehmbar; zuweilen Kongestionen zum Kopf.

f) Zugführer Kiesel, 18 Jahre lang nie krank gewesen, Nach der Impfung schwere Erkrankung – Blutvergiftung – Eiterung im Gesicht, am Hals, an den Armen und Beinen und am Oberkörper; mit knapper Not dem Tod durch anstrengende, monatelang andauernde Pflege entronnen.

g) Zugführer Herhager, 3-4 Wochen sehr schlimmer Arm. Etwa 1 Jahr lang erschienen immer wieder Eiterbläschen, bis er an einer anderen Krankheit starb.

Alle diese vorgenannten Erkrankten und Gestorbenen wurden vom Königlichen Zentralimpfarzt Medizinal-Rat Dr. Stumpf geimpft und zwar in einer so rohen Weise, dass er unter den Geimpften den Namen „Metzger" bekommen haben soll. Einige seiner Opfer sagten, er habe nicht geimpft, sondern mit der Lanzette „gebohrt" oder „gehauen"; auch wurden statt der vom Bundesrat als ausreichend bezeichneten 4 seichten Schnitte 6 tiefe Wunden gemacht. Es wurden noch weitere Opfer dieses Impfarztes unter den Bahnbediensteten genannt, doch fehlen vorerst noch zuverlässige Angaben.

h) **(†)** Zugführer Fischer wurde vom Bezirksarzt in Rosenheim geimpft. Die Schnitte waren ebenfalls sehr tief, der Arm hoch angeschwollen mit bösartiger, schmerzhafter Entzündung, sodass der zugezogene Privatarzt sagte: So etwas habe er noch nie gesehen. Anscheinend Besserung; Allgemeinbefinden nie mehr befriedigend; dann 1 Monat Dienst, darauf wieder schwere Erkrankung und Tod an Herzlähmung.

i) Bahnarbeiter Oberndorfer wurde vom Bezirksarzt in Laufen geimpft, und zwar so tief, dass das Blut nur so herunterrann. Einige Zeit danach Abszesse auf der rechten Schulter, die auch auf die linke Körperhälfte übergingen. 2 Jahre krank, Schulter und Arm geschwächt und voller Narben.

646. München. Das Töchterchen des Lackierers Gerold wurde geimpft, obwohl es im Jahr vorher die Schafblattern hatte. Es bekam Ausschlag um die Lippen (Pusteln) und war mehrere Monate lang krank.

647. München. Das Kind des Schuhmachers Rauch bekam nach der Impfung hässlichen Ausschlag am ganzen Körper und war zwei Monate lang krank.

648. (†) München. Das Kind des Kaufmanns Holzapfel war bis zur Impfung gesund und frisch. Einige Tage nach der Impfung gestorben.

549. München.

a) Das Kind des Tagelöhners Sellmeier in Planegg wurde trotz eines Ekzems am Ohr und am Fuß geimpft, bekam große Pusteln an verschiedenen Körperstellen, die sehr schmerzhaft waren.

b) Die Mutter wurde vom Kind angesteckt, bekam 2 große Blattern an der Innenseite der Unterlippe und mitten auf der Zunge, die so anschwoll, dass Erstickungsgefahr bestand und mehrere Tage nur flüssige Nahrung mit großer Mühe aufgenommen werden konnte.

650. München. Um zu zeigen, mit welch sträflicher Leichtsinnigkeit manchmal die Impfung ausgeführt wird, mögen zu den bereits verzeichneten Fällen noch einige hier verzeichnet werden:

a) Ella Zell, deren Vater mit 30 Jahren an Schwindsucht starb und die selbst im Frühjahr noch Blut gespuckt hatte, erhielt wegen Lungenspitzenkatarrhs am 6. 10. 1911. ein Impfbefreiungszeugnis, das jedoch vom Medizinal-Rat Stumpf nicht anerkannt wurde. Sein Assistent machte ihn auf den Katarrh aufmerksam; er aber erklärte das Mädchen für gesund und impfte es am 11. 10. 1911.

b) Kurt Beyrich litt an Hornhaut-Entzündung und erhielt deshalb ein Impfbefreiungszeugnis, wurde aber trotzdem vom Medizinal-Rat Stumpf geimpft. Ein anderer Arzt stellte nach der Impfung fest, dass der Junge außerdem an Drüsen leide. Die Hornhaut-Entzündung verschlimmerte sich.

c) Prebeck war bis zur Erstimpfung gesund, bekam bald darauf Lupus und wurde trotz dieser schrecklichen Krankheit vom Medizinal-Rat Dr. Stumpf auf den lupuskranken Arm wiedergeimpft.

d) **(†)** A., H. und G. K., 3 schwer rachitische Kinder erhielten Impffreischeine, wurden aber trotzdem vom Medizinal-Rat Stumpf für impffähig erklärt. Gegen den Vater soll nun ein Strafverfahren eingeleitet sein, weil er trotzdem seine nicht gesunden Kinder nicht impfen lassen will. Er verlor bereits ein Kind durch die Impfung.

e) **(†)** A. K. war seit der Impfung kränklich, an der rechten Hand Geschwulst, Operation, Finger verkürzt, weitere Geschwülste auf dem Arm, auf der Impfstelle, am Rücken und an der Leiste, beständige Eiterungen; starb nach 16 Monaten furchtbarer Leiden.

651. München. Anton Hirner, Lindwurmstraße 121/I.; am 3. 9. 1907 geimpft. Am 6. 9. fingen die Hände an zu jucken; am 7. 9. starke Schwellung beider Hände. Das verschwand plötzlich. Darauf Schmerz auf der linken, geimpften Brustseite und Anschwellung. Im Oktober 1907 an Dr. Galland, Waltherstraße 10/I., der Jod-Einpinselung, dann Tabletten und endlich Jod als Medizin verschrieb. Nachdem die Schmerzen nachließen, eine Pustel auf der Brust unter dem Hals, nahe des Schlundes. Um die Pustel starke Entzündung. Nachts die Pustel abgerissen; eitrige Vertiefung in Erbsengroße, die sich nach und nach bis zur Markstückgröße entwickelte. Diese fortgesetzt fließende Eiterung dauerte bis Mitte Juni 1908, von Dr. Galland behandelt. Nach Vernarbung der Wunde starke Rachenentzündung, bis Mitte Juli. Deswegen zu Bahnarzt Prof. Dr. Fessler. Noch war die Halsentzündung nicht fort, da entstand ein sackähnliches Geschwür in der Mitte der Brust, mehr links, unter der Brustwarze. Aus 2 kleinen Löchern floss viel Eiter. Vom 13. 9. 1908 an behandelt Dr. Galland diese Sache wieder, der sie der Impfung zuschrieb. Die Heilung der Wunde nahm Monate in Anspruch; auch wurden Saugköpfe verordnet, die so lange, Monate hindurch, Eiter absaugten, bis Blut kam. Kaum war diese Furunkel geheilt, da stellte sich der Schmerz in der linken Brustseite ein. Dr. G. verschrieb dagegen Tabletten. März 1910: abermals starke Rachenentzündung, dabei von 4 Ärzten untersucht; keiner weiß Bescheid. Es waren Dr. Galland; Prof. Dr. Fessler; Dr. Luxenburger, Oberarzt der Poliklinik und Dr. Laubinger, Spezialarzt für Rachenkranke. Seit einer Woche unzählige eitrige Bläschen am Genick, Hinterkopf und Ohren.

652. Starnberg. Sohn des Heinrich M. hatte als Kind leichten Hautausschlag. Der Arzt meinte, das würde durch die Impfung verschwinden; stattdessen bekam er furchtbaren Blatternausschlag, der wochenlang dauerte. Vor der Impfung kräftig, nach derselben schwach. Besonders seit der zweiten Impfung im vorigen Jahr lässt das Befinden zu wünschen übrig. Er hat einen schwer heilenden Abszess am Fuß.

653. Starnberg.

a) Die älteste Tochter des Hr. G., 16 Jahre alt, hat auf beiden Armen große Narben infolge der zusammengeflossenen Impfpusteln. Sie bekam auch Blattern nach der Impfung, deren Narben im Gesicht zu sehen sind. Trotzdem wurde sie ein zweites Mal geimpft.

b) Ihr einige Jahre jüngerer Bruder hatte nach der Impfung einen Blatternausschlag am ganzen Körper, mit Ausnahme des Gesichts.

654. Starnberg. Das Töchterchen des S. bekam nach der Impfung einen Hautausschlag, der auch das Dienstmädchen ansteckte. Der Vater behauptet nicht, dass das von der Impfung herrühre und lässt, als gehorsamer Beamter!, seine zwei anderen Kinder auch impfen.

655. Starnberg. Das Kind des B. wurde von einem völlig skrofulösen Kind geimpft! Nach der Impfung hat die Mutter diesem das Hemdchen aufgehoben und gesehen, dass der Rücken ganz wund war. – Trotzdem hatte die Impfung keine sichtbaren schädlichen Folgen.

656. Starnberg. Mädchen des Hr. Sch. hatte nach der ersten Impfung 11 Jahre lang Ausschlag.

657. Starnberg. Fräulein B. war als Kind nach der Impfung lange Jahre augenleidend.

658. Kochel. Der Sohn des H. R. bekam nach der Impfung einen furchtbar angeschwollenen Arm, der grün und blau aussah. Das Kind war 3 Jahre lang krank.

659. Kochel. Der Sohn des H. S. bekam nach der Impfung einen Abszess an der Impfseite, der dem Kind fast das Leben kostete und den Eltern 140 Mark.

660. Kochel. Bei dem Kind der Frau L. flossen die Impfpusteln zusammen; das Kind war 3 Monate lang krank.

661. Aus *„Wahn oder Wirklichkeit"* von G. A. Schlechtendahl:

„a) „Ein Vater berichtete, die älteste Tochter habe mindestens 40 regelrechte Blutgeschwüre bekommen; der Zustand habe mindestens 1 Jahr gedauert. Vor der Impfung war das Kind ganz gesund.

b) Die zweite Tochter habe er deshalb sehr spät impfen lassen; sie war stets froh und munter. Gleich nach der Impfung stellten sich allerlei Beschwerden ein und heute, nach Jahren, leidet sie noch an einer Mittelohr- und Bindehaut-Entzündung."

662. Aus *„Wahn oder Wirklichkeit"*: „Ein Handlungsgehilfe teilt mit, dass er nach Aussage seiner Eltern als kleines Kind gesund und gerade gewachsen gewesen sei bis zur Impfung. Kurz nach derselben sei er einige Zeit blind geworden und habe bis zum 7. Jahr jedes Jahr eine längere, schwere Krankheit durchgemacht. Er blieb schwächlich und ist heute ein Krüppel."

663. Aus *„Wahn oder Wirklichkeit"*: „Ein Werkmeister sagt, dass sein bis zur Impfung kräftiger Junge 8 Tage nach derselben eingeschlafen und so 3 Tage lang liegen geblieben sei. Nach dem Erwachen sei der ganze Körper zusammengeklappt, wenn man ihn aufheben musste. Die Ärzte standen vor einem Rätsel. Man sprach von Knochenerweichung, Kopfkrankheit, Schlaganfall usw. (Nur nicht von Impfvergiftung!) Jetzt ist der Sohn 22 Jahre alt und ein Krüppel, der sich nicht ernähren kann."

664. Aus *„Wahn oder Wirklichkeit"*:

„a) Eine Dame, gegen ihre Überzeugung gezwungen, ließ ihre Kinder, 3 ½ und 1 ½ Jahre alt, durch den Hausarzt impfen. Trotz größter Sauberkeit (Niedlich! bei der Impfjauche noch Sauberkeit!) bildete sich bei beiden Kindern ein Ausschlag, der sich vom Nacken auf den Hinterkopf fortzog. Monatelang ärztliche Behandlung.

b) Eine 13-jährige und eine ältere Schwester, sowie die Mutter schienen angesteckt und bekamen Geschwüre an der Hand. Die Kinder waren vorher gesund und hatten dergleichen nie gehabt. Nun hat das jüngste Kind öfter Ohrenschmerzen mit Eiterabsonderung."

665. (†) Aus *„Genickstarre, Kinderlähmung und Impfung"* von Sanitätsrat Dr. Bilfinger: „Beim selben Impftermin sei ein ebenfalls vorher gesunder Knabe mitgeimpft worden. Dieser sei dann, wie das Töchterchen des Pfarrers, nach einigen Wochen plötzlich schwerkrank geworden und gestorben. Bei ihm haben sich unter der Haut eigentümlich rote Flecken – Zeichen von Blutvergiftung – gezeigt."

666. (†) Aus der *„Impffrage"* vom Mai 1909: „Der Schlosser Ludwig Carle aus Oberhausen sollte laut Entscheidung des Schöffengerichts Oberhausen 10 Mark Strafe zahlen, wurde aber von der 3. Strafkammer des Landgerichts Duisburg am 26. 4. 1909 freigesprochen, weil er seinem Hausarzt Glauben schenken musste, der das Kind freigeschrieben hatte, zumal ihm früher ein 12-jähriges Mädchen unter denselben Umständen durch Wiederimpfung gestorben sei."

667. Aus dem *„Impfgegner"* 1910, Nr. 1 und 2: „Die Tochter des Theodor Matuscheck in Mylowitz, geboren am 26. 6. 1908, wurde von Dr. Solle 1909 geimpft; 4 Schnitte im linken Oberarm. Bis zur Impfung kerngesund und rosige Gesichtsfarbe. Danach fahle Leichenblässe, fürchterliche Ausschläge am ganzen Körper, die nach einigen Tagen eintrockneten, aber immer wieder von neuem auftraten. Die vorher geübten Gehversuche unterblieben bis zum 13. Monat."

668. (†) Dr. Alexander M. Roß sagte in einer Zuschrift an den *Gesetzgebenden Rat der Provinz Quebec* in Kanada, die dortige Impfgesetzgebung vom Jahr 1886 betreffend: „Ich habe Kinder an fressenden Geschwüren sterben sehen, welche durch die Vakzination erzeugt waren. Zwei Kinder sah ich infolge Vakzination auf Lebzeiten erblinden; bei einem derselben waren die Augen förmlich aus dem Kopf herausgefressen."

669. Prof. Dr. Paul Förster veröffentlichte im *„Impfgegner"*, 1907, Nr. 1 und 2, nachfolgenden Brief: „Meines Bruders einjähriges Söhnchen, einziges Kind, hat wenige Tage nach der Impfung die Sehkraft verloren. Das Kind ist am 19. 9. 1906 von Sanitätsrat Dr. H. in T. in seinem Haus allein geimpft worden. Am 1. 10. mittags bemerkte die Mutter Veränderungen an den Augen: Vergrößerung der Pupillen, gebrochener Blick und ein verändertes Wesen des Kindes. Als das einige Tage so blieb, ging sie zum Impfarzt, der eine Medizin – Rhabarbertinktur – verschrieb. Am 6. 10. fuhren die Eltern mit dem Kind zum Spezialarzt Dr. S. in M. Der und ein Hilfsarzt stellten nach dreistündiger, gemeinsam und getrennt geführter Untersuchung fest, dass der rechte Sehnerv völlig und der linke fast ganz zerstört sei, und dass der linke vielleicht auch absterben werde. Dr. S. erklärte, die Lymphe hätte nicht schuld, es könne etwa Vererbung vorliegen. Als der Vater des

Kindes das entschieden verneinte, sagte er, dass dann die Wissenschaft vor einem Rätsel stehe. Er ordnete Bäder und Schwitzkur an und gab für den Impfarzt im Heimatort der Mutter einen verschlossenen Brief mit. Als Dr. H. den gelesen hatte, erklärte er, dass er die Lymphe aus dem Institut in Halle bezogen hätte. (Na also!)

Vererbung kann nicht vorliegen, weil die Eltern und Großeltern der Mutter und des Vaters und die Geschwister beider gesund sind und stets waren und im Besonderen niemand von den beiderseitigen Angehörigen und den Eltern selbst je eine Brille nötig gehabt hat. Die Geburt, die erste in der jungen Ehe, ist normal verlaufen, ohne Kindbettfieber oder dergleichen. Der Junge ist sehr kräftig entwickelt und hatte bis dahin seine normale Sehkraft. Der Vater des Kindes bewohnt eine gesunde Wohnung. Auch die Pflege des Jungen ist einwandfrei: Bäder, frische Luft, Ernährung ¼ Jahr mit Muttermilch, dann mit abgekochter (o!) Kuhmilch."

670. Dr. Gustav Burchardi veröffentlichte folgenden Impfschaden: „Edmund K., geboren am 15. 3. 1890, wurde 2 Mal geimpft, zum zweiten Mal Mitte Juni 1901. Es trat darauf eine Schwellung des linken Armes ein. Der Impfarzt versichert, dass sie von selbst wieder verschwinden werde und verordnet, den Arm in der Binde zu tragen, weil die Schwellung bis Mitte Juli immer mehr zunimmt. Der Impfling ist genötigt, den Arm steif zu halten, der an der Impfstelle so empfindlich ist, dass der Knabe bei jeder Annäherung fremder Personen in Angst gerät. Die Narben, 3 an der Zahl, sind unregelmäßig und etwa 1 ½ cm breit. Verschiedene Ärzte, die sie beim Baden bemerkt haben, interessieren sich für den Fall und erklären die Wucherungen für falsches – wildes – Fleisch, das weggeschnitten werden müsste; ein Verwandter, ebenfalls ein Arzt, meint, der Impfarzt habe zu tief geschnitten. Es wird indes nichts mit dem Arm vorgenommen, und die Narben werden von selbst allmählich flacher, auch weniger empfindlich, während sie früher schon beim Baden blau anliefen. 1902 bildet sich auf der Backe eine Geschwulst, die durch einen Schlag mit einem flachen Säbel beim Spiel anschwillt und geschnitten werden muss, im Herbst 1902. Vom Frühjahr des Jahres bis Herbst 1903 bleibt die Wunde offen und lässt beständig Flüssigkeit durchsickern. Dann tritt eine Pause ein, bis die Wunde wieder beginnt, mit Unterbrechungen, bis 1905 Flüssigkeit auszuscheiden. Die Backe ist an der Stelle unempfindlich. 1906 im Frühjahr beginnt die Wunde wieder zu nässen, und auch diesmal, ohne dass Schmerzen dabei auftraten. Ferner ist seit der Impfung das Gesicht durch beständige Ausschläge entstellt, Kinn und Stirn sind entzündet, später auch die Brust, und etwas auch die beiden Arme. Zuletzt werden die Ausschläge nur von Zeit zu Zeit schlimmer und verschwinden dann wieder für einige Zeit; beim Rasieren ist auch der Hals sehr empfindlich, eine halbe Woche nach dem Rasieren ist das Gesicht in gutem Zustand, dann wird es wieder schlimmer. Das Allgemeinbefinden ist gleichwohl trotz der Impfung ziemlich unverändert, Appetit und Verdauung gleichmäßig gut; in allerletzter Zeit zeigt sich Erregbarkeit des Herzens, im Übrigen sind Herz und Lunge gut."

671. Schriftleiter Wilhelm Müller aus Berlin-Tegel, schreibt: „Mit Bezug auf Ihren letzten Angriff gegen die Presse erlaube ich mir, Ihnen mitzuteilen, dass mein drittältestes Töchterchen Elfriede zwei Tage nach der Impfung schwer erkrankte. Das Kind befindet sich jetzt im 6. Lebensjahr und hat heute noch viel zu leiden. Ein Arzt an der Ostsee stellte nach einer ärztlichen Untersuchung fest, dass das Kind an Lupus leide. Meine Frau und ich sind der Überzeugung, dass diese schwere Krankheit lediglich durch die Impfung hervorgerufen worden ist. Wir sind umso mehr zu dieser festen Überzeugung gelangt, als wir selbst und unsere anderen drei Kinder völlig gesund sind. Zur Warnung für meine Mitmenschen erachte ich es als meine Pflicht, diese Tatsache weitesten Kreisen bekannt zu geben. Tegel, den 25. 8. 1907."

672. Minister a. D. Dr. Rezek ist schwer krank. „Es wurde sichergestellt – heißt es in einem Telegramm der *Reichenberger Zeitung* vom 20. 9. 1907 –, dass das Fieber dadurch so hoch gestiegen war, weil Dr. Rezek vor einigen Tagen geimpft worden war. Wenn auch die Besserung bis heute mittags anhielt, befürchtet man die baldige Auflösung Dr. Rezeks." (Nach dem deutschen Impfgesetz dürfen, bei sonstiger schwerer Bestrafung des Arztes, Kranke überhaupt nicht geimpft werden!)

673. Das *Freiburger Tageblatt* meldet aus St. Georgen vom 15. 10. 1907: „Dieser Tage wurde hier ein 1 ½-jähriges Kind beerdigt, das dem *Brigachboten* zufolge offenbar an den Folgen des Impfens gestorben ist. Das Kind war immer gesund und munter und gedieh zur Freude seiner Eltern prächtig, bis es vor etwa 4 Wochen geimpft werden musste. Von dieser Zeit an kränkelte es, Beulen und Geschwüre zeigten sich am ganzen Körper, und trotz der aufopferndsten Pflege der verzweifelten Eltern starb ihr Liebling nach qualvollen Leiden."

674. (†) „Unsere Tochter Marie Helene Gratzsch, geboren den 2.10.1906 in Chemnitz, wurde am 14. Mai 1907 geimpft, angeblich ‚mit Erfolg'. [Impfliste 1731, Buchstabe A des Impfamtes Chemnitz.] Das Kind ist einige Wochen nach der Impfung schwer erkrankt. Wir meldeten den Fall dem Impfarzt, worauf er, der unser Kind als seinen stärksten Impfling bezeichnete, kam und es besichtigte. Hierbei benahm er sich recht unhöflich. Stadtbezirksarzt Dr. med. Pötter auf die Impferkrankung meines Kindes aufmerksam gemacht, gab unter anderem zu, dass das mein Kind behaftende Friesel von der Impfung herrühre. Am 30. 7. 1907 bat ich Dr. Pötter wiederholt, mein schwerkrankes Kind zu besichtigen, worauf er äußerte, dass er selbst nicht kommen könne und dürfe. Unser Kind, welches unser einziges Glück war, ist nach kurzer Zeit, wie wir annehmen, an Impfvergiftung und an den damit verbundenen schweren Eiterungen gestorben. (…) Nehmen Sie Kenntnis von vorstehendem Fall, und sorgen Sie, dass die Zwangsimpfung aufgehoben wird. Chemnitz, den 20. 2. 1908."

675. Chemnitz. Charlotte Gertrud Fischer, geboren den 16. 12. 1906, geimpft den 10. 5. 1907, mit Erfolg, Impfschein 1440 A. Drei Wochen nach der Impfung bemerkte ich im Gesicht und an den Schultern kleine Blasen, welche mit Eiter besetzt waren und sich zu Schorfen ausbildeten, die den ganzen Kopf eingenommen haben. Nur die Impfung kann daran schuld sein. Chemnitz, den 18. 2. 1908.

676. Die *„Zahntechnische Rundschau"* bringt unter der Überschrift *„Nasen-Zähne"* nachfolgenden Aufsatz: „Wie man weiß, geht das Zahnen der Kinder – selbst bei normalem Verlauf – unter großen Schmerzen vor sich; weniger bekannt aber dürfte sein, dass Zähne auch auf viel schmerzhaftere Art, nämlich auf dem Umweg durch die Nase, zutage treten können. Von einem derartigen Fall wird in der *Frankfurter Zeitung* berichtet: Eine jetzt verheiratete Dame, die bei der Geburt ein sehr starkes Kind war, das kräftigste unter 6 Geschwistern, war im zweiten Lebensjahr geimpft worden; damals gebrauchte man, zum letzten Mal 1877, noch Menschenlymphe! (Man tut es heute noch stellenweise!) Der Impfstoff war offenbar von einem erblich mit Rachitis behafteten Kind entnommen worden, denn es zeigten sich bald starke Gelenkauftreibungen, wovon am linken Handgelenk heute noch die Spuren sichtbar sind. Dazu kam ein quälender Hautausschlag, der den ganzen Körper überzog und jahrelange Bäder und Einwicklungen nötig machte, sowie ein Augenleiden, sodass das Kind vom 2. bis 4. Jahr fast völlig erblindet war und nur in einem vollkommen dunklen Zimmer vegetieren konnte; zumal da als weitere üble Folge jener Impfung die Fähigkeit des Gehens verlorengegangen war. Nur langsam erholte sich die Kleine, die bis zum Skelett abgemagert war. Jetzt aber traten Anfälle von Gürtel- und Gesichts-Rose auf, wiederholten sich von Sommer zu Sommer und verschwanden erst in den Entwicklungsjahren. Inzwischen war das Kind wieder erstarkt und zu einem hübschen, blühenden Schulmädchen herangewachsen. Abgesehen von einer gewissen, bis zum heutigen Tag dauernden Schwäche des linken Auges scheinen alle Spuren der Krankheit verwischt. Da kam etwas Entsetzliches: im zehnten Jahr brachen kurz nacheinander 2 starke Schneidezähne durch das linke Nasenloch hervor, doch konnten sie schließlich ohne viel Schmerzen gezogen werden. Es wurde hierbei ein Professor einer rheinischen Hochschule zu Rate gezogen, der sich auch die beiden corpora delicta für seine Abnormitätensammlung ausbat. Die Eltern des Kindes waren inzwischen nach Frankfurt und von da nach Mainz verzogen. Im 12. Lebensjahr durchbrach ein dritter Schneidezahn die Oberlippe, und es dauerte monatelang, bis er weit genug hervorstand, um von einem inzwischen verstorbenen Zahnarzt entfernt werden zu können. So fehlten 3 obere Schneidezähne, von denen jedoch wunderbarerweise zwei noch in den folgenden Jahren in normaler Stellung nachwuchsen. Ein Gebrechen blieb jedoch aus der Kindheit zurück, nämlich eine große Schwäche des Rückgrats, das außerdem zur Krümmung neigte und eine Kur bei dem bekannten Orthopäden Hessing zu Göggingen bei Augsburg erforderte. Vom 20.-30. Jahr nahm die Dame, die sich inzwischen verheiratet hatte und Mutter von mehreren gesunden Kindern geworden war, öfters ärztlichen Rat in Anspruch, da sie glaubte, einen beweglichen Knochensplitter in der Nase zu verspüren. Trotz eingehender Untersuchung war niemals das Geringste festzustellen. Der Arzt konnte, um das angeblich vorhandene Gefühl des Kitzels zu vermeiden, nichts als einen häufigen Gebrauch von reiner Vaseline anraten. Fast ein Jahrzehnt lang befolgte dies die Dame, klagte jedoch wiederholt über das Auftreten des Kitzels in der Nase, ohne dass sich jemals bei Untersuchungen auch nur der geringste Anhaltspunkt gefunden hätte. Vor 3 Jahren war die Dame in einer Sommerfrische im Taunus; es überfiel sie, nachdem sie unmittelbar vorher einen starken Schnupfen gehabt hatte, ein heftiges Niesen, und hierbei wurde aus dem linken Nasenloch ein kleines – Milchzähnchen zutage gefördert! Ein Milchzahn aus der Nase, dazu im dreißigsten Lebensjahr! Nach kurzem Nasenbluten – wenn man die geringen Blutspuren erwähnen soll – vernarbte die Wunde leicht; und abgesehen von der oben erwähnten Verstärkung des linken Handgelenks und einem Nest der Rückenschwäche hat die Dame erst jetzt die üblen Folgen ihrer ersten Impfung überstanden."

677. Dr. med. Maintzer schreibt im *„Zeller Volksfreund"* vom 14. 4. 1909: *„Der kleinste Militärpflichtige Frankreichs.* Er heißt Touchard und ist in Mauves an der Orne geboren. Sein Vater ist auf dem dortigen Postamt als niederer Beamter angestellt. In Kinderkleidung begab sich der *Conscrit* am 1. 4. zur Ziehung nach Montage. Er misst im ganzen 88 cm, wiegt 40 kg und hat das Aussehen eines Knaben von 7 Jahren. Er kam in normalem Zustand zur Welt, doch stockte das Wachstum vom Tag der Impfung an. Er ist der jüngste unter 5 Kindern."

678. (7 †) Sieben Impftodesfälle in Deutschland im Jahre 1907 gaben die *Medizinalstatistischen Mitteilungen aus dem Kaiserlichen Gesundheitsamt* an. Wie viele Impftodesfälle dem Gesundheitsamt aber verschwiegen bleiben und werden, entzieht sich ganz irgendeiner annähernden Berechnung. Auf einen Fall aus allerjüngster Zeit sei nur hingewiesen. Stirbt da unlängst ein Kind infolge Impfens. Der Vater – allerdings in sehr abhängiger Stellung – von einem Vorstandsmitglied unseres Verbandes um schriftliche Beantwortung einiger auf den Impftod seines

Kindes bezughabende Fragen ersucht, erklärte in seinem Antwortschreiben: „Aus besonderen Gründen muss ich die Beantwortung der mir gestellten Fragen leider ablehnen." Offenbar aus Angst – wie zahlreiche andere Väter, deren Kinder durchs Impfgift krank und siech gemacht oder getötet werden – vor dem medizinischen Femegericht!

679. *„Impfgegner"*, 1909, S. 62: „In Ducherow in Pommern sind soeben von 20 geimpften Schulkindern 8 infolge der Impfung schwer erkrankt."

680. (†) Die *„Grazer Tagespost"* berichtet vom 30. Mai 1909 aus Großwardein: „Der Bezirksarzt Dr. Kemeny impfte vor einigen Tagen ein Kind, das an Rotlauf erkrankt war und griff sich nachher ins Gesicht, wo er eine unbedeutende Wunde hatte. Er infizierte sich und musste ins Krankenhaus gebracht werden, wo er unter furchtbaren Qualen starb. Er hinterlässt eine Witwe und 4 kleine Kinder."

681. (†) Görlitz. Dem Arbeiter Franz Opitz starb in der Nacht vom 11. zum 12. Mai ein Kind kurze Zeit nach der Impfung. Als die Eltern dem hinzugezogenen Arzt gegenüber äußerten, die Krankheit rühre von der Impfung her, zuckte dieser die Achseln, obgleich die Impfstellen und die linke Seite blau angelaufen waren, ein deutliches Zeichen für den Zusammenhang zwischen Tod und Impfung. Das Kind durfte aber überhaupt nicht geimpft werden, zumal der Impfarzt selber Skrofulose festgestellt hatte. Dr. Daube aus Frankfurt a. M. (§ 17 des Reichsimpfgesetzes bedroht den fahrlässigen Arzt mit einer Geldstrafe bis 500 Mark oder mit einer Gefängnisstrafe bis zu 3 Monaten.)

682. (†) Unter dem Schlagwort *„Ein Opfer der Impfung"* enthält das *„Rendsburger Tageblatt"* vom 28. 7. 1909 folgende Nachricht aus dem Kreis Schleswig: „Ein Opfer der Impfung bzw. Wiederimpfung ist nach ärztlicher Feststellung der 12-jährige Sohn des Landmanns Matzen in Westscheide geworden. Der bis dahin gesunde und kräftige Junge erkrankte nach der in diesem Jahr vollzogenen Wiederimpfung. Die in der Lymphe enthaltenen Giftstoffe durchdrangen den ganzen Körper und führten den *Flensburger Nachrichten* zufolge Gehirnerweichung herbei. Nach schwerem Leiden ist das blühende Leben erloschen."

683. (†) Aus Düben wird am 28. 6. 1909 gemeldet: „Vor einigen Tagen starb hier das 1 ¼-jährige Söhnchen des Bäckermeisters Küchler an den Folgen der Impfung unter jämmerlichen Schmerzen. Vom Impfarzt Sanitätsrat Dr. Randohr ist als Todesursache angegeben worden: ‚Impfpocken-Entzündung'. – Es macht dem Impfarzt alle Ehre, dass er, der ja, in Erfüllung seines schweren Berufes, die Wirkung der Lymphe nicht voraussehen konnte, das eingetretene Unglück mit dem einzig richtigen Namen bezeichnet, und nicht, wie leider die meisten seiner impfenden Kollegen, den Tod als die Folge der Impfung wegleugnet!"

684. Sanitätsrat Dr. Bilfinger in seinem *„Genickstarre, Kinderlähmung und Impfung"*: „Sowohl aus den Aussagen von Prof. Dr. von Rueff, wie Medizinal-Rat Dr. Hering geht, in Zusammenhang mit den amerikanischen Forschungsergebnissen, soviel hervor, das; die tierische Kälberlymphe unter Umständen einen ganz gemeingefährlichen und geradezu unheimlichen Schutzimpfstoff darstellt. Erst kürzlich erzählte mir ein Universitätsprofessor, dass es in Indien, wo er sich Studien halber aufgehalten habe, vorgekommen sei, dass dort mit dem Stoff der Kuhpockenlymphe zugleich der Stoff der Tollwut übergeimpft worden sei, wodurch mehrere derart Geimpfte an der Tollwut erkrankt seien. Ja, es seien in den dortigen Gegenden sogar Fälle vorgekommen, in denen Pestserum zugleich mit der Kuhpockenlymphe überimpft sei, wodurch die Geimpften an der Pest erkrankt seien."

685. (208 †) Prof. Dr. med. Bartlett, an der *Universität New York* gibt an, dass von 208 geimpften Kindern 138 an tuberkulöser Schwindsucht und 70 an anderen Krankheiten starben.

686. Professor Hirt, Breslau: „Als ich als Kreisphysikus von Waldenburg impfte, wurde mir ein Kind vorgestellt, welches beim lebendigen Leibe vollkommen durch die Impfung zerfressen war."

687. Im *Korrespondenzblatt für Psychiatrie*, Nr. 5, stellen die Ärzte Dr. Kolp, Dr. Erlemayer, Dr. Otto und Dr. Benklam für 1863 71 Fälle von Irrsinn nach der Impfung fest.

688. (†) Medizinalrat Dr. Bauer gesteht, dass er seinen eigenen Knaben „mittels der Kuhpockenimpfung zu Tode gemartert" habe.

689. (†) Dr. med. Berkrügen, London: „Ich habe erst vor einigen Tagen ein sehr gesundes Kind durch das Impfen verloren."

690. (100 †) Dr. med. Hufeland erklärte selbst, durch seine Impfungen die Pocken-Seuche in Weimar mit 100 Todesfällen verschuldet zu haben.

691. (7 †) Die *New Yorker Staatszeitung* aus New Jersey, das ausgesprochene Organ der Schulmedizin, Nr. 277 des 67. Jahrgangs, S. 10: „Eine Folge der zahlreichen Erkrankungen und Todesfälle in Camden ist die Aufhebung des Impfzwangs. Wie schon mehrere Male berichtet, sind in Camden viele Personen nach der Impfung an Kinnbackenkrampf erkrankt und 7 Kinder bereits gestorben. Die Sanitätsbehörde hat deshalb gestern beschlossen, den Impfzwang in den Schulen aufzuheben und die Ärzte aufgefordert, das Impfen einzustellen, bis die Ursache der Erkrankung und des Todes von so vielen Personen, die kurz vorher geimpft wurden, ermittelt worden ist. Alle an Kinnbackenkrampf erkrankten und verstorbenen Kinder waren vor der Impfung gesund, und man kann nur der Lymphe die Schuld geben. Mehrere der erkrankten Kinder werden nicht mit dem

Leben davonkommen. Die Erkrankungen und Todesfälle haben große Aufregung verursacht; es war höchste Zeit, dass die Sanitätsbehörde einschritt. Es sollten noch etwa 300 Schulkinder geimpft werden, doch wird das Schulamt heute bekanntmachen, dass auch nichtgeimpfte Kinder Aufnahme in den Schulen finden. Das Staatsgesetz schreibt zwar den Impfzwang für Schulkinder vor, doch wird der Schulrat wohl eine Ausnahme machen und dabei von der Staatsbehörde und dem Gericht unterstützt werden.

Ein Komitee der Sanitätsbehörde und County-Arzt Dr. Jones begannen gestern Abend den Ursachen des Auftretens von Tetanus unter den geimpften Kindern nachzuforschen. Man kann sich gar nicht erklären, dass gerade die in Camden benutzte Lymphe solche Folgen haben kann, da von keiner anderen Stadt (?) solche Erkrankungen nach der Impfung gemeldet wurden

In Bridgeton leidet die Musiklehrerin Fräulein Hilda Rocup an Blutvergiftung. Sie gibt dem Impfen die Schuld. Sie war am rechten Arm geimpft worden und ist seitdem die ganze rechte Seite gelähmt. Mehrere andere, kürzlich geimpfte Personen klagen über Schmerzen im Körper.

(†) Wie gestern bekannt wurde, sind auch in Atlantic City zwei Personen nach dem Impfen an Kinnbackenkrampf erkrankt; eine davon ist der Krankheit erlegen."

692. (2 †) Sanitätsrat Dr. Bilfinger in *„Eine ernste Volksgefahr"*; aus einem Brief an Sanitäts-Rat Bilfinger aus dem Jahr 1878: „Bei meinem 20-jährigen Aufenthalt in Bayern wusste ich es durchzusetzen, dass meine 3 Kinder von der privaten sowie der zwangsweisen Impfung verschont blieben. Dieselben waren bis jetzt niemals von einer ernstlichen Krankheit heimgesucht, obgleich meine Tochter 18, mein Sohn 16 und ein kleines Mädchen 5 Jahre alt sind, während von meinen Bekannten ein Knabe nach 12-jährigem Leiden an Fallsucht und ein Mädchen nach 6 Jahren an der Englischen Krankheit infolge der Impfung verstorben sind."

693. (†) Dr. med. Haarer in Friedrichshafen berichtet in den *Homöopathischen Monatsblättern*, 1880, Nr. 11: „Am 22. 8. 1879 wurde ich zu dem Kind des Postmeisters H. in Ulm gerufen, als es mit seiner Mutter in dem großelterlichen Haus in Friedrichshafen anwesend war. Das Kind war etwa 3 Wochen vorher vom Stabsarzt Dr. K. in Ulm zum zweiten Mal, weil das erste Mal ohne Erfolg, geimpft worden. Dr. K. habe von demselben zur Weiterimpfung in Abwesenheit der Eltern Lymphe abgenommen und dabei das Kind derart verletzt, dass Blut nachgeflossen sei. Einige Tage darauf sei das Kind erkrankt. Dr. K. gerufen, habe unter der Zunge des Kindes ein linsengroßes Geschwür entdeckt; der linke geimpfte Arm sei stark entzündet und die Impfstellen in starker Vereiterung gewesen. Dr. K. soll bei diesem Kind ganz außer sich gewesen sein und, sich auf dem Absatz umdrehend, gesagt haben: ‚Von nun an werde ich nicht mehr impfen.' (...)

Vom 29. 8. ab bildeten sich am Hals und auf dem Rücken des Kindes mehrere rote Stellen, welche sich rasch ausdehnten, in Eiterung übergingen und, geöffnet, einen schlechten, dünnen Eiter in Masse entleerten. Die Zellgewebsvereiterung erstreckte sich auf den ganzen Hals und die Hälfte des Rückens, besonders die linke Seite. Auf dem Rücken starb die Haut mehr als eine handgroß brandig ab. Gegen den 3. 9. brachen rechts, zwischen Becken und Hüftknochen, und auf letzterem selbst, 12 bis 13 runde Löcher in der Größe einer Erbse in die Haut ein und entleerten wieder eine Menge schlechten Eiters. Am 7. 9. erfolgte der Tod durch Erschöpfung."

694. Aus der noch nicht veröffentlichten Urschrift eines Nachlasses des verstorbenen Dr. med. Meyer aus Köln über den *Düsseldorfer Verein für Gemeinwohl*: „Ich erfuhr nun von ihr Folgendes: ‚Ich bin selbst gesund, ebenso mein Mann, der 32 Jahre alt und städtischer Arbeiter ist. Meine Mutter ist 52 Jahre alt und gesund; mein Vater ist 1906 im Alter von 49 ½ Jahren an Lungentuberkulose gestorben. Ich habe noch zwei Kinder, Knaben im Alter von 8 und 5 Jahren. Ein Kind habe ich ‚angeblich' an Darmtuberkulose verloren. Mein ältester Sohn, Josef, geboren am 21. 4. 1902, wurde im Jahr 1903 mit Schutzpocken geimpft und waren die Pocken gut aufgegangen und der geimpfte Arm rot. Später bekam der Junge Augenentzündung und Drüsenanschwellungen. Er wurde deshalb auch im Hals einmal von Dr. Z. in Düsseldorf operiert. Darauf traten Eiterpöckchen am Arm auf, welche der Junge aufkratzte. Wohin der Eiter kam, entstanden wieder Eiterblasen. Das Kind war sehr elend. Ich befragte deshalb Dr. Schm. in Düsseldorf. Dieser drückte die Eiterblasen auf, legte einen Verband an und verordnete Lebertran, worauf es besser ging. Der Junge blieb aber immer schwächlich; er aß nichts; es wurde ihm häufig schlecht; er hatte Rückenschmerzen. Im Juni dieses Jahres – 1910 – schlug mir deshalb Dr. Schm. vor, ihn mit Tuberkulin impfen zu lassen; zu welchem Zweck hat er nicht gesagt. Am Mittwoch, den 22. Juni, tat er zu diesem Zweck auf die Beugeseite seines linken Ellbogengelenks einige Tropfen einer braunen Flüssigkeit, und auf diesen Stellen machte er dann Impfschnitte. Diese Stellen wurden dann später rot, entzündeten sich und schmerzten etwas. Dr. Schm, hat den Jungen auch dem Dr. B., dem Arzt des *Düsseldorfer Fürsorge- Vereins* vorgestellt.'

Bei der von mir sofort vorgenommenen Untersuchung des Knaben, also 14 Tage nach der stattgefundenen Tuberkulin-Impfung, stellte ich folgendes fest: Der Junge sieht sehr blutarm und schwächlich aus; der Hunger sieht ihm, wie man sagt, aus den Augen. Auf dem behaarten Kopf hat er eine 4 cm lange und stellenweise auch ebenso breite Stelle mit einem borkigen, skrofulösen Ausschlag. Auf der Beugeseite (…) Die Untersuchung der Lungen ergab ein etwas abgeschwächtes Atmungsgeräusch (…)

Nach seiner Erstimpfung mit den sogenannten Schutzpocken im Jahre 1903 ist er durch und durch skrofulös geworden und von da ab beginnt seine Leidensgeschichte. Daher die wiederholten skrofulösen Augenentzündungen und Drüsenschwellungen, die in Abszesse übergingen; daher die skrofulösen Ausschläge am Arm und jetzt noch auf dem behaarten Kopf. Die an sich noch kräftige Natur suchte durch diese Ausschläge, Abszesse usw. das bei der ersten Pockenimpfung einverleibte Gift auf natürlichem Wege wieder auszuscheiden. Die Skrofulose ist aber erwiesenermaßen das Vorstadium der Schwindsucht."

695. Schon zu Jenners Zeiten, im Jahre 1798, schrieb der Wundarzt Thomas Wales in Downham an Dr. Pearson, den Mitarbeiter Jenners: „Mir sind Fälle vorgekommen, wo Kuhpockenlymphe, welche in die Augen gelangt war, das Sehvermögen durch Verdunkelung der Hornhaut zerstörte."

696. Aus Blochmanns *„Ist die Schutzpockenimpfung mit allen notwendigen Kautelen umgeben"*: „Bemerkt mag noch werden, dass bei unserer Köchin, welche die Kinderwäsche, darunter auch die zum Verband der aufgegangenen Impfpusteln des geimpften Jungen benutzten Windeln wusch, dicht über dem linken Handgelenk 2 Pusteln auftraten, die als Vakzinepusteln erklärt wurden. Sie hinterließen typische Narben."

697. *Sonntags-Zeitung fürs deutsche Haus*, Heft 1, 1911-12, Rubrik *„Ärztlicher Briefkasten"*: „Georg B. in M. Dass bei Ihrem Kind seit dem Impftag der Ausschlag sich eingefunden hat, kann ein rein zufälliges Zusammentreffen sein." – (Kann! Wie immer!)

698. Sanitätsrat Dr. Schrage aus Emden in der *Emdener Zeitung* vom 25. 11. 1911: „Richtig ist nur, dass es nach stattgefundener Impfung infolge mangelhafter Reinlichkeit vonseiten des Geimpften gelegentlich zur Abszessbildung oder Wundrose kommen kann. Bei mehr als 8000 von mir ausgeführten Impfungen erlebte ich nur einen einzigen derartigen Fall: Am 12. bis 14. Tag nach der Impfung hatte das Kind die Pusteln zerkratzt, und da war eine anderweitige Infektion leicht möglich; im übrigen war das Kind reichlich eine Woche später so munter wie vorher."

699. Dr. med. Knorr, Wiesbaden, in Nr. 11, 1911, der *Monatsschrift für praktische Wasserheilkunde und physikalische Heilmethode*:

„a) Bei den mit der Lymphe geimpften Kindern zeigt sich nur in einem Fall ein starkes Erysipel; das Kind, ein 5-jähriger Knabe, wurde mit der Lymphe aus dem *Königlichen Lymphinstitut Kassel* am 15. 2. geimpft; am 22. 2. ergab die Nachschau, dass alle 5 Stiche gut ‚angegangen waren'. Am 26. 2. zeigte sich ein starkes Erysipel, der Arm war hochrot bis zum Ellenbogen geschwollen. Das Kind sah blass und verfallen aus. 2 bohnengroße Lymphdrüsen in der Achselhöhle. Um den Leib, einem Leibumschlag entsprechend, scharlachähnliches Erythem und stippchenförmige Ausschläge auf Unterarm, Hand und Beinen. Die Heilung geschah in einigen Tagen.

b) Aus der Impfpraxis eines Kollegen in D. wurde mir folgender Fall zur Therapie zugewiesen: Ein 8 Monate altes gesundes Mädchen wird am 2. Mai geimpft. Die Impfung war von sehr gutem Erfolg, alle Schnitte waren mit einem dicken Wall umgeben, fast konfluierend. Plötzlich bekommt das Kind Fieber am 7. Mai, Erbrechen und am 8. bis 9. Mai Krämpfe, die zunächst linksseitig, später rechtsseitig auftraten. Ein zugezogener Universitäts-Professor aus G. machte eine Lumbalpunktation und stellte Streptokokken im Sekret fest. Das Kind wurde von den Ärzten als rettungslos verloren angesehen. Die von mir eingeleitete Behandlung mit Kollargolklysmen, Kamillenbädern von 28° und Leib- und Waden-Packung, zeitigte eine Rekonvaleszenz, die nur durch vorübergehende Herzschwäche gefährdet wurde, die aber auf 0,5 Kampferöl forte in etwas Kamillentee als Klistier beseitigt wurde.

Vorläufig besteht eine linksseitige geringe Lähmung, aber, wie mir der Vater schrieb, zieht das Kind das rechte Beinchen stets nach dem Leib. Der eingesandte Urin ergab bei fehlendem Eiweiß die Anwesenheit deutlicher Streptokokken-Ketten. – Giemsa-Färbung. Jedenfalls ist das Kind heute noch, am 31. Mai, von seiner Gehirnhautentzündung nicht wiederhergestellt. Es leidet noch an Krämpfen, Zuckungen und vollständiger Intelligenzstörung.

c) Ob wir nicht in einer Reihe von Fällen Streptokokken-Depots im Kindeskörper durch Schutzpockenimpfung schaffen, bleibe dahingestellt; jedenfalls sind sonst eine ganze Reihe von Streptokokken-Nephritisfällen in den ersten Lebensjahren kaum erklärlich. Ich selbst behandle augenblicklich 3 derartige Fälle.

700. Das *Hamburger Fremdenblatt* teilt in seiner Nummer vom 18. 10. 1911 aus Anlass des 100. Geburtstags Franz Litzts Tagebuch-Aufzeichnungen mit: „Nach der Impfung begann ein Zeitabschnitt, worin der Knabe abwechselnd mit Nervenleiden und Fieber zu kämpfen hatte, die ihn mehrmals in Lebensgefahr brachten. Einmal hielten wir ihn für tot und ließen seinen Sarg machen. Dieser beunruhigende Zustand dauerte bis in sein 6. Jahr fort."

701. Bei Gelegenheit eines Vortrages in Greiz stellte vorigen Winter (1910) Sanitäts-Rat Bilfinger dem 12-jährigen Sohn des Installateurs Wilhelm Schildhauer, dort, ein Impfbefreiungszeugnis aus mit der Begründung, dass der Junge wegen skrofulöser Konstitution ohne Gefahr nicht geimpft werden könne. Als der

Impftermin dieses Frühjahr herankam, gab der Vater seinem Sohn diesen Schein mit; der fürstliche Physikus, der Geheime Medizinal-Rat Dr. Scheub, kümmerte sich aber nicht um das dem Impfgesetz entsprechende Attest seines approbierten Berufsgenossen, impfte den Jungen gegen den direkten Willen des Vaters und zeigte Sanitäts-Rat Bilfinger wegen falscher Beurkundung durch Ausstellung eines wissentlich falschen Zeugnisses bei der Greizer Staatsanwaltschaft an. Auch der Vater wurde von dem impf-eifrigen, nach dem Gesetz nicht fragenden, Geheimrat bei der Staatsanwaltschaft wegen Beibringung eines mit Wissen und Willen falschen Zeugnisses zur Anzeige gebracht und erhielt deshalb zwei Vorladungen vor Gericht. Auch Sanitäts-Rat Bilfinger wurde am 26. 6. 1911 wegen dieser Angelegenheit vor den Untersuchungsrichter gerufen. Wie verhält sich nun der Tatbestand? Das Kind wurde infolge der Erstimpfung krank und erholte sich von den schädlichen Folgen nur sehr langsam. Er machte zweimal eine schwere Lungenentzündung durch und bekam hinter dem Ohr eine eitrige Drüsenentzündung, welche operiert wurde. Es liegt unter diesen Umständen für jeden unbefangen Denkenden klar auf der Hand, dass sowohl der das Attest ausstellende Arzt wie der Vater des Kindes keinen Betrug begingen, sondern nach bestem Wissen und Gewissen handelten. Der ganze Vorgang zeigt aber aufs neue, von welchem Dogmatismus und Fanatismus einzelne blindwütige Impfer erfüllt sind; wie sie, im Bewusstsein ihrer Macht, Recht und Gesetz rücksichtslos missachten und dabei übersehen, welche maßlose Erbitterung sie dadurch notwendig im Volk heraufbeschwören.

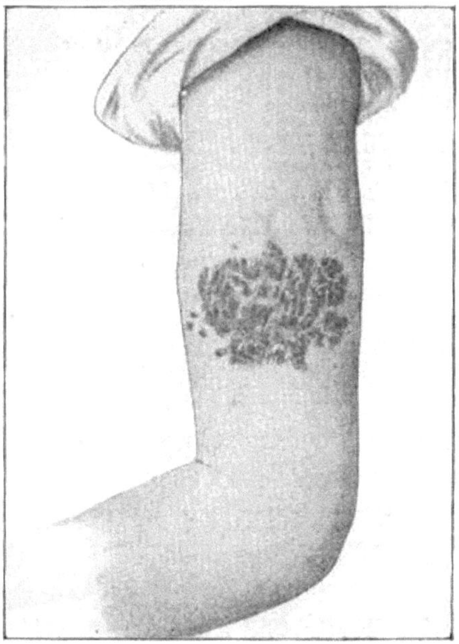

Bild zu Fall 702.

702. Aus: *Warum wird noch geimpft?, 1. Flugblatt wider die Zwangsimpfung.* Dr. med. Bodens Verlag. Lupus durch Impfung mit Kalbs-Lymphe, dem Werk des Professors Dr. Lenander-Little entnommen.

703. Oberst Spohr aus Gießen bringt in seinem *„Einige kurzweilige, aber lehrreiche Impfgeschichten“* als 5. *„Eine schwere Impfvergiftung beim Militär“*: „Als mein Neffe, der jetzt in Hagen in Westfalen ansässige Kaufmann, Herr Albrecht Kinkel, in der Mitte der 80er Jahre beim Königs-Ulanenregiment Nr. 13 in Hannover als

Einjährig-Freiwilliger diente, wurde er der vorschriftsmäßigen Wiederimpfung auch unterzogen. Der bis dahin nie geimpfte kerngesunde und herkulisch gebaute 1,81 Meter große junge Mann wurde unmittelbar nach der Impfung von einem schweren Impfrotlauf an dem geimpften Arm befallen. Die Erkrankung nahm so rapide zu, dass er sich schon am zweiten Tag krankmelden musste, weil er stark fieberte und der vergiftete Arm fast aufs Doppelte seines natürlichen Umfangs geschwollen war. Als er deshalb einer Lazarettbehandlung unterzogen werden sollte, weigerte er sich dessen, und mein damals in Hannover als Bataillons-Kommandeur beim *Hannoverschen Infanterie-Regiment Nr. 74* stehender Bruder nahm ihn mit Bewilligung des Kommandeurs des Königs-Ulanenregiments in seine Wohnung und in naturgemäße Behandlung. Unter rein diätetischer und Wasserbehandlung eiterte der erkrankte Arm sehr stark, das Fieber verschwand, und in etwa 8 Tagen war der Patient völlig hergestellt, wie nach der bisherigen Erfahrung anzunehmen ist, ohne jeden dauernden Nachteil. Was wäre wohl aus ihm geworden, wenn er ins Lazarett gekommen und dort nach der antiseptischen Giftheilmethode behandelt worden wäre?“

704. Aus *Impffrage,* 2/1912: „*Übertretungen des Impfgesetzes.* Die Vorschriften des Impfgesetzes können selbstverständlich auch von Ärzten verletzt werden, denn wenn diese Möglichkeit gänzlich ausgeschlossen wäre, hätte es der Gesetzgeber nicht nötig, fahrlässige Handlungen der Ärzte bei Ausführung der Impfungen mit einer Geldstrafe bis zu 500 Mark oder einer Gefängnisstrafe bis zu drei Monaten zu bedrohen. Merkwürdig ist nur, dass man nie etwas von der Anwendung dieses § 17. des Impfgesetzes hört, obgleich Tatsachen vorliegen, die unter diesen Paragraph hätten fallen müssen. So sind im Jahr 1909 die Impfärzte vom Regierungspräsidenten in Hannover ermahnt worden, bei skrofulösen und andersartig erkrankten Kindern von der Impfung abzusehen. Von einer Bestrafung dieser Impfärzte, die sich doch gegen den § 2 des Impfgesetzes vergangen hatten, hat man nichts gehört. Man glaubt, so etwas durch ein Rundschreiben abmachen zu können, während die Verwaltungsbehörden den Eltern gegenüber sehr oft über das Gesetz hinausschießen und polizeiliche Maßnahmen gutheißen, die den Bestimmungen des Impfgesetzes direkt zuwiderlaufen. Ein Verstoß gegen § 2. des Impfgesetzes muss auch in der Impfung des Schülers Sch. in D. gesehen werden. Dass dieser Knabe an Blutarmut leidet, musste jeder Student der Medizin sehen, der ein Semester in der Klinik gearbeitet hat. Nur der Impfarzt sah es nicht, sondern impfte, hielt den Knaben also wohl für gesund. Kurze Zeit darauf aber konstatierte der Hausarzt ‚erhebliche Blutarmut’ und ordnete an, dass der Knabe für vier Wochen der Schule fernbleibe. Der Fall ist keineswegs einzig in seiner Art, aber die Impfliste ist in Ordnung.“

705. Aus: *„Die Bundes-Organisation"*, *Gruppenblatt der Naturheilvereine*, 2/1912: „Immer wieder wird von den Verteidigern der Schutzpocken-Impfung geleugnet, dass Impfschädigungen überhaupt vorkommen. Und doch werden immer wieder Tatsachen gemeldet, die nach Überzeugung derer, die sie berichten, nur durch Impfschädigung zu erklären sind. Nachfolgenden Fall stellen wir hier so dar, wie er uns unterbreitet worden. Er möge für sich selbst sprechen.

‚Am 16. Oktober 1911 wurde mein ein Jahr und zwei Monate altes Kind, welches bis dahin blühend gesund war, von einem hiesigen Arzt geimpft. Sieben Tage nach der Impfung waren die Pocken nur wenig aufgegangen. Bei der Besichtigung am 8. Tag nach der Impfung sagte der Arzt: ‚Nun, Sie sind aber sehr glimpflich davongekommen, ich bin gewohnt, ganz andere Arme zu sehen!'

Am übernächsten Tag zeigten sich im Gesicht des Kindes drei regelrechte Pocken. Wir suchten den Arzt auf, und dieser meinte: ‚Das Kind hat gekratzt, es hat sich selber geimpft.' Ich wies darauf hin, dass dies dem Kind durch den Verband fast unmöglich sei, worauf er mich anherrschte: ‚Das würden Sie in der Nacht doch nicht merken!'

Aus eigenem Antrieb hatte ich die Pocken im Gesicht mit Salizyl-Zinkpaste bedeckt, nun sollte ich dies unterlassen, da es zu sehr schorfe, und Vaseline anwenden. Nun fingen hierdurch die kranken Stellen an zu feuchten, und im Verlauf von wenigen Tagen war das Gesicht des Kindes bis zur Unkenntlichkeit durch einen pockenartigen Ausschlag entstellt. Auch der Körper wies am Leib, Rücken und Gesäß viele derartige Stellen auf. Wir ließen nun einen anderen Arzt kommen. Nach der Besichtigung und Schilderung des Verlaufs der vorangegangenen Tage sagte dieser: ‚Der Fall ist mir äußerst interessant! Ich werde mir dies eine Warnung sein lassen und in Zukunft die Verbände in Anwendung bringen, welche neuerdings als Schutz für die Pocken am Oberarm befestigt werden. Ich nehme nämlich dasselbe wie der Impfarzt an, dass sich das Kind selbst infiziert hat. Allerdings könnte es auch möglich sein, dass das Gift zu stark war und weiter in den Körper eingedrungen ist; da hätten Sie aber kolossales Pech, denn unter tausend Fällen kommt dies vielleicht einmal vor. Das Einreiben mit Vaseline unterlassen Sie lieber, da es zu sehr suppt, und wenden Sie Salizyl-Zinkpaste an, wodurch wir eine schnellere Heilung erzielen werden. Vom Anlegen einer Gesichtsmaske nehme ich aus dem Grund Abstand, da es für das kleine Wesen eine große Qual bedeuten würde.'

Am 16. Oktober war das Kind geimpft worden, sieben Wochen waren bereits vergangen, in denen Tag und Nacht ständig jemand bei dem kleinen Patienten gewacht hatte. Anfänglich war es im Fieber und bei den großen Schmerzen kaum zu halten gewesen, nach und nach besserte sich dies. Langsam heilte der Schorf ab, und mit großer Freude wurde es begrüßt, dass sogar die stark befürchteten Narben ausblieben. Jetzt zeugen noch rote Flecken, welche in der Kälte blau anlaufen, von den überstandenen Leiden.

Hieran war nun aber noch nicht genug! Dadurch, dass dem Kind die Hände gebunden waren und es sich in seinen großen Schmerzen oft an meinem Mann und mir scheuerte, wurden auch wir beide angesteckt. Bei mir heilte es in einigen Wochen ab, mein Mann hatte jedoch viel darunter zu leiden. Vor vierzehn Tagen zeigte sich bei ihm unter anderem am linken Oberschenkel eine Schwellung, welche sich nach und nach zu einem tüchtigen Eiterabszess entwickelte. Wir nahmen nun wieder den Impfarzt, welchen wir zur Ausstellung des Krankenscheines benötigten. Als er meinen Mann sah, und auch ich ihm meine abgeheilten Stellen sowie eine Eiterbildung am Zeigefinger vorwies, schüttelte er den Kopf: ‚Nun, wo haben Sie sich denn das geholt?' ‚Das datiert alles noch von der Impfung meiner Tochter her', entgegnete mein Mann. ‚Das ist ja Unsinn! Sie haben einen ansteckenden Kinder-ausschlag', hier folgte ein lateinischer Name, welcher unverstanden an unserem Ohr vorüberrauschte.

Der Eiterabszess wurde geschnitten und ist ziemlich verheilt. Wir sind nur neugierig, ob nun diese, uns gänzlich ungewohnten Krankheitstage endlich ihr Ende erreicht haben werden. N. N.'"

706. (†) Aus *„Impfgegner"*, Nr. 1, 1912: „Ein Beamter schreibt: ‚Ich freue mich über die Aufklärungsarbeit gegen die Schutzpockenimpfung, wozu auch ich einen Teil beizutragen in der Lage bin. Ich hatte einen 3 ½ Jahre alten Knaben und ein ¾ Jahre altes Mädchen, welche ich bei der allgemeinen Impfung impfen ließ. Als meine Frau von der Impfung zurückkam, sagte sie, dass der Impfstoff ein schmutzig-graues Aussehen hatte, doch beruhigte ich sie damit, dass der Arzt mit dem Stoff sicher nicht geimpft haben würde, wenn er ihn für bedenklich befunden hätte. Doch siehe, in etwa 8 Tagen trat bei dem bisher vor Gesundheit strotzenden Jungen starke Müdigkeit ein, so dass er sich nur herumschleppte. Auch das Mädchen begann zu kränkeln. Bald danach bekam der Knabe Diphtheritis und starb.

Das Mädchen wurde ebenfalls derart krank, dass, als der Knabe im Sarg lag, bei dem Mädchen das Blut zu Mund und Nase herausquoll und wir bei diesem ebenfalls jede Hoffnung auf Erhaltung des Lebens aufgegeben hatten. Jene Nacht bleibt uns unvergesslich. Das Mädchen wurde zwar wieder besser, doch kränkelt es seitdem. Da bei beiden Kindern die Krankheit zu gleicher Zeit eintrat, so konnte nur die Impfung daran schuld sein und ich habe mir vorgenommen, dass ich kein Kind mehr impfen lassen werde.'"

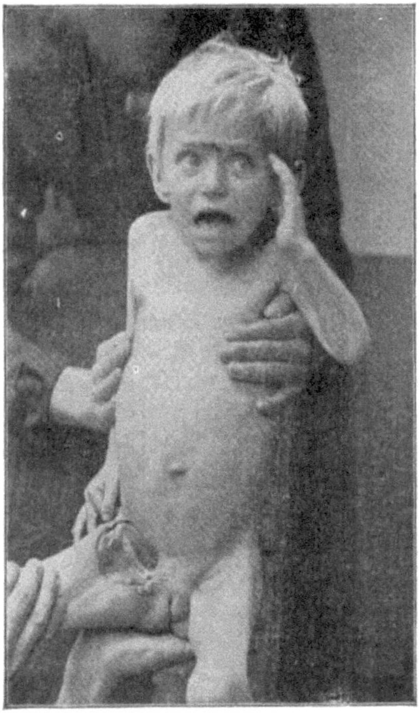

707. Oben: Impfschaden, beobachtet von Dr. med. Max Voigt, Frankfurt a. M.

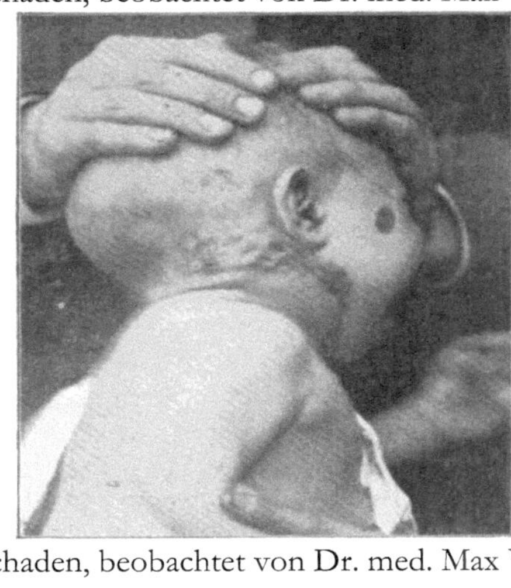

708. Oben: Impfschaden, beobachtet von Dr. med. Max Voigt, Frankfurt a. M.

Ausland. Die Trennung der Auslandsmitteilungen von den anderen Gruppen Kinderlähmung, Syphilis usw., ließ sich nicht ganz so glatt bewerkstelligen, wie ich es beabsichtigte. Außerdem fehlt es mir augenblicklich an Zeit, diese Gruppe vollständig zu bringen. Ferner bin ich kein Meister in den in Frage kommenden Sprachen, Englisch, Französisch und Italienisch. Da ich befürchten musste, dass meine etwaigen Übersetzungen nicht völlig einwandfrei ausfallen könnten, so bringe ich die meisten so, wie ich sie fand. Vielleicht impft mich die heilige Staatsmedizin mit ihrem diesbezüglichen Serum noch mal so kräftig, dass ich fähig werde, über all diese Genauigkeit so oberflächlich hinwegzugehen, wie sie es gewohnt ist. Leider ist bei mir die Sache noch zu wenig Geschäft.

Zuerst bringe ich eine Abschrift von einem amtlichen Totenschein aus England, Nr. 709. Diesem einen sind alle nachfolgenden 22 Totenscheine, (Nummern 710-731), ähnlich. Diese Scheine lagen mir als Urstück bei Gelegenheit des 5. *Impfgegner-Verbandstages* in Frankfurt a. M. vor. Sie befinden sich in den Händen des damals hier anwesenden Mister Bonner aus Leicester. Leider übersah ich, photographische Aufnahmen davon zu machen.

709. **(†)** 1905. Death in the Sub-District of Great Grimsby, in the County of Lincoln:

No.	When and where died	Name and Surname	Sex	Age	Rank or Profession	Cause of Death	When registered	Signature of Registrar
473	Eleventh July 1905 Barnold by le Beck R. D.	James Samuel Hill	male	2 months	Son of James Samuel Hill Publican	Vaccination 1 months Cellulitie 14 days Peritonitis 2 days certified by A.N.W. Hinsen	Twelfth July 1905	

J. Mabel Susanna Hills, deputy Registrar of Births and Deaths in the Sub-District of Great Grimsby, in the County of Lincoln, do hereby certify, that this is a true Copy of the Entry No. 473 in the *Registrar-Book of Deaths*, No. 93, within the said Sub-District. Witness my Land this 10. Day of August 1905.

Register Office. 83, Victoria Street, Great Grimsby.
(Stempel-Marke) One Penny. Wappen von England.

710. (†) No. 113; died 28. 9. 1906. 69, Doncaster Street; Mary Catharine Thompson; female; 5 weeks; Daughter of John Thompson, Able Jeaman; Blood Poisoning following vaccination owing to the wound becoming infected but how that was caused the Evidence is not sufficient to show; 1. 10. 1906. – Scotlayd, in the County of Liverpool.

711. (†) No. 6454; died 19. 2. 1907. Churchill Road, U. D.; Douglas Leslie George Butcher; male; 20 months; Son of William Henry Butcher, Railway Clark; Marasmus following vaccination, 14 months, Whooping Cough 14 days, certified by H. V. Munster. M. D.; 20. 2. 1907. – South Croydon.

712. (†) No. 250; died 19 .8. 1911 at the Edmonton Wockhouse; Alfred Henry Handscomb; male; 38 years; Mashinist at the *Royal Small Arms Factory*, Enfield Lock; Toxaemia and Multiple abscesks due to infection following a Vaccination wound seven years ago natural causes; 25. 8. 1911. – Edmonton in the County of Middlesex.

713. (†) No. 105; died 18. 3. 1910, 57 Hawthorn Grove Penge; May Ellen Shody; female; 4 months; Daughter of James Shody, Corn-Merchant; Vaccination septic poisonous Exhaustion certified by A.W. Soper. M. K. C. S. 18. 3. 1910. – Croydon.

714. (†) No. 326; died 19. 12. 1906. 44, Hulse Street. U.D.; John Gallimore; male; 5 months; Son of John Gallimore, Coal Miner; Vaccination 49 days, Suppuration, Exhaustion, certified by Joseph Tibbets. L. R. C. P.; 19. 12. 1906. – Stoke-upon-Trent.

715. (†) No. 86; 17. 3. 1910. 225, Norwich Road. Ipswich; John Holford Benlow; male; 4 months; Son of Andrew Benlow, Lieutenant in the *Royal Horse Artillery* now stationed at Ipswich and Agnes Amy his Wife; convulsions caused by poison in some way entering a wound on the left arm of the Deceased after Vaccination; 19. 3. 1910. – Western Ipswich.

716. (†) No. 16; 4. 8. 1908. 14, Humphrey Street, Burnley; Mona Stevenson, female; 2 months; Daughter of William Stevenson, coal-miner; Generalized Vaccinia, 36 days; Exhaustion, certified by J. W. Blegg. L. S. A.; 6. 8. 1908. – The Burnley Union.

717. (†) No. 366; 9. 3. 1908. 8, Grove Road; Doris Irene Leese; female; 3 months; Daughter of George Leese, Fishmonger; Vaccination 1 month 7 days, Toxeamia 21 days, certified by Robert Hughes. M. B.; 9, 3. 1908. – Fenton, in the County of Stafford.

718. (†) No. 156; 10. 8. 1906. 10, Court of House Meadow Street; Georg Frederick Dauber; male; 1 month; Son of Louis Dauber, Journeyman Pork

Butcher; Infective Enteritis after Vaccination accelerated by the said Vaccination; 18. 8. 1906. – North Sheffield.

719. (†) No. 229; 16. 1. 1904. Pont Cottage Hanworth Road Hampton; Emma Winifred Forsith; female; 5 ½ months: Daughter of James Forsyth, Florist; Pneumonia and Peritonitis following septic inflammation of vaccinated arm; 20. 1. 1904. – Hampton, Middlesex.

720. (†) No. 260; 12. 9. 1905. Metheringham; Thomas Smith Caunt; male; 7 months; Son of Annie Caunt, Servant; Vaccination, Septicaemia; certified by J. C. Ellifs. M. N. C. S.; 14. 9. 1905. Lincoln South-West.

721. (†) No. 245; 31. 8. 1902. 26, Pepler Road; Harwey; Lawrence Thorpe; male; 3 months; Son of Harry Thorpe, Insurance Agent; Vaccinia 34 Hours; certified by Arthur Jones, L. R. C. D; 3. 9. 1902. – St. George Camberwell, London.

722. (†) No. 335; 21. 5. 1903. 12, Kenyon Street; May Rumble; female; 7 months; Daughter of Frank Rumble, Stonemason; Vaccination 16 days, convulsions, certified by Bissed Smith, M. B.; 22. 5. 1903. – Aslton Town, Lancaster.

723. (†) No. 72; 7. 9. 1902. 24, Oldbury Road; Getrude Hulse; female; 5 months; Daughter of Joseph Hulse, Boat-Unloader; Vaccination, Asthenic-Inflammation, Debility; certified by Usher Lomers, L. a. L. M. R. C. S.; 8. 9. 1902. – West-Bromoich.

724. (†) No. 408; 29. 12. 1903. 135, Ruskin Avenue East Ham; Joy Alice Mosley; female; 5 months; Daughter of Thomas William Mosley, Lamplighter; Broncho pneumonia et pleurisy accelerated by Vaccination; 30. 12. 1903.– North-East Ham, Essex.

725. (†) No. 451; 27. 5. 1902. 97, Sheffield Road, Chesterfield; Doris Stubbs; female; 4 months; Daughter of Ernest Stubbs, an Engineer's pattern-maker; Erysipelas after Vaccination, certified by V. E. Sutcliffe, M. R. C. S.; 29. 5. 1902. – Chesterfield, Derby.

726. (†) No. 485; 29. 11. 1906. 21, Mulberry-Street; Alice Ann Pickles; female; 5 months; Daughter of John Henry Pickles, Stuff Warehouseman; Pneumonia and aggravated Vaccination following Erysipelas; 5. 12. 1906, – Bradford.

727. (†) No. 411; 28. 11. 1906. 64, Duckett Road; Olive Hunt; female; 4 months; Daughter of Walther Frank Hunt, Insurance Inspector; Vaccination 9 days, Syncope with Sickness e fewer 2 days, certified by Mathew Lockhead, M. B.; 29. 11. 1906. – Hornsey, Middlesex.

728. (†) No. 202; 2. 12. 1910. 92, Hey Green Road, Liverpool; Ida May Fisher; female; 3 months; Daughter of John Fisher, Railway Labourer; Broncho-

Pneumonia, Supervennigon, Generalised Vaccinia, Natural causes; 5. 12. 1911. – Wavertree, Lancaster and Liverpool.

729. (†) No. 95; 29. 8. 1909. 110, Somtham Street; Charles Bloonfield; male; 8 months; Son of Arthur Bloonfield; Painter; Exhaustion, Erysipelas following Vaccination accidental. R. M.; 2. 9. 1909. – Kensington Town, London.

730. (†) No. 155; 23. 8. 1911. Atherton; John Andrew; male; 14 days; natural Son of Maggie Andrew, single Woman, Domestic; Secondary infection of Vaccination; marks, General septic., poisoning counziochs; 29. 8. 1911. – Atherton, Lancaster.

731. (†) No. 156; 29. 8. 1911. Atherton; Frank Norris; male; 22 days; natural Son of Jannie Norries; Secondary Infection of Vaccination, marks, General septic, poisoning counziochs; 29. 8. 1911. – Atherton, Lancaster.

732. (†) No. 331; 9. 5. 1906. 59, Glassford Street, Sooting Graveny; Blanche Mabel Reed; female; 6 months; Daughter of Sidney Herbert Reed, Carpenter and Joiner; Failure of the heart from Broncho-Pneumonia at a time, when she was weakened by vaccination, Natural. P. M.; 17. 5. 1906. – Streatham, London.

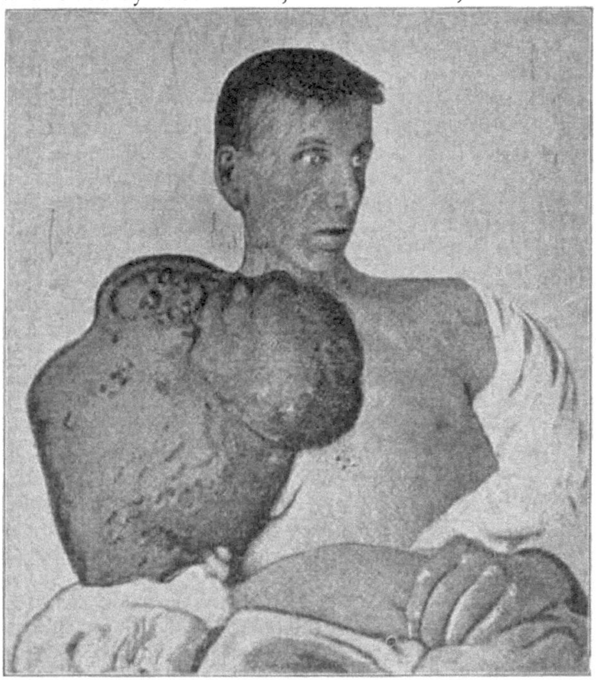

Bild zu Fall 733.

733. (†) Benjamin F. Oliwine, Altona. Vaccinated in 1895. Then in good health. Two months later a sarcomatous tumour began to develop where the sore had not get healed properly. Reached enormous proportions: racked with intense pain and untold misery, suffering the most excruciating torments conceivable. Relieved only by laying down his life. Aus: *„Crimes of the Cowpox Ring"*, p. 53. „Gerettet" vor den Pocken durch die Schutzpockenimpfung.

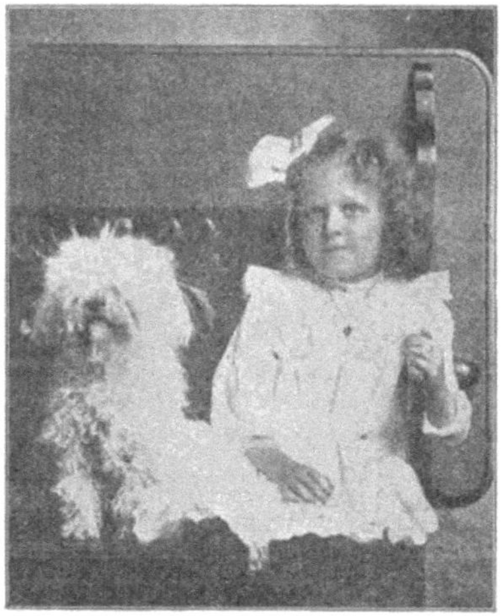

Bild zu Fall 734.

734. (†) Edith Hempe, Chicago, 7 Jahre alte Tochter des Hugo B. Hempe; geimpft am 18. 1. 1906; an den Folgen gestorben am 4. 2. 1906; Blutvergiftung.

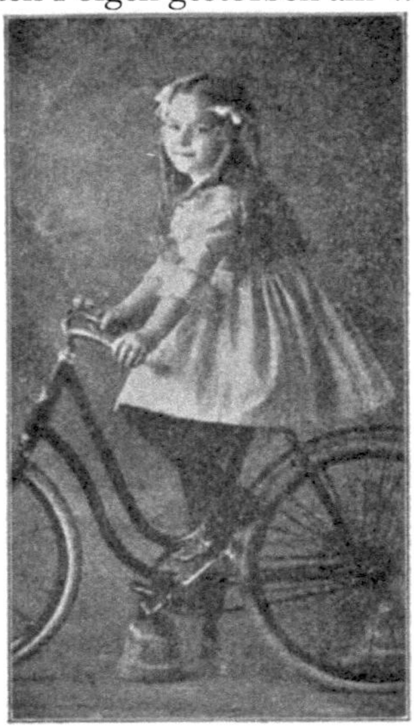

Bild zu Fall 735.

735. (†) Lucille Sturdevant, 6 Jahre alte Tochter des Homer E. Sturdevant, Buffalo, am 15. Mai 1902 geimpft; am 28. 5. 1902 an den Folgen der Impfung gestorben. Blutvergiftung. Einziges Kind; zwangsweise geimpft.

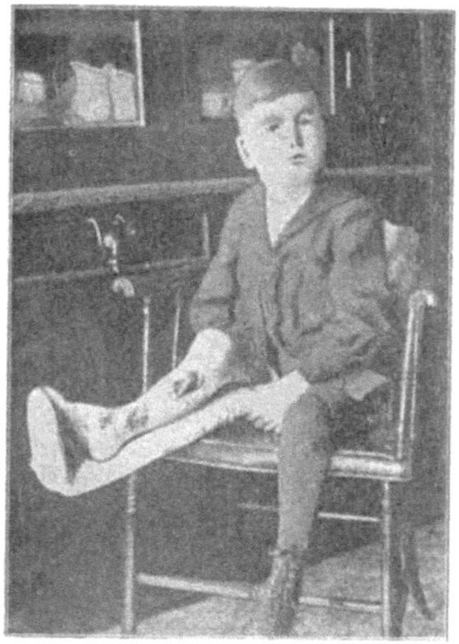

Bild zu Fall 736.

736. Ricardo Corfield, Providence, 5-jährig geimpft am 20. 5. 1903; monatelang äußerst schmerzhafte Krankheit mit sich wiederholenden schrecklichen Abszessen. Aufnahme vom Frühjahr 1904.

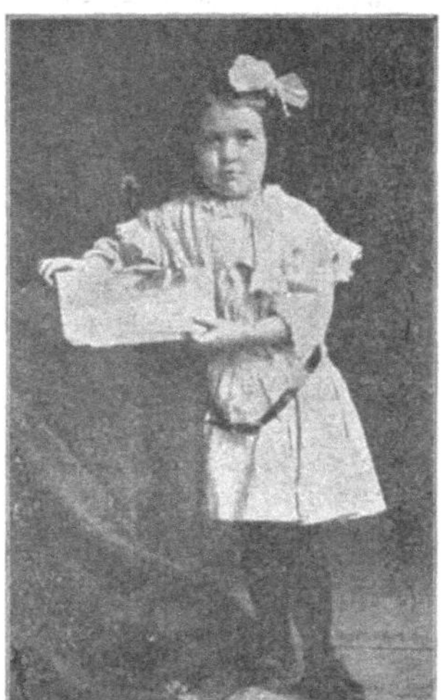

Bild zu Fall 737.

737. (†) Isabella Morgan, 6 Jahre alte Tochter des G. H. Morgan in Chicago, am 9. 5. 1906 geimpft, an den Folgen gestorben 1906. Der Totenschein lautet: „gestorben an der Impfung“.

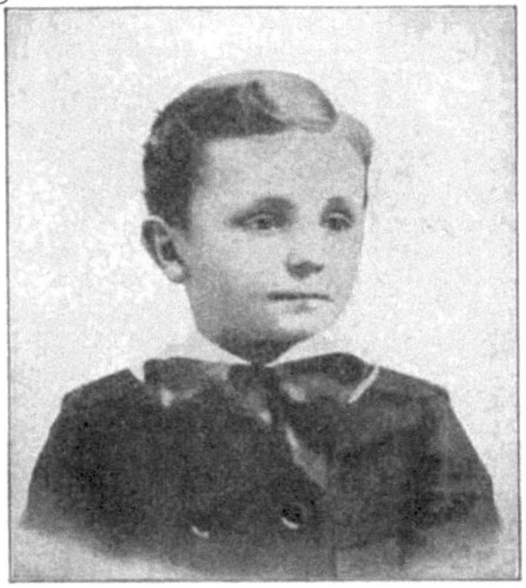

Bild zu Fall 738.

738. (†) Kenneth Marion Little. Einziges Kind der Frau Lora L. Little, geimpft im September 1895, gestorben an den Folgen der Impfung am 10. 4. 1896, 7 Jahre und 3 Monate alt.

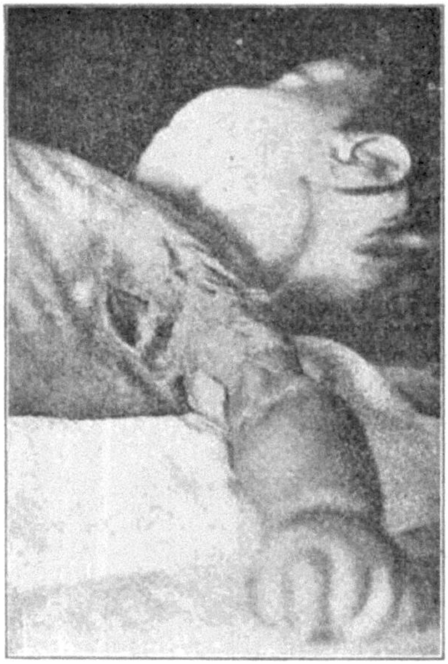

Bild zu Fall 739.

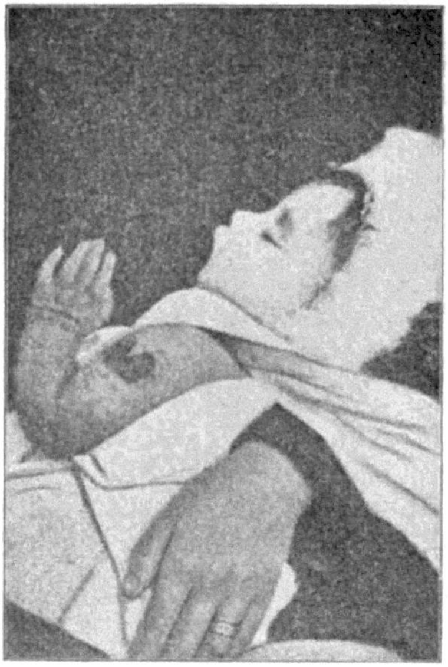

Bild zu Fall 740.

739. (†) Died for effects of vaccination; 25. 11. 1903; aged 8 months. Six weeks previously had been vaccinated. Until then was a fine, bright, bonny baby. Vaccinated with so-called „pure calf-lymph". Had a great punched-out hole in its left arm; another gaping hole in its side, right down to the ribs through skin and flesh, and a knee swollen double its size, ready to break out. (See *„Morning Leader"* 17. 11. 1903, and *„Aberdeen Free Press"*, 28. 11. 1903.

740. (†) "The above child was brought for my inspection, and with the consent of the injured mother, I immediately had a photograph taken. I also waited upon the vaccinator in order to elicit further information. He declared that his own child was nearly as bad, when vaccinated (...) had seen other arms as bad (...) knew that, four of his own cases had died through it, and in consequence of the vast amount of erysipelas following the operation some time back, had to go up to London." – Amos Boath.

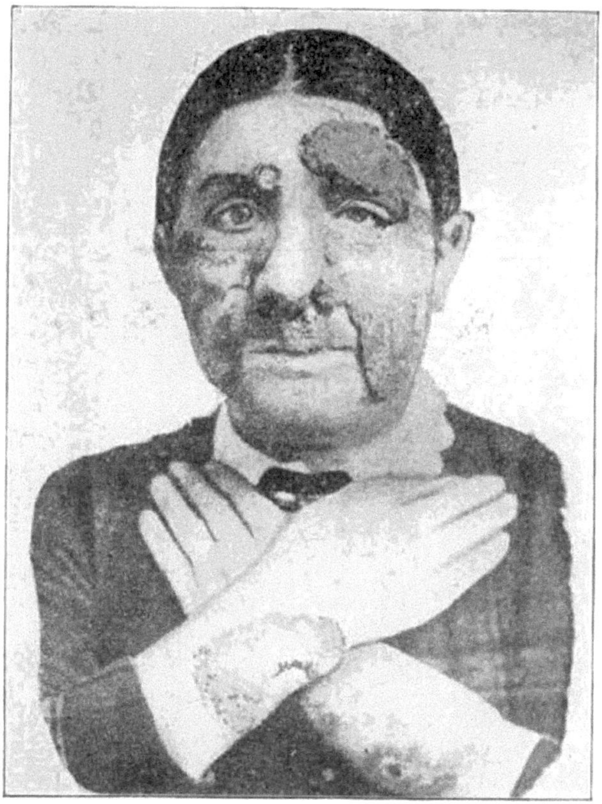

Bild zu Fall 741.

741. Vegetating Leprosy, Resulting from Vaccination. See: *„Vaccination a Crime"*, by Dr. Oswald.

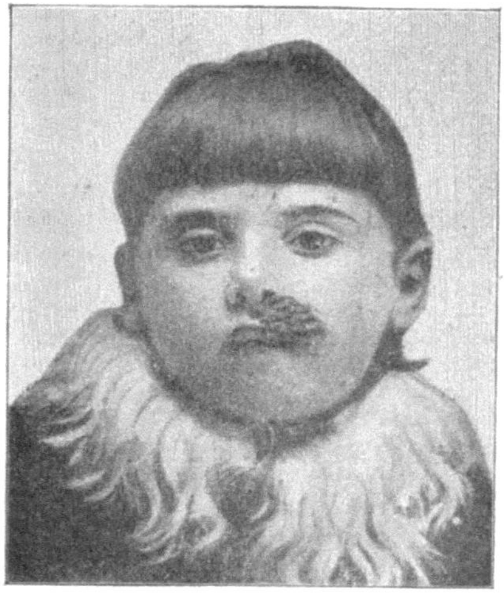

Bild zu Fall 742.

742. Scrofulose and Impetigo. Resulting from vaccination. – See: *"Vaccination a Crime"*, by Dr. F. L. Oswald, M. D.

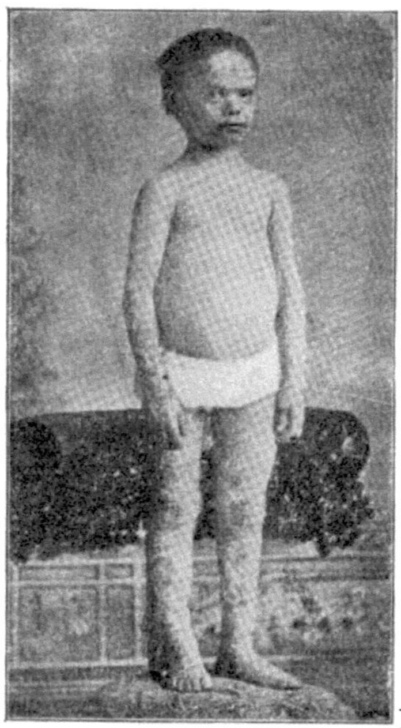

Bild zu Fall 743.

743. Ichthyosis, resulting from Vaccination. See: *"Vaccination a Crime"*, by Dr. Oswald, M. D.

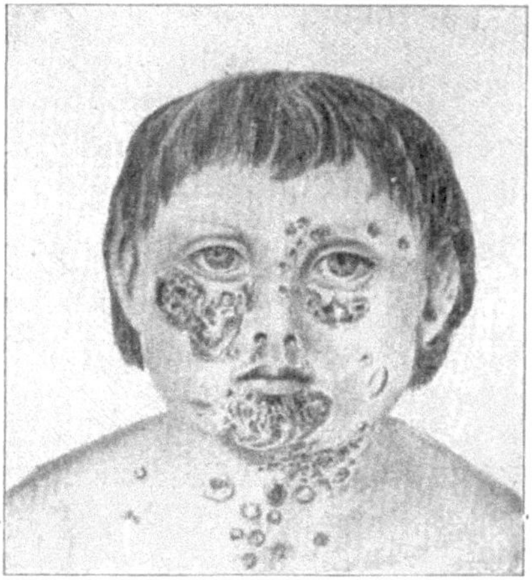

Bild zu Fall 744.

744. Contagious impetigo, resulting from Vaccination. See: *"Vaccination a Crime"*, by Dr. Felix Oswald. M. D.

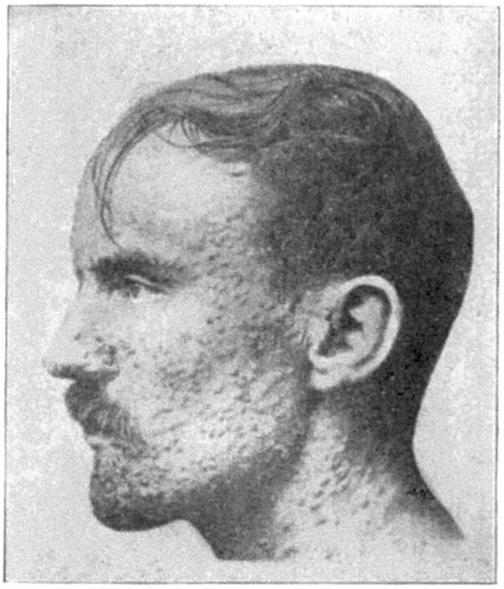

Bild zu Fall 745.

745. Varioloid Syphilis, diseases resulting from Vaccination. See: *"Vaccination a Crime"*, by Dr. Felix Oswald. M. D.

746. (†) Dem Liverpooler Coroner wurde nachfolgender Bericht gegeben, als er am Sonnabend eine Erkundigung einzog bezüglich des Kindes des John Banner Fisher, eines Eisenbahngepäckträgers in Heygreen Road, Wavertree. (Dieser Fall ist bereits kurz unter **728** angegeben.) Das Kind war ganz gesund, bis es, 2 Monate alt, auf den Wunsch der Eltern geimpft wurde. Gleich darauf wurde es krank und musste in das Kinderkrankenhaus gebracht werden. Hier stellte man Generalisierte Vakzine fest. Die Krankheit verbreitete sich über den ganzen Körper des Kindes. Solch ein Zustand, erklärte Dr. Alexander, Assistenzarzt im Kinder-Krankenhaus, ist außerordentlich selten; (?) solch ein Fall sei ihm nie vorher vorgekommen, er kenne ihn nur aus medizinischen Büchern. Der Fall war so außergewöhnlich, dass das Kind nach dem medizinischen Institut gebracht und dort als interessanter Fall für die medizinische Wissenschaft behandelt wurde. Natürlich wurde das Kind durch diese Untersuchung nicht verletzt. Infolge des heruntergekommenen Zustands wurde das Kind von Broncho-Pneumonie befallen, worauf der Tod eintrat. Der Arzt schrieb den Zustand des Kindes, welcher der Impfung folgte, seiner außerordentlichen Empfänglichkeit zu. (In Deutschland würde die alleinseligmachende Medizin sagen: „Das hat mit der Impfung nichts zu tun. Das Kind starb an Lungenentzündung!“)

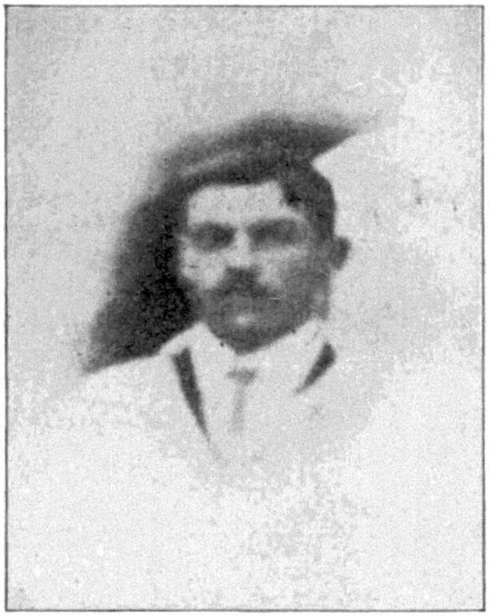

Bild zu Fall 747.

747. (†) Alfred Percy Morris, recruit of the Coldstream Guards, joined 5. 11. 1906, being then in the best health. Died 24. 11. 1906. See: *„Morning Leader“*, 11. 12. 1906 and *„Vaccination Inquirer“*, January 1907.

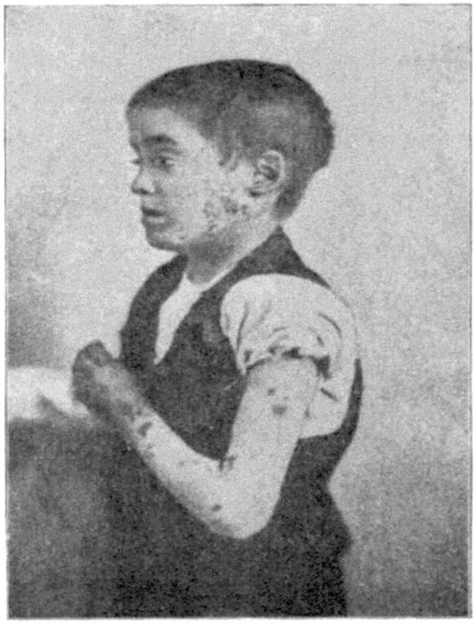
Bild zu Fall 748.

748. A Dewsbury case in 1904. This illustration was kindly lent by Mr. J. W. Bonner of Leicester.

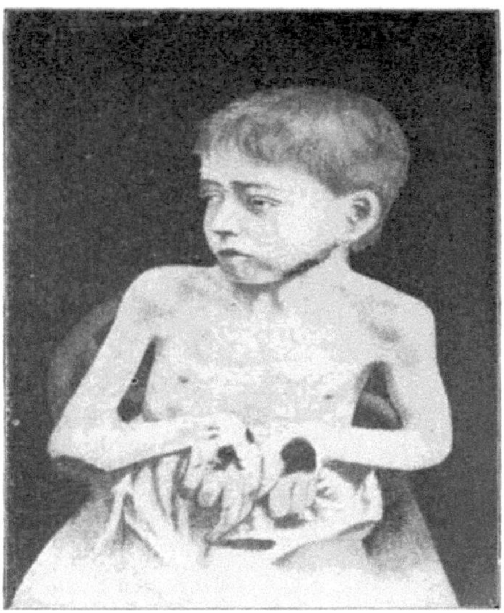
Bild zu Fall 749.

749. By permission of Mrs. Pickering. A. Colne Lad. „Vaccinated on the right arm, about 12 years previously. The whole limb paralysed and useless. Only two thin skeleton-like fingers where extended (...) On the back, on the hand, the elbow and shoulder where sores too hideous to be described in detail, which exuded a foul yellow matter. Two other sores existed, one on the body, the other on the chin. Pickering's vaccination or sanitation. Which?" p. 158. This illustration was kindly lent by Dr. E. Haughton, M. D.

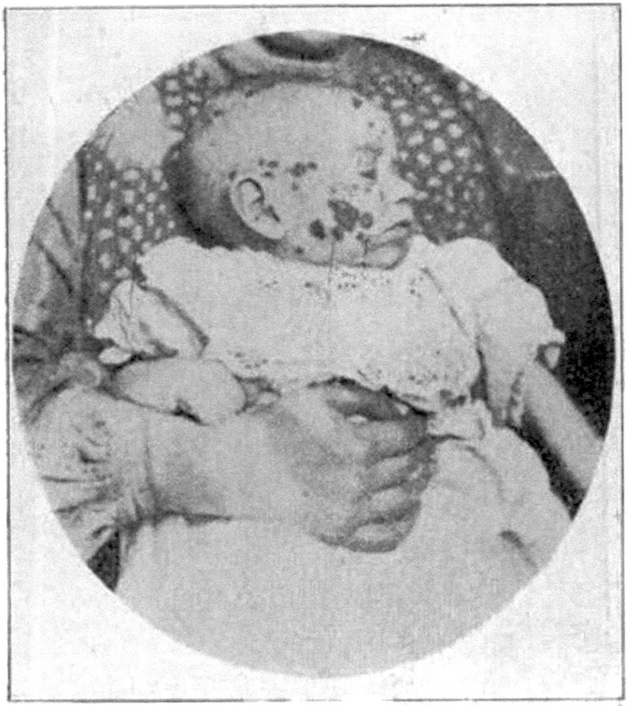

Bild zu Fall 750.

750. A Croydon case. A bonny baby vaccinated unsuccesfully at about 4 ½ months old. Vaccinated a second time about 5 weeks later. Father very angry when he learned of it, but it was too late. Result: The child is covered with hideous sores and scabs. See: *„Croydon Times"*, 2. 3. 1907.

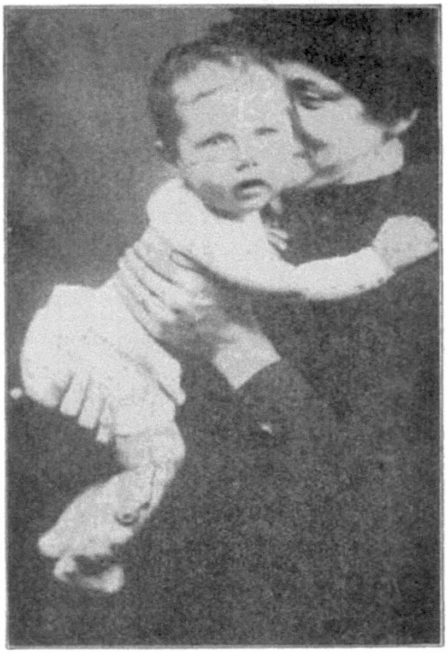

Bild zu Fall 751.

751. Child, vaccinated with calf-lymph, at Lambs Conduit Street, September 1887.

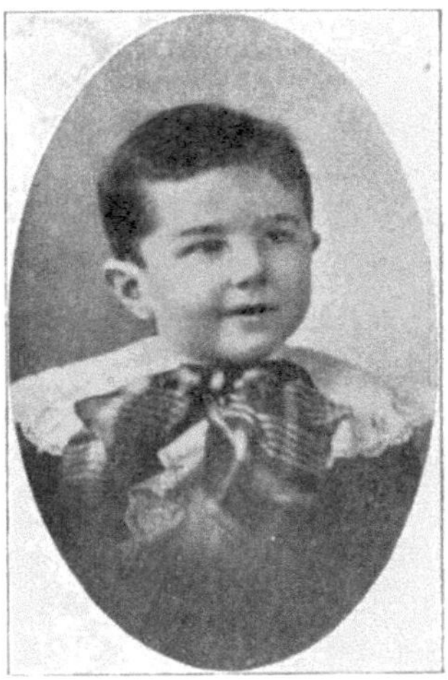

Bild zu Fall 752.

752. (†) By permission of Rev. S. P. Long. Luther, Loy Long, only son of Rev. S. P. Long, Pastor of the *First Lutherian Church*, Manfield, Ohio, U. S. Died June 1903 at the age of 8 ½ years, several years after this likeness was taken, in robust health, when vaccinated. Was vaccinated against the will of the parents. The father writes: "God bless your efforts to stamp out the legal murder of our dear children. No vaccination here now, and if I can help it there never will be again. Enclosed you will find a photo of my only son who never saw a sick day till this barbarian vaccination law murdered him." See: *"What Doctors think about Vaccination"*, p. 47. *Medical Talk Publishing Co.*, Columbus, Ohio.

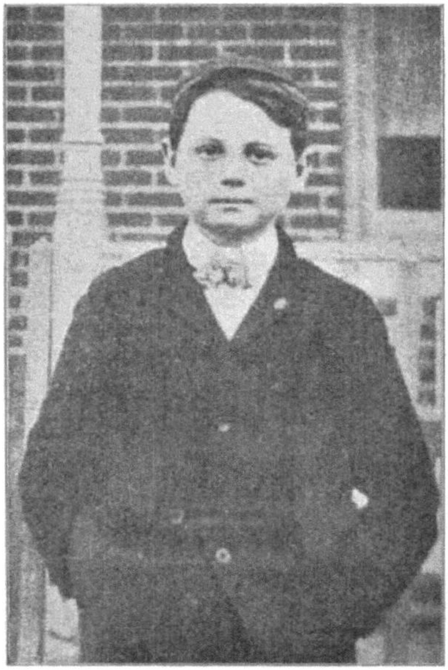

Bild zu Fall 753.

753. (†) Harleigh Reinhard, thirteen-year old son of Morris Reinhard, Allentown, revaccinated 5. 12. 1905, died in January 1906. „Oh, I don't want to have it done! I will go, but it will kill me." These words of horror and dread were spoken by Harleigh Reinhard to his mother last December, when she was urging him to go to the doctor to be vaccinated. Three days later he was taken very sick - pain in abdomen, bloated on left side, and finally all over. Died after 4 weeks of suffering. See: *„Liberator"*, August 1906; *„Disease Culture"*, p. 1 and *„Crimes of Cowpox Ring"*, p. 27.

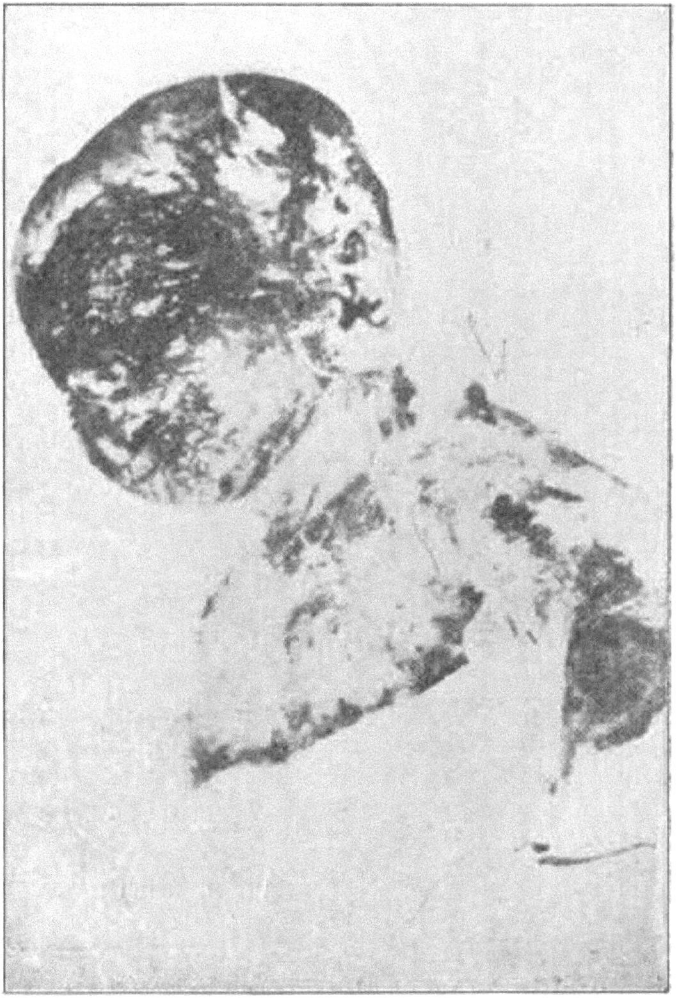

Bild zu Fall 754.

754. (†) Marian Hutchinson, of Armley; born 14. June 1889, vaccinated 8. August 1889: was then in good health; commenced being ill 12. August. Death took place on the 20. August.

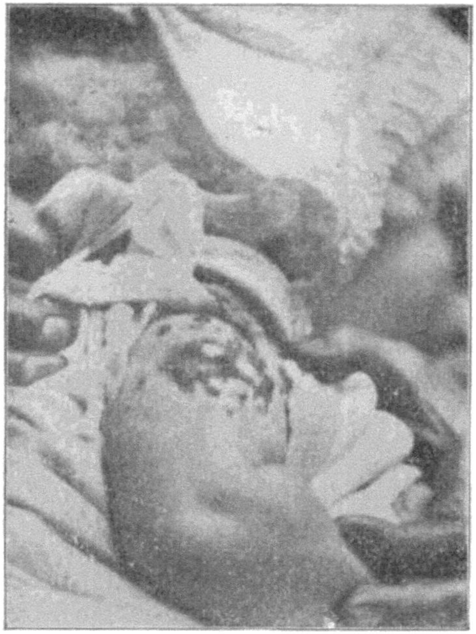

Bild zu Fall 755.

755. An Altrincham case; vaccinated 30. 10. 1906, photographed 18. 11. 1906, being 20 days after vaccination. On the 11. 11., when the pad was removed by the doctor, it was found, that the four pustules had all run together, and there was an eruption extending almost to the elbow. On 6. 12. the wound was still open and running.

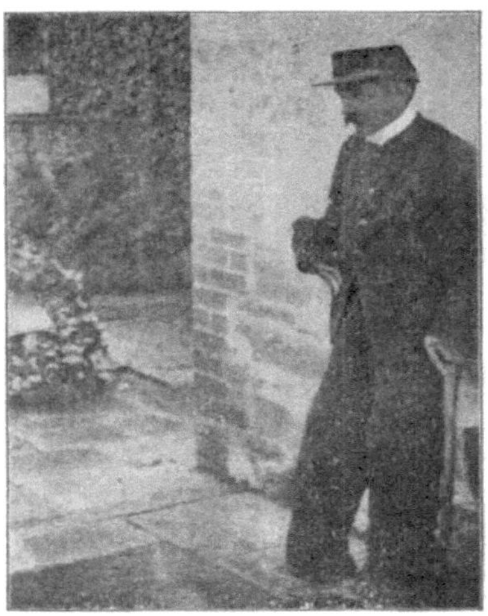

Bild zu Fall 756.

756. Joseph Russell of Velindre. Suffered fearfully for 2 or 3 years after vaccination, and then survived only as the wreck he now is, with the right leg and right arm paralysed.

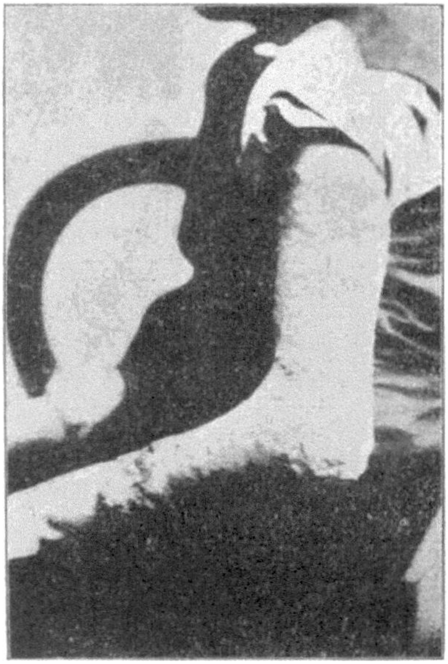

Bild zu Fall 757.

757. Benjamin Pullam, of Woodhouse, aged 14. Case of permanent injury following vaccination.

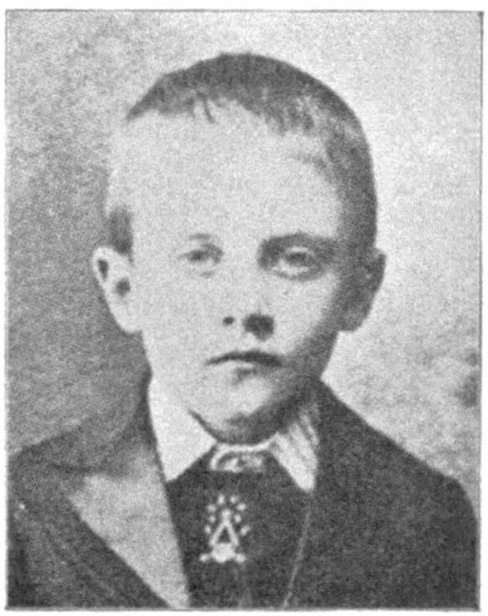

Bild zu Fall 758.

758. (†) Dolphine Davis, a ten year old boy, residing in Vine Street, Columbus, O. Died Tuesday, 10. 2. 1903, of tetanus, following vaccination. The child's jaw set

Sunday, and up to the time of death he had convulsions about every thirty minutes. See: *"What Doctors think of Vaccination"*, p. 43.

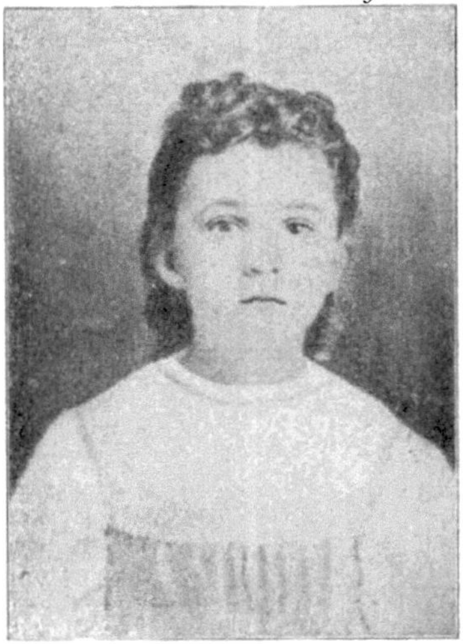

Bild zu Fall 759.

759. (†) Alma Olivia Pichn, daughter of the Hon. L. H. Pichn, President of the *First National Bank*, Nora Springs and Rudd; Iowa, U.S.A. Born 4. 2. 1888. Vaccinated about 15. 3. 1894, died from the effects 13. 5. 1894. „Her arm swelled greatly and became very inflamed. The health officer (...) laughed at the father's fears, telling him the vaccine was working just right (...) Black spots spread all over her body. The health officer was again called and said, there was no cause for alarm (...), and on 13. 5. 1894, she died from blood-poisoning caused by vaccine." See: *"Crimes of the Cow - Pox - Ring"*, p. 24.

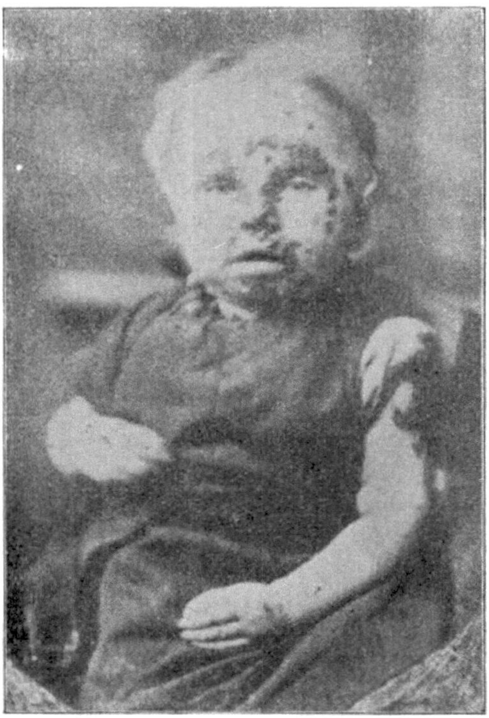

Bild zu Fall 760.

760. Mrs. Raymond's little girl. Case of Vaccino-Syphilis, seven weeks after vaccination. Parents and other children all in good health.

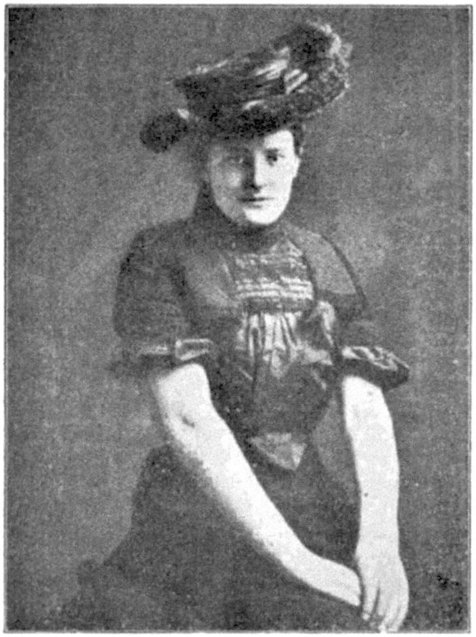

Bild zu Fall 761.

761. Teresa Allsop, of Derby, Kitchenmaid, *Bedford M. R. Refreshment Rooms*, 1902. Revaccinated under protest on pain of dismissal. Sores broke out on both arms. Sent home to Derby for treatment. Seventeen months suffering. Lost situation. No compensation. See letter by A. Feltrup, *Leicester Daily Mercury*, 27. 11. 1903.

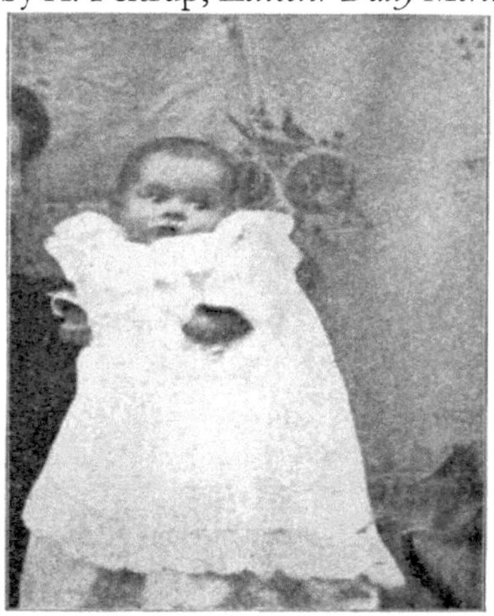

Bild zu Fall 762.

762. (†) Alice Ann Pickles, died 29. 11. 1906, aged 5 months. „A photo of our dear little baby, which was taken the day after vaccination (…) She was a picture of health and beauty before that cursed disease was inoculated into her system.“ J. H. Pickles, Bradford (Dieser Fall ist auch unter **726** verzeichnet.)

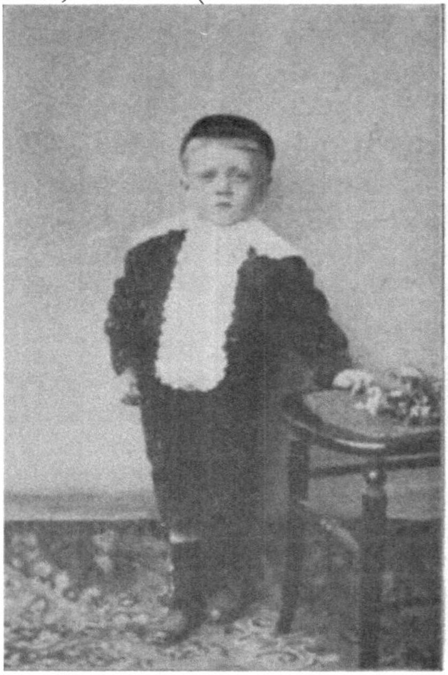

Bild zu Fall 763.

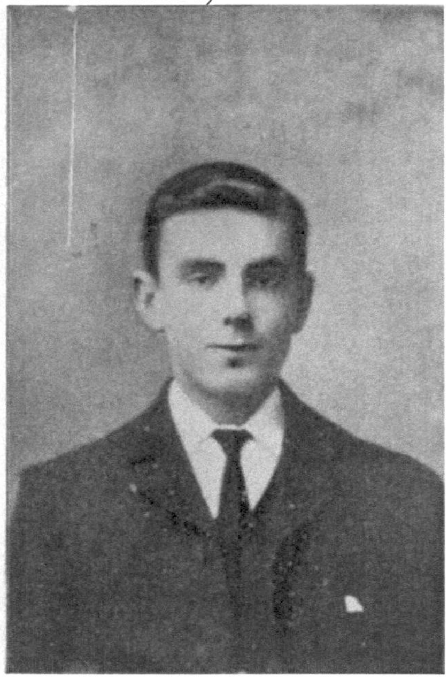

Bild zu Fall 764.

763. (†) Nathan Hoare, aged 4 ½ years; vaccinated 17 .1.1902, died 4. 2. 1902. The father, who resides in Guildford, states that he had always been opposed to vaccination, and had been prosecuted and fined. It was only because he was again threatened with prosecution, and felt that he could not again withstand the law, that he allowed the boy to the vaccinated. „It was through the vaccination that the boy died. I will take good care never to allow another child of mine to be vaccinated.“

764. (†) Frederick Henry Geall, recruit of the *Coldstream Guards,* joined 29. 10. 1906, was in the best of health, when he left home. Died 13. 11. 1906. See: „*Morning Leader*“, 28. and 29. 11. and 6. 12. 1906 and „*Vaccination Inquirer*“, January 1907.

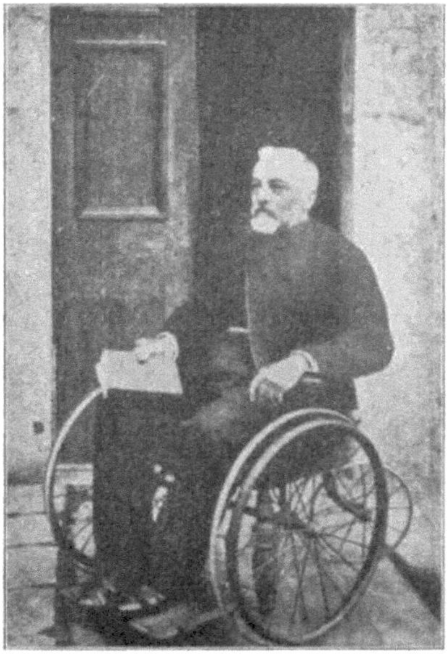

Bild zu Fall 765.

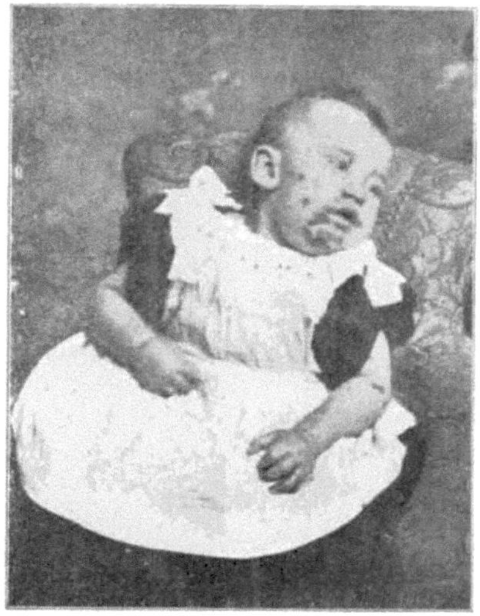

Bild zu Fall 766.

765. Job West of Bradford-on-Avon. An acute and permanent sufferer from the effects of revaccination in his youth. For many years he has lost the power of voluntary movement of the lower limbs.

766. A Margate case. Vaccinated at 11 months old. Photographed one month after vaccination.

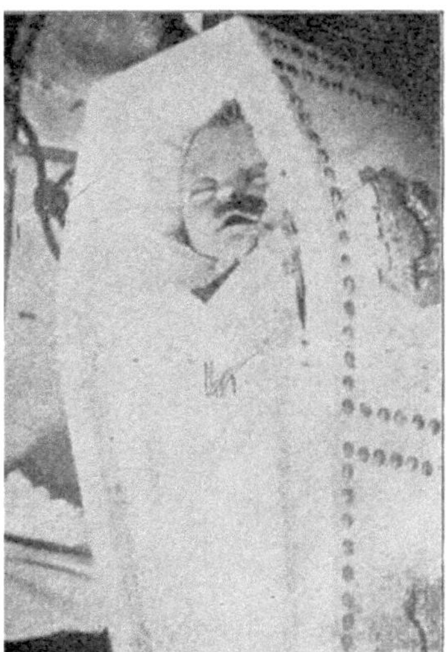

Zu Fall 767.

767. (†) Joy Beatrix Patten, vaccinated 30. 5. 1899, died 25. 6. 1899. "This was another calf-lymph case, and the verdict was that the child died of blood-poisoning, but there was not enough evidence to show how the blood-poisoning was caused ... One of the most wonderful of the modern verdicts. With a sufficient cause before their eyes, and with no other cause even suggested ... still not enough evidence to incriminate the vaccination". See: *Vaccination Inquirer*, August 1899, p. 58.

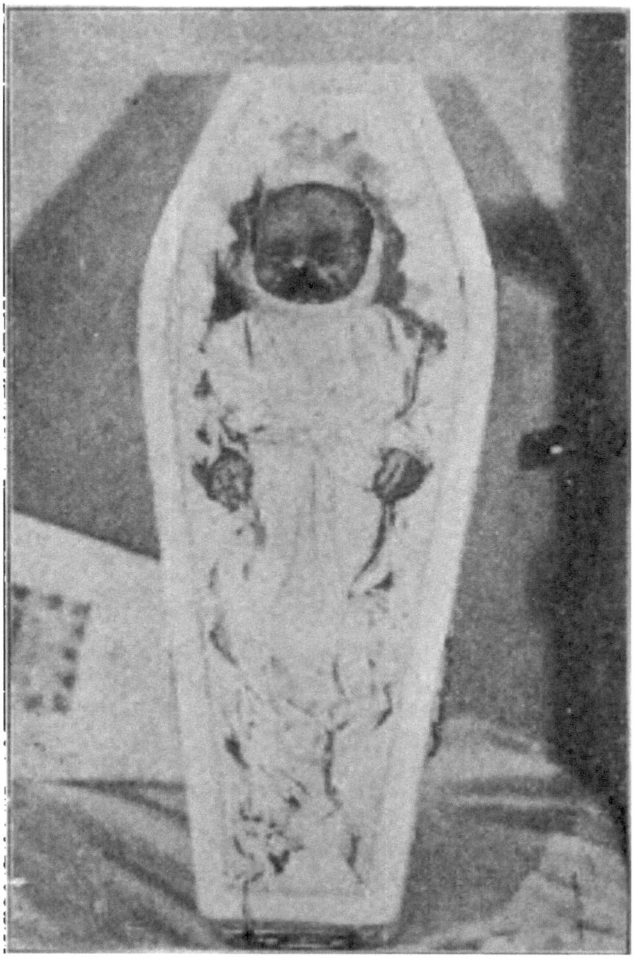

Bild zu Fall 768.

768. (†) Ernest Victor Charles Cheeseman, vaccinated 3. 11. 1902. Died 30. 11. 1902, aged 10 weeks. The dark patches round the mouth are sores. See: *Darking Daylight*, February 1903 and No. 46, May, 1904; also: *Vaccination Inquirer*, January 1903, p. 193.

769. (†) Mrs. Archer's baby, of 15, Kelday Road, Victoria Park, London E., vaccinated 24. 7. 1906, died 31. 8. 1906. – See letter by S. Wilding in the *„East-London-Observer"*, 8. 9. 1906.

770. Miss Loat, London W. C., schickte mir kürzlich noch nachfolgenden Fall und schrieb dazu: „Bristol. Rosina Sandall, Arbeiterin in einer Druckerei. Im Anfang des Jahres 1909 mussten sich alle Arbeiter impfen lassen, weil eine kleine Epidemie ausgebrochen war. Im September desselben Jahres starb sie. Die Rechtsanwälte des Geschäfts, in dem das Fräulein arbeitete, wollten Miss Loat wegen Verleumdung verklagen, weil sie behauptete, der Tod sei durch die Impfung erfolgt. Man forderte Miss Loat vorher auf, ihre Behauptung zurückzuziehen, was selbige glatt ausschlug. Seitdem ist alles still, Strafantrag und Klage blieben aus.

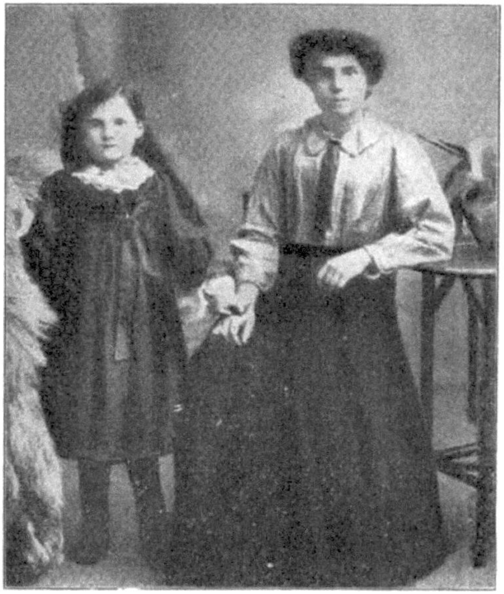

Fall 770. Vor der Impfung.

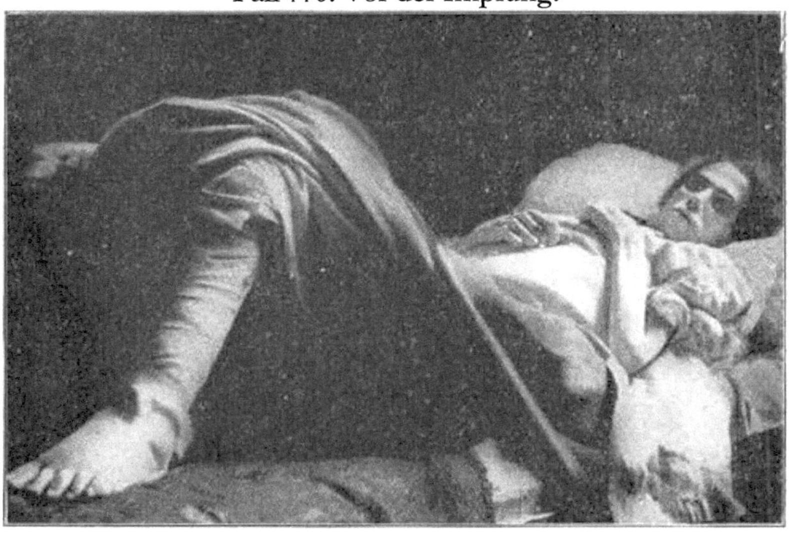

Fall 770. Kurz vor dem Tode.

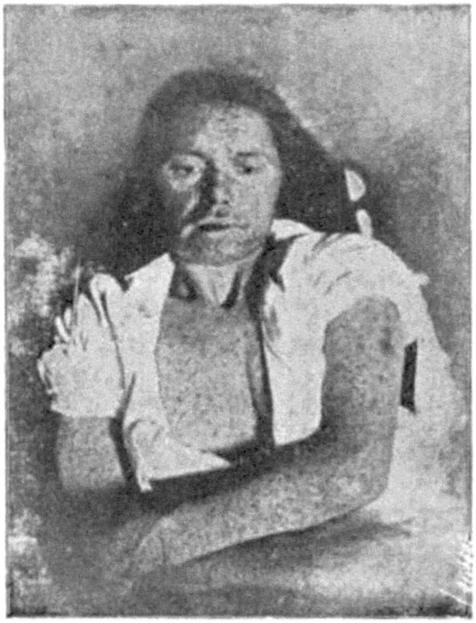

Bild zu Fall 771.

771. Aus: *„Vita e Malattie“*, Herausgeber Prof. Carlo Ruata, Perugia, 1911, Nr. 9-11, S. 147. Die abgebildete Frau war 4 Mal geimpft. 36 Tage nach der vierten Impfung, als noch die Narben derselben auf dem linken Arm sichtbar waren, erkrankte sie sehr schwer an den echten Blattern. Dies wurde von Dr. Leonardo Caravaggi in Modena bestätigt. (Es sind auf Seite 149 derselben Nummer genannter Zeitschrift Pockenerkrankungen verzeichnet, die 3, 10, 13, 32, 33, 36, 38, 50, 72, 79 und 97 usw. Tage nach erfolgreicher Impfung auftraten. Namen, Orte und Zeiten sind in jener Nummer nachzulesen. Die heilige Staatsmedizin schläft trotzdem ruhig weiter, verhetzt uns mit der Staatsgewalt, impfmordet lustig darauf los, bestiehlt uns um unser Geld und unsere Gesundheit. Es treffe sie der Fluch derer, die nach uns kommen! Es treffe sie das Hohngelächter und die Verachtung nachfolgender Jahrhunderte! Sie wird aus allen Beweisen nichts lernen und nichts lernen wollen.)

Anhang

Gott sei's geklagt, das ist an allen Übeln schuld: die meisten Menschen denken nicht.
„Nicht daran denken!“, das ist von jeher Menschenbrauch allem Menschenelend gegenüber.
„Nicht denken“: Darauf ist ohnehin alle Barbarei gestützt.
Aus: *„Die Waffen nieder“* von Bertha von Suttner

Er (dieser Anhang) bringt einige der sich ständig, als ewige, unausrottbare Krankheit wiederholenden Redensarten der Vertreter der verabscheuenswürdigen Zwangsimpfung und deren Widerlegung durch Tatsachen. Möchten doch diejenigen Herren der Staatsmedizin, die sich noch genügend klaren Verstand und festes Wollen erhielten, daraus die nötigen Folgerungen ziehen und möchten sie sich – soweit sie Mut genug haben, gegen die Unduldsamkeit ihrer Zwangsvereinigung anzugehen – aus der Hehlerschaft dieser ihrer „Kirche“, die die Nachwelt verfluchen wird!, befreien und verlangen, dass endlich einmal mit dieser, bei anständigen Menschen längst verdammten Impf-Inquisition ein Ende gemacht werde. Möchten sie dann mit unserem verhetzten Mitkämpfer, Prof. Molenaar, dessen Forderung aufstellen:

Verbot der wahnwitzigen Schutzpocken-Impfung und Einführung der Gewissensklausel für die, welche unbedingt impfen lassen wollen.

Ach, hätten wir eine Ärzteschaft, die es verabscheute, ihre Wahrheiten mit dem Polizeisäbel zu verbreiten; die es verächtlich fände, hilflosen Wesen gegen den Willen der Eltern, gegen Gesetz und Verfassung zwangsweise ein Gift in die Blutbahn zu bringen; die die Freiheit des Einzelmenschen achtete, umso mehr, als hier der Ungeimpfte nur sich selbst, niemals aber dem Geimpften, d. h. dem Geschützten, schaden kann oder könnte! Ja, hätten wir eine solche Ärzteschaft – wir brächten ihr die Achtung entgegen, die ihr zukommen müsste. Sie verdient aber so lange unsere volle Verachtung, wie sie bei allen Rohheiten in Ausübung des Impfgesetzes ruhig zusieht und in ihren Versammlungen ausdrücklich diesen ungesetzlich ausgeübten Zwang fordert – wie im Jahre 1911.

Einige kurzweilige, aber lehrreiche Impfgeschichten

Von Oberst a. D. Spohr aus Gießen
(Sonderabdruck aus *„Deutsche Warte. Berliner illustrierte Tageszeitung"*, Berlin SW 48)

1. Die humanisierte Lymphe

In den ersten 50 Jahren, als man die Jenner'sche Schutzpockenimpfung noch häufig direkt mit, aus den Pocken des Kuheuters entnommenem, Eiter ausübte, machte man die Erfahrung, dass besonders in diesen Fällen Impffurunkel, Impfrotlauf und sogar Impfbrand entstanden. Da sich diese üblen Zufälle in dem Maße verminderten, als die Lymphe von einem Menschen auf den anderen übertragen wurde, bildete sich die Lehre von der Nützlichkeit der sogenannten humanisierten Lymphe. Sie lautete im Wesentlichen dahin, dass schädliche Nebenwirkungen dieser humanisierten Lymphe umso seltener auftreten, durch je mehr Menschen dieselbe schon hindurchgegangen sei. Man machte aber die unliebsame Erfahrung, dass dagegen diese humanisierte Lymphe, wenn sie durch konstitutionell erkrankte Menschen hindurchging, deren Krankheiten, namentlich Tuberkulose und Syphilis, aufnahm und weiter verpflanzte. So wurden 1849 viele Menschen in Köln am Rhein, als dort infolge einer kleinen Pockenepidemie im Sommer stark zum Impfen getrommelt worden, infolge der Impfung syphilitisch.

Es sollen allein 400 der so Erkrankten in die Behandlung der öffentlichen Spitäler gelangt sein.

Bekanntlich ist man jetzt von der humanisierten Lymphe wieder so weit zurückgekommen, dass man zu einer am Bauch des Kalbes erzeugten Tierlymphe gegriffen hat. Damit ist aber die Gefahr der Übertragung namentlich der Tuberkulose, die ja bei unserem Rindvieh eine ungeheure Verbreitung gefunden, nicht allein aufs Neue in den Vordergrund gerückt, sondern es treten auch die oben genannten Impfkrankheiten: Furunkel, Rotlauf usw. wieder in vermehrter Weise auf. Man sieht, die Medizin macht es häufig noch etwas anders, als die *Echternacher Springprozession.* Wenn diese, indem die Teilnehmer zwei Sprünge vorwärts und dann wieder einen zurückmachen, doch im ganzen vorwärts kommt, so macht es die Medizin geistreicher, indem sie einen Sprung vorwärts und dann wieder zwei zurück macht. Sie kommt auf diese Weise dem dunkelsten Aberglauben des Mittelalters wieder näher, und die Kant'sche Befürchtung, dass durch die Einverleibung tierischen Giftes das so behandelte Menschengeschlecht rindviehähnlicher werde, ist nicht ganz von der Hand zu weisen.

Wenigstens spricht dafür die nach vielfach vorhandene Gläubigkeit an den Segen dieses tierischen Eiters, der durch seine schmutzige Blutvergiftung vor einer Krankheit schützen soll, welche nicht sicherer zu vermeiden ist, als durch Reinlichkeit und gute Blutbereitung, also Vermeidung jeder Verunreinigung des letzteren. Daher bildet auch neben der Reinlichkeit, das „Nichtgeimpftsein“, den besten Schutz, wie mein folgendes Beispiel zeigt.

Ich bin nicht impfgeschützt, habe viele Pockenkranke behandelt, sogar meinen Adjutanten, Leutnant der Landwehr Schmidt, im Dezember 1870, als ich mit ihm in einer kleinen Stube von vier Meter im Quadrat in Evigny bei Mézières im Quartier lag. Ich habe ihn täglich feucht eingepackt und abgewaschen. In acht Tagen war er gesund und ich nicht „angesteckt“. Zu bemerken ist, dass Leutnant Schmidt, obgleich nach eigener Angabe fünfmal mit Erfolg geimpft, wofür die großen Narben auf beiden Oberarmen Zeuge waren, der einzige von meiner 800 Mann starken Abteilung war, der überhaupt an Pocken erkrankte.

2. Wie die Medizin aus taktischen Gründen ihre Ansichten ändert

In älterer Zeit war man auch in der Medizin der Ansicht, dass in Pockenzeiten, d. h. also, wenn eine Pockenepidemie schon ausgebrochen war, nicht geimpft werden dürfe, weil man beobachtet zu haben glaubte, dass die so frisch geimpften der Gefahr, pockenkrank zu werden, vermehrt ausgesetzt seien. So findet sich im Amtsblatt der Königlichen Regierung zu Köln (1832 oder 1833) die Verfügung eines Regierungs-Medizinalrats, wonach in Pockenzeiten nicht geimpft werden dürfe. Seitdem ist man bekanntlich anderer Ansicht geworden, und, wie das von 1849 angeführte Beispiel beweist, wird in Pockenzeiten erst recht zur Impfung getrommelt. Das hat den Erfolg:

1. Dass eine Menge Leute sich impfen lassen und dadurch auch nach verschiedenen Richtungen hin die ärztliche Praxis vermehren und

2. dass die Pockenepidemie nicht zu rasch erlischt, und von ihr das nötige Aufheben gemacht werden kann.

Wie wunderlich die Ansichten der älteren Medizin oft waren, ergibt sich noch aus einer anderen, ebenfalls in den 30er Jahren erlassenen Verfügung des Medizinalrates der Königlich Preußischen Regierung zu Köln, in welcher Rheumatismus und Gicht als ansteckende Krankheiten bezeichnet und namentlich die Kleidungs- und Bettstücke von an Gicht oder Gelenkrheumatismus Gestorbenen durch Feuer vernichtet werden sollten.

Ich habe einmal einen älteren Bürgermeister eines rheinischen Städtchens aus jener Zeit gefragt, ob er denn jemals diese Verfügung zur Ausführung gebracht habe? Er hat mir lächelnd geantwortet: „Ja, wir haben es versucht, aber da hat's gleich Revolution gegeben, und da haben wir's stillschweigend wieder aufgesteckt." So ging es im alten Polizeistaat. Ach könnte man doch im parlamentarisch regierten Deutschen Reich auch die Impfung so stillschweigend aufstecken!

3. Die Schutzpockenimpfung im alten Polizeistaat

Dass der alte, so vielgelästerte Polizeistaat, von dem vorher die Rede war, auch einzelne Vorzüge hatte, beweist meine folgende Geschichte. Als ich 1849 am 1. Oktober als Avantageur bei der *Königlichen 7. Artilleriebrigade* eintrat, wurde ich der 6. Kompanie in Köln zugeteilt. Einige Tage später erschien ein Kompaniebefehl, wonach die 29 Rekruten und der Avantageur S. am anderen Tag geimpft werden sollten. Ich begab mich sofort zu meinem Kompaniechef, Hauptmann Lachmann, und, indem ich ihm vorstellte, dass ich ein kerngesunder Mensch sei, dies auch zu bleiben wünsche und mich nicht der Gefahr aussetzen möchte, durch die Impfung zu erkranken, wobei ich auf das Vorkommnis im Sommer 1849 in Köln hinwies, bat ich um Befreiung von dieser Impfung. In seiner knappen, drastischen Weise gewährte mir Hauptmann L. meine Bitte, indem er nur sagte: „Bleiben Sie fort von dem Schwindel!" Und damit entging ich in der Tat einer Erkrankung. Denn die sämtlichen 29 Mitrekruten erkrankten nach der Impfung (mit humanisierter Lymphe) an den Augen. Manche wurden während ihrer ganzen 3 jährigen Dienstzeit nicht völlig gesund und einzelne wurden „anderweitig" entlassen.

Bei der Zivilbevölkerung in Preußen war damals die Unterlassung der Impfung im 2. Lebensjahr der Kinder (eine Revakzinationspflicht gab es damals noch nicht) unter eine Polizeistrafe von zwei Talern gestellt. König Friedrich Wilhelm III. hatte aber eine von den Behörden geheim zu haltende Kabinettsorder erlassen, wonach: „diese Polizeistrafe von 2 Talern nur angedroht, aber nicht vollzogen werden sollte, da die Strafdrohung ja nur den Zweck habe, die Bevölkerung auf den Nutzen der Impfung aufmerksam zu machen". Als mich nun im Jahre 1871 der Bürgermeister von Engers, wo ich damals als Hauptmann Lehrer an der Kriegsschule war, durch den Polizeidiener mahnen ließ, dass ich meinen 1869 geborenen ältesten Sohn impfen lassen müsse, wenn ich einer Strafe von 2 Talern entgehen wollte, fragte ich ihn, den ich kurz nachher auf der Straße traf, „ob er nicht die oben angeführte Kabinettsorder Seiner Majestät kenne?", worauf er erwiderte: „Ja, wenn Sie diese Kabinettsorder auch kennen, dann kann ich mir meine Mahnungen sparen". Damit war die Sache erledigt.

Wie sanft war doch der vielverketzerte ehemalige Polizeistaat im Vergleich zu dem jetzigen Deutschen Reich, dessen Reichsgesetze durch Entscheidungen des Preußischen Oberverwaltungsgerichts nicht nur durchbrochen, sondern ihrem Geiste entgegen in Zwangsgesetze umgewandelt werden können, deren Vollziehung durch Polizeigewalt erzwungen werden kann!

4. Verschiedenheiten in Ausführung der Impfung

Die Impfung wurde im alten Preußen zunächst durch drei Stiche auf jedem Oberarm ausgeführt, wobei nicht, wie jetzt, eine Wirkung durch Aufgehen von Eiterpocken gefordert wurde. Auf diese Finesse ist man erst später gekommen. Gleichwohl kamen selbst dann, wenn keiner der Impfstiche ausschlug, wie man zu sagen pflegte, Impfschädigungen vor. Ja, es gab Ärzte, welche behaupteten, dass gerade in diesem Falle die Überimpfung innerer Krankheiten (Skrofulose, Tuberkulose) besonders wahrscheinlich sei. Es ist daher begreiflich, dass man schon früh auf Mittel bedacht war, solchen üblen Eventualitäten vorzubeugen. Und es gab damals Ärzte, welche in dem Ruf standen, besonders glücklich zu impfen, sodass ihre Impflinge niemals erkrankten.

Ich hatte das Glück vor mehr als 50 Jahren einen solchen beamteten Arzt (Kreisphysikus) kennenzulernen, der in dem Ruf stand, dass ihm noch niemals ein Unglück bei der Impfung passiert sei. Da ich in der betreffenden Garnison außer Verwandten auch viele Freunde und Bekannte hatte, deren Kinder von dem betreffenden Herrn geimpft worden waren, so versuchte ich zunächst, mich zu überzeugen, ob der Ruf seiner glücklichen Impfungen gerechtfertigt sei. Ich fand dies durchaus bestätigt. Später wurde ich mit dem Kreisphysikus näher bekannt, lernte in ihm einen sehr vorurteilsfreien Arzt kennen, der allem Rezeptschreiben abhold, möglichst nach einfachen Methoden suchte, um Kranke zu heilen. Wir traten uns immer näher und in einer vertraulichen Stunde um Mitternacht, als wir auf das Geheimnis seiner glücklichen Impfungen zu sprechen kamen, eröffnete er mir, nachdem ich ihm das Versprechen gegeben, sein Geheimnis bei seinen Lebzeiten nicht zu verraten, aber auch nach seinem Tod wenigstens aus Rücksicht auf die von ihm Geimpften nicht seinen Namen zu nennen, etwa folgendes: „Die ganze Impferei ist ja ein wüster Unsinn. Das habe ich schon lange eingesehen, namentlich als ich als Kreisphysikus so viele von Kollegen geimpfte und mehr oder weniger schwer erkrankte Kinder zu sehen bekam. Ich habe mir daher gesagt, dass es sich wesentlich darum handle, die für schützend angesehenen Narben zu erzeugen, und dass dabei die Art und Weise vorzuziehen sei, die alle etwaigen Erkrankungen verhindert. Ich impfe daher schon seit langen Jahren mit etwas Brechweinstein in rektifiziertem, mit Wasser versetztem Alkohol aufgelöst. Das gibt kleine Eiterpöckchen, die auch dann, wenn sie als solche vorhanden sind, kein Kollege von wirklichen Impfpusteln unterscheiden kann, die eben solche kleine Narben hinterlassen, aber ganz unschädlich abheilen. Nun bewahren Sie mein Geheimnis und teilen es erst vernünftigen Kollegen mit, wenn ich nicht mehr bin. Sie können dann hinzufügen, dass nach meiner Erfahrung der Schutz dieser Impfung gegen die Pocken entschieden sich kräftiger erwiesen hat, als der der Jenner'schen Schutzpockenimpfung, und dass die so geimpften Kinder sich gut entwickelt und widerstandsfähiger gegen andere Krankheiten bewiesen haben, als gekuhpockte Kinder."

Ich kann es dahingestellt sein lassen, ob dieses Verfahren auch gegenüber dem älteren lediglich von der Verwaltung ausgehenden Impfgebot als entschuldbar anzusehen ist. Jedenfalls hat es viel Unheil verhütet.

Nach Erlass des Impfgesetzes von 1874 mit seinen rigorosen Bestimmungen wird es wohl kaum ein approbierter Arzt, am wenigsten ein beamteter, mit seinem Gewissen vereinigen können, ein so einfaches Verfahren anzuwenden, auch wenn seiner Überzeugung nach dasselbe einen sichereren Pockenschutz gewährt, als die vorgeschriebene Vergiftung mit Kälberlymphe. Ich habe aber noch andere, mit den gesetzlichen Vorschriften durchaus vereinbare Verfahrensweisen kennengelernt, die die Gefahren der Schutzpockenimpfung, wenn nicht ganz auszuschließen, doch zu mindern geeignet sind, und ich glaube, sie unseren Lesern nicht vorenthalten zu dürfen. In den Jahren 1879 bis 1881 war mir als Kommandeur des *Fußartillerie-Regiments* in Straßburg auch das *Badische Fußartillerie-Bataillon Nr. 14* unterstellt. Bei den Inspizierungen war es mir aufgefallen, dass bei den Rekruten dieses Bataillons die Impfnarben auffällig klein waren, zum Teil auch ganz zu fehlen schienen, während sie bei meinen beiden Bataillonen in Straßburg durchweg beträchtlicher ausgefallen waren. Da es mir schien, als ob damit auch die weitere Tatsache in Verbindung stände, dass, während in Straßburg mehr oder weniger leichte Nachwehen der Impfung zur Behandlung gelangten, dieses in Rastatt bei dem Badischen Bataillon gar nicht vorkam.

Als ich 1880 den beim Badischen Bataillon stehenden Assistenzarzt 1. Klasse, welcher die Impfungen vollzogen hatte, nach genauer Besichtigung aller Rekruten in Bezug auf diesen Punkt eingehend über die Art und Weise, wie er die Impfung vollzogen hatte, befragte, erfuhr ich, dass er nach der Vorschrift die Spitze der Lanzette nur in die Epidermis einbringe, ohne die Lederhaut zu verletzen. Das ist natürlich ein Verfahren, welches jede Blutvergiftung fast völlig ausschließt und somit eine solche Impfung ziemlich ungefährlich erscheinen lässt. Die in der Epidermis eingebrachte Lymphe wird doch wohl meistens einfach eintrocknen und ohne Wirkung bleiben, und das umso sicherer, wenn die geimpften Soldaten, wie vielfach üblich, sich bald nach der Impfung die Impfstiche mit kaltem Wasser abwaschen. Ich habe leider damals versäumt, mir die Badische Impfvorschrift anzusehen, die in diesem Punkt wohl von der Preußischen abweicht, eine Folge des Umstands, dass man die Ausführungsbestimmungen für das allgemein erlassene Reichsgesetz den einzelnen Bundesstaaten überlassen hat. Der Umstand, dass in Baden wenig oder gar nicht über Impfschädigungen geklagt wird, lässt mich vermuten, dass dieses in den dortigen Ausführungsbestimmungen des Impfgesetzes begründet ist.

Eine dritte, wie mir scheint, auch zur Verminderung der Gefahren sehr geeignete Impfmethode lernte ich hier in Gießen 1883 kennen. Um meine beiden Söhne, die damals hier das Gymnasium besuchten, vor der Revakzination zu schützen, brachte ich alljährlich ein bezügliches Attest bei. Als ich 1883 dies zum dritten Mal dem damaligen hiesigen Kreisarzt Dr. Glasor, vorlegte, äußerte derselbe: „Warum sind Sie so ängstlich, Herr O.? Lassen Sie mich Ihre Söhne ruhig impfen, ich garantiere Ihnen, dass nicht das Mindeste passiert. Sehen Sie, ich darf nach der Vorschrift in Glyzerin aufbewahrte Lymphe verwenden. Die Quantität des Glyzerins ist nicht bestimmt. Wenn Sie wollen, nehme ich einen Tropfen Lymphe auf ein ganzes Liter Glyzerin. Sie werden wohl zugeben, dass diese fast homöopathische Mischung keinen Schaden anrichten kann." Das gab ich zu, ohne mich indessen zu einer solchen Impfung zu verstehen. Vielleicht gibt es noch andere ebenso sinnreiche und ebenso unschädliche gesetzliche Methoden, um Impfschädigungen zu vermeiden.

5. Eine schwere Impfvergiftung beim Militär

Als mein Neffe, der jetzt in Hagen in Westfalen ansässige Kaufmann, Herr Albrecht Kinkel, in der Mitte der 80er Jahre beim *Königs-Ulanenregiment Nr. 13* in Hannover als Einjährig-Freiwilliger diente, wurde er der vorschriftsmäßigen Wiederimpfung auch unterzogen. Der bis dahin nie geimpfte kerngesunde und herkulisch gebaute 1,81 Meter große junge Mann wurde unmittelbar nach der Impfung von einem schweren Impfrotlauf an dem geimpften Arm befallen. Die Erkrankung nahm so rapide zu, dass er sich schon am zweiten Tage krankmelden musste, weil er stark fieberte und der vergiftete Arm fast aufs Doppelte seines natürlichen Umfangs geschwollen war. Als er deshalb einer Lazarettbehandlung unterzogen werden sollte, weigerte er sich dessen, und mein damals in Hannover als Bataillonskommandeur beim *Hannoverschen Infanterie-Regiment Nr. 74* stehender Bruder nahm ihn mit Bewilligung des Kommandeurs des *Königs-Ulanenregiments* in seine Wohnung und in naturgemäße Behandlung. Unter rein diätetischer und Wasserbehandlung eiterte der erkrankte Arm sehr stark, das Fieber verschwand, und in etwa 8 Tagen war der Patient völlig hergestellt, wie nach der bisherigen Erfahrung anzunehmen ist, ohne jeden dauernden Nachteil. Was wäre wohl aus ihm geworden, wenn er ins Lazarett gekommen und dort nach der antiseptischen Giftheilmethode behandelt worden wäre?

6. Die Pockenfreiheit der preußischen Armee

Es ist ein eigenes Ding um diese sogenannte Pockenfreiheit der Armee. Dass alle fieberhaften Ausschlagskrankheiten und noch manche Haut- und anderen Krankheiten in der Armee tatsächlich abgenommen und seltener geworden sind, als in älteren Zeiten, ist unzweifelhaft. Das hat aber mit der, in der Armee leider noch immer beibehaltenen Revakzination der Rekruten nichts zu schaffen, sondern ist hauptsächlich der erhöhten Reinlichkeit (Waschungen und Wechsel-Duschen der Mannschaften) und der besseren Lüftung der Mannschafts- Wohn- und Schlafstuben zuzuschreiben. Dass aber auch die selteneren Pockenfälle noch durch besondere statistische Kunstgriffe ausgeschaltet werden, davon erlebte ich zwei so drastische Beispiele, dass ich mich umso mehr verpflichtet fühle, hier erneut auf dieselben hinzuweisen, als sie zugleich ein bezeichnendes Licht auf die Art und Weise werfen, wie die Statistik seitens der Impf-Verteidiger gehandhabt wird, und welche Maßnahmen bezüglich der Benennung von Hautkrankheiten noch beliebt werden, wenn es sich darum handelt, den Anschein von Pockenfreiheit aufrecht zu erhalten.

Es war im Jahre 1861 oder 1862, als ich nach beendigtem Dienst eines Tages im Zivilkasino mich an den Zeitungstisch setzte. An diesem saßen schon zwei Militärärzte, der Regimentsarzt Dr. St…r und der Assistenzarzt Dr. D…n.

Ich horchte auf, als der Regimentsarzt, zu Dr. D. gewandt, äußerte: „Sie haben in Ihrem letzten Rapport aber einen Schwupper gemacht, denn Sie haben fünf nach der Impfung erkrankte Leute als „pockenkrank" gemeldet. Es muss Ihnen doch bekannt sein, dass nach einer, vom Generalstabsarzt der Armee zur allgemeinen Nachachtung empfohlenen Verfügung des Generalarztes des *1. Armee-Korps* Leute, die infolge der Impfung erkranken, nicht als pockenkrank gemeldet werden dürfen." Hierauf entgegnete Dr. D.: „Diese Verfügung, Herr Regimentsarzt, ist mir wohl bekannt, aber sie muss doch wohl, meiner Ansicht nach, dahin ausgelegt werden, dass anderweitige Erkrankungen nach der Impfung nicht als Pockenerkrankungen gemeldet werden dürfen. Die von mir aber gemeldeten Leute sind wirklich nach der Impfung an den echten Pocken erkrankt." „Das ist ganz gleichgültig", entgegnete der Regimentsarzt Dr. St., „sie sind nach der Impfung erkrankt und durften daher nicht als „pockenkrank" gemeldet werden. Ich habe Ihren Rapport demgemäß geändert". Für den Assistenzarzt war der Rest nun Schweigen. Ich aber merkte mir diese besondere Art und Weise, die Pockenfreiheit auf dem Papier wenigstens herzustellen.

Ebenso charakteristisch ist die folgende Geschichte, welche ich als Regimentskommandeur zu Straßburg 1880 erlebte. Da fiel mir eines Tages im Rapport ein als pockenkrank gemeldeter, einige Zeit vorher revakzinierter Rekrut auf. Ich fragte bezüglich desselben den beim Regiment die Stelle des Regimentsarztes versehenden Stabsarzt und erfuhr, dass der betreffende Mann in der Tat an den Pocken erkrankt und nicht nur von ihm, dem Stabsarzt, sondern auch von dem *du jour* habenden Lazarettarzt und demnächst von dem Chefarzt des Lazaretts als pockenkrank erkannt worden sei.

In dem folgenden Wochenrapport konnte ich diesen Pockenkranken weder als solchen, noch als genesen oder gestorben oder entlassen auffinden. Als ich hierüber meinen Stabsarzt zur Rede stellte, erfuhr ich folgendes: „Der Fall habe dem Korpsgeneralarzt gemeldet werden müssen. Dieser habe eine Kommission aus fünf Ärzten zusammentreten lassen, und diese habe mit Stimmenmehrheit entschieden, dass kein Fall von Pockenkrankheit vorliege, sondern eine, allerdings noch nicht bekannte, Ausschlagskrankheit. Danach sei der vorher als „pockenkrank" gemeldete Mann unter die „Hautkranken" überführt worden." „Und Ihre Ansicht?", fragte ich den Stabsarzt. „Nun, ich habe mich natürlich fügen müssen." Man sieht also, im Notfall muss eine nagelneue, bis dahin unbekannte Ausschlagskrankheit die „Pockenfreiheit" der Armee aufrechterhalten helfen. Diese Angelegenheit ist später auch im Reichstag zur Sprache gebracht worden. Der Reichstag war so gnädig, sich mit der Antwort des Regierungskommissars zu begnügen, dass „der Fall ja durch eine Kommission von Ärzten als „kein Pockenfall" erkannt worden sei". Bei solcher Genügsamkeit des Reichstages wird es allerdings den Impfverteidigern leicht gemacht, zu beweisen, was zu beweisen war.

7. Experimentelle Prüfungen der Impfung

Es sind manche experimentelle Prüfungen vorgenommen worden und alle deutlich fehlgeschlagen. Kam doch ein fanatischer Impf-Verteidiger, der Bonner Privatdozent Dr. Wolffberg, in den 70er Jahren aufgrund derselben zu der in einer besonderen Schrift verfochtenen Ansicht, dass man, um einen wirklichen Pockenschutz bei dem Impfling hervorzurufen, den ganzen Körper desselben mit Impfstichen bzw. Impfnarben bedecken müsse. In der Tat liegen Ergebnisse von Experimenten vor, welche klar dartun, dass eine sogenannte erfolgreiche, d. h. mit entstandenen und abgeeiterten Schutzpocken verlaufene Impfung keinerlei Hindernis ist für das sofortige Wiederanschlagen einer neuen, an anderer Körperstelle vorgenommenen Impfung, was doch der Fall sein müsste, wenn die abgelaufenen Schutzpocken gegen Erkrankungen an Pocken irgendeinen Schutz gewähren sollten, wenigstens nach der Theorie.

Nun hat aber in dieser Beziehung schon vor längeren Jahren ein amerikanischer Arzt, wenn ich nicht irre, in Philadelphia folgendes Experiment gemacht: Er impfte die Zöglinge eines Pensionats. Bei der großen Mehrzahl derselben schlug die Impfung an, d. h. es entstanden sogenannte Schutzpocken. Eine kleinere Anzahl blieb von Schutzpocken verschont oder, wie man zu sagen pflegt, bei diesen Geimpften schlug die Impfung nicht an. Der Arzt wartete, bis alle Schutzpocken bei ihren Inhabern abgeheilt waren, und impfte dann alle diese, wie die, bei welchen die Erstimpfung nicht angeschlagen war, von neuem. Bei allen, bei welchen die Erstimpfung angeschlagen war, schlug auch die Zweitimpfung wieder an. Ebenso bei einer Anzahl derjenigen, bei welchen die Erstimpfung nicht geglückt war. Dann ließ der Arzt wieder alles abheilen und impfte dann alle wieder zum dritten Mal. Auch dabei schlugen die Impfungen wieder bei allen an, bei denen sie schon einmal wirksam gewesen, aber auch diesmal blieben noch einige übrig, bei denen die Impfung keine Pusteln hervorbrachte. Erst bei der sechsten Impfung entstanden bei allen sogenannte „Schutzpocken". Der experimentierende Arzt zog daraus den unanfechtbaren Schluss, dass jede erfolgreiche Impfung den Betreffenden für eine folgende Impfung empfänglicher mache, und er vermutete demnach, dass auch für Erkrankungen an den Pocken die Empfänglichkeit durch erfolgreiche Impfungen nur vermehrt werde.

Das ist auch in der Tat so, denn selbst der vermeintliche Schutz, welchen nach altem Volksglauben das Durchmachen einer wirklichen Pockenerkrankung gegen eine abermalige dergleichen gewähren soll, existiert gar nicht. Es ist lediglich ein Irrschluss, der dadurch hervorgerufen wurde, dass Zweit- und Dritt-Erkrankungen an den Pocken absolut schon deshalb seltener sein müssen, weil etwa die Zahl der von einer Erst- bzw. Zweiterkrankung Genesenden absolut weit geringer sein muss als die Zahl derjenigen, welche überhaupt noch nicht an den Pocken erkrankt waren. Setzt man dagegen die Zahlen der Zweiterkrankungen – wie das eine richtige Statistik verlangt – nur in Beziehung zu der Zahl der von einer Ersterkrankung bereits Genesenen, so haben die Statistiker Kolb (München) und Löhnert (Chemnitz) aus zahlreichen Epidemien nachgewiesen, dass die Wahrscheinlichkeit zum zweiten Mal an den Pocken zu erkranken siebenmal größer ist, als die Wahrscheinlichkeit einer Ersterkrankung. Wenn z. B. von 10.000 noch nicht an den Pocken erkrankt Gewesenen einer von den Pocken ergriffen wird, so werden von 10.000 schon einmal von den Pocken Genesenen wahrscheinlich sieben ergriffen werden, also zum zweiten Mal erkranken. Die große Wiener Autorität in Hautkrankheiten, Professor Hebra, sagt denn nach seinen Erfahrungen, dass die schon zum zweiten Mal an den Pocken Erkrankten mit einer ver-hältnismäßig größeren Wahrscheinlichkeit zum dritten Male erkranken würden, und sagt ferner, dass die zum dritten Mal Erkrankten und Genesenen große Aussicht hätten, zum vierten Mal an den Pocken zu erkranken und daran zu sterben. Und Professor Cantani (Neapel) erwähnt einen Fall, wo eine Frau zum siebenten Mal an den Pocken erkrankte und daran starb.

Kurz, die Ansicht, dass das Durchmachen einer Pockenerkrankung vor einer Zweiterkrankung schütze, ist eine längst widerlegte Fabel. Experimentell bewiesen hat das ganz gegen seine eigene Absicht ein eifriger Impfverteidiger, Dr. med. Debey in Aachen. Dr. Debey behandelte 1882 in seinem Spital etwa 70 Pockenkranke. Eine ziemliche Anzahl der zuerst von der Erkrankung Genesenen impfte dann Dr. Debey in der Annahme, dass die Impfung bei diesen eben „Gepockten“ nicht anschlagen werde. Sie schlug aber bei allen an, mehrere erkrankten sogar sofort wieder an den Pocken bzw. wurden, wie es Dr. Debey nannte, „rezidiv“, und einige dieser Rückfälligen starben nun. Diesen Fall, der klar sowohl die Ungeschütztheit des schon einmal Gepockten sowohl gegen eine Zweiterkrankung, wie sogar gegen eine Impfung beweist, hat Stabsarzt Dr. Didtmann ans Licht gezogen und in einer besonderen Schrift seinerzeit genauer beleuchtet.

Es erscheint mir aber umso nötiger, diese hier erzählten Experimente den heutigen Impfverteidigern und Impfbekämpfern wieder ins Gedächtnis zurückzurufen, als selbst sonst so gut informierte Impfgegner, wie Dr. Boeing, dieselben nicht zu kennen scheinen. Anderenfalls würde Dr. Boeing in seiner neuesten, der Widerlegung der Kirchner'schen Denkschrift gewidmeten Arbeit dem Geheimen Rat Kirchner sicherlich nicht einen „gewissen“ Pockenschutz als Erfolg der Impfung (vielleicht sogar bis zu einem Jahr) zugegeben haben. Es existiert gar kein solcher, nicht einmal während der Dauer der sogenannten Schutzpocken, wie das Debey'sche Experiment zeigt, und wie es meine unter 8-10 folgende Darstellung der Rolle der Impfung bei der Heilung der Pocken noch evidenter zeigen wird.

8. Die Rolle der Impfung bei der Heilung der Pocken

Als Robert Koch in seinem Tuberkulin ein Heilmittel gegen die Schwindsucht gefunden zu haben glaubte, nahm er gleichzeitig dasselbe für eine prophylaktische Impfung gegen die Tuberkulose in Aussicht. Die Einführung dieser Impfung stand 1890 bei vielen Ärzten in so sicherer Aussicht, dass mehrere derselben, als die Kurgäste in der *Naturheilanstalt Waldesheim* bei Düsseldorf damals von der hoffentlich bevorstehenden Aufhebung der sogenannte Schutzpockenimpfung sich unterhielten, diese auslachten und erwiderten, es würden im Gegenteil noch eine ganze Reihe von Schutzimpfungen und zwar zunächst die Tuberkulinimpfung gegen die Schwindsucht eingeführt werden.

Dass das auch in der Tat beabsichtigt war, zeigte sich dann in der Periode unseres Südwestafrikanischen Krieges, für welchen die dorthin abgehenden Truppen ja gegen mehrere Krankheiten, wie Malaria, Diphteritis, Typhus usw. Schutzimpfungen unterzogen wurden. Der vollständige Misserfolg derselben ergibt sich schon aus den großen Verlusten, welche diese Truppen dann an Krankheiten im Krieg gegen die aufständischen Hottentotten erlitten, Verluste an Krankheiten, die die Verluste vor dem Feind weit überstiegen. Man hat aber diesen Umstand ebenso der Vergessenheit anheimfallen zu lassen verstanden, wie die speziellen in Folge jener Impfungen direkt eingetretenen Erkrankungen der Impflinge.

Das wird auch wohl so lange fortgehen, bis einmal im Reichstag die Frage, ob es angängig sei, die Blüte der Nation, die unser Heer zweifellos darstellt, zum Objekt gefährlicher medizinischer Versuche zu machen, einer gründlichen Untersuchung unterzogen wird. Theoretisch ist ja durchaus nicht zu bestreiten, dass ein Mittel, welches imstande wäre, einen vollausgebildeten Krankheitszustand zur Heilung zu bringen, auch imstande sein müsste, durch prophylaktische Wirkung das Eintreten eines solchen Krankheitszustandes zu verhindern. Der Fehler lag aber nur darin, dass das Koch'sche Tuberkulin keine Heilwirkung gegen die Schwindsucht hatte. Es hat vielen Tausenden Schwindsüchtigen in europäischen und außereuropäischen Ländern zu einem vorzeitigen Tod verholfen, aber niemals einen Schwindsüchtigen geheilt.

Ebenso logisch ist aber auch bezüglich der Schutzpockenlymphe theoretisch der Gedanke, dass, wenn dieselbe vor Erkrankung an den Pocken tatsächlich schütze, sie auch die Heilung schon ausgebrochener Pocken zu bewirken imstande sein müsste. In dieser Richtung sind auch im Anfang des vorigen Jahrhunderts Versuche gemacht worden bis in die 30er Jahre hinein. Aber der Erfolg war ein gänzlich negativer. Es entstanden zwar auch, wenn auch nicht immer, bei den geimpften Pockenkranken sogenannte Schutzpocken an den Impfstellen. Aber, weit entfernt, eine Heilwirkung auf den übrigen Zustand des Geimpften auszuüben, musste man sogar in manchen Fällen eine Verschlimmerung, Erhöhung des Fiebers, Schwellungen des Lymphdrüsensystems usw. feststellen. So wurden denn auch diese Versuche nicht allein wieder eingestellt, sondern wie schon früher erwähnt, im Anfang der 30er Jahre sogar das Impfen Gesunder bei sogenannte Pockenepidemien wegen der Gefahr, einen Pockenausbruch herbeizuführen, verpönt.

Nun hätte man meinen sollen, die Rolle der Schutzpockenimpfung sei überhaupt ausgespielt. Allein der Humbug hat in dieser Welt ein hartnäckiges Leben. Nicht einmal die große Pockenepidemie von 1870-1872, bei der 1.100.000 Menschen in Deutschland von den Pocken befallen wurden, von denen 96 Prozent oder 1.056.000 geimpft waren, hat das Zustandekommen des famosen Impfgesetzes von 1874 verhindern können. Nun hat man sich noch auf einen besonders pfiffigen Trick verlegt. Man hat nämlich statistisch nachweisen wollen, dass die Pockenerkrankung bei Geimpften milder verlaufe und weniger Todesfälle aufzuweisen habe als bei Ungeimpften. Dabei bediente man sich des Weiteren in der Statistik allerdings verpönten Kunstgriffs, die Todesfälle von einer geringen Zahl Erkrankter in Prozenten umzurechnen, indem man sie gemütlich multiplizierte. Wenn z. B. von 5 erkrankten Säuglingen 4 starben, so sagte man, es seien 80% gestorben oder, wenn alle 5 starben, es seien 100% gestorben. Dass das unzulässig ist, weiß jeder Statistiker. Man kann von Prozenten nur sprechen, wenn es sich um Grundzahlen von mindestens 100 oder mehr handelt.

Wenn man nun ferner ohne Berücksichtigung des Alters die Todesfälle der ungeimpften Säuglinge, die ja gesetzlich noch nicht geimpft zu werden brauchten, als gleichwertig mit ungeimpften Erwachsenen setzte, so brachte man das Kunststück fertig, einen weit größeren Schutz gegen das Sterben an den Pocken bei den Geimpften herauszurechnen als bei den Ungeimpften. Besäße man in dieser Hinsicht eine zuverlässige Statistik, so würde sich ergeben, dass auch die Todesfälle an den Pocken sich in dem Maße vermehren, als die an denselben Erkrankten häufiger geimpft sind, wie der Fall der wahrscheinlich 18 Mal geimpften Frau Dr. Kalt in Bonn zeigt, die 1865 an den schwarzen Pocken erkrankte und starb.

Dass aber das Sterben an den Pocken auch am wesentlichsten durch die Behandlung der Krankheit beeinflusst wird, das ignoriert man mit souveräner Verachtung, obgleich, wie wir sehen werden, gerade dieses Moment das wichtigste ist bezüglich der Frage des Sterbens an oder des Wiedergenesens von den Pocken. Davon etwas unter 9 und 10.

9. Rüstung und Angriffswaffen der Impfverteidiger, ihre Kampfesweise, und ihre Kriegslisten

Was zunächst die Abwehr-Rüstung der Impffreunde gegenüber den mächtigen Angriffswaffen des gesunden Menschenverstandes und der Erfahrung betrifft, so besteht dieselbe lediglich aus einer besonders ad hoc zurechtgemachten Statistik. Dieselbe stellt aber keineswegs eine blanke feste Stahlrüstung dar, sondern gleicht mehr einem abgetragenen, durchlöcherten und in Lumpen zerfallenen Rock. Ganz besonders auffällig ist, dass man sich vorzugsweise auf Zahlen aus vergangenen Jahrhunderten beruft, wo es noch keine Statistik gab. Da müssen immer die ungeheuren Zahlen von Pockenerkrankungen und Pockentoten herhalten vor der Jenner'schen Schutzpockenimpfung, und man vergleicht sie mit denen nach jener Erfindung, hütet sich aber doch, in den letzteren die ungemein starken Zahlen der großen Epidemie von 1870-72 hinzuzurechnen und erlaubt sich kurzweg die massenhaften Erkrankungen und Todesfälle in den am stärksten durchgeimpften Ländern Japan, Italien usw. einfach dadurch auszumerzen, dass man diese Länder als „ohne Impfzwang" darstellt.

Wie schon man aber die Herabminderung der Pockenfälle durch enge Begrenzung ihres Begriffes gegenüber denen früherer Zeiten herbeizuführen imstande gewesen ist, wird den Laienaugen völlig entzogen. Während, wie Dr. Didtmann nachgewiesen, vor Jenner die fieberhaften Ausschlagskrankheiten Röteln, Masern, Scharlach und Pocken samt und sonders am Sammelnamen „Pocken" zusammengefasst wurden, in der preußischen Armee z. B. noch bis 1818, mussten dieselben durch Ausmerzung und Abzweigung der drei erstgenannten Krankheitsformen schon kolossal abnehmen. Das als ein Verdienst der Jenner'schen Schutzpockenimpfung darzustellen, ist ein Kunstgriff, wie er in der Medizin üblich und hergebracht ist. Aber Erfolge vermehren die Kühnheit. So ging man denn noch weiter und zweigte sogar die sämtlichen milderen Pockenformen: „Windpocken“, „Wasserpocken“, „Barioloiden“ von den wahren – so nannte man sie nun – Pocken (variola vera) ab. Da diese milden Formen die große Mehrheit dieser Ausschlagsform bildeten, so sanken dadurch die öffentlich zur Anzeige kommenden Pockenfälle allerdings wieder um ein sehr Bedeutendes herab. Natürlich hatte man die edle Dreistigkeit, auch diese Herabminderung, wenn auch nicht ausdrücklich, der Jenner'schen Impfung zuzuschreiben, aber doch implizit durch die außerordentliche Herabminderung der in der Pockenstatistik aufgeführten Krankenzahlen jener zugute kommen zu lassen. Auf die ferneren statistischen Kunstgriffe geringe Erkrankungsziffern ungeimpfter Säuglinge durch Multiplikation zu Prozentzahlen ins Ungeheuerliche zu erheben, Säuglinge, Kinder und Erwachsene als gleichwertig in Bezug auf Widerstandsfähigkeit gegen den Tod hinzustellen, die Zahlen der Zweit- und Dritt-Erkrankungen an den Pocken nicht auf die Urzahlen der bereits ein- bzw. zweimal erkrankt gewesenen, sondern unterschiedslos auf die Gesamtzahl der betreffenden Bevölkerung zu beziehen, habe ich schon früher aufmerksam gemacht.

So kläglich sieht es mit der passiven Rüstung der Impffreunde aus, die vor jedem kritischen Angriff kläglich in Fetzen zerfällt. Noch kläglicher, weit kläglicher sind ihre Angriffswaffen. Da soll das „Nichtgeimpftsein“ die Pocken veranlassen. Über das „Wie“ fehlt jede Erklärung. Dass ein Schutz, den das „Geimpftsein“ herstellen soll, gar nicht existiert, haben wir aus unseren früheren Geschichten entnehmen können. Ja, dass das „Geimpftsein“ ebenso wie das „schon einmal an den Pocken erkrankt gewesen sein“, wenn auch vielleicht in minderem Maße, geradezu eine Schwächung des Schutzes darstellt, den die Natur jedem vernünftig lebenden Menschen gegen Erkrankung überhaupt verleiht, ging klar aus den Tatsachen hervor. Und wenn man die „Einschleppung“ der Pocken durch das „Nichtgeimpftsein“ zu erklären versucht, so fehlt nicht nur jeder Nachweis, dass dabei „nicht-geimpfte“ Personen zuerst „angesteckt“ worden seien, sondern es ist im Gegenteil nachgewiesen, dass gerade in allen solchen Fällen in erster Reihe „Geimpfte“ ergriffen wurden, Und wenn überhaupt die Pocken unter „geimpften“ Personen „eingeschleppt“ werden können, wo bleibt da der Schutz?

Was aber das Erkranken einzelner „ungeimpfter“ Säuglinge anbetrifft, so werden wir später noch sehen, welche große Ausnahme das darstellt gegenüber älteren Zeiten, wo gerade diese ungeimpften Säuglinge das größte Kontingent der Pockenkranken stellten, eine Ausnahme, die den berühmten Berichterstatter in Impfangelegenheiten, Dr. Thilenius, den würdigen Vorgänger des jetzigen Berichterstatters des Geheimen Medizinalrats Kirchner, zu dem Ausspruch veranlasste: „Die Immunität (Sicherheit gegen Pockenerkrankung) der Säuglinge sei ja bekannt." Wie es sich mit dieser „Immunität" verhält, und wodurch sie erzielt wird, werden wir unter 10 noch sehen.

Außerdem besteht die Kampfweise der Impfverteidiger im wesentlichen in der immer und immer wiederholten Suggestion, dass nur die Impfung vor den Pocken schütze und dass jeder Ungeimpfte eine Gefahr für die Geimpften, also der „Ungeschützte" eine Gefahr für den „Geschützten" sei, in der Tat eine schöne Beleuchtung des „Schutzes"! Und dann noch die famose Drohung, dass fürchterliche Pockenepidemien – warum nicht Pest und schwarzer Tod ? – das Reich verheeren würden, wenn man den famosen „Pockenschutz" durch Impfung aufgäbe, ein Schutz, der, wie wir gesehen, nicht allein nicht schützt, nicht allein die Gefahr der Pockenerkrankung vermehrt, sondern auch die Fundamente aller Gesundheit: Reinheit des Blutes und Reinlichkeit des Körpers im deutschen Volk zerstört. Tatsache ist, dass die „Geimpften" eine Gefahr für die „Ungeimpften" darstellen, aber nicht umgekehrt.

Wie jene unaufhörlichen Suggestionen wirksam werden durch blinden Autoritätsglauben des Volkes, der in jedem Titel eines Dr. med. oder gar „Medizinalrat" eine unfehlbare Größe in Gesundheitsangelegenheiten sieht – „von der Wiege bis zur Bahre", wo die Unfehlbarkeit freilich Schiffbruch leidet – brauche ich wohl keinem Leser der *Deutschen Warte* auseinanderzusetzen. Wer aber nur die gesunde Vernunft, die Erfahrung und Logik als Autoritäten anerkennt, dem können die Autoritäten der „Giftheilkunde" am allerwenigsten imponieren. In meinem Schlussartikel 10: „Prophylaxe und Heilung der Pocken" werde ich zeigen, wie leicht Pockenerkrankungen zu vermeiden, und, wenn durch falsches Verhalten eingetreten, wie leicht sie zu heilen sind, womit sie freilich aufhören, ein Paradestück der Giftheilmethode zu sein.

10. Prophylaxe und Heilung der Pocken – Ursachen der Todesfälle

Die Prophylaxe gegenüber den Pocken beruht, wie bei allen Krankheiten, auf Reinlichkeit, Reinheit der Atmungsluft, Reinheit der Nahrung, Reinlichkeit der Haut, der Kleidung und Bettung. Das sind die prophylaktischen Mittel, durch welche man alle Krankheiten, also auch die Pocken, fernhält. Bezüglich der Pocken beweisen das am besten die Erkrankungen der Säuglinge an denselben in älteren Zeiten und heutzutage. Die alten Statistiken aus dem 17. und 18., ja selbst noch aus der ersten Hälfte des 19. Jahrhunderts klagen über das massenhafte Erkranken der Säuglinge an den Pocken. Dr. Thilenius aber, der Berichterstatter zum Impfgesetz von 1874 schwingt sich schon zu dem Ausspruch auf: „Die Immunität der ungeimpften Säuglinge gegen Pockenerkrankung sei ja bekannt."

Wie erklärt sich das? Sehr einfach. In älteren Zeiten wurde der Säugling, namentlich auf dem Lande, einfach in ein Lammfell gebettet, dessen Wolle ja den kindlichen Körper warm umhüllte. In dieses Lammfell ergossen sich alle Exkremente, wurden dann – im besten Fall – oberflächlich abgewaschen und das Fell wieder am Ofen, meist in der Säuglingsstube selbst, getrocknet. Ich habe als Kind vor 70-75 Jahren diese Art Säuglingspflege ans dem Lande noch selbst gesehen und – gerochen. War es ein Wunder, dass die Säuglinge bei solcher Pflege massenhaft an den Pocken erkrankten? Dazu bedarf es gar nicht der Annahme, dass die Pocken auf sie durch die Felle der, gleichfalls der Pockenerkrankung bei ihrer üblichen Behandlung – „geduldige Schafe gehen viele in einen Stall" – stark ausgesetzten Schafe übertragen worden seien. Die ätzenden Einwirkungen der vom Unrat durchzogenen Felle auf die feine Haut der Säuglinge und das Einatmen der verpesteten Luft der Stuben wirkten so übereinstimmend, dass eine Reaktion durch irgendeine „fieberhafte Ausschlagskrankheit" – die Pocken sind die akuteste derselben – die natürliche Folge darstellt. Es ist der einfachste Versuch der Natur, den von außen und innen eingesogenen Unrat aus dem kindlichen Körper auszutreiben.

In dem Maße aber, als tägliche Bäder im Verein mit reinlich gehaltenen bzw. ausgekochten leinenen Windeln an Stelle der Schaffellpflege traten, schwanden die Pocken in solchem Maße bei den Säuglingen, dass der Abgeordnete Dr. Thilenius schon 1874 jene Äußerung von der „Immunität der ungeimpften Säuglinge gegen die Pocken" tun konnte. Wäre er sich nur der Tragweite dieses Ausspruchs bewusst gewesen! Dann wäre das Impfgesetz von 1874, das Unglückskind, vielleicht schon bei seiner Geburt gestorben. Denn, wenn die Reinlichkeit der Säuglinge trotz oder wegen ihres gleichzeitigen Ungeimpftseins vor den Pocken schützt, warum sollte sie dasselbe nicht auch bei Schulkindern, wie bei Erwachsenen bei Soldaten, usw. tun? Und sie tun es in der Tat – wenn man gleichzeitig nicht nur auf die Reinlichkeit des Körpers, sondern auch auf die Reinheit der Atmungsluft achtet, welche bei der massenhaften Ansammlung von Kindern in den Schulen, oft genug auch in engen schlecht gelüfteten Schlafstuben, bzw. bei Soldaten, Kasernenstuben, einer besonderen Aufmerksamkeit bedarf. Nicht durch Ansteckung holen sich die Kinder die Pocken in den Schicken, sondern durch Einatmung der mit Auswurfsgasen aller Art geschwängerten Schulluft.

Und, wie die Reinlichkeit die beste und einzige Prophylaxe gegen das Erkranken an den Pocken darstellt, so ist dieselbe auch, in richtigen Formen ausgeübt, die sicherste und schnellste Heilmethode. Ausgiebige Ventilation (Lüftung) der Krankenstuben, mild-kühle feuchte Einpackungen der Erkrankten, mild-kühle Halbbäder nach den Packungen, eine reine einfache Pflanzenkost – Prototyp derselben ist die sogenannte 4. Form der Diät bei unseren Soldaten: Hafergrütze und Backpflaumen – sind die besten und sichersten Heilmittel für Pockenkranke. Bei dieser Behandlung habe ich ungeimpfte Säuglinge, ungeimpfte Kinder von 2, 3 und 4 Jahren, habe ich zahlreiche geimpfte Erwachsene von den Pocken genesen sehen ohne alle Nachkrankheiten, ja ohne Narben. Selbst mein, fünfmal mit vollem Erfolg – zahlreiche Schutzpockennarben auf beiden Oberarmen bewiesen es – geimpfter Adjutant, Leutnant Schmidt, welcher im Dezember 1870 in Evigny vor Mézières, wo er mit mir in einer 4 Meter im Quadrat messenden Stube im Quartier lag, heftig an den Pocken erkrankte, genas, mit mild-kühlen Einpackungen und ebensolchen Abwaschungen behandelt (bei einer Außentemperatur von 18-20 Grad Réaumur Kälte) binnen 8 Tagen, ohne dass die zahlreichen zum Teil sehr großen Pusteln Narben hinterließen!

– Warum sterben denn nun der Medizin noch Pockenkranke? Natürlich nur, weil sie mit Medikamenten d. h. Giften und auch sonst noch unrichtig behandelt werden. Als man, wie vor 100 und mehr Jahren, die „Pockenkranken" noch bei geschlossenen Fenstern – womöglich, alle Fensterritzen mit Moos verstopft – mit Schmierseife, Schwefel- und Quecksilber-Salben behandelte, da starben eine große Zahl solcher Kranken, auch, wenn sie nur Masern oder Röteln hatten, und viele erblindeten, wurden taub oder wahnsinnig infolge dieser wahnsinnigen Behandlung. Das ist allerdings anders geworden, aber Medikamente wie Abführmittel und Fiebermittel, z. B. Chinin, Antipyrin, Antifebrin und ähnliches gibt es noch immer, und, wenn man recht fortgeschritten zu sein glaubt, dann gibt man den Kranken warme Bäder, welche die Haut erschlaffen und die Ausschläge, statt sie kräftig heraustreten zu lassen, zurücktreiben und unterdrücken. Ja vor einigen Jahren erlebte ich es noch, dass ein mit Schmierseife behandelter Pockenkranker in Berlin sich brieflich an mich wandte um Rat, was zu machen sei. Oder ist es anders geworden mit der Behandlung? Dann heraus mit der Sprache! Wie wurden die, welche starben, behandelt? Erhielten sie frische Luft durch offene Fenster? Erhielten sie mild-kühle Ganzpackungen mit dito Halbbädern, oder welche „wissenschaftliche" Behandlung mussten sie erdulden?

Um diese Angaben handelt es sich zur Beantwortung der Frage: „Wie und warum sterben heute noch Pockenkranke?", die doch eigentlich ganz unmöglich an einer so lächerlichen Krankheit (wie sie Dr. Albu bezeichnet, der 1870-71 bei Kolberg 800 pockenkranke Franzosen einfach dadurch heilte, dass er sie in der Persante baden ließ) sterben könnten? Die mit unendlicher Eintönigkeit wiederholte Suggestion, dass sie gestorben seien, weil sie „nicht revakziniert", weil sie „nicht mit Erfolg geimpft", „nicht oft genug geimpft" oder „nicht neuerlich geimpft" gewesen, ist dabei als völlig hinfällig auszuschalten. Authentische Berichte bezüglich der Todesfälle an den Pocken, über die Umstände, unter denen, über die Behandlung, bei der sie eintraten, werden den Beweis in jedem einzelnen Fall erbringen, dass sie (die Behandlung) die Hauptursache der Todesfälle war.

Aber da heißt es bei den Impfverteidigern: „Schweigen ist Gold." Wer die Kunst des Schweigens noch nicht durchschaut hat, der kennt ihn nicht, den Haupttrick der Impfverteidiger. Dann rate ich die mustergültige Abfertigung des Geheimen Obermedizinalrats Kirchner in der Schrift des Ingenieurs Wegener (Frankfurt a. M.) zu lesen, die unter dem Titel *„Unerhört"* in unerhört schlagender Weise und zu unerhört billigem Preis (131 Seiten Oktav mit 31 Abbildungen für 40 Pfennig) das ganze Impfschutzgebäude jenes Herrn in Trümmer schlägt. Wer diese Schrift gelesen hat, wird dann wohl fragen, ob auch jetzt noch für den Geheimen Obermedizinalrat Kirchner Schweigen Gold ist.

1. Das Impfgesetz und andere passende und unpassende §§

(Die Gesetze sind dazu da, nicht nur von den Staatsbürgern, sondern auch von den Behörden befolgt zu werden. Um ein Gesetz richtig befolgen und den Schutz-, den es gewährt, genießen zu können, muss man es kennen.)

Auszug aus dem Reichsimpfgesetz vom 8. April 1874:

§ 1. Der Impfung mit Schutzpocken sollen unterzogen werden:

1. jedes Kind vor dem Ablaufe des auf sein Geburtsjahr folgenden Kalenderjahres, sofern es nicht nach ärztlichem Zeugnis (§ 10) die natürlichen Blattern überstanden hat;
2. jeder Zögling einer öffentlichen Lehranstalt oder einer Privatschule, mit Ausnahme der Sonntags- und Abendschulen, innerhalb des Jahres, in welchem der Zögling das 12. Lebensjahr zurückgelegt, sofern er nicht nach ärztlichem Zeugnis in den letzten 5 Jahren die natürlichen Blattern überstanden hat oder mit Erfolg geimpft worden ist.

§ 2. Ein Impfpflichtiger (§ 1), welcher nach ärztlichem Zeugnis ohne Gefahr für sein Leben oder für seine Gesundheit nicht geimpft werden kann, ist binnen Jahresfrist nach Aufhören des diese Gefahr begründeten Zustandes der Impfung zu unterziehen. – Ob diese Gefahr noch fortbesteht, hat in zweifelhaften Fällen der zuständige Impfarzt (§ 6) endgültig zu entscheiden.

§ 3. Ist eine Impfung nach dem Urteile des Arztes (§ 5) erfolglos geblieben, so muss sie spätestens im nächsten Jahre und, falls sie auch dann erfolglos bleibt, im dritten Jahre wiederholt werden. – Die zuständige Behörde kann anordnen, dass die letzte Wiederholung der Impfung durch den Impfarzt (§ 6) vorgenommen werde.

§ 4. Ist die Impfung ohne gesetzlichen Grund (§§ 1, 2) unterblieben, so ist sie binnen einer von der zuständigen Behörde zu setzenden Frist nachzuholen.

§ 5. Jeder Impfling muss frühestens am sechsten, spätestens am achten Tage nach der Impfung dem impfenden Arzte vorgestellt werden.

§ 10. Über jede Impfung wird nach Feststellung ihrer Wirkung (§ 5) von dem Arzte ein Impfschein ausgestellt. In dem Impfschein wird, unter Angabe des Vor- und Zunamens des Impflings, sowie des Jahres und Tages seiner Geburt bescheinigt, entweder dass durch die Impfung der gesetzlichen Pflicht genügt ist, oder dass die Impfung im nächsten Jahre wiederholt werden muss. In den ärztlichen Zeugnissen, durch welche die gänzliche oder vorläufige Befreiung von der Impfung (§§ 1, 2) nachgewiesen werden soll, wird, unter der für den Impfschein vorgeschriebenen Bezeichnung der Person, bescheinigt, aus welchem Grunde und auf wie lange die Impfung unterbleiben darf.

§ 12. Eltern, Pflegeeltern und Vormünder sind gehalten, auf amtliches Erfordern mittels der vorgeschriebenen Bescheinigung (§ 10) den Nachweis zu führen, dass die Impfung ihrer Kinder und Pflegebefohlenen erfolgt, oder aus einem gesetzlichen Grunde unterblieben ist.

§ 13. Die Vorsteher derjenigen Schulanstalten, deren Zöglinge dem Impfzwange unterliegen (§ 1, Ziffer 2) haben bei der Aufnahme von Schülern durch Einfordern der vorgeschriebenen Bescheinigungen festzustellen, ob die gesetzliche Impfung erfolgt ist. Sie haben dafür zu sorgen, dass Zöglinge, welche während des Besuches der Anstalt nach § 1, Ziffer 2 impfpflichtig werden, dieser Verpflichtung genügen.– Ist eine Impfung ohne gesetzlichen Grund unterblieben, so haben sie auf deren Nachholung zu dringen. – Sie sind verpflichtet, vier Wochen vor Schluss des Schuljahres der zuständigen Behörde ein Verzeichnis derjenigen Schüler vorzulegen, für welche der Nachweis der Impfung nicht erbracht ist.

§ 14. Eltern, Pflegeeltern und Vormünder, welche den nach § 12 ihnen obliegenden Nachweis zu führen unterlassen, werden mit einer Geldstrafe bis zu 20 Mark bestraft. Eltern, Pflegeeltern und Vormünder, deren Kinder und Pflegebefohlene ohne gesetzlichen Grund und trotz erfolgter amtlicher Aufforderung der Impfung oder der ihr folgenden Gestellung (§ 5) entzogen geblieben sind, werden mit Geldstrafe bis zu 50 Mark oder mit Haft bis zu drei Tagen bestraft.

§ 17. Wer bei der Ausführung einer Impfung fahrlässig handelt, wird mit Geldstrafe bis zu 500 Mark oder mit Gefängnisstrafe bis zu 3 Monaten bestraft, sofern nicht nach dem Strafgesetzbuch eine härtere Strafe eintritt.

§ 18. Die Vorschriften dieses Gesetzes treten mit dem 1. April 1875 in Kraft. – Die einzelnen Bundesstaaten werden die zur Ausführung erforderlichen Bestimmungen treffen. – Die in den einzelnen Bundesstaaten bestehenden Bestimmungen über Zwangsimpfungen bei dem Ausbruch einer Pockenepidemie werden durch dieses Gesetz nicht berührt.

Auch von diesem Gesetz kann man sagen: *„Es erben sich Gesetz und Rechte, wie eine ew'ge Krankheit fort."* Wer sich genauer in diesen Stoff einarbeiten will, der lese diese Schriften:

- *„Der Impfzwang und das Reichsimpfgesetz"* vom 8. 4. 1874 von Dr. jur. Hermann Kastner, Berlin 1909, Druck und Verlag von Eduard Fränkel, Preis 1 Mark und
- *„Impfgesetz" vom* 8. 4. 1874, Handausgabe mit Anmerkungen und ausführlicher Darstellung der Hauptstreitfrage, von Dr. Curt Spohr, Rechtsanwalt in Gießen, Verlag von Robert Keßler, Dortmund, 1911. Preis 0,50 Mark.

Man merke sich vor allem: Der Entwurf zum Reichsimpfgesetz führte die Überschrift *„Impf-Zwangs-Gesetz"*, und der § 15 dieses Entwurfs lautete:

„Wenn ein Impfpflichtiger ohne einen gesetzlichen Grund der Impfung entzogen geblieben ist und eine amtliche Aufforderung zur Nachholung sich fruchtlos erweist, so kann die Impfung durch Zuführung zur Impfstelle erzwungen werden."

Dieser einzige Zwangs-§ wurde gestrichen und nicht mit ins Gesetz übernommen. Die Überschrift *„Impf-Zwangs-Gesetz"* wurde in *„Reichsimpfgesetz"* geändert. Damit enthält das vom Reichstag und Bundesrat genehmigte, vom 1. Kaiser und seinem Kanzler unterzeichnete Gesetz keinerlei Zwangsmittel irgendwelcher Art. Dass die Behörden trotzdem heute Zwang ausüben, beweist eben deren völlig ungesetzliches und verfassungswidriges Verhalten.

§ 5 der preußischen Verfassung lautet: „Die persönliche Freiheit ist gewährleistet. Die Bedingungen und Formen, unter welchen eine Beschränkung derselben, insbesondere eine Verhaftung zulässig ist, werden durch das Gesetz (in diesem Falle durch das Reichsimpfgesetz) bestimmt."

– Und da sagt das Oberverwaltungs-Gericht: Der Zwang ist uns erlaubt, weil er im Gesetz nicht ausdrücklich verboten ist!! Derartiges Handeln verurteilt sich selbst mit den schärfsten Ausdrücken, wie das Handeln der damaligen Raubritter. Wir an ordentliches Denken gewöhnten und Willkür und Gewalttat verurteilenden Staatsbürger hoffen deshalb sehnlichst, dass recht bald wieder ein Rudolf von Habsburg die Zügel des Reichswagens in die Hand nehmen und mit eisernem Besen diesen schmachvollen Augiasstall auskehren möge.

Man merke sich weiter, dass alle Bundesratsbeschlüsse und sonstigen Verfügungen und Anordnungen der Nebenregierungen, Polizei-Behörden und „Medizial-Vereinchen“ für uns Staatsbürger keinerlei Gültigkeit haben, so lange sie nicht vom Reichstag (d. h. der Volksvertretung) und dem Bundesrat, also von beiden, genehmigt wurden. Selbstverständlich haben auch nachträglich zusammengebraute Gesetze der Einzelstaaten keinerlei Bedeutung für das Reichsgesetz. Deren Anführung seitens der Behörden ist Verfassungsbruch. Man merke sich zum Schluss: Wir Impfgegner stehen zurzeit ganz und gar auf dem Boden des Gesetzes, nicht die Behörden. Wir sind es, die immer dringender die Einhaltung des Reichsimpfgesetzes von der Regierung fordern und Schutz vor der Willkür der nachgeordneten Behörden, die nur im Auftrage der übergeordneten handeln.

1a. Aussprüche zum Reichsimpfgesetz

a) Der Geheime Regierungs-Rat Dr. Flügge, Senatsvorsitzender im Reichsversicherungsamt: „Das Impfgesetz kennt keine Zwangsmittel, vielmehr müssten dem Impfgesetz durch die Gesetzgebung Zwangsmittel hinzugefügt werden, wenn den Behörden das Recht auf Zwang zustehen sollte.“

b) „Da nun die Kindesimpfung nur einmal vorgenommen zu werden braucht, so kann sie begrifflich auch nur einmal unterlassen werden, das Kind nur einmal ungeimpft bleiben, mögen seitens der amtlichen Organe noch so viele Aufforderungen zur Vornahme der Impfung ergangen sein.“

c) *Denkschrift zur Beurteilung des Nutzens des Impfgesetzes vom 8. 4. 1874 und zur Würdigung der dagegen gerichteten Angriffe*: (S. 95) „Dass das Reichsgesetz einen unmittelbaren Zwang zur Impfung nicht vorsieht.“

d) Prof. Paul Mirus: „Rechtlich nur schlimmer wird die Sache, wenn die Impfgläubigkeit in ihrer Hilflosigkeit bei einem jüngeren Landesgesetz Zuflucht sucht, als ob die Landesgesetzgebung befugt wäre, eine durch Reichsgesetzgebung geregelte Materie hinterdrein abzuändern.“

e) R. von Mohl, in der 3. Auflage, Band I, S. 242 der *Polizeiwissenschaften*, 1866: „Die einzige schwierige Frage ist, ob der Staat zur Impfung nötigen dürfe. Wäre eine irgend in Anschlag zu bringende Gefahr damit verbunden, so würde sich ein solcher Zwang schwerlich rechtfertigen lassen.“

f) Finanzminister von Miquel: „Ist die Impfung ohne Nachteile für die Gesundheit, so mag sie zum gesetzlichen Zwang erhoben werden; ist aber auch nur die leiseste Möglichkeit einer gesundheitlichen Benachteiligung mit ihr verbunden, so ist sie als Zwangsgesetz unannehmbar.“

g) Prof. Dr. Kußmaul in seinen *20 Briefen*: „Die Frage des Impfzwangs ist keine rein medizinische, sondern eine vorwiegend staatsrechtliche. Selbst wenn man den Ärzten die Entscheidung darüber zuweisen wollte, müssten sie diese Ehre ablehnen. Diese schwierige Frage muss allein den Juristen und Volksvertretern überlassen werden."

2. Was ist „Schutz"-pockenlymphe, und wie wird sie gewonnen?

Bilder 1-3 aus: *"Vaccination at Work"*. Herausgegeben von *„The National Anti-Vaccination League"*, Garrick House, 27, Southampton Street, Strand, London, W. C., 1912.

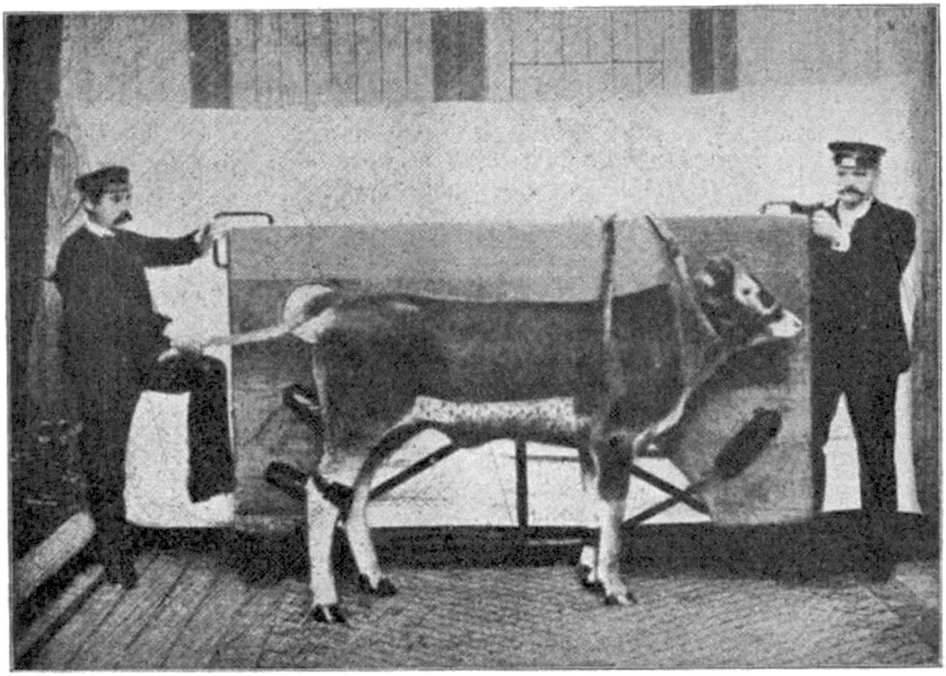

Bild 1.

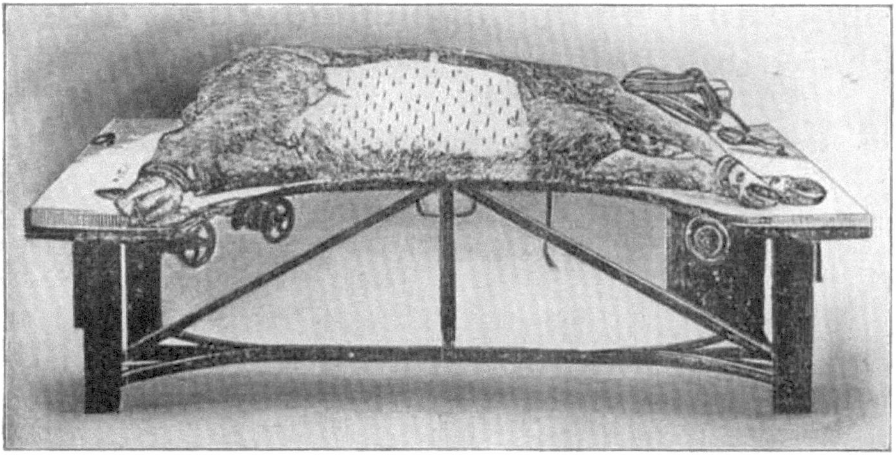
Bild 2.

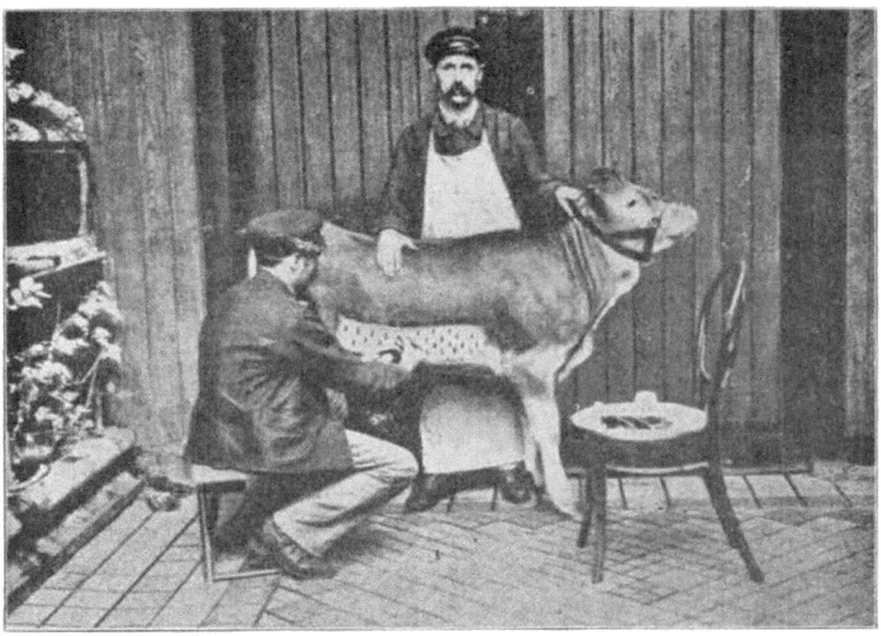
Bild 3.

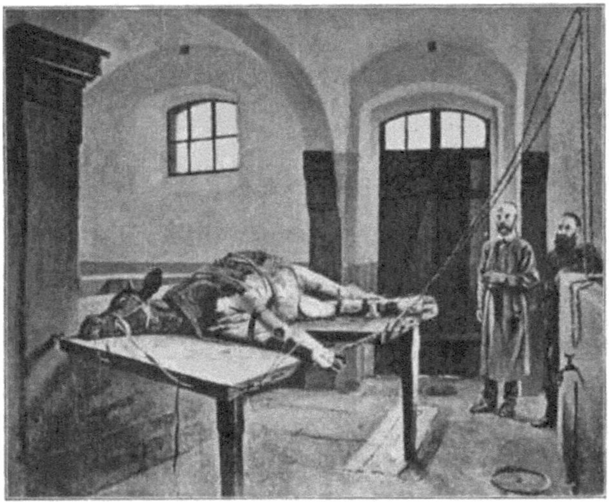

Bild 4.

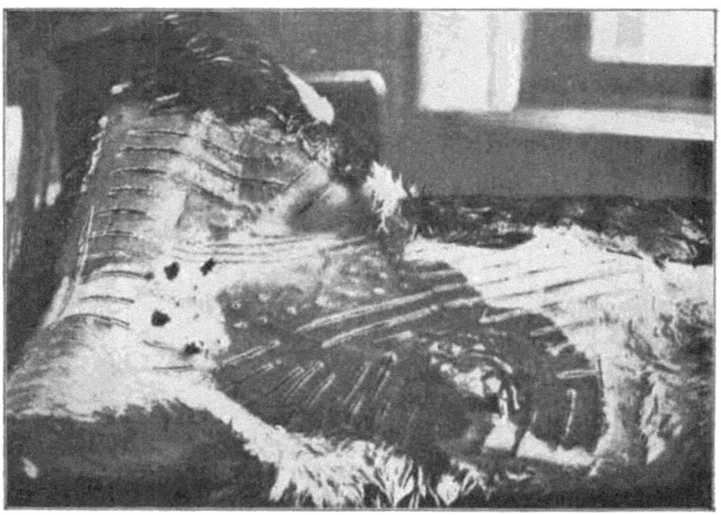

Bild 5.

Bild 4 und 5 aus: *„Die staatliche Lymphanstalt und die Gewinnung tierischer Schutzpockenlymphe in Dresden"* von Dr. Th. Chalybäus, Anstalts-Direktor.

Wer sich über diese Sache genau unterrichten will, der lese vorurteilsfrei jenes Buch. Er wird darin genügend Stoff gegen die Impfung finden. Ich verweise außerdem auf meine Besprechung dieses Buches im *„Impfgegner"*, 1912, Nr. 6, unter der Überschrift: *„Chronische Oberflächlichkeiten und das System Kirchner"*.

Zu dieser Abteilung schreibt Dr. med. Max Böhm aus Friedrichsroda: „Aus den angestochenen Blattern eines geimpften Kindes (eines an Pocken erkrankten Landstreichers, Polen, Tschechen oder sonstigen Wesens, dessen sonstiger Gesundheitszustand häufig genug unbekannt ist; ja sogar von an Pocken gestorbenen Menschen, also Leichen!) wird die aussickernde Flüssigkeit entnommen. Diese wird alsdann (bei passender Gelegenheit) auf eine Impflanzette getan, und mit dieser werden auf dem Bauch eines Kalbes (Esels, Kaninchens, Schweins oder sonstigen Tieres) lange, seichte Schnitte gemacht. Nach 4 Tagen etwa ist die ganze Bauchfläche des Tieres, besonders aber die Schnittränder, hochgradig entzündet und mit entzündlicher Ausschwitzung getränkt. Nunmehr wird mit einem scharfen Löffel die Bauchfläche des gefesselten Tieres abgekratzt. (Neuerdings wird das Impftier vorher getötet, man nimmt also die „Lymphe" von Leichnamen ab.) Dieses abgekratzte Zeug ist der Grundbestandteil der „Schutzpockenlymphe". Es besteht aus verhornten Oberhautzellen, aus erweichten Oberhautfetzen, aus Lymphe, zersetzter Lymphe, Blutwasser, zersetztem Blutwasser, Blut, zersetztem Blut, Eiterkörperchen, bei der Abschabung losgerissenen Kapillaren, sowie schließlich aus Ptomainen (Leichnamsgift). Schon dieser Urbrei für die Schutzpockenlymphe ist ein wechselnder; bald enthält er mehr Blut, mehr Eiter, als ein von einem anderen Tier genommener Brei. Diese Grundmasse wird fein verrieben, worauf man diese Kalbs-Crème, damit sie dünner wird, mit der 4-6-fachen Menge Glyzerin vermengt.

2 a. Aussprüche und Sonstiges

- Dr. med. Carini fand in 50 Lymphproben fünfmal Starrkrampf-Bazillen. (*Zentralblatt für Bakteriologie*, Band 37, 4. 1.)
- Dr. med. Deelemann, *Arbeiten des K. G.-A.*, 1898, Nr. 4: Er erklärt, dass er in mehreren Lymphproben Bazillen gefunden, die besondere Ähnlichkeit mit dem Diphtherie-Bazillus aufweisen; er betont, dass diese neuen Arten der Diphtherie-Bazillengruppe schon wegen ihrer krankmachenden Eigenschaften Beachtung verdiene.

- Dr. Banselow und Dr. Czaplewski, *„Beitrag zur Lehre von den Staphylokokken der Lymphe"*, *Zentralblatt der Bakteriologie*, Band 25, 1899: Sie züchteten einen Staphylococcus quadrigeminus aus der Lymphe. Aus ihren Untersuchungen geht die, amtlich freilich geleugnete, Übereinstimmung der echten mit den Spitz- oder Wasser-Pocken hervor.
- Dr. med. von Nießen, *„Gründe zur Beseitigung des Impfzwangs"*: „Es ist daher durchaus nichts Unerhörtes, wenn ich, auf neue, in der Technik fortgeschrittene, bakteriologische Untersuchungen gestützt, behaupte, dass die Pocken auf das engste ursächlich verwandt, wenn nicht gleich sind mit Tuberkulose, Gonorrhoe und Syphilis. Ich war diesbezüglich nicht wenig überrascht, aus der Hannover'schen Lymphe neben überaus zahlreichen Kokken und selbst Streptokokken Bazillenformen durch Reinkultur zu gewinnen, die ich vom Diphtheriebazillus nicht unterscheiden konnte. Dieselben haben übrigens fast alle Merkmale mit dem Syphilis-Bazillus, bzw. Gonokokkus gemein."
- Mohler und Rosenau, zwei amerikanische Forscher, haben einwandfrei durch Versuche nachgewiesen, dass ein aus Japan bezogener Pockenimpfstoff das Gift der Maul- und Klauenseuche enthielt. Durch infolge von Maul- und Klauenseuche verunreinigte Pocken-Lymphe, die im April und Mai 1908 ausgegeben war, ließ sich bei Neu-Impfung noch im Mai 1909 Maul- und Klauenseuche erzeugen.
- Sanitätsrat Dr. L. Fürst. *„Die Pathologie der Schutzpockenimpfung"*, S. 11: „Spärliche (was heißt das und wer entscheidet das?) Staphylokokken sind als häufige Begleiter noch kein Grund, die Lymphe zu verwerfen, (!!) im Übermaß jedoch sind sie, als Erreger der Eiterung, bedenklich. Streptokokken, bzw. Erysipel-Kokken (d. h. Wundrotlauferreger) sind ein Grund, von Verwendung der Lymphe unbedingt abzusehen."
- Derartiges kommt also in der Lymphe nicht allzu selten vor. Und trotzdem heißt es in den *Amtlichen statistischen Mitteilungen*, Band 11, Heft 1, Seite 18: „Bakteriologische Untersuchungen sind auch nicht mehr regelmäßig vorgenommen worden, weil aus der mikroskopischen Diagnose nach keiner Richtung für die Reinheit oder Brauchbarkeit der Lymphe ein Schluss gezogen werden kann."
- Fürst sagt: „Dass eine Lymphe, welche sehr blutreich ist, Gasbläschen enthält, anstatt einer Homogenität ungleichmäßige Beschaffenheit, vor allem fibrinöse, klumpige Coagula, sowie Leneinkugeln, Margarinnadeln und Eiweißkristalle zeigt, und nicht mehr alkalisch reagiert, als suspekt (ver-

dächtig) zu bezeichnen ist." Er sagt auf Seite 32, „dass manchmal auch eine bereits pyogene Kokken enthaltende Vakzine", die Ursache der Pocken-Confluenz (Verschmelzung) sei."

- Aus diesen wenigen Angaben mag man ersehen, was es mit der „völlig reinen" Lymphe auf sich hat. Dass die Herren der Staatsmedizin dieses Zeug, das für die Rieselfelder und die Dunggrube zu schlecht ist, bis in den Himmel heben und anbetend davor in die an sich schwachen Knie sinken, ist begreiflich, wenn man erwägt, dass es jedem Kaufmann mit seiner Ware nicht anders geht. Wir verbitten uns das absichtliche Schneiden von Wunden am Körper unserer Kinder und Haustiere, wir verbitten uns aufs Schärfste, dass man in diese Wunden ein Gift hineinstreicht, das eine solch minderwertige Beschaffenheit hat, stets krankmachend wirkt, wirken muss und soll, und nie schützt. Wir verlachen jeden Versuch, uns einen solchen Humbug als Dogma aufhängen zu wollen, wir verlachen und verhöhnen die Hüter und Priester solchen Unsinns und schreiben über den Eingang dieses „Wissenschafts"-Tempels: *„Hier betreibt man die Veredelung des Menschengeschlechts mit Hilfe des Rindviehs und des Schweins."*

2. Schutzkraft-Dauer

Jenner behauptete 1798, eine einmalige Impfung schütze fürs ganze Leben. Das war, wie sein ganzes „Lehr"-Gebäude, eine völlig aus der Luft gegriffene Behauptung. Ihm wurden für die Jahre 1797-1805 nicht weniger als 5000 Pockenerkrankungsfälle nachgewiesen bei Leuten, die nach seinem Verfahren geimpft waren. Auch die Weltgeschichte hat bei den später auftretenden großen Epidemien den Beweis geliefert, dass alles leeres Gefasel war. Als in den Jahren 1870/72 Europa von der fürchterlichsten aller Pocken-Epidemien heimgesucht wurde, Deutschland allein 120.000 Menschen an den Pocken verlor, von denen 97%, geimpft waren, da sagte man, obgleich man wusste, dass unter diesen 120.000 Pockentoten über 40% zweimal geimpft waren: Die Impfung schützt nicht lebenslänglich, höchstens 10 Jahre. Nur deshalb baute man 1874 das neue Gesetz, welches die Wiederimpfung enthält. Auch diese Behauptung ist nicht wahr. Die Impfung schützt überhaupt nicht; es gibt keine künstlich erzeugte Immunität bei Pocken, weder durch Impfung noch durch das Überstehen der Pocken.

a) 1871 erkrankten in Berlin 17.020 Menschen an Pocken, davon waren 14.287 geimpft und nur 2.733 ungeimpft. Unter diesen Pockenkranken befanden sich nach den Angaben des preußischen Rats Dr. med. Müller nicht weniger als 1.191 geimpfte Kinder unter 5 Jahren. Von diesen wiederum waren 179 unter 1 Jahr alt, die Schutzkraft hatte nicht einmal ½ Jahr gehalten; 298 waren im Alter von 1-2 Jahren, 295 im Alter von 2-3 Jahren, 244 bis zu 4 Jahren und 175 bis zu 5 Jahren. Dies eine Beispiel eines Impffreundes müßte genügen – aber nicht für die Herren der Zwangsimpfung!

b) Im selben Jahr erkrankten in Minden 16 geimpfte Kinder im Alter bis zu einem Jahr, 12 im 2. Lebensjahr, 13 im 3., 14 im 4. und 10 im 5. Lebensjahr.

c) Dr. med. Hoche, Kreisarzt in Potsdam, ein unbedingter Anhänger des Impfdogmas, bringt im Heft 15 der *Veröffentlichungen des deutschen Vereins für Volks-Hygiene* auf den Seiten 35-39 einige Zusammenstellungen. In denselben wird die Orts-Epidemie im Regierungsbezirk Arnsberg 1903/04 behandelt. In Bochum bekam eine Frau 1903 die Pocken, die 1884 zum zweiten Mal geimpft war. Ein junges Mädchen, 1903 27 Jahre alt, soll 1878 mit Erfolg wiedergeimpft worden sein. Sie musste also im Alter von 2 Jahren schon wieder wiedergeimpft worden sein. Das stimmt ganz sicher nicht. Es soll wohl 1888 heißen, denn 1878 bestand bereits das Reichsimpfgesetz, dass die Wiederimpfung im 12., nicht im 2. Jahre vorschreibt. Ein Mann war unter den Erkrankten, der 1868, also vor der großen Pocken-Epidemie 1871/72, zum zweiten Male geimpft wurde, auch eine Frau, die dieses Glück 1854 erlebte. 1904 erkrankte ferner eine Frau, die 1895 zuletzt geimpft wurde, ein 1 ½-jähriges Kind, das im Jahre vorher geimpft wurde; ein 22-jähriger Mann, der geimpft und 1894 wiedergeimpft wurde; ein Mann, der 12 Tage vor der Erkrankung geimpft wurde; eine 29-jährige Frau, die wiedergeimpft war und 3 Wochen vor der Pockenerkrankung zum 3. Mal mit Erfolg geimpft wurde; ein Mann, 14 Tage vor seiner Erkrankung wiedergeimpft; ein 8-jähriger Junge, der vor 7 Jahren mit Erfolg geimpft war und an den Pocken starb; eine Frau, die vor 2 Tagen geimpft war; eine Apothekerin, die, obgleich sie wiedergeimpft war, doch starb; ein Mann, der 1884 zum 3. Mal geimpft wurde.

d) Dr. med. Sobotta legte in der *„Allgemeinen medizinischen Zentralzeitung"*, 1901, Nr. 60, seine Beobachtungen nieder, die er an 158 Soldaten machte. 154 davon waren im Herbst 1894 zum dritten Mal geimpft. Davon wurden 146 bei der Ausreise nach Südwestafrika, nach 1 ½ Jahren, wieder mit Erfolg geimpft. Daraus zieht er den berechtigten Schluss, dass die Impfung nicht einmal 1 ½ Jahre schützt.

e) Dr. med. Weber, Mitglied der Kommission von 1884, erzählt auf Seite 127/128 seines Berichtes, dass man einwandfrei die Schutzwirkung der Impfung und Wiederimpfung feststellen wollte und dass man deshalb recht gründlich zu Werke ging. Er impfte z. B. 30 Knaben, davon 7 mit Erfolg, darunter 4 Gepockte. Diese 7 impfte er nach 3 Wochen abermals mit vollkommenem Erfolg. Noch einmal geimpft, gelang diese Impfung bei 6 von diesen 7 wieder mit vollkommenem Erfolg.

f) Dr. med. Levi aus Essen brachte in der *„Deutschen medizinischen Wochenschrift"* vom 16. 3. 1911 einen *„Beitrag zur Frage des Impfschutzes"* und sagte: „Das (nämlich der Glaube an den absoluten Impfschutz von 5 Jahren!) wäre ein geradeso bedenklicher Irrtum wie die Annahme, dass das Überstehen der natürlichen Pocken sicher gegen eine Neuerkrankung schütze." . . . . Alles, was wir feststellen können, ist . . . . dieser oder jener war zu der betreffenden Zeit (der Epidemie) immun oder er war es nicht." (Das ist wahrlich viel auf einmal!)

g) Der Vertreter des Reichsgesundheitsamtes sagte in der *Reichstags-Petitions-Kommission* am 27. 11. 1907: „Es trifft zu, dass auch geimpfte Personen an den Pocken erkranken können."

Ich schließe diese Abteilung mit den von Dr. Hoche gegen uns gebrauchten Worten: „Eine Kritik ist unnötig, der blühende Blödsinn ruft allein schon die Kritik jedes denkenden Menschen wach."

4. Die Impffanatiker behaupten, dass dort, wo kein oder nur ein mangelhaftes Impfgesetz besteht, die Pockensterblichkeit viel größer ist, als in den Ländern mit verschärftem Impfzwang. Diese Behauptungen entspringen dem Hang zur Lüge, oder der Absicht, das Volk zu betrügen oder einer grenzenlosen Unwissenheit. Letztere ist bei dem schweren Kampf, den die Impfgegner führen und bei der Aufklärung, die sie in dieser Sache geleistet haben, nicht mehr entschuldbar und deshalb genau so sträflich und verwerflich, wie die anderen Eigenschaften.

a) **Japan**; das Land mit dem striktesten Impfzwangsgesetz; dreimalige Impfung nach je 5 Jahren:

1882—1885	**ohne** Impfung	4210	Pockenkranke,	davon	1059	Tote
1886	**mit Hilfe des Impfzwanges**	73337	"	"	18676	"
1887	" " " "	39729	"	"	9967	"
1892	" " " "	33779	"	"	8409	"
1893	" " " "	41897	"	"	11852	"
1897	" " " "	41946	"	"	12276	"
1908	" " " "	18075	"	"	5838	"

Diese Zahlen entstammen einer Liste, die der Ministerialdirektor Kirchner brachte, nachdem er vorher behauptet hatte, Japan habe seit Einführung des Impfzwangs fast keine Pockenfälle mehr. Wahrlich, schöne Erfolge der Impfung! Man rechne zu diesen ungeheuren Zahlen die durch die Impfung verursachten Schäden, soweit sie wahrnehmbar sind.

b) **Indien.** Britisch-Ostindien verlor 1907 103.988 und im Jahr 1908 170.094 Einwohner an den Pocken, darunter 120.527 Kinder unter 10 Jahren. Das *Englische*

Blaubuch über die indischen Sanitätsmaßregeln sagt: „Trotz der sehr eifrigen Handhabung der Impfgesetze vonseiten der Impfbeamten betrugen die Pockensterbefälle 1884 333.382. In Bombay sind die Blattern im Zunehmen, indem sie 1884 mehr als viermal so stark waren als im Durchschnitt der vier vorhergehenden Jahre. (Vor Einführung der Impfung.) Anfang der 80er Jahre wurden 4261 Beamte mit der Durchimpfung des indischen Reichs betraut, um die Pocken zu bekämpfen.

Auch hier ist der „Nutzen" der Impfung unverkennbar. Immun waren nur die Gestorbenen! Nur Wahnwitzige sind fähig, nach solchen Erfolgen, die amtlich zugestanden sind, die Impfung und den Impfzwang zu fordern.

c) **Italien.** Dr. med. Karl Ruata, Professor der Hygiene und Medizin an der Universität Perugia, schrieb: „20 Jahre vor 1885 waren 98,5% geimpft, und trotzdem gab es Pockenepidemien so schwerer Natur, wie keine vor Erfindung der Impfung (genau wie in Indien, Japan und im deutschen Reich!). Diese so vollkommen geimpfte Nation von 30 Millionen erlebte in 3 Jahren 47.772 Pocken-Todesfälle und zwar 1887 16.249; 1888 18.110; 1889 13.413; dazu allein im Jahr 1907 41.000 Tote.

Mehr kann man vom „Segen der Impfung" nicht erwarten.

d) **Deutschland und das deutsche Reich:**

Preußen: Seit 1822 trafen Strafen bis zu 5 Talern den Säumigen, seit 1835 wurden Geld- und Freiheitsstrafen angedroht; Einführung des Wiederimpfzwanges bei den Soldaten. Trotzdem hatte Preußen in den Jahren 1858, 1864 und 1866 sehr heftige Epidemien:

1858 erkrankten 30.848 an Blattern, von denen 25.090 geimpft waren; 1864 entfielen von den 29.129 Pockenkranken bereits 2719 Geimpfte auf Berlin, von denen 310 starben. 1871 verzeichnete Preußen 59.838 und 1872 sogar 64.000 Pockentote.

Württemberg hatte 1864 nicht weniger als 5629 geimpfte Blatternkranke, von denen 2000 starben.

Die 6500 pockenkranken deutschen Soldaten, welche 1870/71 in den Lazaretten zur Behandlung kamen und von denen 7% starben, waren alle geimpft und wiedergeimpft.

Von den im Reich in den Jahren 1870-72 an Pocken erkrankten 1.200.000 Menschen, von denen 120.000 starben, waren 97% geimpft und mehr als 40% wiedergeimpft.

Berlin hatte 1870 1337 Blatternkranke, davon waren 1064 einmal, 127 zweimal und 237 nicht geimpft. Von den 1.020 Blatternkranken Berlins aus dem Jahre 1871 waren 14.287 geimpft, davon starben 2410.

Bayern. Von den 30.742 Pockenkranken des Jahres 1871 waren 29.429 geimpft. Bayern hat seit 1809 Impfzwang.

Nach den *Medininisch-statistischen Mitteilungen des K. G.-A.*, Ende Juli 1903, nehmen die Pocken im deutschen Reich langsam, aber regelmäßig zu.

Das wären die mit der Impfung gemachten traurigen Erfahrungen in den Ländern, die einen Zwang in irgendwelcher Art kennen, entweder nach dem Gesetz oder nach den Ausführungen. Jetzt mögen die Länder folgen, die entweder kein Gesetz, oder keinen Zwang, oder, wie Deutschland vor 1874, nur ein Gesetz für einmalige Impfung kennen.

d) **England.** Seit 1898 Gewissensklausel; d. h. es kann sich impfen lassen, wer mag. Der Vergleich mit dem Deutschen Reich sieht wie folgt aus:

	1906	1907	1908
Deutsches Reich	47	63	65
England	21	10	12

Die geradezu glänzende Wirkung der Gewissensklausel, infolge deren im Jahre 1911 die Hälfte aller Neugeborenen ungeimpft blieb, geht aus den Pockenzahlen der 7 Millionen Einwohner zählenden Riesenstadt London hervor:

1901	1902	1903	1904	1905	1906	1907	1908	1909	1910
229	1314	13	25	10	–	–	–	2	–

Dieses London hatte zur Zeit des besten Impfzwangs, 1880, nicht weniger als 15.000 Pockenkranke; ebenso zählte es 1891 14.808, von denen 11.174 geimpft waren.

Lehrreich ist der Vergleich der Städte Leicester und Warrington in Bezug auf Impftüchtigkeit und Zahl der Pockenerkrankungen in den Jahren 1892/93; vor Einführung der Gewissensklausel:

Leicester hatte 70-80% Impfverweigerer und als Lohn für diese Ungeheuerlichkeit nur 1,4 Pockenkranke auf 1000 Einwohner bei 0,08 Toten.

Warrington hatte höchstens 4% Verweigerer, dafür aber 12,4 Pockenkranke auf 1000 Einwohner bei 1,1 Toten.

England hatte 1857-1860 14.244 Pockentote, 1863-1865 20.059 Pockentote und zur Zeit des schärfsten Impfzwangs, 1870 bis 1872, 44.840 Pockentote.

Nach den offiziellen Angaben ist die Pockensterblichkeit wie folgt:

1851 und 1852; kein scharfes Impfgesetz: 396 Pockentote auf 1 Million Einwohner im Jahr;

1855; Einführung des ersten Zwangsgesetzes: 332 Pockentote auf 1 Million Einwohner im Jahr;

1863-1865: 311 Pockentote auf 1 Million Einwohner im Jahr;

1867: Einführung des verschärften Impfzwangs;

1871-1872: 921 Pockentote auf 1 Million Einwohner im Jahr.

So sah es in England zur Zeit der Impfseuche aus. Jetzt übertrifft es an Pockenarmut das deutsche Impfmusterland um ein Bedeutendes. Wir haben die Zahl 600 bereits überschritten, England und Wales hatten 1906 21, 1907 10, 1908 12, 1909 21 und 1910 19 Pockenfälle. Wie glücklich würden die Impfwütigen sich schätzen, wenn sie auf solche Zahlen hinweisen könnten.

k) Die Schweiz. In den allermeisten Kantonen wurde im Verlauf der Jahre der Impfzwang abgeschafft, in vielen auch jedes bestehende Impfgesetz. Trotzdem hat die Schweiz neuerdings viel weniger Pockenfälle, als das Deutsche Reich.

	1905	**1906**	**1907**
Deutsches Reich, ansteigend	30	47	63 Pockentote
Die Schweiz, absteigend	36	14	8 Pockentote

Vergleicht man hier die einzelnen Kantone mit einander, z. B. den Kanton Zug mit Impf- und Wiederimpf-Pflicht und den Kanton Uri, der nie Impfpflichten kannte, so ergibt sich für die gleiche Zeit von 1876-1893 bei fast gleicher Einwohnerzahl von 21000 Einwohnern, dass Zug 39 Pockentote hatte und Uri 6, das macht auf 100.000 Lebende in einem Jahr beim impfwütigen Zug 10,4 und beim impffreien Uri 2,4.

Und dabei wird die Schweiz, mehr als das Deutsche Reich, als Durchgangsland für Russen, Österreicher, Italiener, Franzosen und Deutsche benutzt.

g) **Österreich.** Es hat keinerlei Impfgesetz. 1908 sagte Freiherr von Bienerth im österreichischen Reichsrat: „Ich bin nicht für Einführung eines Impfzwangsgesetzes bei uns, denn wir haben bei uns in Österreich ohne ein solches Gesetz weniger Pockenfälle als in Deutschland mit dem Impfzwangsgesetz."

So hatte in den gleichen Zeitabschnitten:

das deutsche Reich	v. 30. 5.	bis 5. 6. 1909:	10,	Oesterreich:	0	Blatternfälle
„ „ „	„ 2. 5.	„ 19. 6. 1909:	41,	„	8	„
„ „ „	„ 17. 4.	„ 23. 4. 1909:	15,	„	2	„
„ „ „	„ 15. 5.	„ 21. 5. 1909:	9,	„	0	„
„ „ „	„ 5. 6.	„ 11. 6. 1909:	5,	„	3	„
„ „ „	„ 6. 3.	„ 4. 6. 1909:	126,	„	24	„

5. Die Statistik

Nachdem die Impfanhänger gegen uns in allen Punkten den Kürzeren ziehen, kommen sie mit der Statistik angerückt. Palmerston sprach sich in nachfolgender Reihenfolge üben diesen Wissenszweig aus: „Notlüge, gemeine Lüge, Statistik.“ Wir lassen den Herren gerne diese so gekennzeichneten Beweismittel. So rücken sie in ihren Begründungen stets mit den Statistiken des Reichsgesundheitsamtes heran, die sie der berüchtigten Denkschrift dieses Amtes entnehmen.

Dr. Kupferberg, Statistiker und Mathematiker, sagte als Sachverständiger im Prozess Gerling eidlich aus, dass ein Teil der Statistik des *Kaiserlichen Gesundheitsamtes* nicht einwandfrei ist und wesentliche Punkte außer Acht lässt.

Dr. Struck, Geheimer Ober-Regierungs-Rat vom *Kaiserlichen Gesundheitsamt*, gab in der 4. Session 1881 zu, dass wir eine hinreichende Statistik, wie sie zur Begründung der Impfung nötig wäre, nicht besitzen.

Der Geheime Medizinalrat Flinzer warf auf dem *7. Ärztetag* in Eisenach, 1879, unter dem Beifall seiner Fachgenossen, die Statistik der Impfer, auf der das ganze Impfgesetz beruht, als falsch über Bord.

Prof. Dr. Eulenberg sagte auf dem *Medizinischen Kongress* 1873: „Die Statistik steht auf sehr unsicherem Boden! Ich halte eine Pockenstatistik in Bezug auf die Beurteilung der Wirksamkeit gegenwärtig noch für ganz unmöglich.“

Friedrich Kolb aus München, ein anerkannter Statistiker vom Fach, fasste sein Urteil in den Worten zusammen: „Die großen Zahlen, womit so viele Jahre hindurch dem ärztlichen wie nichtärztlichen Publikum imponiert wurde, sind unhaltbar.“

Nachfolgend nur zwei kostbare Beispiele, wie Statistik gemacht wird: Als die Impfgegner die Vorlage der Urpockenliste der deutschen Städte aus den Jahren 1870-1872 verlangten, strich Geheimrat Dr. Koch alle Geimpften, die älter als 20 Jahre waren, einfach aus der Liste der Geimpften und reihte sie den Ungeimpften ein. Derartiges übersteigt die Wünsche jedes Impfidealisten in Bezug aus die Palmerston'sche Reihenfolge.

Und nun noch ein Stück Pocken-Statistik, aus dem hervorgeht, dass man mit der Statistik eben alles beweisen kann. Es kann den Impfgegnern nicht genug geraten werden, jede Impfstatistik von vornherein anzuzweifeln.
Ich bringe nun aus einem der Werke des Dr. Didtmann ein Stückchen über Löwenich bei Aachen aus den Jahren 1870-1872:

A) amtliche Statistik:

Von den Geimpften erkrankten	78, davon starben 18, das sind	23%.
Von den Nichtgeimpften erkrankten	4, davon starben 4, das sind	100%.
Gesamtzahl	**82**	**100%.**

B) Statistik des Dr. Didtmann für dieselben Fälle, die er nachprüfte:

1. Kinder unter 1 Jahr:

Von den Geimpften erkrankten 4, davon starben 4,	das sind 100%.
Von den Nichtgeimpften erkrankten 4, davon starben 4,	das sind 100%.

2. von 1 Jahr an aufwärts bis 70 Jahre:

Von den Geimpften erkrankten	74, davon starben	14, das sind	19%.
Von den Nichtgeimpften erkrankten	0, davon starben	0, das sind	0%.
Gesamtzahl	**82**	**22**	

6. Pockenfreiheit des Heeres

Ich verweise diesbezüglich auf den Abschnitt 6 der *„Kurzweiligen, aber lehrreichen Impfgeschichten“* des verdienstvollen Oberst Spohr aus Gießen. Also auch hier Vorspiegelung falscher Tatsachen.

7. Die häufigst wiederkehrende Lüge der Impf-Priester ist, dass das Französische Heer, weil in Frankreich nicht geimpft wurde, zur Zeit des Krieges 23.469 Pockenfälle aufzuweisen hatte.

Dazu schrieb die französische Gesandtschaft in Bern am 22. 5. 1897, gestützt auf die Mitteilung des französischen Kriegsministers, General Billot, an Prof. Dr. med. Voigt aus Bern, dass die Zahl der Pockentoten nicht über 6000 hinausgehe. Nebenbei habe man in jenen Zeiten aus begreiflichen Gründen keine genaue Statistik geführt. Ferner erklärte Kreisarzt Dr. Flinzer auf der vorjährigen Versammlung der deutschen Kreisärzte in Dresden unter Zustimmung seiner Berufsgenossen, dass von einer Einschleppung der Pocken als Ursache der deutschen Epidemie schon deshalb keine Rede sein könne, weil die Pocken schon vor 1870 in reichlichem Maße in Deutschland verbreitet gewesen seien.

8. Sind die Kaiserkinder geimpft?

Im Jahr 1910 drahtete der vierte *Dortmunder, Impfgegner-Verbandstag*, und zwar, um endlich Klarheit in dieser Frage zu bekommen: „Der *4. Deutsche Impfgegner-Kongress* sendet Seiner Majestät dem deutschen Kaiser Huldigungsgruß mit der untertänigsten Bitte, Seine Majestät wolle mit Ihrer Majestät der Kaiserin das Protektorat über die deutschen Impfgegner-Vereine huldvollst übernehmen und im Interesse der Gesundheit und Wehrkraft des deutschen Volkes allergnädigst mitwirken, dass die den Kindern Ihrer Majestäten zuteil gewordene Wohltat der Befreiung von Impfvergiftung in Zukunft allen deutschen Kindern erwiesen werde."

Darauf ging nachfolgende Antwort ein:

„Der Reichskanzler (Reichsamt des Innern)

Auf die Seiner Majestät dem Kaiser und König telegraphisch vorgetragene Bitte um Übernahme des Protektorats über die deutschen Impfgegner-Vereine teile ich im allerhöchsten Auftrage ergebenst mit, dass Seine Majestät sich nicht bewogen gefunden haben, dem Gesuche zu entsprechen. Aus Anlass Ihrer Bitte geruhten Seine Majestät zu bemerken, dass die Annahme, die kaiserlichen Kinder seien nicht geimpft, auf einem Irrtum beruhe."

Die *Leipziger Abendzeitung* schreibt aber am 10. 6. 1892: „In dem sich anschließenden Meinungsaustausch bat jemand aus der Zuhörerschaft um Bestätigung der Mitteilung, dass die Kinder des Kaisers nicht geimpft wurden und um Angabe des Grundes, weshalb die Impfung unterblieb. Herr Dr. med. Hübner antwortete, dass er bald nach der Geburt des jetzigen Kronprinzen im Jahre 1882 an den Vater desselben, den damaligen Prinzen Wilhelm, eine von ihm über die Schädlichkeit der Impfung abgefasste Broschüre eingesandt habe mit dem Bemerken, dass er es für seine patriotische Pflicht halte, dringend von der Impfung des jüngsten Hohenzollern-Sprösslings abzuraten. Bald darauf hat Herr Dr. Hübner vom Hofmarschallamt den Bescheid erhalten, dass Prinz Wilhelm, also unser jetziger Kaiser, mit Interesse von dem Inhalt der Broschüre Kenntnis genommen. Das Ergebnis dieser Eingabe war, dass sämtliche Prinzen unseres jetzigen Kaiserhauses ungeimpft sind." – Wer sagt nun die Wahrheit?

Die *„Zeitschrift für ärztliche Fortbildung"* erhielt auf erfolgte Anfrage vom Generalstabsarzt der Armee, Prof. von Leuthold, am 8. 3. 1904 nachfolgendes Schreiben: „Seine Majestät der Kaiser und König haben mich ermächtigt, Euer Hochwohlgeboren mit Bezug auf die Eingabe der Redaktion der *„Zeitschrift für ärztliche*

Fortbildung" anliegende Bescheinigung des Geheimen Medizinal-Rats Dr. Zunker über die erfolgte Impfung und Wiederimpfung der kaiserlichen Kinder zu übersenden. Ich bemerke dazu, dass Seine Kaiserliche und Königliche Hoheit zum ersten Male von dem damaligen Leibarzt Oberstabsarzt Ebmeyer geimpft worden ist."

Die anliegende Bescheinigung lautet: „Berlin, den 7. 3. 1904. Euere Exzellenz beehre ich, mich davon in Kenntnis zu setzen, dass den Bestimmungen zu 1 des Gesetzes vom 8. 4. 1874 über die Impfung mit Schutzpocken entsprechend die Prinzen Söhne und die Prinzessin Tochter Seiner Majestät des Kaisers und Königs mit Erfolg vakziniert und nach den Bestimmungen zu 2 desselben Gesetzes revakziniert sind."*Gez.: Dr. Zunker, Geh. Med.-Rat, Leibarzt Ihrer Majestät der Kaiserin."*

Ob geimpft oder nicht geimpft, das ist in diesem Fall ziemlich einerlei. Sicher ist, dass wenn sich der Kaiser weigerte, seine Kinder impfen zu lassen, man ihm niemals den Staatsanwalt oder die Polizei und den Kreisarzt ins Haus schicken würde und seine Kinder mit Gewalt entführen.

9. Aussprüche über das Impfverbrechen

Leitspruch des deutschen *Reichsverbandes zur Bekämpfung der Impfung*: Solange die Wissenschaft über den Wert der Impfung nicht einig ist, protestieren wir gegen den Impfzwang und fordern Aufhebung des Impfgesetzes, zum mindesten jedoch Einfügung der Gewissensklausel nach englischem Muster auf Grund von § 1627 des Bürgerlichen Gesetzbuchs.

Dr. med. Franz Hartmann: „Das Impfen ist, wenn man dessen Gefahren nicht kennt, eine Dummheit; wenn man sie kennt, ein Verbrechen."

Universitäts-Professor Dr. med. Germann: „Die Abschaffung des Impfzwangs ist die dringendste Angelegenheit für unser ganzes deutsches Vaterland."

Prof. Dr. med. Czerny sagte auf der *81. Versammlung deutscher Naturforscher und Ärzte*: „Bei abnormer Veranlagung, wie dies auch schon bei exsudativer Diathese der Fall ist, treten schon frühzeitig Ernährungsstörungen ein, wenn die angeborenen Bestände zu früh aufgebraucht werden und nicht durch passende Ernährungs-Therapie ein Ausgleich herbeigeführt wird. Diese Ernährungsstörungen lösen die Krankheits-Symptome der exsudativen Diathese aus. So wie die durch die Art der Ernährung bedingten Stoffwechselstörungen können auch infektiöse Prozesse als auslösende Ursache in Betracht kommen. Mit der Vakzination ist dies geradezu experimentell demonstrierbar. In ganz gleicher Weise wirkt auch die Applikation von Tuberkulin."

Sanitätsrat Dr. Fürst: „Dennoch muss jeder, der viel geimpft hat, zugeben, dass die Schutzpockenimpfung ein bedeutender Eingriff in das bis dahin oft ganz ungetrübte Befinden des Kindes ist."

Dr. med. Betz: „Das Impfen schützt durchaus nicht vor den Blattern, nicht einmal auf 8 Tage, nützt also auch nichts, hat aber häufig sehr lästige, mitunter bedenkliche, ja selbst tödliche Krankheiten zur Folge."

Prof. Dr. med. Felix von Niemayer aus Tübingen (Impffreund): „Es lässt sich nicht in Abrede stellen, dass Kuhpocken skrofulose Affektionen hinterlassen."

Medizinalrat Dr. med. Bauer gesteht, dass er seinen eigenen Knaben „mittelst der Kuhpockenimpfung zu Tod gemartert" habe.

Dr. med. Vertrügen aus London: „Ich habe erst vor einigen Tagen ein sehr gesundes Kind durch das Impfen verloren."

Sanitätsrat Dr. Fürst: „Wenn wir erwägen, was es heißt, ein uns seinem Wesen nach noch nicht einmal genau bekanntes Kontagium von bisweilen unberechenbarer Virulenz und nicht immer absoluter Reinheit einem Kind einzuimpfen, wenn wir daran denken, wie viel Gelegenheit zu sekundären Infektionen, zu Verunreinigungen und Vernachlässigungen gegeben ist, dann wird uns das Auftreten pathologischer Zustände beim Impfling leicht verständlich sein."

Dr. med. Stamm: „Wir Ärzte müssen auch endlich eingestehen, dass diejenigen von uns, die keine Zeit hatten, über die Impfung Spezialstudien zu pflegen, zu einem Urteil hierüber sicherlich nicht mehr berechtigt sein können, als diejenigen gebildeten Laien, welche ernstlich über die Sache nachgedacht und darin gearbeitet haben."

Weitere Aussprüche können im *„Impfspiegel"* nachgelesen werden.

10. Zwangsimpfungen

Ich möchte hier nur einige wenige Beispiele unserer Kulturschande aus dem 20. Jahrhundert anführen, um sie der Nachwelt zum Andenken zu hinterlassen. Einige weitere sind in den Jahrgängen des *„Impfgegner"* enthalten; besonders schöne Stückchen werde ich in meinem nächsten Werkchen *„Ungeimpfte"* bringen. Welche Fortschritte unsere „Kultur" macht und wie medizinischer Wahn und europäische Irrlehren Eingang selbst im dunkelsten Erdteil finden, zeigt vorstehendes Bild, das ich der *„Berliner illustrierten Zeitung"* Nr. 23. vom 6. Juni 1909, Seite 431, entnahm. Es stellt die Impfung in einem Negerdorf in Deutsch-Ostafrika vor. Augenblicklich nennt man dergleichen noch „Siegeszug" der Kultur. Später verachtet man es, wie die Lehren der mittelalterlichen Medizin.

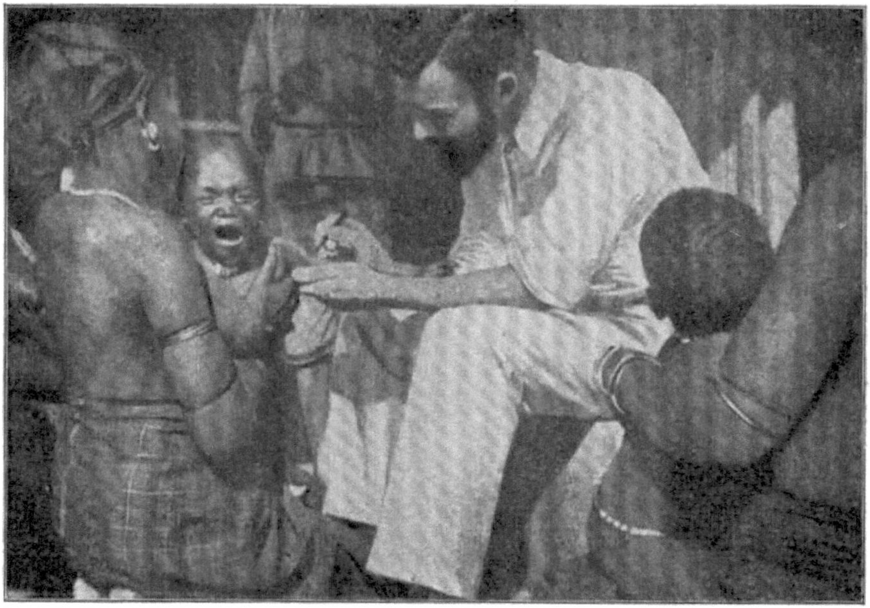

Für die nachfolgenden Ungesetzlichkeiten und Verfassungswidrigkeiten sind nicht die untergeordneten Organe verantwortlich, sondern einzig und allein die Regierungen selbst.

a) Als im Jahr 1887 die 4 Kinder Butterbrodts aus Hildesheim, zwangsweise geimpft wurden, teilte das *Königlich-Preußische Abgeordnetenhaus* dem Vater mit: „dass Hildesheims Behörden mit den an seinen Kindern ausgeführten Zwangsimpfungen widergesetzlich gehandelt hätten".

Damit wurde zwar die völlige, jetzt üblich gewordene, Rohheit der Zwangsimpfungen amtlich bestätigt, doch wurde damit die Impfung nicht ungeschehen gemacht; auch konnte die zum Zweck der Zwangsimpfung ausgeführte 8 Stunden dauernde Einsperrung des Vaters nicht mehr rückgängig gemacht werden. Der genaue Hergang kann auf Seite 59 des *„Kommentar zum Impfgesetz"* von Rechtsanwalt Martini, Leipzig, nachgelesen werden.

b) Im *„Impfgegner"*, Nr. 11/12 vom Jahr 1908 ist die in Woltersdorf bei Berlin heimlich und hinterrücks erfolgte Zwangsimpfung der Tochter des Kaufmanns B. Wilhelmi beschrieben. Diese erfolgte, trotzdem ein ärztliches Zeugnis vorlag, wonach das Kind nicht ohne Gefahr für seine Gesundheit geimpft werden dürfe.

c) Böning in Hermannsburg verweigerte bei drei Kindern die Impfung, weil er bei zwei vorausgehenden sehr schwere Impfschäden zu verzeichnen hatte. Für die

Zwillingsknaben zahlte er zweimal Strafe, 3 und 6 Mark. Gegen weitere Ungesetzlichkeit der Behörde legte er Beschwerde ein. Januar 1909 erschienen der Ortsvorsteher, ein Oberwachtmeister aus Celle und die Ortspolizei aus Hermannsburg, morgens 7 Uhr, in der Wohnung Bönings. Da die Zwillingskinder abwesend waren, schleppte man das dritte Kind vor den Kreisarzt, obgleich hierfür ein Befreiungsschein vorlag. Impfarzt Dr. Köhne stellte zwar auch Luftröhren-Katarrh fest, doch, meinte er, sei das kein Hinderungsgrund. Ausdrücklich aufs Gesetz aufmerksam gemacht und zur Verantwortung aufgefordert, stellte er das Kind zurück. Nun begann die Jagd auf die Zwillingskinder; Hausdurchsuchung über Hausdurchsuchung. Endlich, am 24. 3. gelang die Abfangung und die zwangsweise Impfung – und zwar mit Hilfe der Schule! Der eine wurde schwer krank; er bekam ein starkes Geschwür unter dem Arm und auf der Brust, wodurch er dem Tode nahe war. Der Landrat in Celle schickte den Kreisarzt und Dr. Köhne, die, selbstverständlich, den Zusammenhang mit der Impfung bestritten. Eine solche Blutvergiftung, behauptete der Kreisarzt im Verlaufe einer heftigen Aussprache, habe schon deshalb nichts mit der Impfung zu tun, weil die Lymphe überhaupt nicht ins Blut käme. (!!) Dies schrieb mir Böning am 17. 11. 1910.

Trotzdem wurde Böning wegen zwei weiterer Kinder abermals auf die Zwangsliste gesetzt. Gendarmen drangen abermals in seine Wohnung ein. Das Nest war wieder leer, weil der Vater mit den Kindern zum Naturarzt in Langenhagen abgereist war, damit dieser die Impfung vollziehe. „Wie lange müssen wir den Kampf gegen Unverstand und Ekel noch führen? Gott erbarme sich der armen unschuldigen Kinder und helfe uns im Kampf gegen dies sündliche, verbrecherische Gesetz zum endlichen Sieg."

Nicht das Gesetz ist verbrecherisch, sondern die Handhabung desselben von denen, die dazu berufen sind, es zu beachten!

d) Als man Wohlgemuts Kind, Bielefeld, nicht auffinden konnte, schleppte man ganz einfach das nicht in Frage stehende Kind zum Impfarzt und impfte, trotz schärfsten Einspruchs der Mutter, dieses Kind ab. Den Impfwütigen ist eben alles möglich!

e) Eine Zwangsimpfung mit Hilfe von List kam in Duisburg zur Ausführung. Dazu schreibt der *„Impfgegner"*: „Eine Zwangsimpfung wurde an einem 9 ½-jährigen Knaben verübt, dessen aus guten Gründen impfgegnerisch gesonnener Vater mit Argusaugen über das Wohl und Wehe seines nach überstandener schwerer Krankheit noch in der Rekonvalenszenz stehenden Kindes wachte. Aber das Argusauge reichte nicht bis in die Schulstube. Von seinem Klassenlehrer bekam das nichts Arges ahnende Kind den Auftrag, sich zum Rektor Grünewald zu begeben. (Ich glaubte immer, in der Schule sollten die Kinder Wahrheitsliebe lernen? Wer hat nun das Kind belogen?) Es tat, wie ihm befohlen worden. Auf dem Weg dahin aber nahm den Knaben ein auf ihn lauernder Polizei-Beamter in Empfang, steckte ihn in einen bereitstehenden, geschlossenen Wagen, worin bereits ein anderer Polizeimann saß (2 Mann für einen solchen Schwerverbrecher! Man muss doch gestehen, dass unsere Steuern gute Verwendung finden!), und fort ging's im Trab in das Stadtarzt-Amt.

Unser tapferer Mitkämpfer, Prof. Dr. Molenaar, fragte dann brieflich beim Oberbürgermeister in Duisburg an, ob unter seiner Oberleitung wirklich so viel Lug und Trug und Rohheit vorgekommen sei, wie es der *Impfgegner* in seiner Nr. 9/10 beschrieben habe. Er bekam folgendes Schreiben: ‚Auf Ihre gefällige Anfrage vom 4. dieses Monats wird Ihnen ergebenst erwidert, dass der 9-jährige Sohn eines hiesigen Bauschreiners am 3. 8. dieses Jahres unter Anwendung unmittelbaren Zwanges durch den zuständigen beamteten Impfarzt geimpft worden ist.'"

f) Anfang des Jahres 1910 zahlte Richard Pickard, Hagen in Westfalen, 5 Mark Strafe wegen Nichtimpfens. Trotzdem erschienen am 22. 11. desselben Jahres ein Polizei-Beamter, ein Schutzmann und Frau Kriminal-Wachtmeister Klein und verlangten die Herausgabe des 3-jährigen Lothar. Auf die Aufforderung des Vaters, sich nicht des Hausfriedensbruchs schuldig zu machen, sondern die Wohnung unverzüglich zu verlassen, gingen die Zwangs-Polizisten nicht ein, drohten dem Vater vielmehr Verhaftung an. Nach zweistündiger Verhandlung erschien noch ein herbeigerufener Schlosser, der gewaltsam, mit Hilfe eines Nachschlüssels, das Schlafzimmer erbrach, in dem sich Mutter und Kind befanden. Letzteres wurde unter dem Bett hervorgezogen. Um 10 Uhr herum pilgerten Mutter und Kind in sorgsamster Bewachung vorher genannten Schutzmannsaufgebots zum Impfarzt Dr. Gräve, der nicht anwesend war. Darauf wurden Mutter und Kind bis mittags 1 Uhr im Café Resa unter Polizeiaufsicht gehalten und, als der Herr Impfarzt dann die Impfung noch nicht vornehmen zu können vorgab, abermals dorthin gebracht. Erst um 3 Uhr gelang die Zwangsimpfung; es war damit eine weitere Möglichkeit beseitigt, dass dies bis dahin ungeimpfte Kind, wenn es einmal die Pocken bekäme, geimpfte und geschützte anstecken könne.

g) Eine in Frankfurt a. M. am 7. Dezember 1910 bei Arnold, Wendelsweg Nr. 4, vorgenommene Zwangsimpfung, die Kreisarzt Dr. Klingelhöfer ausführte, veranlasste mich, im Polizei-Präsidium vorzusprechen. Der Inhalt der Unterredung mit dem Polizeidezernenten, Regierungs-Assessor von Bitter, gipfelte in dem denkwürdigen, den Tatsachen allerdings entsprechenden Satz: „Nachdem für uns allein die letzte Entscheidung des Oberverwaltungsgerichts maßgebend ist, werden wir von der uns zur Verfügung stehenden Macht Gebrauch machen und nicht davor zurückschrecken, gegebenenfalls die Eltern in Ketten legen zu lassen, um die Kinder zum Impfen unter den Betten und aus den Schränken hervorzuziehen."

h) Der am 13. Mai 1894 geborene Sohn Todtenhagens in Heepen bei Bielefeld erhielt nach der Erstimpfung im Jahre 1896 einen schweren Impfschaden. 8 Tage nach der Impfung trat Lähmung ein, die fast 1 Jahr lang anhielt. Zu gleicher Zeit entstanden am Arm Hautausschläge, die sich über den ganzen Körper verbreiteten und besonders die Arme, den Kopf, Brust und Beine befielen. Der Ausschlag war zeitweise so stark, dass das Bett jeden Tag voller abgeworfener Borken war. Dieser Zustand blieb bis ins 16. Lebensjahr bestehen. In Gesellschaft konnte er sich nicht sehen lassen, auch war es unmöglich, ihn das Handwerk erlernen zu lassen, zu dem er die größte Neigung zeigte. Der Vater war selbstverständlich zum schärfsten Impfgegner geworden. Die Zweitimpfung dieses Knaben erfolgte im Alter von 16 Jahren mit Anwendung von Gewalt. Ein Schutzmann holte ihn von der Arbeit ab und erklärte ihn für verhaftet, und sagte, er würde ihm Ketten anlegen, wenn er nicht freiwillig mitginge, oder er würde ihm den Polizeihund nachhetzen, wenn er den Versuch machen sollte, davonzulaufen. Mit Ausschlag behaftet und so schmutzig wie er war, wurde er von Sanitätsrat Dr. Heidsiek in Heepen geimpft. Seine Arbeitsstelle war Oldentrug bei Bielefeld.

i) Für ihre Tochter Luise, die am 3. 7. 1908 in Heepen geboren wurde, hatte die Familie Todtenhagen noch Unglaublicheres zu erdulden. Ein Arzt hatte bescheinigt, dass das Kind wegen Englischer Krankheit mit Verkrümmung der Beine bis zum Jahr 1912 nicht geimpft werden dürfe. Doch was kümmert sich der Herrgott Polizei in Preußen um derartige Dinge. „Ohne vorherige Ankündigung, ohne dass zuvor eine polizeiliche Verfügung ergangen wäre, erschienen am 31. 1. 1912 der Polizeibeamte Kahl und der Impfarzt Dr. Heidsiek in unserer Wohnung. Ich, der Ehemann, war nicht anwesend; mir, der Ehefrau, wurde kurz gesagt: ‚Frau Todtenhagen, wir wollen eine Impfung vornehmen nebst Untersuchung.' Ich, die Ehefrau, gab der Untersuchung statt, zumal unser Kind erst mit 2 Jahren laufen gelernt hatte, laut vorgelegten Zeugnisses unseres Hausarztes an Englischer Krankheit leidet und nach diesem ärztlichen Attest Impfaufschub geboten war. Der Impfarzt Dr. Heidsiek erklärte jedoch, das Kind könne trotzdem ohne Schaden geimpft werden. Nun sollte auch gleich die Impfung selbst vorgenommen werden, also ohne die Vorschrift des Gesetzes zu beachten (§2, Absatz 1: Ist erst binnen Jahresfrist nach Aufhören des diese Gefahr begründeten Zustands der Impfung zu unterziehen.) Unter Hinweis auf das vorgelegte ärztliche Zeugnis widersprach ich, die Ehefrau, daher der Impfung. Aber man gab mir kein Gehör.

Der Polizeibeamte packte mich von hinten plötzlich an beiden Armen, drückte dieselben nach hinten zusammen, und in dieser Fesselung schob er mich mit dem

Gesicht gegen die Wand. Eine Nachbarin, die von der Polizei als Hilfe angenommen worden war, nahm das Kind auf den Schoß und hielt es zur Impfung bereit. Es gelang mir jedoch, mich loszureißen, das Kind zu ergreifen und auf meine Aufforderung, sich zu entfernen, ging man nun mit der Androhung fort, man werde mit mehr Mann wiederkommen. (Edler Impfarzt!)

Am 1. Februar 1912 stellten wir das Kind sofort unserem Hausarzt Dr. G. Witte, Bielefeld, wiederum vor. Derselbe stellte folgendes neue Zeugnis aus:

‚Bielefeld, 1. 2. 1912. Ärztliches Attest.

Luise Todtenhagen, geb. 3. 7. 1908, in Altenhagen bei Heepen, Tochter des Herrn Ernst Todtenhagen in Heepen, leidet an Englischer Krankheit mit Verkrümmung der Beine. Im Interesse der Gesundheit des Kindes ist es notwendig, dass die Impfung bis zum Jahre 1913 verschoben wird.

gez.: Dr. med. G. Witte.

Gestützt auf dieses Attest legte ich sofort Beschwerde beim Landrat in Bielefeld ein. Auf dieselbe blieben wir zunächst ohne jeden Bescheid. Von Einlegung der Beschwerde gab ich dem Amtsvorsteher am gleichen Tag (1. 2. 12) noch Kenntnis, legte ihm auch das ärztliche Zeugnis vor. Ohne jede Rücksicht auf die eingelegte Beschwerde und das neue ärztliche Zeugnis, geschah am 10. Februar 1912 folgendes, und zwar wiederum in meiner, des Ehemannes Abwesenheit:

Drei Polizeibeamte in Helm und Säbel und eine Schutzmannsfrau begehren Einlass und brechen die Türe mit Gewalt auf, als ihnen nicht geöffnet wird. Dabei wird der Türdrücker abgebrochen. Darauf wird die Stubentür mit dem Brecheisen und Gewalt aufgebrochen. Nach diesem gewaltsamen Aufbruch der Tür bemächtigt sich die Polizei meines wehrlosen Weibes und Kindes. Das Kind wird der Mutter mit Gewalt entrissen, indem je ein Beamter mich, die Ehefrau, am Arm fasst und mir die Finger mit Gewalt öffnet, damit das Kind frei wird. Zwei Beamte halten mich, die Ehefrau, dann auch weiter fest, während der Dritte mit der Schutzmannsfrau und meinem Kind verschwinden. Da ich mich wehre und mich loszureißen suche, um meinem Kind nachzueilen, wird mir eine eiserne Fessel mit aller Gewalt angelegt und zwar so fest, dass alles blau wird; diese Fesselung wird so lange fortgesetzt, bis man sicher zu sein glaubt, dass das Kind wohl inzwischen zum Arzt – der vorgezogen hatte, diesmal nicht zu erscheinen – gebracht und dort geimpft worden sei. Es mögen das etwa 20 Minuten gewesen sein, bis ich von der Fessel und von dem Griff der Beamten freigelassen wurde; aber noch 3 Stunden währte das durch die Fesselung herbeigeführte Taubheitsgefühl in den Fingern, und tagelang hielten die Schmerzen am Arm an. Als ich frei war, eilte ich sofort meinem Kind nach; es war aber zu spät: der dritte Polizist und die Frau kamen mir mit dem inzwischen geimpften Kind bereits entgegen und brachten es in die Wohnung zurück. Am 17. Februar 1912 wurde das Kind wiederum von 3 Beamten und einer Frau zur Nachschau gebracht."

Vorstehender Bericht ist einer Beschwerdeschrift an das *Ministerium des Innern*, Berlin, entnommen. Die Schrift schließt mit den Worten: „Die Polizei, der Landrat und der Regierungs-Präsident setzen sich über Gesetz und Recht hinweg und erzwingen auf die oben geschilderte gewaltsame Art und Weise die Impfung. Gewalt und Hinterlist, unter diesem Zeichen steht heute der sog. ‚Rechtsstaat' Preußen. Videant consules!"

Wir aber bitten: „Der Herr Minister möge zeigen, dass Preußen doch noch ein wahrer Rechtsstaat ist, dass, wo die niederen Organe von der Polizei bis zum Regierungs-Präsidenten fehlen und dem Publikum Gewalt antun, doch in Preußen noch eine Stelle ist, die dem Rechte einzig und allein folgt, dass auch in Preußen Recht Recht bleiben muss und wird trotz allen Wahns und Aberglaubens! Der Herr Minister möge Remedur eintreten lassen und die untergeordneten Regierungsorgane in ihre gesetzlichen Schranken zurückweisen."

Weitere „Impf-Inquisitionsfälle" wie „Seebach aus Peine" und „Landwirt Kopp in Hardt bei Schramberg" sollen nebst Impfschäden im *„Ungeimpfte"* ausführlich der Nachwelt überliefert werden. Es erscheint mir notwendig, den Kulturzustand des Deutschen Reiches auf diesem Gebiet für spätere Jahrhunderte genügend zu beleuchten.

Ich klage nicht allein die Regierungen und die Ärzteschaft ob solcher Raubritterzustände an, sondern vor allen Dingen die Charakterlosigkeit der Mehrzahl unserer Volksmitglieder. Es sind vergnügungssüchtige, sich der Polizei geduldig unterwerfende Knecht-Seelen, denen wahres Menschentum, außerhalb des Erwerbskreises, gänzlich fehlt. Was ist ihnen Überzeugung? Ein Ding, das nichts einbringt und deshalb am besten unbeachtet bleibt. Es gab einmal Zeiten, in denen Überzeugungstreue die Bewohner dazu trieb, sich foltern und verbrennen zu lassen und in Haufen das Vaterland zu verlassen, mit Weib und Kindern. Heute wird der verlacht, der sein Hab und Gut gegen die am Wege lagernden Raubritter verteidigt, der von der Regierung fordert, dass sie Gesetz und Verfassung achte und der es letzten Endes vorzieht, dorthin zu wandern, wo das Volk besser weiß, was es zu fordern berechtigt ist: **Wirkliche Menschenwürde!**

Anton Franz Ritter von Perger/Frank-Daniel Schulten

Deutsche Kräutersagen und Baumsagen

Pflanzen schenken uns Nahrung, Heilung, Schutz und Rausch. Deswegen werden manche verehrt, andere sind gefürchtet. In den unzähligen Überlieferungen, die sich um die Kräuterwelt ranken, zeigt sich dies sehr deutlich. Deutschland, Österreich und die Schweiz sind ganz besonders reich an solchen Traditionen.

Anton Franz Ritter von Perger (1809-1876) sammelte alle Informationen, die er über die deutschsprachigen Bräuche und Erzählungen rund um das Pflanzenreich finden konnte und rettete sie mit diesem Werk vor dem Vergessen. So schuf er nicht nur einen der schönsten Sagenbuchklassiker, sondern zugleich ein Kräuterbuch der ganz besonderen Art.

In ihm werden die guten und bösen Pflanzengeister lebendig. Jahreszeitliche Orakel, heilende und zauberische Rituale sowie längst verschollene Vegetationsfeste zeigen die tiefe Verbindung, die zwischen Mensch und Pflanze besteht.

Paperback.

296 Seiten.
EUR 22,00
ISBN: 978-3-932961-53-3.

Frank-Daniel Schulten (Hrsg.)

Die Heiler von Myddfai

Die geheimen keltisch-mittelalterlichen Naturheilrezepte einer legendären Heilerdynastie aus Wales

Legendäres Heilwissen für unsere Zeit!

In Wales praktizierte mehr als achthundert Jahre lang eine legendäre Heilerfamilie. Sie wohnte in dem kleinen Ort Myddfai und übte dort während der gesamten Jahrhunderte ohne Unterbrechung ihre ärztliche Kunst aus. Man nannte sie: „Die Heiler von Myddfai". Ihre Heilerfolge grenzten an Wunder. Auch ihr Ursprung soll in einer wundersamen, uralten Legende liegen. Sie besagt nämlich, dass sie von einer Naturwesenheit abstammen, der geheimnisvollen „Lady aus dem See". Sie war es, welche die Vorfahren der Familie einweihte in die Geheimnisse der Natur, der Heilkräuter sowie der Medizin für Mensch und Tier. In diesem Buch liegt zum ersten Mal das geballte Wissen ihrer gesammelten Rezepte in deutscher Sprache vor. Viele ihrer Arzneimittel und Kräuteranwendungen reichen bis in keltische Zeiten zurück, und man kann sie meistens mit einfachen Mitteln nacharbeiten. Trotzdem handelt es sich dabei um eine teilweise modern anmutende, ganzheitliche Naturheilkunde. Ihre Wiederentdeckung ist so bedeutsam und einzigartig, dass man sie am ehesten mit jener der Hildegard-Medizin vergleichen kann.

Diese Ausgabe wurde zugleich sorgfältig mit den aktuellsten Forschungen aus den Bereichen Ethnobotanik, Linguistik und Phytotherapie abgeglichen, so dass Fehler der Originalsausgabe korrigiert wurden. Es handelt sich daher hierbei um die weltweit akkurateste Fassung dieses einzigartigen Klassikers der europäischen Naturheilkunde! Welche Schätze Sie hier entdecken können, bestätigen auch aktuelle wissenschaftliche Untersuchungen: Sie beweisen, dass manche Rezepte und Kräuter der „Heiler von Myddfai" gegen Coronaviren und gegen antbiotikaresistente Bakterien (MRSA-Keime) wirken. Auch entzündliche Darmerkrankungen wie Morbus Crohn oder Colitis ulcerosa wurden erfolgreich mit diesen Mitteln behandelt. So kann diese uralte Weisheit uns helfen, heutige Zivilisationskrankheiten wirksam zu bekämpfen!

374 Seiten, Paperback.
EUR 38,00.
ISBN: 978-3-932961-86-1.

Michael Blumert & Dr. Jialiu Liu:

Jiaogulan
„Chinas Pflanze der Unsterblichkeit"

„Wie Ginseng. – Nur viel, viel besser!"

In abgelegenen Regionen Chinas gibt es Gegenden, in denen die Bewohner außergewöhnlich alt werden. Dabei erfreuen sie sich stets bester Gesundheit. Krebs, Herz-Kreislaufprobleme und viele andere Krankheiten sind kaum bekannt. Man führt diesen Effekt darauf zurück, dass die Einheimischen täglich eine bestimmte Wildpflanze zu sich nehmen. Ihr Name lautet Jiaogulan.

Zahlreiche wissenschaftliche Forschungen bestätigen: Dieses unscheinbare Kraut besitzt außerordentliche vorbeugende, verjüngende und heilende Eigenschaften. Jiaogulan ist unter anderem besonders reich an Saponinen. Diese Substanzen sind auch die Hauptwirkstoffe des Ginsengs. Während im Ginseng jedoch lediglich 28 verschiedene Saponine nachgewiesen sind, verfügt Jiaogulan über die beeindruckende Menge von 82 dieser wertvollen Inhaltsstoffe! – Einige davon sind sogar völlig identisch mit denen des Ginsengs!

Dieses Buch beschreibt Geschichte und Anwendung dieser kostbaren Pflanze. Besonderer Wert wird auf die ausführliche Darstellung wissenschaftlicher Studien gelegt. Sie beweisen nämlich eindeutig: Jiaogulan heilt zahlreiche Krankheiten und stärkt das Immunsystem. Er ist zugleich ein wunderbares Anti-Aging-Mittel. Er verlangsamt den Alterungsprozess und hält den Körper gesund und fit bis ins hohe Alter. Darüber hinaus steigert Jiaogulan die physische Leistungsfähigkeit. Deswegen wird er bereits von vielen Sportlern verwendet, die ihre Fitness damit deutlich verbessern!

In einem speziellen Kapitel zeigt Heilpraktiker Weicker, wie man Jiaogulan mit Ling Zhi kombinieren und täglich einnehmen kann. So verstärken beide Pflanzen ihre Wirkung sogar gegenseitig!

ISBN: 9783932961-33-5
Ca. 136 Seiten, Paperback mit Abbildungen.
EUR 16,80